全国高等学校配套教材

供基础、临床、预防、口腔医学类专业用

诊断学
学习指导与习题集

第5版

主　　编　曾　锐　卢矫阳

副 主 编　刘成玉　周汉建　段志军　张惠兰

编　　委　（以姓氏笔画为序）

卢矫阳（山东大学齐鲁医学院）	张惠兰（华中科技大学同济医学院附属同济医院）
包明威（武汉大学人民医院）	陆　楠（山东大学齐鲁医学院）
吕晓君（四川大学华西医院）	陈明伟（西安交通大学第一附属医院）
年　华（中国医科大学附属第一医院）	林锦骠（上海交通大学医学院附属同仁医院）
刘成玉（青岛大学青岛医学院）	岳保红（郑州大学第一附属医院）
刘向祎（首都医科大学附属北京同仁医院）	周汉建（中山大学附属第三医院）
关秀茹（哈尔滨医科大学附属第一医院）	孟繁波（吉林大学中日联谊医院）
许　迪（南京医科大学第一附属医院）	段志军（大连医科大学附属第一医院）
李芳邻（山东大学齐鲁医院）	桂庆军（南华大学衡阳医学院）
杨　翔（陆军军医大学第一附属医院）	徐元宏（安徽医科大学第一附属医院）
佟红艳（浙江大学医学院附属第一医院）	黄　颖（中南大学湘雅医院）
应春妹（复旦大学附属妇产科医院）	曾　锐（四川大学华西医院）
张秀峰（海南医科大学附属海南医院）	谢　艳（四川大学华西医院）
张海蓉（昆明医科大学第一附属医院）	

编写秘书　吕晓君（兼）　　陆　楠（兼）

人民卫生出版社

·北 京·

图书在版编目（CIP）数据

诊断学学习指导与习题集 / 曾锐，卢矫阳主编.
5 版. -- 北京 ： 人民卫生出版社，2025. 6. --（全国高等
学校五年制本科临床医学专业第十轮规划教材配套教材）.
ISBN 978-7-117-38044-7

Ⅰ. R44

中国国家版本馆 CIP 数据核字第 2025YL7626 号

人卫智网	www.ipmph.com	医学教育、学术、考试、健康， 购书智慧智能综合服务平台
人卫官网	www.pmph.com	人卫官方资讯发布平台

诊断学学习指导与习题集
Zhenduanxue Xuexi Zhidao yu Xitiji
第 5 版

主　　编：曾　锐　卢矫阳
出版发行：人民卫生出版社（中继线 010-59780011）
地　　址：北京市朝阳区潘家园南里 19 号
邮　　编：100021
E - mail：pmph @ pmph.com
购书热线：010-59787592　010-59787584　010-65264830
印　　刷：保定市中画美凯印刷有限公司
经　　销：新华书店
开　　本：787×1092　1/16　　印张：28
字　　数：735 千字
版　　次：2005 年 8 月第 1 版　　2025 年 6 月第 5 版
印　　次：2025 年 7 月第 1 次印刷
标准书号：ISBN 978-7-117-38044-7
定　　价：82.00 元
打击盗版举报电话：010-59787491　E-mail：WQ @ pmph.com
质量问题联系电话：010-59787234　E-mail：zhiliang @ pmph.com
数字融合服务电话：4001118166　E-mail：zengzhi @ pmph.com

前言

诊断学是医学生从基础医学过渡到临床医学的桥梁课程,是一门十分重要的专业基础课程。《诊断学学习指导与习题集》(第 4 版)出版以来,受到全国高等医学院校教师和学生的欢迎。《诊断学》(第 10 版)全体编者及习题集编者,根据教育部提出的"教学内容要突出基础理论知识应用和实践能力的培养,专业课教学要加强针对性和实用性"的要求,结合诊断学的实践性和应用性强的特点,在全国高等学校五年制本科临床医学专业教材评审委员会的领导下对《诊断学学习指导与习题集》(第 4 版)进行修订,旨在帮助医学生把所学基础理论知识与临床应用实践密切结合,达到学之则会,会之能用的目的。

本次修订的主要内容包括:

1. "常见症状"篇,按照《诊断学》(第 10 版)35 个常见症状的内容和顺序编写习题,便于学生对照学习。

2. 根据《诊断学》(第 10 版)教材修订内容,对"第四篇 实验诊断"相应章节习题进行了调整和优化,同时新增了"第八篇 临床常用诊断技术"对应习题。

3. 本书中的选择题,严格按照 A1、A2、A3、A4、B1、B2 的题型进行编排,既突出了需要让学生重点学习的章节内容,也便于各高校在诊断学的教学、考试中参考和借鉴。

4. 对第 4 版书中的习题进行了较多的更正、更新和补充。

本书各章节的内容涵盖学习目标、习题与参考答案。学习目标包括掌握、熟悉和了解三个层次,以帮助学生分清学习内容的主次,有重点地进行学习。习题有三种类型:名词解释、选择题和问答题,习题后附有详细的习题答案,部分较难的习题还附有解题思路,以供学生练习、自我评估,巩固学习成果,并结合临床实践应用于临床。

总之,本书作为《诊断学》(第 10 版)的配套教材,也是诊断学课程学习的辅助教材,主要通过自学、试题练习,获得及时反馈,以达到复习、整合知识、提升临床应用能力的目的。

尽管全体编者积极努力,但由于编写时间仓促,习题覆盖的内容还有待完善,题型还需要进一步规范,难易度也需要根据使用后的情况不断调整。望广大师生和读者在应用本书过程中,不吝赐教与指正,使本书在下次修订时能不断地完善和提高。

曾 锐 卢矫阳
2024 年 12 月

题型介绍

A1 型题:单句型最佳选择题。试题由一个题干和 5 个供选择的备选答案组成,简明扼要地提出问题,考查学生对单个知识点的掌握情况。

A2 型题:病历摘要型最佳选择题。试题由一个简要病历作为题干和 5 个供选择的备选答案组成,考查学生的分析判断能力。

A3 型题:病历组型最佳选择题。叙述一个以病人为中心的模拟情景,然后提出 2~3 个相关的问题,每个问题均与题干的模拟情景有关,但测试要点不同,且问题间相互独立。

A4 型题:病历串型最佳选择题。叙述一个以单一病人或家庭为中心的临床情景,然后提出 4~6 个相互独立的问题,问题可随病情的发展逐步增加部分新信息,以考查考生的临床综合能力。

B1 型题:完整配伍选择题,一组试题共用一组备选项,试题数量和备选项数量完全匹配。

B2 型题:不完整配伍选择题,一组试题共用一组备选项,试题数量和备选项数量不一致。

目录

第一篇 常见症状

第一节 发 热

学习目标

1. **掌握** 发热的临床表现。
2. **熟悉** 发热的概念、病因和发生机制。
3. **了解** 发热的伴随症状。

习题

一、名词解释

1. 发热
2. 热型
3. 稽留热
4. 弛张热
5. 间歇热

二、选择题

【A1 型题】

1. 正常体温 24 小时波动相差**不超过**

   A. 0.5℃　　　　B. 0.8℃　　　　C. 1℃　　　　D. 1.2℃　　　　E. 1.5℃

2. 成人清晨安静状态下的舌下温度正常范围是

   A. 36~37℃　　　　　　　B. 36.3~37.2℃　　　　　　C. 36.6~37.7℃

   D. 36.2~37.3℃　　　　　E. 36.5~37.7℃

3. 直接作用于体温调节中枢引起发热的是

   A. 病原体产生的外源性致热原

   B. 病原体产生的内源性致热原

   C. 血液中的白细胞产生的外源性致热原

   D. 血液中的白细胞产生的内源性致热原

   E. 血液中的白细胞及病原体产生的代谢产物

4. 低热的体温在

   A. 37.2~38℃　　　　　　B. 37.3~38℃　　　　　　C. 37.3~38.1℃

   D. 37.2~38.1℃　　　　　E. 37.1~38℃

5. 先昏迷后发热见于

   A. 流行性乙型脑炎　　　　B. 斑疹伤寒　　　　　　C. 中毒性菌痢

   D. 中暑　　　　　　　　　E. 脑出血

6. 流行性出血热的常见表现是
  A. 发热伴寒战   B. 发热伴口角疱疹   C. 发热伴肝脾肿大
  D. 发热伴出血   E. 发热伴昏迷

7. 外源性致热原的特点,正确的是
  A. 分子量小   B. 致热性可被蛋白酶类水解
  C. 能激活血液中的中性粒细胞   D. 直接作用于体温调节中枢
  E. 可以通过血-脑屏障

8. 常见的功能性低热是
  A. 中暑   B. 脑震荡   C. 甲亢
  D. 感染后低热   E. 药物热

9. 引起吸收热的为
  A. 急性心肌梗死   B. 结缔组织病   C. 甲亢
  D. 心力衰竭   E. 中暑

10. 稽留热最常见的疾病是
  A. 大叶性肺炎   B. 肺结核   C. 疟疾
  D. 胸膜炎   E. 急性肾盂肾炎

11. 弛张热最常见的疾病是
  A. 伤寒   B. 肺炎   C. 支气管炎
  D. 败血症   E. 布鲁氏菌病

12. 间歇热最常见的疾病是
  A. 斑疹伤寒   B. 疟疾   C. 风湿热
  D. 败血症   E. 大叶性肺炎

13. 波状热最常见的疾病是
  A. 霍奇金淋巴瘤   B. 重症肺结核   C. 疟疾
  D. 伤寒   E. 布鲁氏菌病

【A2 型题】

1. 女性,24 岁,3 天前因野外活动后开始发热,体温 39.0~39.8℃,按中暑处理效果不佳。2 天前出现头痛、呕吐,逐渐意识模糊。最可能的诊断是
  A. 休克   B. 脑出血   C. 乙型脑炎   D. 脑梗死   E. 败血症

2. 女性,35 岁,尿频、尿急、尿痛伴腰痛、发热、寒战 1 天,右侧肾区有压痛、叩击痛,其发热原因最可能是
  A. 膀胱炎   B. 慢性肾盂肾炎   C. 急性肾盂肾炎
  D. 急性肾小球肾炎   E. 慢性肾小球肾炎

3. 男性,25 岁,胸闷,气短12 天,伴乏力、低热、盗汗,左侧腋后线第 7 肋间以下语颤减低,叩浊,呼吸音减低,腹部正常,拟诊考虑为
  A. 胸膜间皮细胞瘤   B. 大叶性肺炎   C. 充血性心衰
  D. 结核性胸膜炎   E. 肝硬化

【A3/A4 型题】

(1~2 题共用题干)

女性,30 岁,发热 1 周,左腹股沟区可扪及 5cm×4cm×3cm 大小肿物,有压痛,有波动感。

1. 为明确诊断应采用的检查是
    A. 切开
    B. 诊断性穿刺
    C. 腹部 B 超
    D. CT 检查
    E. 钡剂灌肠
2. 发现其肿物为脓液黏稠有粪臭,考虑感染的病原菌为
    A. 金黄色葡萄球菌(金葡菌)
    B. 链球菌
    C. 大肠埃希菌
    D. 铜绿假单胞菌
    E. 粪杆菌

(3~5 题共用题干)

男性,30 岁,2 天前受凉后突然寒战、高热、胸痛、咳铁锈色痰。

3. 拟诊考虑为
    A. 支原体肺炎
    B. 肺炎克雷伯菌肺炎
    C. 金葡菌肺炎
    D. 肺炎链球菌肺炎
    E. 铜绿假单胞菌肺炎
4. 应首先选择的检查为
    A. 胸片
    B. 肺部 CT
    C. 痰培养
    D. 血沉
    E. 胸部 B 超
5. 若该病人出现感染性休克,会出现
    A. 尿量增多
    B. 体温不降
    C. 咳嗽加剧
    D. 血压下降,脉压减小
    E. 胸痛

【B1 型题】

(1~5 题共用备选答案)
    A. 发热伴皮疹
    B. 发热伴昏迷
    C. 发热伴寒战
    D. 发热伴肝脾肿大
    E. 发热伴关节痛

1. 流行性乙型脑炎
2. 麻疹
3. 白血病
4. 急性肾盂肾炎
5. 风湿热

【B2 型题】

(1~4 题共用备选答案)
    A. 稽留热
    B. 间歇热
    C. 弛张热
    D. 波状热
    E. 不规则热

1. 重症肺结核
2. 大叶性肺炎
3. 急性肾盂肾炎
4. 布鲁氏菌病

三、问答题

1. 简述发热的临床分度。
2. 成年人体温在什么情况下出现生理变异?
3. 简述体温不同测量方法的正常值。
4. 发热分为几个阶段? 各阶段表现如何?
5. 简述热型的临床意义。

参考答案

一、名词解释

1. 发热:当机体在致热原作用下或各种原因引起体温调节中枢的功能障碍时,体温升高超出正常范围,称为发热。

2. 热型:在不同时间测得的体温数值分别记录在体温单上,将各体温数值点连接起来形成体温曲线,该曲线的不同形态(形状)称为热型。

3. 稽留热:体温恒定地维持在 39~40℃以上的高水平,达数天或数周,24 小时内体温波动范围不超过 1℃。

4. 弛张热:体温常在 39℃以上,波动幅度大,24 小时内波动范围超过 2℃,但都在正常水平以上。

5. 间歇热:体温骤升达高峰后持续数小时,又迅速降至正常水平,无热期(间歇期)可持续 1 天至数天,如此高热期与无热期反复交替出现。

二、选择题

【A1 型题】

1. C   2. B   3. D   4. B   5. E   6. D   7. C   8. D   9. A   10. A
11. D   12. B   13. E

【A2 型题】

1. C   2. C   3. D

【A3/A4 型题】

1. B   2. C   3. D   4. A   5. D

【B1 型题】

1. B   2. A   3. D   4. C   5. E

【B2 型题】

1. C   2. A   3. B   4. D

三、问答题

1. 简述发热的临床分度。

答:发热的临床分度分为:低热 37.3~38℃,中等度热 38.1~39℃,高热 39.1~41℃,超高热 41℃以上。

2. 成年人体温在什么情况下出现生理变异?

答:①下午较早晨高;②剧烈运动、劳动或进餐后略高;③妇女月经前及妊娠期稍高;④老年人相对低于青壮年;⑤高温环境下体温稍高。

3. 简述体温不同测量方法的正常值。

答:舌下测温法:36.3~37.2℃;肛测法:36.5~37.7℃;腋测法:36~37℃。

4. 发热分为几个阶段? 各阶段表现如何?

答:发热分为以下三个阶段:①体温上升期:骤升型,体温在几小时内达 39~40℃或以上,常伴寒战;缓升型,体温逐渐上升,在数日内达高峰,多不伴寒战。②高热期:体温上升达高峰后保持一定时间。③体温下降期:骤降,体温数小时内迅速降至正常,有时可低于正常,常伴大汗淋漓;渐降,体温在数天内逐渐降至正常。

5. 简述热型的临床意义。

答:热型的临床意义:①稽留热:体温恒定维持在 39~40℃以上的高水平,达数天或数周,24 小时内体温波动范围不超过 1℃。常见于大叶性肺炎、斑疹伤寒及伤寒高热期。②弛张热:体温在 39℃以上,波动幅度大,24 小时内波动范围超过 2℃,但都在正常水平以上。常见于败血症、风湿热、重症肺结核及化脓性炎症等。③间歇热:体温骤升达高峰后持续数小时,又迅速降至正常水平,无热期(间歇期)可持续 1 天至数天,如此高热期与无热期反复交替出现。常见于疟疾、急性肾盂肾炎等。④波状热:体温逐渐上升达 39℃或以上,数天后又逐渐下降至正常水平,持续数天后又逐渐升高,如此反复多次。常见于布鲁氏菌病。⑤回归热:体温急剧上升至 39℃或以上,持续数天后又骤然下降至正常水平。高热期与无热期各持续若干天后规律性交替一次。可见于回归热、霍奇金淋巴瘤等。⑥不规则热:发热的体温曲线无一定规律,可见于结核病、风湿热、支气管肺炎、渗出性胸膜炎等。

(佟红艳)

第二节　皮肤黏膜出血

学习目标

1. **掌握**　皮肤黏膜出血的病因与临床表现。
2. **熟悉**　皮肤黏膜出血的发生机制。
3. **了解**　皮肤黏膜出血的伴随症状。

习题

一、名词解释
皮肤黏膜出血

二、选择题
【A1 型题】

1. 血管壁功能异常所致的出血性疾病为
   A. 特发性血小板减少性紫癜　　　B. 血友病　　　C. 弥散性血管内凝血
   D. 过敏性紫癜　　　E. 血小板增多症

2. 引起出血性疾病较常见的因素是
   A. 血管外因素　　　B. 凝血因子缺乏　　　C. 肝素或香豆类药物
   D. 抗凝血物质活性增加　　　E. 血小板异常

3. 紫癜的皮下出血面积的直径为
   A. <2mm　　　B. 2~3mm　　　C. 3~5mm
   D. 5~6mm　　　E. >6mm

4. 四肢有对称性、高出皮肤紫癜,伴有痒感,首先应考虑
   A. 过敏性紫癜　　　B. 血小板减少性紫癜　　　C. 维生素 K 缺乏
   D. 低纤维蛋白原血症　　　E. 尿毒症

5. 血小板减少性紫癜的出血特点是

    A. 反复皮肤瘀点、瘀斑　　　　B. 内脏及颅内出血常见　　　　C. 常有脾脏肿大

    D. 常有关节腔出血　　　　E. 儿童多见,常呈自限性

6. 遗传性凝血功能障碍常见的疾病是

    A. 维生素 K 缺乏症　　　　B. 血小板无力症　　　　C. 血友病

    D. 异常球蛋白血症　　　　E. 原发性血小板增多症

【A2 型题】

1. 男性,30 岁,乏力、心慌,四肢反复出现紫癜。查体:贫血貌,肝脾淋巴结未触及肿大,双上肢内侧可见片状出血。化验 WBC $0.5×10^9$/L,PLT $50×10^9$/L,Hb 80g/L,骨髓检查为脂肪髓,仅见网状细胞、浆细胞、组织嗜碱性细胞,诊断的可能性是

    A. 白血病　　　　B. 血小板减少性紫癜　　　　C. 脾功能亢进

    D. 再生障碍性贫血　　　　E. 过敏性紫癜

2. 男性,20 岁,突发四肢紫癜,高出皮肤,对称。伴关节痛及腹痛,化验:WBC $10×10^9$/L,Hb 112g/L,血小板 $200×10^9$/L。诊断应该是

    A. 血小板减少性紫癜　　　　B. 过敏性紫癜　　　　C. 再生障碍性贫血

    D. 急性白血病　　　　E. 血管性假血友病

【A3/A4 型题】

(1~2 题共用题干)

女性,20 岁,自幼有轻伤后出血不止,伴有关节肿痛,反复鼻出血、牙龈出血 1 年余,常见皮肤黏膜出血点,自诉月经量过多。

1. 最可能的诊断是

    A. 再生障碍性贫血　　　　B. 急性白血病　　　　C. 过敏性紫癜

    D. 血友病　　　　E. 血小板减少性紫癜

2. 具有诊断意义的检查是

    A. 骨髓穿刺检查　　　　B. 血常规检查　　　　C. 血小板抗体检查

    D. 凝血因子检查　　　　E. 维生素 K 测定

(3~5 题共用题干)

男性,15 岁,头晕、乏力、全身疼痛,伴发热、皮肤紫癜半个月余。查体:贫血貌,体温 38.5℃,心肺(−),胸骨压痛(+),肝肋下 0.5cm,脾肋下 0.5cm。

3. 首选的检查是

    A. 骨髓检查　　　　B. 血常规　　　　C. 血小板抗体检查

    D. 腹部 B 超　　　　E. 肝功能检查

4. 对确诊最有价值的检查为

    A. 凝血因子测定　　　　B. 血小板功能检测　　　　C. 骨髓检查

    D. 胸片　　　　E. 血液生化检查

5. 该病人发热的原因可能是

    A. 全身感染　　　　B. 风湿性关节炎　　　　C. 慢性肝炎

    D. 血液系统疾病　　　　E. 脑膜炎

【B1 型题】

（1~5 题共用备选答案）

    A. 血小板功能异常   B. 血管壁功能异常

    C. 血小板减少   D. 凝血功能障碍

    E. 循环血液中抗凝物质增多或纤溶亢进

  1. 特发性血小板减少性紫癜

  2. 过敏性紫癜

  3. 严重肝病

  4. 血友病

  5. 血小板无力症

【B2 型题】

（1~3 题共用备选答案）

    A. 血小板减少   B. 红细胞破坏增多   C. 血管脆性增加

    D. 凝血因子缺乏   E. 血小板功能障碍

  1. 再生障碍性贫血的出血

  2. 过敏性紫癜的出血

  3. 血友病

三、问答题

皮肤黏膜出血的基本病因是什么？

参考答案

一、名词解释

皮肤黏膜出血：因机体止血或凝血功能障碍所引起，通常以全身性或局限性皮肤黏膜自发性出血或损伤后难以止血为临床特征。

二、选择题

【A1 型题】

1. D   2. E   3. C   4. A   5. A   6. C

【A2 型题】

1. D   2. B

【A3/A4 型题】

1. D   2. D   3. B   4. C   5. D

【B1 型题】

1. C   2. B   3. D   4. D   5. A

【B2 型题】

1. A   2. C   3. D

三、问答题

皮肤黏膜出血的基本病因是什么？

答：皮肤黏膜出血的基本病因有：

（1）血管壁功能异常，常见于：①遗传性出血性毛细血管扩张症等；②过敏性紫癜等；③严重感染、化学物质中毒、代谢障碍等。

（2）血小板异常，常见于：①特发性血小板减少性紫癜、弥散性血管内凝血（DIC）等致血小板减少的疾病；②原发性血小板增多症、慢性粒细胞白血病等致血小板增多的疾病；③血小板无力症、尿毒症等致血小板功能异常的疾病。

（3）凝血功能障碍，常见于：①血友病等遗传性疾病；②严重肝脏疾病等继发性凝血功能障碍性疾病；③循环血液中抗凝物质增多或纤溶亢进，见于异常蛋白血症、抗凝药物治疗过量等。

（佟红艳）

第三节　水　肿

学习目标

1. 掌握　水肿的概念、病因、临床表现。
2. 熟悉　水肿的发生机制。
3. 了解　水肿的伴随症状。

习题

一、名词解释

1. 水肿
2. 积液

二、选择题

【A1 型题】

1. 右心衰竭时，产生水肿的始动因素是
    A. 毛细血管滤过压增高　　　B. 毛细血管通透性增高　　　C. 肾小球滤过率下降
    D. 血浆胶体渗透压降低　　　E. 淋巴液回流受阻

2. 水肿首先出现于身体下垂部位，多见于
    A. 心源性水肿　　　B. 肝源性水肿　　　C. 肾源性水肿
    D. 黏液性水肿　　　E. 药物源性水肿

3. 水肿与月经周期有明显关系见于
    A. 黏液性水肿　　　B. 经前期紧张综合征　　　C. 特发性水肿
    D. 血管神经性水肿　　　E. 间脑综合征

4. 肾病综合征产生水肿的原因是
    A. 毛细血管静水压增高　　　B. 血浆胶体渗透压降低
    C. 毛细血管通透性增高　　　D. 肾小球滤过率下降
    E. 淋巴液回流受阻

5. 局限性水肿常见于
    A. 心力衰竭　　　B. 肝硬化　　　C. 肾病综合征
    D. 局部静脉回流受阻　　　E. 血管神经性水肿

6. 水肿、大量蛋白尿常见于

    A. 肾源性水肿   B. 营养不良性水肿   C. 局部静脉血栓形成

    D. 局部淋巴回流受阻   E. 心源性水肿

7. 肝硬化与缩窄性心包炎的水肿鉴别点是

    A. 有无肝大   B. 有无腹腔积液   C. 有无颈静脉怒张

    D. 有无肝功能异常   E. 有无下肢水肿

8. 心源性水肿与肾源性水肿的鉴别要点是

    A. 水肿部位   B. 对利尿药反应   C. 腹腔积液情况

    D. 水肿开始部位   E. 水肿程度

【A2 型题】

1. 女性,61 岁,患"风湿性心脏病二尖瓣狭窄并关闭不全"20 年。10 天前劳累后出现胸闷、心悸,不能平躺及双下肢水肿。查体:双肺闻及干湿啰音,心尖部舒张期奔马律,肝大,肝颈静脉回流征阳性。可能的合并症是

    A. 心律失常   B. 栓塞   C. 亚急性细菌性心内膜炎

    D. 肺部感染   E. 心力衰竭

2. 男性,34 岁,心前区疼痛 1 周入院。且出现进行性呼吸困难。查体:颈静脉怒张,右肺叩浊音,可闻及管状呼吸音,心界向两侧扩大且随体位改变,肝大,肝颈静脉回流征阳性。考虑最大可能诊断为

    A. 心绞痛   B. 心肌梗死   C. 心力衰竭

    D. 心包积液   E. 心肌病

3. 女性,24 岁,低热、乏力、腹胀 1 个多月。查体:腹部膨胀,腹部可触及不规则包块,不易推动,全腹轻压痛,腹壁柔韧,无反跳痛,移动性浊音阳性。腹腔积液检查:比重 1.020;白细胞 0.6×10^9/L,淋巴细胞 90%,腺苷脱氨酶活性细胞增高,拟诊考虑为

    A. 结肠癌腹膜转移   B. 结核性腹膜炎   C. 肝硬化

    D. 卵巢囊肿   E. 肝肾综合征

4. 男性,49 岁,乏力、食欲缺乏半年,腹胀半个月。查体:腹部膨隆,可见腹壁静脉曲张,移动性浊音阳性,肝肋下未及,脾肋下 3cm,双下肢凹陷性水肿。化验:血清白蛋白 22g/L。拟诊应考虑

    A. 慢性右心衰   B. 慢性肾小球肾炎   C. 过敏性紫癜肾炎

    D. 肝硬化   E. 慢性肾盂肾炎

5. 男性,50 岁,持续性腹泻 1 年,每日 4~5 次黄色稀水便或糊状便,食欲明显下降,1 个月来出现腹胀及下肢水肿。查体:全身消瘦,皮肤干燥,腹部轻度膨隆,移动性浊音阳性,肝脾未及,双下肢凹陷性水肿。最可能的诊断是

    A. 慢性肾炎   B. 营养不良性水肿   C. 慢性肾盂肾炎

    D. 黏液性水肿   E. 老年性水肿

【A3/A4 型题】

(1~2 题共用题干)

男性,54 岁,间断性颜面水肿 10 年。查体:血压 150/97mmHg,贫血貌,眼睑及下肢轻度凹陷性水肿。血常规:血红蛋白 90g/L,红细胞 3.5×10^{12}/L,尿蛋白(++),尿红细胞 3~5 个/HPF,蜡样管型 0~2 个/HPF,血清白蛋白 27g/L,血肌酐 350mmol/L,尿素氮 13mmol/L。

1. 该病人所患疾病可能为
   A. 心脏疾病
   B. 肝脏疾病
   C. 肾脏疾病
   D. 特发性水肿
   E. 老年性水肿
2. 拟诊应考虑
   A. 原发性高血压肾损害
   B. 慢性肾盂肾炎
   C. 慢性肾小球肾炎
   D. 肾结核
   E. 肾肿瘤

（3~5 题共用题干）

女性，52 岁，消瘦、吞咽困难 2 个多月，伴心悸、气短、双下肢水肿。查体：口唇发绀，心尖部舒张期隆隆样杂音，S_1 亢进，二尖瓣开放拍击音明显，肺动脉瓣区 S_2 亢进分裂。

3. 该病人最可能的诊断是
   A. 肺源性心脏病
   B. 风湿性心瓣膜病
   C. 绝经综合征
   D. 心包积液
   E. 慢性肾炎
4. 对诊断有决定性意义的检查是
   A. 胸片
   B. 心电图
   C. 心脏超声
   D. 尿常规
   E. 肾功能
5. 双下肢水肿的原因是
   A. 右心功能衰竭
   B. 并发肾功能损害
   C. 心包积液
   D. 合并营养不良
   E. 血浆胶体渗透压过低

（6~9 题共用题干）

男性，54 岁，乙型肝炎病史 10 年，1 个月来乏力、腹胀，双下肢水肿，1 周来自觉低热、乏力、腹胀日益加重，腹痛。查体：移动性浊音（+）。腹腔积液检查：黏蛋白定性试验（+），细胞数 $0.8×10^9$/L，WBC $0.6×10^9$/L，中性 90%。

6. 最可能的诊断是
   A. 结核性腹膜炎
   B. 原发性肝癌
   C. 肝肾综合征
   D. 肝硬化
   E. 腹膜转移癌
7. 腹腔积液的性质为
   A. 漏出液
   B. 脓性
   C. 淋巴液
   D. 渗出液
   E. 低蛋白液
8. 主要的治疗是
   A. 抗感染治疗
   B. 抗结核治疗
   C. 开腹探查
   D. 放腹腔积液
   E. 腹腔积液浓缩回输
9. 出现腹腔积液的机制为
   A. 淋巴液增多
   B. 肾脏损害
   C. 门静脉高压合并腹腔积液感染
   D. 营养不良
   E. 组织液回流障碍

【B1 型题】

（1~5 题共用备选答案）
   A. 水肿以下垂部位明显，晨起较轻
   B. 水肿以眼睑部、会阴处明显，晨起较重
   C. 水肿为全身性，尤以腹腔积液多见
   D. 水肿为非凹陷性
   E. 水肿为全身性，伴消瘦

1. 心源性水肿

2. 肝源性水肿

3. 肾源性水肿

4. 黏液性水肿

5. 营养不良性水肿

【B2 型题】

（1~3 题共用备选答案）

A. 毛细血管滤过压增高 B. 毛细血管通透性增高 C. 静脉淤血

D. 血浆胶体渗透压降低 E. 静脉回流受阻

1. 心源性水肿

2. 营养不良性水肿

3. 局部性水肿

三、问答题

1. 简述产生水肿的主要机制。

2. 引起全身水肿的原因有哪些？

3. 简述心源性水肿与肾源性水肿的鉴别要点。

4. 简述肝源性水肿的形成机制及临床特点。

5. 局部性水肿常见于哪些情况？

参考答案

一、名词解释

1. 水肿：人体组织间隙有过多的液体积聚使组织肿胀称为水肿。

2. 积液：液体积聚发生于体腔内为积液。

二、选择题

【A1 型题】

1. A 2. A 3. B 4. B 5. D 6. A 7. C 8. D

【A2 型题】

1. E 2. D 3. B 4. D 5. B

【A3/A4 型题】

1. C 2. C 3. B 4. C 5. E 6. D 7. D 8. A 9. C

【B1 型题】

1. A 2. C 3. B 4. D 5. E

【B2 型题】

1. C 2. D 3. E

三、问答题

1. 简述产生水肿的主要机制。

答：产生水肿的主要机制：①钠水潴留；②毛细血管内静水压升高；③毛细血管通透性增强；④血浆胶体渗透压降低；⑤组织液胶体渗透压增高；⑥组织间隙机械压力降低；⑦静脉、淋巴回流障碍。

2. 引起全身水肿的原因有哪些?

答:引起全身水肿的原因有:心源性、肾源性、肝源性、内分泌代谢疾病、营养不良性、妊娠性、结缔组织疾病、变态反应性、药物性、经前期紧张综合征、特发性和功能性。

3. 简述心源性水肿与肾源性水肿的鉴别要点。

答:肾源性水肿:从眼睑、颜面开始而延及全身,发展迅速,软而移动性大,伴有其他肾脏病征:如高血压、蛋白尿、血尿、管型尿、眼底改变等。心源性水肿:从足部开始,向上延及全身;发展比较缓慢;比较坚实,移动性较小;伴有心功能不全病征,如心脏增大、心脏杂音、肝大、静脉压升高等。

4. 简述肝源性水肿的形成机制及临床特点。

答:门静脉压力增高、低蛋白血症、肝淋巴液回流障碍、继发性醛固酮增多等因素。临床特点:主要表现为腹腔积液,也可先从踝部水肿逐渐向上蔓延,而头、面部及上肢常无水肿。

5. 局部性水肿常见于哪些情况?

答:局部性水肿常见于:①局部静脉回流障碍;②局部淋巴回流障碍;③炎症性水肿;④血管神经性水肿;⑤神经源性水肿;⑥局部黏液性水肿。

(佟红艳)

第四节　咳嗽与咳痰

学习目标

1. **掌握**　咳嗽与咳痰的临床表现。
2. **熟悉**　咳嗽与咳痰的伴随症状。
3. **了解**　咳嗽与咳痰的病因和发生机制。

习题

一、名词解释

1. 咳嗽

2. 咳痰

二、选择题

【A1 型题】

1. 带金属音的刺激性咳嗽最常见于

    A. 慢性支气管炎　　　　　B. 支气管扩张症　　　　　C. 支气管肺癌

    D. 肺结核　　　　　　　　E. 肺气肿

2. 以下疾病中夜间咳嗽最常见于

    A. 百日咳　　　　　　　　B. 左心衰竭　　　　　　　C. 支气管扩张

    D. 支气管肺癌　　　　　　E. 支气管结核

3. 铁锈色痰最常见于

    A. 肺泡癌　　　　　　　　B. 支原体肺炎　　　　　　C. 急性肺脓肿

    D. 肺炎球菌肺炎　　　　　E. 急性支气管炎

4. 关于咳嗽与咳痰的叙述中,下列**错误**的是

  A. 咳嗽是一种保护性反射动作   B. 咳嗽亦属一种病理现象

  C. 咳嗽控制中枢在延髓   D. 咳痰是一种病态现象

  E. 胸膜疾病或心血管疾病不会出现咳嗽

5. 慢性咳嗽病程通常为

  A. <3 周   B. 3~8 周   C. >8 周   D. >10 周   E. >3 个月

【A2 型题】

1. 病人张某,男性,24 岁。受凉后发热(T 39℃)、咳嗽、咳铁锈色痰伴胸痛 3 天。最可能患有的疾病是

  A. 肺炎球菌肺炎   B. 支气管肺癌   C. 渗出性胸膜炎

  D. 自发性气胸   E. 支气管扩张

2. 病人王某,女性,56 岁。反复咳嗽,咳大量脓性痰,伴杵状指 2 年。最可能的疾病是

  A. 二尖瓣狭窄   B. 支气管肺癌   C. 支气管扩张

  D. 慢性支气管炎   E. 铜绿假单胞菌肺炎

3. 病人李某,男性,40 岁。发作性咳嗽、气喘 4 年,近日外出旅游后咳嗽加剧。最可能的疾病是

  A. 支气管肺癌   B. 急性左心衰竭   C. 支气管哮喘

  D. 慢性支气管炎   E. 支气管结核

4. 病人赵某,女性,67 岁。发热、咳嗽伴咳砖红色胶冻样痰 2 周。体检:T 37.8℃,双肺未闻及干湿啰音。最可能的疾病是

  A. 肺结核   B. 肺脓肿   C. 支气管肺癌

  D. 肺炎克雷伯菌肺炎   E. 支气管扩张

5. 病人曾某,女性,22 岁。咳嗽伴反酸、胸骨后烧灼感、嗳气 1 年,服用质子泵抑制剂后症状减轻。最可能的疾病是

  A. 支气管肺癌   B. 支气管扩张   C. 慢性支气管炎

  D. 胃食管反流性咳嗽   E. 支气管哮喘

【A3/A4 型题】

(1~3 题共用题干)

病人张某,女性,40 岁。幼年曾患麻疹,反复咳嗽、咳脓痰 10 年,近 2 日受凉后脓痰增多。查体:体温 36.5℃,心率 80 次/分,左下肺侧胸部可闻及散在湿啰音。

1. 该病人最可能的诊断为

  A. 肺炎   B. 肺结核   C. 慢性阻塞性肺疾病

  D. 支气管扩张   E. 支气管肺癌

2. 该病人还可能出现以下临床表现,**除了**

  A. 发热   B. 咯血   C. 贫血

  D. 声音嘶哑   E. 杵状指

3. 有关该病人咳嗽、咳痰的可能特点描述**不正确**的是

  A. 咳嗽、咳痰经常发生于早晨起床时

  B. 咳嗽、咳痰经常发生于夜间平卧睡眠时

  C. 咳出的痰液静置后可分层

D. 咳出的痰液也可能为绿色

E. 咳出的痰液可能为砖红色胶冻样

【B1 型题】

（1~5 题共用备选答案）

A. 发作性咳嗽伴双肺哮鸣音   B. 咳嗽伴胸痛、发热

C. 慢性咳嗽伴呼吸困难   D. 咳嗽伴脓痰、咯血、杵状指

E. 咳嗽伴烧心、反酸、嗳气

1. 支气管扩张

2. 慢性阻塞性肺疾病

3. 胸膜炎

4. 支气管哮喘

5. 反流性食管炎

三、问答题

简述咳嗽与咳痰的病因。

参考答案

一、名词解释

1. 咳嗽：机体清除呼吸道分泌物或异物的反射性防御动作。

2. 咳痰：借助咳嗽将气管、支气管的分泌物或肺泡内的渗出液排出口腔的病态现象称为咳痰。

二、选择题

【A1 型题】

1. C   2. B   3. D   4. E   5. C

【A2 型题】

1. A   2. C   3. C   4. D   5. D

【A3/A4 型题】

1. D   2. D   3. B

【B1 型题】

1. D   2. C   3. B   4. A   5. E

三、问答题

简述咳嗽与咳痰的病因。

答：引起咳嗽与咳痰的病因有：①呼吸道疾病（呼吸道感染、咽喉炎、喉结核、喉癌、支气管扩张、支气管哮喘、支气管结核、支气管肺癌及各种物理、化学、过敏因素等刺激气管、支气管。而呼吸道感染是引起咳嗽、咳痰最常见的原因）。②胸膜疾病（各种原因所致的胸膜炎、胸膜间皮瘤、自发性气胸等）。③心血管疾病（心力衰竭、肺栓塞等）。④中枢神经因素（脑炎、脑膜炎等）。⑤其他因素所致的慢性咳嗽（服用血管紧张素转化酶抑制剂后咳嗽、胃食管反流病所致咳嗽、抽动性咳嗽及躯体性咳嗽综合征等）。

（张惠兰）

第五节　咯　血

学习目标

1. **掌握**　咯血的概念和临床表现。
2. **熟悉**　咯血的伴随症状。
3. **了解**　咯血的病因和发生机制。

习题

一、名词解释

咯血

二、选择题

【A1 型题】

1. 引起咯血最常见的支气管-肺部疾病是
   A. 肺梗死　　　　　　　B. 肺寄生虫病　　　　　C. 支气管扩张
   D. 良性支气管肿瘤　　　E. 支气管非特异性炎症

2. 咯血伴呛咳最常见于
   A. 支原体肺炎　　　　　B. 支气管扩张　　　　　C. 空洞性肺结核
   D. 慢性肺脓肿　　　　　E. 肺梗死

3. 每天咯血量为多少时属于大量咯血
   A. 100ml 以内　　　　　B. 100~200ml　　　　　C. 300~500ml
   D. 500ml 以上　　　　　E. 300ml 以内

4. 下列选项**不是**咯血特点的是
   A. 出血前多有喉痒、胸闷、咳嗽　　　　B. 血中含有泡沫、痰液
   C. 多呈碱性　　　　　　　　　　　　　D. 多呈酸性
   E. 多由于支气管或肺疾病引起

5. 生育期女性与月经相关的周期性咯血应考虑
   A. 子宫内膜异位症　　　B. 肺结核　　　　　　　C. 肺炎
   D. 支气管扩张　　　　　E. 二尖瓣狭窄

6. 以下疾病中,较少发生大咯血的是
   A. 二尖瓣狭窄　　　　　B. 支气管扩张　　　　　C. 肺脓肿
   D. 空洞性肺结核　　　　E. 粟粒型肺结核

【A2 型题】

1. 病人张某,男性,44 岁。反复咳嗽、咳痰、咯血 15 年,再发咯血 2 天。幼年时患过"麻疹"。体检:左下肺可闻及湿啰音,可见杵状指。最可能的诊断是
   A. 肺结核　　　　　　　B. 肺脓肿　　　　　　　C. 支气管肺癌
   D. 支气管肺炎　　　　　E. 支气管扩张

2. 病人李某,男性,20岁。因咳嗽、咳痰,并痰中带血1个多月伴低热入院。首先考虑诊断为

    A. 肺结核　　　　　　　　　B. 支气管扩张　　　　　　　　C. 支原体肺炎

    D. 肺炎球菌肺炎　　　　　　E. 二尖瓣狭窄

3. 病人王某,男性,70岁。咳嗽、咳痰、痰中带血半年,近2周出现声音嘶哑。最可能的疾病是

    A. 支气管扩张　　　　　　　B. 支气管肺癌　　　　　　　　C. 肺结核

    D. 慢性支气管炎　　　　　　E. 肺间质纤维化

4. 病人韩某,女性,65岁。劳动后突然出现左侧胸部绞痛伴咯血、呼吸困难,自含服"硝酸甘油"后未能缓解而急诊入院。查体:BP 110/70mmHg,口唇发绀,双肺未闻及明显干湿啰音。最可能的疾病是

    A. 肺梗死　　　　　　　　　B. 食管炎　　　　　　　　　　C. 心绞痛

    D. 支气管肺癌　　　　　　　E. 自发性气胸

5. 病人仲某,男性,23岁。咳嗽、咳铁锈色痰3个月,伴胸痛,查外周血嗜酸性粒细胞增多,曾生食淡水虾蟹。最可能的疾病是

    A. 肺结核　　　　　　　　　B. 支气管扩张　　　　　　　　C. 支气管肺炎

    D. 支气管肺癌　　　　　　　E. 肺吸虫病

【A3/A4型题】

(1~3题共用题干)

病人辛某,男性,21岁。发热、咳嗽2周,咳少量白色黏痰,近3天咳鲜红色血痰,昨日咯血量突然增多,全天咯血约200ml。伴乏力、盗汗、食欲缺乏。查体:T 37.8℃,双肺未闻及明显干湿啰音。

1. 该病人最可能的诊断为

    A. 肺炎　　　　　　　　　　B. 肺结核　　　　　　　　　　C. 急性支气管炎

    D. 肺脓肿　　　　　　　　　E. 支气管肺癌

2. 该病人若突然出现呼吸不畅、表情恐怖、张口瞪眼、大汗淋漓,进而意识丧失,应首先考虑发生了

    A. 休克　　　　　　　　　　B. 急性左心衰竭　　　　　　　C. 哮喘

    D. 窒息　　　　　　　　　　E. 呼吸衰竭

3. 床头胸片显示左上肺薄壁空洞。该病人咯血的原因最可能是

    A. 肺毛细血管通透性增加　　B. 肺毛细血管静水压增高　　C. 病变引起小动脉破裂

    D. 先天性肺动静脉畸形　　　E. 肺动脉栓塞

【B1型题】

(1~5题共用备选答案)

    A. 青年男性,咯血伴午后低热、乏力、盗汗、消瘦

    B. 青年女性,反复咯血、咳脓痰伴杵状指

    C. 老年男性,痰中带血伴声音嘶哑

    D. 青年女性,咳铁锈色痰伴高热、寒战

    E. 老年女性,大量输液后咳粉红色泡沫样痰伴极度呼吸困难

1. 支气管扩张

2. 肺炎球菌肺炎

3. 肺结核

4. 急性左心衰竭

5. 支气管肺癌

三、问答题

简述咯血与呕血的鉴别。

参考答案

一、名词解释

咯血:是指喉及喉以下的呼吸道及肺任何部位的出血,经口腔咯出。

二、选择题

【A1 型题 】

1. C　　2. A　　3. D　　4. D　　5. A　　6. E

【A2 型题 】

1. E　　2. A　　3. B　　4. A　　5. E

【A3/A4 型题 】

1. B　　2. D　　3. C

【B1 型题 】

1. B　　2. D　　3. A　　4. E　　5. C

三、问答题

简述咯血与呕血的鉴别。

答:咯血与呕血的鉴别见下表。

咯血与呕血的鉴别

鉴别点	咯血	呕血
病因	肺结核、支气管扩张、支气管肺癌、肺炎、肺脓肿、心脏病等	消化性溃疡、肝硬化、急性胃黏膜病变、胆道出血、胃癌等
出血前症状	喉部痒感、胸闷、咳嗽等	上腹部不适、恶心、呕吐等
出血方式	咯出	呕出,可为喷射状
出血的颜色	鲜红色	暗红色、棕色,有时为鲜红色
血中混有物	痰、泡沫	食物残渣、胃液
酸碱反应	碱性	酸性
黑便	无,若咽下血液量较多时可有	有,可为柏油样便,呕血停止后仍可持续数日
出血后痰的性状	常有血痰数日	无痰

(张惠兰)

第六节　发　绀

学习目标

1. **掌握**　发绀的病因和临床表现。

2. **熟悉** 发绀的伴随症状和问诊要点。

3. **了解** 发绀的发生机制。

习题

一、名词解释

发绀

二、选择题

【A1 型题】

1. 下列疾病出现中心性发绀的是
   A. 右心衰竭　　　　　　B. 法洛四联症　　　　　　C. 缩窄性心包炎
   D. 严重休克　　　　　　E. 血栓性静脉炎

2. 周围性发绀最常见于
   A. 严重休克　　　　　　B. 先天性心脏病　　　　　C. 大量胸腔积液
   D. 阻塞性肺气肿　　　　E. 呼吸道阻塞

3. 与中心性发绀**不符合**的是
   A. 发绀呈全身性分布　　　　　　　B. 发绀部位皮肤发冷
   C. 按摩和加温后发绀不消失　　　　D. 血中还原血红蛋白增多而引起
   E. 心肺功能改善后发绀缓解或消失

4. 导致"肠源性青紫"的原因是
   A. 进食含较多亚硝酸盐的食物
   B. 由于便秘或其他原因导致体内硫化血红蛋白上升
   C. 见于女性,与月经周期相关
   D. 右心衰竭导致消化道吸收功能异常
   E. 是一种混合性发绀

5. 发绀伴杵状指/趾常见于
   A. 发绀型先天性心脏病及某些慢性肺部疾病
   B. 肺栓塞
   C. 高铁血红蛋白血症
   D. 急性肺水肿
   E. 严重休克

6. 关于发绀的概念**错误**的是
   A. 发绀主要为血液中还原血红蛋白增高所致
   B. 发绀一定有缺氧
   C. 发绀时皮肤呈青紫色
   D. 发绀常见的部位有口唇、手指、脚趾、甲床
   E. 发绀时可有动脉氧分压降低

【A2 型题】

1. 病人刘某,男性,67 岁。反复咳嗽、咳痰、气喘 30 年,近期因"感冒"后再发,伴咳黄色脓性痰。查体:口唇发绀,双肺可闻及干湿啰音。最可能的疾病是

  A. 大量气胸   B. 急性左心衰竭   C. 高铁血红蛋白血症
  D. 急性呼吸道梗阻   E. 慢性阻塞性肺疾病

2. 病人周某,女性,36 岁。受凉后寒战、发热 5 天,意识障碍 1 天。查体:BP 80/50mmHg,昏睡状,口唇发绀,左肺可闻及管状呼吸音。最可能的疾病是

  A. 药物或化学品中毒   B. 感染中毒性休克   C. 急性心功能衰竭
  D. 大量自发性气胸   E. 缩窄性心包炎

3. 病人杨某,女性,10 岁。在公园玩耍时突然出现喘憋,呼吸困难,口唇发绀,呼气延长,肺部满布哮鸣音。诊断应考虑

  A. 气道异物   B. 气胸   C. 肺实变
  D. 支气管哮喘   E. 肺不张

4. 病人董某,男性,5 岁。在家中玩耍时突然出现呼吸困难,面部青紫,"三凹征"阳性,并听到单一高调的哮鸣音,最可能的诊断是

  A. 气管异物   B. 急性喉炎   C. 支气管哮喘
  D. 急性支气管炎   E. 急性左心衰竭

5. 病人胡某,男性,14 岁。与同学在路边小吃摊位食用不洁蔬菜后突发呼吸困难,口唇及指甲呈青紫色,呕吐,意识模糊,抽出血液呈棕色。应考虑

  A. 硫化血红蛋白血症   B. 感染性休克   C. 急性左心衰竭
  D. 肺性脑病   E. 高铁血红蛋白血症

【A3/A4 型题】

(1~5 题共用题干)

男性,73 岁。咳嗽、咳痰 30 余年,伴气喘 10 余年。2 周前气喘加剧,咳白色泡沫痰,不能平卧,食欲差。近 3 日痰黏稠,呈黄色,不易咳出,夜间烦躁不眠,白天嗜睡。查体:体温 37.1℃,脉搏 100 次/分,呼吸 28 次/分,血压 150/90mmHg,有时答非所问,口唇及甲床发绀,皮肤温暖,球结膜充血水肿,颈静脉怒张。

1. 该病人最可能的诊断是

  A. 支气管扩张   B. 支气管哮喘   C. 肺间质纤维化
  D. 肺心病右心衰竭   E. 高血压心脏病左心衰竭

2. 该病人的胸廓呈

  A. 单侧隆起   B. 桶状胸   C. 局限隆起
  D. 单侧凹陷   E. 局限凹陷

3. 该病人呼吸运动

  A. 一侧增强   B. 双侧增强   C. 一侧减弱
  D. 双侧减弱   E. 不对称增强

4. 该病人肺部听诊可闻及

  A. 支气管呼吸音   B. 支气管肺泡呼吸音
  C. 肺泡呼吸音加强   D. 鼾音
  E. 两肺散在哮鸣音,肺底闻及细湿啰音

5. 该病人发绀的原因不可能是

  A. 肺功能损害   B. 血氧饱和度下降   C. 体循环淤血
  D. 高铁血红蛋白增加   E. 还原性血红蛋白增加

【B1 型题】

（1~5 题共用备选答案）

A. 发绀伴呼吸困难   B. 发绀伴杵状指   C. 发绀伴意识障碍

D. 发绀伴红细胞增多   E. 发绀伴心脏杂音

1. 药物或化学物质急性中毒

2. 急性呼吸道阻塞性疾病

3. 发绀型先天性心脏病

4. 慢性肺部化脓性疾病

5. 真性红细胞增多症

三、问答题

中心性发绀与周围性发绀有何区别？

参考答案

一、名词解释

发绀：是指血液中还原血红蛋白增多或存在异常血红蛋白衍生物，使皮肤和黏膜呈青紫色改变的一种表现。

二、选择题

【A1 型题】

1. B   2. A   3. B   4. A.   5. A   6. B

【A2 型题】

1. E   2. B   3. D   4. A.   5. E

【A3/A4 型题】

1. D   2. B   3. D   4. E   5. D

【B1 型题】

1. C   2. A   3. E   4. B   5. D

三、问答题

中心性发绀与周围性发绀有何区别？

答：中心性发绀与周围性发绀区别如下：

中心性发绀的特点表现为全身性，除四肢及颜面外，也累及躯干和黏膜的皮肤，但受累部位的皮肤是温暖的。常见于各种严重的呼吸道疾病，即由于呼吸功能不全、肺氧合作用不足所致。如喉、气管、支气管的阻塞、肺淤血、肺水肿、肺炎、肺气肿、大量胸腔积液等；也见于体内有异常通道分流，使部分静脉血未通过肺进行氧合作用而入体循环动脉，如分流量超过心排血量的 1/3，即可出现发绀。常见于发绀型先天性心脏病。

周围性发绀常由于周围循环血流障碍所致。其特点表现在发绀常出现于肢体的末端与下垂部位。这些部位的皮肤是冷的，但若给予按摩或加温，使皮肤转暖，发绀可消退。常见于：①引起体循环淤血的疾病，如右心衰竭、缩窄性心包炎等；②引起心排血量减少的疾病，如严重休克、暴露于寒冷中等；③局部血流障碍性疾病，如血栓性静脉炎、上腔静脉阻塞综合征、闭塞性动脉硬化等。

（张惠兰）

第七节　呼吸困难

学习目标

1. 掌握　呼吸困难的病因和临床表现。
2. 熟悉　呼吸困难的伴随症状。
3. 了解　呼吸困难的发生机制。

习题

一、名词解释

1. 三凹征
2. 心源性哮喘
3. 端坐呼吸

二、选择题

【A1 型题】

1. 吸气性呼吸困难最常见于
    A. 支气管哮喘　　　　　　　B. 气管异物　　　　　　　C. 肺炎球菌肺炎
    D. 慢性阻塞性肺疾病　　　　E. 广泛性胸膜性钙化

2. 发作性呼气性呼吸困难常见于
    A. 支气管哮喘　　　　　　　B. 慢性支气管炎　　　　　C. 大叶性肺炎
    D. 大量胸腔积液　　　　　　E. 慢性左心衰竭

3. 下列可引起混合性呼吸困难的是
    A. 气管异物　　　　　　　　B. 喉痉挛　　　　　　　　C. 气胸
    D. 支气管哮喘　　　　　　　E. 慢性阻塞性肺气肿

4. 库斯莫尔深大呼吸最常见于
    A. 肺源性呼吸困难　　　　　B. 心源性呼吸困难　　　　C. 血源性呼吸困难
    D. 糖尿病酮症酸中毒　　　　E. 神经性呼吸困难

5. 间停呼吸(Biot 呼吸)可见于
    A. 代谢性酸中毒　　　　　　B. 左心衰竭　　　　　　　C. 癔症
    D. 重度贫血　　　　　　　　E. 镇静类药物中毒

【A2 型题】

1. 病人陈某,女性,35 岁。发作性呼吸困难 6 年,今日在打扫卫生时突然再发,且伴有明显哮鸣音。最可能的疾病是
    A. 支气管哮喘　　　　　　　B. 心源性哮喘　　　　　　C. 大面积肺梗死
    D. 急性心包炎　　　　　　　E. 急性心肌梗死

2. 病人董某,男性,18 岁。今日上体育课时突然发生左侧胸痛,呼吸时加重并伴呼吸困难而急诊入院。查体:BP 110/75mmHg,左肺呼吸音消失。最可能的疾病是

A. 大叶性肺炎 　　　　　　　B. 渗出性胸膜炎 　　　　　　　C. 自发性气胸

D. 急性心肌梗死 　　　　　　E. 支气管肺癌

3. 病人谭某，女性，40 岁。半个月来常于夜间睡眠时憋醒，伴咳嗽、咳黏液痰，气喘，两肺底闻及湿啰音，该表现属于

A. 肺源性呼吸困难 　　　　　B. 神经精神性呼吸困难 　　　　C. 中毒性呼吸困难

D. 血源性呼吸困难 　　　　　E. 心源性呼吸困难

4. 病人曾某，女性，20 岁。情绪激动后突发晕厥伴面色苍白、发绀、呼吸困难、手足搐搦，下列疾病首先考虑的是

A. 高血压 　　　　　　　　　B. 通气过度综合征 　　　　　　C. 重症贫血

D. 急性左心衰竭 　　　　　　E. 脑出血

5. 病人谢某，男性，70 岁。高血压病史 30 年，近来感活动后气促，咳嗽，夜间不能平卧，咳粉红色泡沫样痰。应首先考虑的是

A. 急性左心衰竭 　　　　　　B. 支气管哮喘 　　　　　　　　C. 气胸

D. 慢性阻塞性肺疾病 　　　　E. 大叶性肺炎

【A3/A4 型题】

（1~3 题共用题干）

病人程某，男性，23 岁。因受凉后寒战、高热、胸痛、咳嗽、咳脓性铁锈色痰 3 天，呼吸困难 1 天。查体：体温 39.5℃，呼吸 30 次/分，血压 100/70mmHg，口周疱疹，口唇轻度发绀。

1. 该病人首选考虑的诊断是

A. 肺脓肿 　　　　　　　　　B. 支气管肺炎 　　　　　　　　C. 肺结核

D. 大叶性肺炎 　　　　　　　E. 间质性肺炎

2. 体检时**不常见**的体征是

A. 叩诊浊音 　　　　　　　　B. 语音震颤增强 　　　　　　　C. 闻及支气管呼吸音

D. 急性热病容 　　　　　　　E. 胸膜摩擦音

3. 该病人呼吸困难的特点是

A. 吸气性呼吸困难 　　　　　B. 呼气性呼吸困难 　　　　　　C. 混合性呼吸困难

D. 心源性呼吸困难 　　　　　E. 中毒性呼吸困难

【B1 型题】

（1~5 题共用备选答案）

A. 吸气性呼吸困难 　　　　　B. 呼气性呼吸困难 　　　　　　C. 混合性呼吸困难

D. 中毒性呼吸困难 　　　　　E. 心源性呼吸困难

1. 慢性阻塞性肺疾病

2. 重症肺炎

3. 支气管肿瘤

4. 急性左心衰竭

5. 尿毒症

三、问答题

1. 呼吸困难的病因有哪些？

2. 简述左心衰竭发生呼吸困难的主要原因及其机制。

参考答案

一、名词解释

1. 三凹征:是指严重吸气性呼吸困难时出现的胸骨上窝、锁骨上窝和肋间隙的明显凹陷的体征。

2. 心源性哮喘:是指急性左心衰竭时,出现夜间阵发性呼吸困难,表现为夜间睡眠中突感胸闷气急,咳粉红色泡沫样痰,重者可有端坐呼吸、面色发绀、大汗、哮鸣音及肺底湿啰音,心率加快,可有奔马律。

3. 端坐呼吸:常见于左心衰竭引起的心源性呼吸困难,病人常被迫采取半坐位或端坐呼吸。因为活动时心脏负荷加重,机体耗氧量增加,呼吸困难出现或加重;坐位时回心血量减少,肺淤血程度减轻,同时膈肌降低,活动度增大,肺活量增加,呼吸困难减轻。

二、选择题

【A1 型题】

1. B　　2. A　　3. C　　4. D　　5. E

【A2 型题】

1. A　　2. C　　3. E　　4. B　　5. A

【A3/A4 型题】

1. D　　2. E　　3. C

【B1 型题】

1. B　　2. C　　3. A　　4. E　　5. D

三、问答题

1. 呼吸困难的病因有哪些?

答:引起呼吸困难的病因有:①呼吸系统疾病,如气道阻塞、肺部疾病、胸廓疾病、神经肌肉疾病、膈肌运动障碍等。②循环系统疾病。③中毒,如某些药物、化学毒物中毒或代谢障碍。④血液病,如重度贫血、高铁血红蛋白血症、硫化血红蛋白血症等。⑤神经精神性疾病,如颅脑疾病、焦虑症、癔症等。

2. 简述左心衰竭发生呼吸困难的主要原因及其机制。

答:左心衰竭发生呼吸困难的主要原因是肺淤血和肺泡弹性减退。其机制为:①肺淤血,使气体弥散功能降低。②肺泡张力增高,刺激迷走神经反射,兴奋呼吸中枢。③肺泡弹性减退,使肺活量减少。④肺循环压力升高对呼吸中枢的反射性刺激。

(张惠兰)

第八节　胸　痛

学习目标

1. **掌握**　胸痛的常见病因和临床表现。

2. **熟悉**　胸痛的伴随症状。

3. **了解**　胸痛的鉴别诊断。

习题

一、名词解释

放射痛

二、选择题

【A1 型题】

1. 发生于胸骨后或剑突下,疼痛呈压榨样或压迫窒息感的疾病是
   A. 带状疱疹　　　　　　　　B. 自发性气胸　　　　　　　C. 心绞痛
   D. 主动脉夹层　　　　　　　E. 肺栓塞

2. 下列症状中,属于带状疱疹的典型症状的是
   A. 胸痛多位于胸骨后,发生于活动后,休息时缓解
   B. 成簇水疱沿一侧肋间神经分布伴剧痛,疱疹不越过体表中线
   C. 胸痛多位于胸骨后,进食或吞咽时加重
   D. 胸痛位于胸背部,向下放射至下腹、腰部与两侧腹股沟和下肢
   E. 胸痛多位于两胁肋部,吸气时加重

3. 下列**不是**引起胸痛的胸壁疾病是
   A. 非特异性肋软骨炎　　　　B. 肋间神经炎　　　　　　　C. 带状疱疹
   D. 肋骨骨折　　　　　　　　E. 胸膜炎

4. 病人因胸痛入院,在询问病史时应注意询问以下内容,**除了**
   A. 疼痛的诱因　　　　　　　B. 疼痛的性质　　　　　　　C. 疼痛的持续时间
   D. 伴随症状　　　　　　　　E. 疼痛的趋势

5. 胸痛多出现于胸骨后,并且于进食或吞咽时加重的疾病是
   A. 食管炎　　　　　　　　　B. 肺栓塞　　　　　　　　　C. 心绞痛
   D. 主动脉夹层　　　　　　　E. 胸膜炎

6. 胸痛伴有面色苍白、大汗、血压下降或休克常见于以下疾病,**除了**
   A. 心肌梗死　　　　　　　　B. 主动脉夹层　　　　　　　C. 心肌炎
   D. 大面积肺栓塞　　　　　　E. 主动脉窦瘤破裂

7. 突发性胸部剧烈刺痛、绞痛伴呼吸困难及发绀见于
   A. 肺梗死　　　　　　　　　B. 肺癌　　　　　　　　　　C. 干性胸膜炎
   D. 食管炎　　　　　　　　　E. 心绞痛

8. 下列引起胸痛的病因中,**不是**胸壁疾病的是
   A. 肋间神经炎　　　　　　　B. 纵隔肿瘤　　　　　　　　C. 带状疱疹
   D. 肋骨骨折　　　　　　　　E. 非化脓性肋软骨炎

9. 冠心病心绞痛与心肌梗死时胸痛的主要鉴别点是
   A. 疼痛的持续时间及对含服硝酸甘油的反应不同
   B. 疼痛的部位不同
   C. 疼痛的性质不同
   D. 疼痛的放射部位不同
   E. 疼痛时是否伴恶心

10. 病人含服硝酸甘油后引起心绞痛加重,最可能的原因是
    A. 梗阻性肥厚型心肌病　　　B. 不稳定型心绞痛　　　C. 急性心肌梗死
    D. 急性心包炎　　　E. 心脏神经症
11. 下列选项中,是非特异性肋软骨炎特点的是
    A. 多侵犯第一、二肋软骨,局部肿胀隆起,有压痛,咳嗽、深呼吸时疼痛加重
    B. 胸痛多位于胸骨后,发生于活动后,休息时缓解
    C. 成簇水疱沿一侧肋间神经分布伴剧痛,疱疹不越过体表中线
    D. 胸痛多位于胸骨后,进食或吞咽时加重
    E. 胸痛多位于胸背部,向下放射至下腹、腰部与两侧腹股沟和下肢
12. 以下心血管疾病可引起胸痛,除了
    A. 心绞痛　　　B. 急性冠脉综合征　　　C. 心肌炎
    D. 急性心包炎　　　E. 甲亢性心肌病

【A2型题】
1. 病人李某,男性,72岁。因间断性胸骨后疼痛入院,疼痛常放射至左肩、左臂内侧,达无名指与小指,患有以下疾病的可能性最大的是
    A. 食管炎　　　B. 主动脉夹层　　　C. 心绞痛
    D. 胸膜炎　　　E. 肺栓塞
2. 病人王某,男性,26岁。快速爬楼梯后突发性右侧胸痛伴呼吸困难,患有下列疾病的可能性比较大的是
    A. 带状疱疹　　　B. 自发性气胸　　　C. 心绞痛
    D. 主动脉夹层　　　E. 肺栓塞
3. 病人张某,女性,26岁。持续性右侧胸痛1周伴活动后呼吸困难,胸部X线可见右侧反抛物线状密度增高影,可能患有的疾病是
    A. 食管炎　　　B. 自发性气胸　　　C. 心绞痛
    D. 主动脉夹层　　　E. 胸膜炎
4. 病人李某,经常出现胸骨后压榨性窒息感,发作时间3~5分钟,休息或含服硝酸甘油可缓解,提示该病人为
    A. 胸膜炎　　　B. 主动脉夹层　　　C. 肺栓塞
    D. 纵隔炎　　　E. 心绞痛
5. 病人间断咳嗽、咳痰半年,痰中带血,右侧胸痛1周入院,考虑该病人可能为
    A. 胸膜炎　　　B. 肺癌　　　C. 肺栓塞
    D. 心肌炎　　　E. 心绞痛
6. 病人王某,男性,25岁。着凉后出现高热、咳嗽、咳黄痰,伴右侧胸痛,考虑该病人可能为
    A. 胸膜炎　　　B. 肺癌　　　C. 肺栓塞
    D. 大叶性肺炎　　　E. 心绞痛
7. 青年男性,持续性胸痛伴低热、咳嗽、咳黄痰见于
    A. 肺梗死　　　B. 肺癌　　　C. 胸膜炎
    D. 食管炎　　　E. 肺炎
8. 男性,18岁。以发热、干咳、右侧胸痛起病,渐感气短且逐日加重。查体:右下肺叩诊呈实音,呼吸音消失。胸片提示右侧胸腔积液。最可能的诊断是

A. 肺炎   B. 肺癌   C. 肺栓塞

D. 结核性胸膜炎   E. 气胸

【B2 型题】

（1~3 题共用备选答案）

A. 肺梗死   B. 肺癌   C. 干性胸膜炎

D. 心绞痛   E. 食管炎

1. 胸骨的烧灼痛见于

2. 胸部闷痛见于

3. 突然胸部剧烈刺痛、绞痛伴呼吸困难与发绀见于

三、问答题

1. 简要概述胸痛的病因。

2. 简述胸痛的临床表现要点。

参考答案

一、名词解释

放射痛：除患病器官的局部疼痛外,还可见远离该器官某部体表或深部组织疼痛,称放射痛（radiating pain）或牵涉痛。

二、选择题

【A1 型题】

1. C   2. B   3. E   4. E   5. A   6. C   7. A   8. B   9. A   10. A

11. A   12. E

【A2 型题】

1. C   2. B   3. E   4. E   5. B   6. D   7. E   8. D

【B2 型题】

1. E   2. D   3. A

三、问答题

1. 简要概述胸痛的病因。

答：引起胸痛的原因主要为胸部疾病。常见的有：①胸壁疾病：急性胸壁皮肤炎症、皮下蜂窝织炎、带状疱疹、肋间神经炎、非化脓性肋软骨炎（Tietze病）、流行性胸痛、肋骨骨折、多发性骨髓瘤、急性白血病等。②心血管疾病：冠状动脉粥样硬化性心脏病（心绞痛、急性心肌梗死）、主动脉夹层、肺栓塞、急性心包炎、梗阻性肥厚型心肌病、主动脉瓣狭窄、心房-食管瘘、心脏神经症等。③呼吸系统疾病：胸膜炎、胸膜肿瘤、自发性气胸、血胸、肺炎、支气管炎、肺癌等。④消化系统疾病：反流性食管炎、食管裂孔疝、食管癌、肝脓肿、肝癌等。⑤纵隔疾病：纵隔炎、纵隔气肿、纵隔肿瘤等。⑥其他：过度通气综合征、痛风、膈下脓肿、脾梗死等。

2. 简述胸痛的临床表现要点。

答：胸痛的临床表现要点有：①发病年龄,青壮年胸痛多考虑结核性胸膜炎、自发性气胸、急性心肌炎、心包炎、风湿性心瓣膜病;40 岁以上则须注意心绞痛、急性心肌梗死、主动脉夹层和肺癌。②胸痛部位,大部分疾病引起的胸痛常有固定的部位。③胸痛的性质可多种多样,例如带状疱疹呈刀割样或灼热样剧痛;食管炎多呈烧灼痛;肋间神经痛为阵发性灼痛或刺痛;心绞痛呈压榨样痛

并有压迫窒息感,急性心肌梗死则疼痛更为剧烈并有恐惧、濒死感。④疼痛持续时间,如心绞痛发作时间短暂(持续数分钟),而急性心肌梗死疼痛持续时间很长(数小时或更长)且不易缓解。⑤影响疼痛的因素,主要为疼痛发生的诱因、加重与缓解的因素。

(许 迪)

第九节 心 悸

学习目标

1. **掌握** 心悸的概念和病因。
2. **熟悉** 心悸的发生机制。
3. **了解** 心悸的伴随症状。

习题

一、名词解释

心悸

二、选择题

【A1 型题】

1. 下列说法正确的是

    A. 心悸即心动过速

    B. 心脏神经症时出现心悸,但不伴有心前区疼痛

    C. 心悸可见于窦性心动过缓

    D. 心悸与心律失常发生的严重程度成正比

    E. 心悸与心脏病联系紧密,两者等同

2. 引起心悸最常见的病因是

    A. 高血压   B. 心律失常   C. 冠心病

    D. 心脏神经症   E. 心肌病

【A2 型题】

1. 男性,31 岁,活动后心悸、心跳停搏感 1 个月。查体:心律不规则,有间歇。心电图示 QRS 波提前出现,宽大畸形,其前无 P 波,T 波与主波方向相反,可判断为

    A. 正常心律   B. 阵发性室上性心动过速

    C. 房颤   D. 窦性心动过缓

    E. 室性期前收缩

2. 男性,24 岁,军人,突发心悸 1 小时。查体:心率 196 次/分,血压正常,心音有力,律齐无杂音。心电图示直立 P 波,PR 间期 >0.12 秒,下列诊断正确的是

    A. 快速房颤   B. 室性心动过速

    C. 室颤   D. 心脏神经症

    E. 室上性心动过速

3. 女性,50岁,心悸、气促,下肢水肿4年。查体:心音低弱,血压90/70mmHg。X线检查示心影大小正常,左右心缘变直,心包钙化。下列诊断正确的是

  A. 风湿性心瓣膜病   B. 冠心病   C. 心肌病

  D. 缩窄性心包炎   E. 低血压

【A3/A4 型题】

(1~3题共用题干)

女性,30岁,间断黑便1个月,乏力、活动后心慌半个月。查体:皮肤黏膜、口唇苍白,心率120次/分,心尖区可闻及Ⅱ级收缩期杂音。实验室检查示:Hb 60g/L。

1. 该病人拟诊为

  A. 风湿性心瓣膜病   B. 溶血性贫血   C. 心肌炎

  D. 继发性贫血   E. 海洋性贫血

2. 贫血的原因可能为

  A. 营养不良   B. 消化道出血   C. 继发于心脏病

  D. 溶血   E. 骨髓造血功能障碍

3. 心率增快的原因是

  A. 心肌炎   B. 心瓣膜病   C. 贫血

  D. 感染因素   E. 风湿热

(4~7题共用题干)

男性,56岁,心悸、胸闷2个月,突发胸痛2小时,呈持续性疼痛,伴呼吸困难,服用各种药物不能缓解。查体:心率85次/分,心音低,心律不齐,未闻及期前收缩。

4. 该病人最有可能的诊断是

  A. 急性心肌梗死   B. 原发性心肌病   C. 气胸

  D. 心包积液   E. 心房颤动

5. 首选的检查为

  A. 心电图   B. 心脏常规拍片   C. 心肌酶谱

  D. 胸片   E. 超声

6. 主要应该鉴别的疾病是

  A. 支气管哮喘   B. 病毒性心肌炎   C. 气胸

  D. 心包炎   E. 心力衰竭

7. 应紧急施行的治疗是

  A. 使用扩血管药物   B. 紧急心包穿刺   C. 紧急胸穿

  D. β-受体阻滞药   E. 强心剂

【B2 型题】

(1~3题共用备选答案)

  A. 心悸伴关节疼痛   B. 心悸伴晕厥   C. 心悸伴贫血

  D. 心悸伴心前区疼痛   E. 心悸伴消瘦

1. 病毒性心肌炎

2. 甲状腺功能亢进症

3. 心室颤动

三、问答题

简述心悸的病因。

参考答案

一、名词解释

心悸:是一种自觉心脏跳动的不适感或心慌感。

二、选择题

【A1 型题】

1. C　　2. B

【A2 型题】

1. E　　2. E　　3. D

【A3/A4 型题】

1. D　　2. B　　3. C　　4. A　　5. A　　6. C　　7. A

【B2 型题】

1. D　　2. E　　3. B

三、问答题

简述心悸的病因。

答:心悸的病因可有生理性或功能性,也有病理性。病理性心悸除心脏本身病变外,某些全身性疾病也可引起。

1. 心脏搏动增强　可为生理性或病理性。

(1)生理性:①健康人在剧烈运动或精神过度紧张时。②饮酒、喝浓茶或咖啡后。③应用某些药物,如肾上腺素、麻黄碱、咖啡因、阿托品、甲状腺片等。④妊娠。

(2)病理性:①心室肥大。②心包炎及心包积液。③其他疾病:a. 甲状腺功能亢进症。b. 贫血。c. 发热。d. 低血糖症、嗜铬细胞瘤。

2. 心律失常

(1)心动过速。

(2)心动过缓。

(3)心律不齐:房性或室性期前收缩、心房扑动或颤动等。

3. 心力衰竭。各种原因引起的心力衰竭。

4. 心脏神经症。

5. β-受体亢进综合征。采用普萘洛尔(心得安)试验可以鉴别。β-受体亢进综合征,在应用普萘洛尔后心电图改变可恢复正常,显示其改变为功能性。

6. 绝经综合征。

7. 其他。如大量胸腔积液、高原病、胆心综合征等。

(许　迪)

第十节　恶心与呕吐

学习目标

1. **掌握**　呕吐的病因、临床表现及伴随症状。
2. **熟悉**　呕吐的发生机制及神经反射通路。
3. **了解**　恶心、干呕、呕吐的区别。

习题

一、名词解释

1. 恶心

2. 呕吐

二、选择题

【A1 型题】

1. 直接作用于延髓第四脑室底面的化学感受器触发带,引起呕吐的是

　A. 急性胃肠炎　　　　　　　B. 急性腹膜炎　　　　　　　C. 洋地黄中毒

　D. 迷路炎　　　　　　　　　E. 急性阑尾炎

2. 下列表述正确的是

　A. 延髓第四脑室底面的化学感受器触发带可以直接支配呕吐动作

　B. 干呕时胃窦部和腹壁肌肉收缩,腹压增加,食管及咽部关闭

　C. 呕吐中枢位于延髓第四脑室底面

　D. 呕吐时胃窦部持续收缩,贲门开放,腹肌收缩,腹压增加

　E. 反食是有意识地用力将胃和/或小肠内容物经食管、口腔逼出体外

3. 呕吐大量隔夜宿食见于

　A. 急性胃炎　　　　　　　　B. 慢性胃炎　　　　　　　　C. 消化性溃疡

　D. 幽门梗阻　　　　　　　　E. 急性肝炎

【A2 型题】

1. 男性,46 岁。中上腹阵发性绞痛 2 个月,伴呕吐大量胆汁,提示梗阻平面位于

　A. 幽门以上　　　　　　　　B. 幽门以下　　　　　　　　C. 十二指肠乳头以下

　D. 十二指肠乳头以上　　　　E. 贲门以上

2. 女性,40 岁。呕吐伴眩晕、眼球震颤见于

　A. 脑震荡　　　　　　　　　B. 脑出血　　　　　　　　　C. 脑梗死

　D. 前庭器官疾病　　　　　　E. 眼病

【A3/A4 型题】

(1~3 题共用题干)

男性,45 岁。反复上腹痛 5 年,常发生在脂餐后半小时,1 天前腹痛加重伴恶心、呕吐胃内容物,发热 38℃,巩膜轻度黄染。

1. 首先考虑的疾病是
   - A. 胃溃疡恶变
   - B. 十二指肠溃疡并发幽门梗阻
   - C. 胆囊结石并急性胆管炎
   - D. 急性胆囊炎
   - E. 慢性胰腺炎
2. 为了明确诊断,首先安排的检查是
   - A. X 线胃肠钡餐造影
   - B. 胃镜检查
   - C. 腹部 X 线透视
   - D. 癌胚抗原测定
   - E. 腹部彩超
3. 如在腹部检查时有明显压痛,最可能出现的部位是
   - A. 脐中部+中下腹
   - B. 中下腹+右下腹
   - C. 中上腹+右上腹
   - D. 右下腹+右中腹
   - E. 左下腹+中下腹

【B2 型题】

(1~4 题共用备选答案)
   - A. 急性胃肠炎
   - B. 颅内高压
   - C. 早孕
   - D. 迷路炎
   - E. 幽门梗阻

1. 呕吐伴腹泻,可见于

2. 停经 2 个月,血 HCG 阳性,可见于

3. 呕吐伴眩晕、眼球震颤,可见于

4. 呕吐伴头痛及瞳孔改变,可见于

(5~7 题共用备选答案)
   - A. 呕吐物带发酵、腐败气味
   - B. 呕吐物带粪臭味
   - C. 呕吐物不含胆汁
   - D. 呕吐物含有大量胆汁
   - E. 呕吐物含有大量酸性液体

5. 幽门梗阻,可见上述的临床表现是

6. 低位小肠梗阻,可见上述的临床表现是

7. 胃泌素瘤或十二指肠溃疡,可见上述的临床表现是

三、问答题

1. 简述恶心与呕吐的病因。
2. 简述恶心与呕吐的临床表现。

参考答案

一、名词解释

1. 恶心:恶心为上腹部不适和紧迫欲吐的感觉。可伴有迷走神经兴奋的症状,如皮肤苍白、出汗、流涎、血压降低及心动过缓等,常为呕吐的前奏。

2. 呕吐:呕吐是通过胃的强烈收缩迫使胃或部分小肠内容物经食管、口腔而排出体外的现象。

二、选择题

【A1 型题】

1. C   2. D   3. D

【A2 型题】

1. C   2. D

【A3/A4 型题】

1. C   2. E   3. C

【B2 型题】

1. A   2. C   3. D   4. B   5. A   6. B   7. E

三、问答题

1. 简述恶心与呕吐的病因。

答:恶心与呕吐的病因有:

(1)反射性呕吐:①咽部受到刺激;②胃、十二指肠疾病;③肠道疾病;④肝胆胰疾病;⑤腹膜及肠系膜疾病;⑥其他疾病。

(2)中枢性呕吐:①神经系统疾病;②全身性疾病;③药物;④中毒;⑤精神因素。

(3)前庭障碍性呕吐:凡呕吐伴有听力障碍、眩晕等症状者,须考虑前庭障碍性呕吐。

2. 简述恶心与呕吐的临床表现。

答:恶心(nausea)、呕吐(vomiting)是临床常见症状。恶心为上腹部不适和紧迫欲吐的感觉。可伴有迷走神经兴奋的症状,如皮肤苍白、出汗、流涎、血压降低及心动过缓等,常为呕吐的前奏。一般恶心后随之呕吐,但也可仅有恶心而无呕吐,或仅有呕吐而无恶心。呕吐是通过胃的强烈收缩迫使胃或部分小肠内容物经食管、口腔而排出体外的现象。针对具体病例,可进一步问诊并描述以下几点:①呕吐的时间;②呕吐与进食的关系;③呕吐的特点;④呕吐物的性质。

(段志军)

第十一节　烧心与反流

学习目标

1. 掌握　烧心与反流的定义、临床表现及伴随症状。
2. 熟悉　烧心与反流的病因。
3. 了解　烧心与反流的发病机制。

习题

一、名词解释

1. 烧心
2. 反流

二、选择题

【A1 型题】

1. 以下**不属于**食管动力异常所致烧心、反流的疾病是
   A. 胃食管反流病　　　B. 贲门失弛缓症　　　C. 弥漫性食管痉挛
   D. 食管裂孔疝　　　E. Chagas 巨食管

2. 以下论述**错误**的是
   A. 烧心(heartburn)是最常见的上消化道症状,是出现于上腹部或胸骨后的不适或烧灼感,可向上延伸至颈部

B. 烧心一般呈间歇性发作,最常见于进食后、运动中或平躺时

C. 烧心症状在饮水或服用抗酸剂后可以缓解,但可经常反复发生,并影响日常生活

D. 反流是指在有恶心、用力的情况下,胃内食物或液体反流入口咽部的症状

E. 弯身、呃逆或其他可增加腹腔内压的动作都会引起反流

3. 以下诱因可引起烧心、反流症状,**除了**

A. 进食高脂肪、巧克力、咖啡等食物　　　　B. 使用钙通道阻滞剂

C. 服用地西泮药物、茶碱药物　　　　D. 使用某些激素,如胆囊收缩素、促胰液素

E. 进食高纤维食物

【A2 型题】

1. 男性,40 岁。上腹不适伴反酸、胃灼热(烧心)、腹胀,行上消化道造影检查未见异常,诊断可**除外**

A. 反流性食管炎　　　　B. 食管癌　　　　C. 胃食管反流病

D. 慢性胃炎　　　　E. 萎缩性胃炎

2. 女性,43 岁。因上腹隐痛、烧灼感、反酸、嗳气半个月就诊。弯腰或躺下时加重,但食欲良好,体重无变化。最可能的诊断为

A. 胃癌　　　　B. 慢性胃炎　　　　C. 胃溃疡

D. 食管癌　　　　E. 胃食管反流病

【A3/A4 型题】

(1~2 题共用题干)

男性,70 岁。吞咽困难进行性加重 3 个月,消瘦 5kg。近期烧心、反流,伴有胸痛、呕吐,呕吐物中带有暗红色血液。

1. 病人最可能的诊断为

A. 食管裂孔疝　　　　B. 食管贲门失弛缓症

C. 反流性食管炎　　　　D. 食管癌

E. 食管良性狭窄

2. 病人的主要临床表现正确的是

A. 吞咽哽噎感　　　　B. 食管内异物感　　　　C. 胸骨后烧灼感

D. 胸骨后针刺样痛　　　　E. 进行性吞咽困难

【B2 型题】

(1~5 题共用备选答案)

A. 硬皮病　　　　B. 食管癌　　　　C. 食管狭窄

D. 弥漫性食管痉挛　　　　E. 胃食管反流病

1. 烧心与反流,伴胸痛、上腹不适,亦有咽喉不适、咳嗽、哮喘等食管外症状,可见于

2. 烧心与反流,伴进行性加重的吞咽困难、胸痛、消瘦,可见于

3. 烧心与反流,伴慢性间歇性胸痛和吞咽困难,可见于

4. 烧心与反流,伴恶心、呕吐,可见于

5. 烧心与反流,伴雷诺现象、关节痛、肌痛、皮肤改变,可见于

(6~10 题共用备选答案)

A. 食管动力异常　　　　B. 食管感染　　　　C. 消化不良

D. 内脏高敏感　　　　E. 系统性硬化症

6. Chagas 巨食管所致烧心、反流,病因为

7. 消化性溃疡所致烧心、反流,病因为

8. 功能性烧心所致烧心、反流,病因为

9. 雷诺现象伴烧心、反流,病因为

10. 贲门失弛缓症所致烧心、反流,病因为

三、问答题

1. 简述烧心与反流的病因。

2. 简述烧心与反流的临床表现。

参考答案

一、名词解释

1. 烧心:最常见的上消化道症状,表现为上腹部或胸骨后的不适或烧灼感,可向上延伸至咽部。烧心一般呈间歇性发作,最常见于进食后、运动中或平躺时。症状在饮水或服用抗酸剂后可以缓解,但可经常反复发生,并影响日常生活。

2. 反流:在无恶心、干呕和不用力的情况下,胃内容物逆流入食管,甚至口咽部所引起的症状。病人诉喉咙或口腔中有酸味或灼热的液体,可能还含有未消化的食物颗粒。弯身、呃逆或其他可增加腹腔内压的动作都会引起反流。

二、选择题

【A1 型题】

1. E   2. D   3. E

【A2 型题】

1. B   2. E

【A3/A4 型题】

1. D   2. E

【B2 型题】

1. E   2. B   3. D   4. C   5. A   6. B   7. C   8. D   9. E   10. A

三、问答题

1. 简述烧心与反流的病因。

答:烧心与反流的病因包括:①食管动力异常;②食管炎症;③食管憩室;④消化不良;⑤功能性消化道疾病;⑥系统性硬化症;⑦腹腔肿瘤;⑧其他:婴儿、妊娠、肥胖、糖尿病、腹腔积液、高胃酸分泌状态、服用某些药物等也常有烧心与反流症状。

2. 简述烧心与反流的临床表现。

答:烧心与反流的临床表现包括:①发生时间:烧心与反流常在餐后 1 小时出现,部分病人烧心与反流症状可在夜间入睡时发生。②与体位及进食的关系:常常在卧位、弯腰或腹压增高时烧心、反流症状加重。进食高脂肪、巧克力、咖啡等食物,使用钙通道阻滞剂、地西泮、茶碱等药物及某些激素(如胆囊收缩素、促胰液素、胰高血糖素、血管活性肠肽等),均可降低食管下括约肌(LES)压力,引起烧心、反流症状。③反流物的性质:口腔内可有酸味或苦味,亦可有食物。④与情绪的关系:伴有功能性疾病的烧心与反流,多与情绪有关,抑酸治疗效果不佳。

(段志军)

第十二节 吞咽困难

学习目标

1. **掌握** 吞咽困难的临床表现及伴随症状。
2. **熟悉** 吞咽困难的病因、分类。
3. **了解** 吞咽困难的发病机制。

习题

一、名词解释

吞咽困难

二、选择题

【A1 型题】

1. 短期进行性加重的吞咽困难首先考虑
  A. 食管良性狭窄
  B. 食管癌
  C. 贲门失弛缓症
  D. 食管溃疡
  E. 胃食管反流病

2. 吞咽困难伴饮水呛咳、鼻孔反流及气紧等症状,首先考虑
  A. 贲门失弛缓症
  B. 延髓麻痹
  C. 食管溃疡
  D. 食管癌
  E. 食管裂孔疝

3. 发作性吞咽液体及固体食物均困难,首先考虑
  A. 弥漫性食管痉挛
  B. 食管溃疡
  C. 延髓麻痹
  D. 食管癌
  E. 反流性食管炎

【A2 型题】

1. 女性,26 岁。喜素食,月经量多,体检发现小细胞低色素性贫血,近期出现吞咽困难,首先考虑
  A. 食管机械性吞咽困难
  B. 食管动力性吞咽困难
  C. 口咽性吞咽困难
  D. 吞咽反射性运动障碍
  E. 延髓麻痹性吞咽困难

2. 6 岁男童。2 个月前曾有误服“洁厕灵”病史,近日出现咽下困难,无明显胸骨后疼痛,首先考虑
  A. 弥漫性食管痉挛
  B. 食管溃疡
  C. 食管瘢痕狭窄
  D. 贲门失弛缓症
  E. 食管癌

【A3/A4 型题】

(1~3 题共用题干)

女性,25 岁。反复间断吞咽困难 5 年,多在情绪激动后症状加重,症状时好时坏。

1. 首先考虑
  A. 贲门失弛缓症
  B. 食管癌
  C. 食管裂孔疝
  D. 延髓麻痹
  E. 重症肌无力

2. 为了明确诊断,首先安排的辅助检查是
    A. X 线胃肠钡餐造影　　　　　B. 上腹部 CT 检查　　　　　C. 腹部 X 线透视
    D. 癌胚抗原测定　　　　　　　E. 腹部彩超

3. 如病人进一步行胃镜检查,发现
    A. 食管溃疡　　　　　　　　　B. 通过贲门时有阻力
    C. 食管下段充血、肿胀、糜烂　　D. 食管全程管腔变窄
    E. 食管入口进入困难

【B1 型题】

(1~4 题共用备选答案)
    A. 贲门失弛缓症　　　　　　　B. 食管平滑肌瘤　　　　　　C. 食管癌
    D. 反流性食管炎　　　　　　　E. 吞咽反射性运动障碍

1. 进行性吞咽梗阻,先固体食物困难,后期液体食物困难,可见于
2. 吞咽液体比固体食物更困难,可见于
3. 反酸、胃灼热、胸痛伴轻微吞咽困难,可见于
4. 长期吞咽有阻挡感,症状无明显加重,可见于

(5~8 题共用备选答案)
    A. 吞咽困难伴恶心、呕吐,呕吐物无酸味
    B. 吞咽困难伴咳嗽,偶有脓痰
    C. 吞咽困难伴呼吸困难、咳喘、哮鸣音
    D. 吞咽困难伴胃灼热、反酸、胸痛
    E. 吞咽困难伴构音不良、发音含糊、声嘶、呛咳

5. 延髓肿瘤可见上述的临床表现是
6. 贲门癌可见上述的临床表现是
7. 纵隔肿瘤可见上述的临床表现是
8. 胃食管反流病可见上述的临床表现是

三、问答题

1. 简述吞咽困难的病因与分类。
2. 简述吞咽困难的发生机制。

参考答案

一、名词解释

吞咽困难:是指食物从口腔至胃、贲门运送过程中受阻而产生咽部、胸骨后或剑突部位的梗阻停滞感觉。可伴有胸骨后疼痛。吞咽困难可由中枢神经系统疾病、食管、口咽部疾病引起,亦可由吞咽肌肉的运动障碍所致。

二、选择题

【A1 型题】

1. B　　2. B　　3. A

【A2 型题】

1. A　　2. C

【A3/A4 型题】

1. A　　2. A　　3. B

【B1 型题】

1. C　　2. E　　3. D　　4. B　　5. E　　6. A　　7. C　　8. D

三、问答题

1. 简述吞咽困难的病因与分类。

答:吞咽困难的病因与分类包括:

（1）机械性吞咽困难:①腔内因素。②管腔狭窄:口咽部炎症;食管良性狭窄;恶性肿瘤;食管蹼、黏膜环:食管下端黏膜环(Schatzki ring)。③外压性狭窄。

（2）动力性吞咽困难:①吞咽启动困难;②咽、食管横纹肌功能障碍;③食管平滑肌功能障碍;④其他。

2. 简述吞咽困难的发生机制。

答:吞咽困难的发生机制:①机械性吞咽困难;②运动性吞咽困难。

（张海蓉）

第十三节　呕　血

学习目标

1. **掌握**　呕血的临床表现及伴随症状。
2. **熟悉**　呕血的病因。
3. **了解**　呕血的发病机制。

习题

一、名词解释

呕血

二、选择题

【A1 型题】

1. **不**属于上消化道出血的是

　　A. 空肠上段血管畸形出血　　　　　　　　　B. 急性胰腺炎合并脓肿或囊肿出血

　　C. 胆道出血　　　　　　　　　　　　　　　D. 消化性溃疡伴出血

　　E. 反流性食管炎伴出血

2. 关于呕血,**不正确**的是

　　A. 病因多见于消化性溃疡　　B. 出血方式为呕出　　C. 血中混有食物残渣、胃液

　　D. 上消化道出血都有呕血　　E. 出血前常有恶心症状

3. 呕血最常见的疾病是

　　A. 食管静脉曲张破裂出血　　B. 食管溃疡　　　　　C. 急性胃黏膜病变

　　D. 消化性溃疡　　　　　　　E. 胃癌

4. 呕血的颜色

    A. 出血量大时咖啡色
    B. 出血速度快时咖啡色

    C. 出血量大、速度快时色鲜红
    D. 出血量小时色鲜红

    E. 出血速度慢时色鲜红

5. 呕吐物可呈咖啡色,是因为含有

    A. 硫化亚铁
    B. 酸化正铁血红蛋白
    C. 硫化铁

    D. 酸化亚铁血红蛋白
    E. 酸化结合珠蛋白

6. 呕血呈暗红色,是因为

    A. 是静脉血
    B. 血红蛋白与胃酸结合而变性

    C. 病人在缺氧情况下发生呕血
    D. 血液在胃中停留时间长被氧化

    E. 血红蛋白与硫化物结合变性

7. 当出现呕血时

    A. 成人每日消化道出血量 5~10ml
    B. 成人每日消化道出血量 50~100ml

    C. 胃内储积血量 250~300ml
    D. 一次出血量 <200ml

    E. 出血量 >400ml

8. 上消化道出血所致便血的特点是

    A. 隐血便
    B. 鲜血便
    C. 柏油样便

    D. 脓血便
    E. 洗肉水样便

【A2 型题】

1. 女性,26 岁。反复中上腹不适 5 年,间断发作,饥饿痛,进食后缓解,伴呕血、黑便,首先考虑

    A. 功能性消化不良
    B. 慢性胃炎
    C. 消化性溃疡

    D. 胃食管反流病
    E. 慢性胆囊炎

2. 女性,65 岁。呕血、黑便 1 天,冠心病 10 年,近期口服华法林和阿司匹林,既往无消化系统疾病。首先考虑

    A. 慢性胃炎
    B. 消化性溃疡
    C. 急性胃黏膜病变

    D. 胃癌
    E. 食管癌

3. 男性,55 岁。黑便 4 天,伴腹痛、腹胀,查体:可见蜘蛛痣和肝掌,中上腹轻压痛。首先考虑

    A. 胃癌
    B. 消化性溃疡
    C. 溃疡性结肠炎

    D. 肝硬化门静脉高压
    E. 胆管癌

4. 男性,68 岁。间歇性黑便 2 个月余,伴不规律上腹痛、厌食、消瘦,首先考虑

    A. 慢性胃炎
    B. 消化性溃疡
    C. 慢性胰腺炎

    D. 胃癌
    E. 慢性胆囊炎

5. 男性,40 岁,呕血后出现头昏、乏力、冷汗、四肢厥冷、心慌、脉搏增快、血压下降,提示出血量已达

    A. 循环血量的 5%~10%
    B. 循环血量的 10%~15%

    C. 循环血量的 20% 以上
    D. 循环血量的 30% 以上

    E. 循环血量的 40% 以上

【A3/A4 型题】

(1~3 题共用题干)

男性,35 岁。既往体健,突然出现呕血 1 天,伴腹痛、黄疸。查体:巩膜轻度黄染,中上腹轻压

痛。1周前曾因车祸受伤。

1. 可能性最小的疾病是

A. 急性出血性胃炎　　　　B. 贲门黏膜撕裂伤　　　C. 小肠肿瘤

D. 急性胃黏膜病变　　　　E. 胆道出血

2. 为了明确诊断,应首先采取的辅助检查是

A. X 线胃肠钡餐造影　　　　B. 结肠镜检查　　　　C. 腹部 X 线透视

D. 癌胚抗原测定　　　　　E. 胃镜检查

3. 如果以上检查结果均阴性,需要进一步排查的脏器病变在

A. 小肠　　　B. 结肠　　　C. 脾脏　　　D. 胆道　　　E. 心脏

【B1 型题】

(1~4 题共用备选答案)

A. 贲门黏膜撕裂　　　　　　B. 消化性溃疡

C. 食管胃底静脉曲张破裂　　D. 食管癌

E. 胃癌

1. 既往体健,反复呕吐后出现呕血,可见于

2. 反复中上腹饥饿痛,进食缓解,伴呕血,可见于

3. 既往有肝硬化病史,突然呕血 1 000ml,可见于

4. 中上腹不适半年,无吞咽困难及哽噎感,反复黑便,消瘦,呕血 1 天,可见于

(5~7 题共用备选答案)

A. 腹痛、黑便、呕吐咖啡色液体,伴四肢伸面关节紫癜

B. 呕血伴进行性黄疸、腹痛

C. 呕血伴进行性吞咽困难及哽噎感

D. 近期有进食毒蕈历史,呕血、伴皮肤瘀斑、黄疸

E. 呕血伴黏液脓血便

5. 肝功能衰竭可见上述的临床表现是

6. 过敏性紫癜可见上述的临床表现是

7. 食管癌可见上述的临床表现是

三、问答题

1. 如何通过症状判断失血占循环血容量的比重?

2. 简述呕血的病因。

参考答案

一、名词解释

呕血:呕血(hematemesis)是上消化道疾病(指十二指肠悬韧带又称屈氏韧带以上的消化道,包括食管、胃、十二指肠、肝、胆、胰及胃空肠吻合术后的空肠上段疾病)或全身性疾病所致的上消化道出血,血液经口腔呕出。常伴有黑便,严重时可有急性周围循环衰竭的表现。

二、选择题

【A1 型题】

1. A　　2. D　　3. D　　4. C　　5. B　　6. B　　7. C　　8. C

【A2 型题】

1. C   2. C   3. D   4. D   5. C

【A3/A4 型题】

1. C   2. E   3. D

【B1 型题】

1. A   2. B   3. C   4. E   5. D   6. A   7. C

三、问答题

1. 如何通过症状判断失血占循环血容量的比重？

答：出血量占循环血容量 10% 以下时，病人一般无明显临床表现；出血量占循环血容量的 10%~20% 时，可有头晕、无力等症状，多无血压、脉搏等变化；出血量达循环血容量的 20% 以上时，则有冷汗、四肢厥冷、心慌、脉搏增快等急性失血症状；若出血量在循环血容量的 30% 以上时，则有神志不清、面色苍白、心率加快、脉搏细弱、血压下降、呼吸急促等急性周围循环衰竭的表现。

2. 简述呕血的病因。

答：呕血的病因主要包括：

（1）消化系统疾病：①食管疾病；②胃及十二指肠疾病；③门静脉高压引起的食管胃底静脉曲张破裂或门静脉高压性胃病出血。

（2）上消化道邻近器官或组织的疾病：胆道结石、胆道蛔虫、胆囊癌、胆管癌及壶腹癌出血均可引起大量血液流入十二指肠导致呕血。此外，还有急、慢性胰腺炎，胰腺癌合并脓肿破溃，主动脉瘤破入食管、胃或十二指肠，纵隔肿瘤破入食管等。

（3）全身性疾病：①血液系统疾病；②感染性疾病；③结缔组织病；④其他：尿毒症、肺源性心脏病、呼吸功能衰竭等。

（张海蓉）

第十四节　便　血

学习目标

1. **掌握**　便血的临床表现及伴随症状。
2. **熟悉**　便血的病因。
3. **了解**　便血的发病机制。

习题

一、名词解释

隐血便

二、选择题

【A1 型题】

1. 黑便的化学成分是

　A. 硫化亚铁　　　　　　　　B. 酸化正铁血红蛋白　　　　　　C. 硫化铁

D. 酸化亚铁血红蛋白　　　　　　E. 酸化结合珠蛋白

2. **不正确**的表述是

　　A. 黑便一定是上消化道出血

　　B. 暗红色血便既可以是上消化道出血,也可以是下消化道出血

　　C. 呕血是上消化道出血

　　D. 便血伴冷汗、四肢厥冷、心慌、脉搏增快说明失血量达循环血容量的 20% 以上

　　E. 大便颜色正常,隐血阳性,说明失血量至少 5ml

3. **不可能**出现黑便的是

　　A. 口服铁剂　　　　　　B. 消化性溃疡　　　　　　C. 服用枸橼酸铋钾

　　D. 痔伴出血　　　　　　E. 食用动物血

4. 黏液脓血便伴里急后重,见于

　　A. 结肠血管畸形　　　　　　B. 结肠癌　　　　　　C. 痔

　　D. 急性细菌性痢疾　　　　　　E. 克罗恩病(Crohn 病)

【A2 型题】

1. 男性,36 岁。黑便 5 天,无呕血,无头晕、心慌,查体:生命体征平稳,查见肝掌、蜘蛛痣,消化道出血的原因首先考虑的是

　　A. 食管胃底静脉曲张破裂　　　　　　B. 胆管癌　　　　　　C. 消化性溃疡

　　D. 胃癌　　　　　　E. 肝硬化门静脉高压性胃病

2. 女性,35 岁,反复黏液脓血便 2 年,原因是

　　A. Crohn 病　　　　　　B. 消化性溃疡　　　　　　C. 结肠癌

　　D. 肠结核　　　　　　E. 溃疡性结肠炎

3. 女性,50 岁,排便时下腹部疼痛伴鲜红色血便 3 天,出血部位最可能是

　　A. 胃　　　　　　B. 十二指肠　　　　　　C. 空肠

　　D. 直肠　　　　　　E. 降结肠

【A3/A4 型题】

(1~3 题共用题干)

男性,35 岁。暗红色血便 3 天,伴头晕,心慌、冷汗、黑矇。既往体健。查体:HR 110 次/分,BP 90/60mmHg,腹部无阳性发现。

1. 该病人出血部位在

　　A. 上消化道出血　　　　　　B. 下消化道出血

　　C. 中消化道出血　　　　　　D. 上、中、下消化道出血都有可能

　　E. 中、下消化道出血都有可能

2. 为了明确出血原因,首先进行的检查是

　　A. X 线胃肠钡餐造影　　　　　　B. 腹部 CT　　　　　　C. 腹部 X 线透视

　　D. 癌胚抗原测定　　　　　　E. 胃镜检查

3. 如果以上检查结果均阴性,还需要安排的检查是

　　A. 结肠镜检查　　　　　　B. 腹部 MRI　　　　　　C. 腹部彩超

　　D. 腹腔血管造影　　　　　　E. 腹腔核素扫描

【B1 型题】

(1~4 题共用备选答案)

A. 便后滴血　　　　　　　　B. 柏油便　　　　　　　　C. 黏液脓血便

D. 洗肉水样便　　　　　　　E. 果酱样脓血便

1. 急性细菌性痢疾可见上述的临床表现是

2. 阿米巴痢疾可见上述的临床表现是

3. 胃溃疡可见上述的临床表现是

4. 急性出血性坏死性肠炎可见上述的临床表现是

（5~7 题共用备选答案）

A. 腹痛、黑便，呕吐咖啡色液体　　　　B. 暗红色血便伴腹痛、腹部包块

C. 鲜红色血便，伴肛周疼痛、便后滴血　　D. 黏液脓血便

E. 间断黑便伴黄疸

5. 结肠癌可见上述的临床表现是

6. 肛裂可见上述的临床表现是

7. 胆道出血可见上述的临床表现是

三、问答题

1. 简述便血的常见病因。

2. 简述便血的临床表现。

参考答案

一、名词解释

隐血便：消化道出血每日在 5~10ml 以内者，无肉眼可见的粪便颜色改变，须用隐血试验才能确定，称为隐血便。

二、选择题

【A1 型题】

1. A　　2. A　　3. D　　4. D

【A2 型题】

1. E　　2. E　　3. D

【A3/A4 型题】

1. D　　2. E　　3. A

【B1 型题】

1. C　　2. E　　3. B　　4. D　　5. B　　6. C　　7. E

三、问答题

1. 简述便血的常见病因。

答：引起便血的原因很多，常见于下列疾病。

（1）下消化道疾病：①小肠疾病；②结肠疾病；③直肠肛管疾病；④血管病变。

（2）上消化道疾病。

（3）全身性疾病。

2. 简述便血的临床表现。

答：便血多为下消化道出血，可表现为急性大出血、慢性少量出血及间歇性出血。便血颜色可因出血部位不同、出血量的多少以及血液在肠腔内停留时间的长短而异。如出血量多、速度快则

呈鲜红色;若出血量小、速度慢,血液在肠道内停留时间较长,可为暗红色。粪便可全为血液或混合有粪便,也可仅黏附于粪便表面或于排便后肛门滴血。

(张海蓉)

第十五节　腹　痛

学习目标

1. **掌握**　腹痛的常见病因。
2. **熟悉**　腹痛的临床表现及伴随症状。
3. **了解**　腹痛的发病机制。

习题

一、名词解释

1. 躯体性腹痛
2. 牵涉痛

二、选择题

【A1 型题】

1. 可引起呕吐伴右上腹痛、发热、黄疸的疾病是
    A. 尿路结石　　　　　　　　B. 肠道炎症　　　　　　　　C. 消化性溃疡
    D. 肝、胆系统感染　　　　　E. 肠系膜淋巴结核

2. 表现为慢性腹痛的疾病是
    A. 急性胰腺炎　　　　　　　B. 急性胆囊炎　　　　　　　C. 尿路结石
    D. 结核性腹膜炎　　　　　　E. 卵巢囊肿蒂扭转

3. 下列常引起空腹疼痛的疾病是
    A. 肝炎　　　　　　　　　　B. 胆囊炎　　　　　　　　　C. 胃溃疡
    D. 胰腺炎　　　　　　　　　E. 十二指肠溃疡

4. 左侧卧位可使疼痛减轻提示的疾病是
    A. 胰头癌　　　　　　　　　B. 十二指肠溃疡　　　　　　C. 病毒性肝炎
    D. 胃黏膜脱垂　　　　　　　E. 反流性食管炎

5. 膝胸位或俯卧位可使疼痛减轻提示的疾病是
    A. 胃黏膜脱垂　　　　　　　B. 十二指肠壅滞症　　　　　C. 反流性食管炎
    D. 胰头癌　　　　　　　　　E. 病毒性肝炎

6. 持续性、广泛性剧烈腹痛伴腹壁肌紧张或板样强直提示的疾病是
    A. 十二指肠溃疡　　　　　　B. 急性弥漫性腹膜炎　　　　C. 泌尿系结石
    D. 急性胰腺炎　　　　　　　E. 急性胆囊炎

7. 关于腹痛部位,下列叙述正确的是
    A. 胃、十二指肠溃疡疼痛多在脐周　　　　B. 急性阑尾炎疼痛在右下腹麦氏点

C. 小肠疾病多在右上腹部　　　　　　　D. 胆囊炎疼痛多在左上腹

E. 肝脓肿疼痛多在中下腹

8. 下列**不**是内脏性腹痛特点的是

A. 疼痛部位不明确　　　　　　　　　　B. 疼痛部位接近腹中线

C. 常伴自主神经兴奋症状　　　　　　　D. 腹痛可因体位变化加重

E. 疼痛感觉模糊

【A2 型题】

1. 女性,30 岁,早期腹痛位于脐周,伴恶心、呕吐。住院诊断为急性阑尾炎,其腹痛的发生机制是

A. 牵涉痛　　　　　　　　　B. 反射性腹痛　　　　　　　C. 躯体性腹痛

D. 中枢性腹痛　　　　　　　E. 内脏性腹痛

2. 男性,16 岁,10 小时前脐周痛,现腹痛加剧,转移至右下腹,病变尚未波及腹膜壁层。诊断为急性阑尾炎,其腹痛的发生机制是

A. 牵涉痛　　　　　　　　　B. 反射性腹痛　　　　　　　C. 躯体性腹痛

D. 中枢性腹痛　　　　　　　E. 内脏性腹痛

3. 男性,35 岁,进餐后出现上腹痛,呈剧烈绞痛,查体见表情痛苦、不安。该病人最可能的诊断是

A. 急性胰腺炎　　　　　　　B. 急性胆囊炎　　　　　　　C. 急性心肌梗死

D. 急性阑尾炎　　　　　　　E. 急性胃炎

4. 女性,60 岁,反复于冬季出现上腹痛 3 年,腹痛多于餐后半小时发作,餐前缓解。查体:神志清,无贫血貌。腹部剑突下压痛(+),肝脾未触及。最可能的疾病是

A. 胃癌　　　　　　　　　　B. 慢性胃炎　　　　　　　　C. 十二指肠溃疡

D. 慢性胆囊炎　　　　　　　E. 胃溃疡

【A3 型题】

(1~3 题共用题干)

病人,男性,50 岁,中上腹饥饿性疼痛反复发作近 20 年,伴反酸、嗳气,服用抑酸药后可缓解。

1. 最可能的疾病是

A. 胃癌　　　　　　　　　　B. 十二指肠溃疡　　　　　　C. 胰腺癌

D. 慢性胆囊炎　　　　　　　E. 胃溃疡

2. 病人 3 小时前突发中上腹剧烈腹痛,呈刀割样,该病人可能出现的并发症是

A. 急性胰腺炎并发出血坏死　　　　　　B. 胃癌并发幽门梗阻

C. 十二指肠溃疡并发急性穿孔　　　　　D. 急性胆囊炎并发胆汁性腹膜炎

E. 胰腺癌并发肠梗阻

3. 如进行腹部检查,最具有诊断价值的体征是

A. 腹肌紧张　　　　　　　　B. 腹壁柔韧感　　　　　　　C. 肠鸣音亢进

D. 肝浊音界消失或缩小　　　E. 墨菲征阳性

(4~5 题共用题干)

病人,男性,60 岁,反复上腹痛 25 年,近年来消瘦、乏力,持续性呕吐宿食,腹痛规律改变。

4. 最可能的诊断是

A. 胃癌　　　　　　　　　　B. 胃多发性溃疡　　　　　　C. 慢性胃炎

    D. 反流性食管炎　　　　　　E. 胆囊炎

5. 为明确诊断应首选的检查是

    A. 上消化道钡餐造影　　　　B. 腹部超声　　　　　　　　C. 立位腹部 X 线平片

    D. 卧位腹部 X 线平片　　　　E. 胃镜

【B1 型题】

（1~5 题共用备选答案）

    A. 溃疡性结肠炎　　　　　　B. 急性胆道感染　　　　　　C. 肾绞痛

    D. 肠梗阻　　　　　　　　　E. 脾破裂

1. 腹痛伴发热、寒战

2. 腹痛伴黏液脓血便

3. 腹痛伴呕吐、排气排便停止

4. 腹痛伴尿频、尿急,有血尿

5. 腹痛伴休克

（6~10 题共用备选答案）

    A. 胆道蛔虫症　　　　　　　B. 消化性溃疡　　　　　　　C. 急性胰腺炎

    D. 十二指肠穿孔　　　　　　E. 子宫内膜异位症

6. 腹痛有周期性、节律性、季节性

7. 腹痛为钻顶样感

8. 突发中上腹剧烈刀割样痛

9. 上腹部持续刀割样疼痛呈阵发性加剧

10. 腹痛与月经来潮相关

三、问答题

1. 简述腹痛的病因与分类。

2. 简述肠绞痛、胆绞痛、肾绞痛的区别。

参考答案

一、名词解释

1. 躯体性腹痛:是由来自腹膜壁层及腹壁的痛觉信号,经体神经传至脊神经根,反映到相应脊髓节段所支配的皮肤所引起。

2. 牵涉痛:指内脏性疼痛牵涉到身体体表部位,即内脏痛觉信号传至相应脊髓节段,引起该节段支配的体表部位疼痛。

二、选择题

【A1 型题】

1. D　　2. D　　3. E　　4. D　　5. B　　6. B　　7. B　　8. D

【A2 型题】

1. E　　2. A　　3. B　　4. E

【A3 型题】

1. B　　2. C　　3. D　　4. A　　5. E

【B1 型题】

1. B　　2. A　　3. D　　4. C　　5. E　　6. B　　7. A　　8. D　　9. C　　10. E

三、问答题

1. 简述腹痛的病因与分类。

答:腹痛的病因与分类包括:

(1)急性腹痛:①腹腔器官急性炎症;②空腔脏器阻塞或扩张;③脏器扭转或破裂;④腹膜炎症;⑤腹腔内血管阻塞;⑥腹壁疾病;⑦胸腔疾病所致的腹部牵涉痛;⑧全身性疾病所致的腹痛。

(2)慢性腹痛:①腹腔脏器慢性炎症;②消化道运动障碍;③胃、十二指肠溃疡;④腹腔脏器扭转或梗阻;⑤脏器包膜的牵张;⑥中毒与代谢障碍;⑦肿瘤压迫及浸润。

2. 简述肠绞痛、胆绞痛、肾绞痛的区别。

答:肠绞痛、胆绞痛、肾绞痛的区别见下表。

疼痛类别	疼痛的部位	其他特点
肠绞痛	多位于脐周围、下腹部	伴有恶心、呕吐、腹泻、便秘、肠鸣音增强等
胆绞痛	常位于右上腹,放射至右背与右肩胛	常有黄疸、发热,肝可触及或 Murphy 征阳性
肾绞痛	位于腰部并向下放射至腹股沟、外生殖器及大腿内侧	常有尿频、尿急,尿含蛋白质、红细胞等

(张海蓉)

第十六节　腹　泻

学习目标

1. **掌握**　腹泻的临床表现及意义。
2. **熟悉**　腹泻的常见原因。
3. **了解**　腹泻的发生机制。

习题

一、名词解释

腹泻

二、选择题

【A1 型题】

1. 引起腹泻伴重度失水的疾病是

A. 霍乱　　　　　　　　B. 肠伤寒　　　　　　　　C. 肠结核

D. 吸收不良综合征　　　E. 溃疡性结肠炎

2. 腹泻至少超过多长时间称为慢性腹泻

A. 5 个月　　　　　　　B. 4 个月　　　　　　　　C. 3 个月

D. 2 个月　　　　　　　E. 4 周

3. 腹泻伴皮疹或皮下出血可见于

    A. 急性细菌性痢疾　　　　　B. 伤寒或副伤寒　　　　　C. 肠结核

    D. 霍乱　　　　　　　　　　E. 细菌性食物中毒

4. 下列引起腹泻的疾病中为肠道非感染性病变的是

    A. 慢性阿米巴痢疾　　　　　B. 肠结核　　　　　　　　C. 慢性细菌性痢疾

    D. 血吸虫病　　　　　　　　E. 慢性非特异性溃疡性结肠炎

5. 下列疾病所致的腹泻**不属于**分泌性腹泻的是

    A. 慢性肠炎　　　　　　　　B. 胃泌素瘤　　　　　　　C. 肠易激综合征

    D. 霍乱　　　　　　　　　　E. 血管活性肽瘤

6. 有关腹泻的叙述,**不正确**的是

    A. 变态反应可引起腹泻

    B. 腹泻的某些发病因素互为因果

    C. 病程超过 4 周者属于慢性腹泻

    D. 分泌性腹泻是由于胃肠黏膜分泌过多的液体所致

    E. 渗出性腹泻黏膜组织学基本正常

7. 下列引起腹泻的疾病中,属于肠道非感染性病变的是

    A. 肠结核　　　　　　　　　B. 阿米巴痢疾　　　　　　C. 伤寒

    D. 溃疡性结肠炎　　　　　　E. 血吸虫病

【A3/A4 型题】

(1~2 题共用题干)

女性,18 岁,1 天前在路边摊点进餐后感头昏、疲劳,随后出现米汤样便,间断呕吐,不伴里急后重,大便量多,无黏液脓血。入院查体:体温、血压正常,腹部无压痛,未扪及包块。新鲜大便悬滴检查可见运动活泼呈穿梭状的弧菌。

1. 对该病人腹泻的分类和原因说法正确的是

    A. 慢性腹泻,为肠道内感染　　　　　　B. 慢性腹泻,为全身性感染

    C. 急性腹泻,为急性中毒　　　　　　　D. 急性腹泻,为肠道内感染

    E. 急性腹泻,为全身性感染

2. 该病人腹泻的发生机制是

    A. 分泌性腹泻　　　　　　　B. 渗透性腹泻　　　　　　C. 渗出性腹泻

    D. 动力性腹泻　　　　　　　E. 吸收不良性腹泻

三、问答题

简述腹泻的问诊要点。

参考答案

一、名词解释

腹泻:指排便次数增多,粪质稀薄或带有黏液、脓血或未消化的食物。如解液状便,每日 3 次以上,或每天粪便总量大于 200g,其中粪便含水量大于 80%,则可认为是腹泻。腹泻可分为急性与慢性两种,超过 4 周者属慢性腹泻。

二、选择题

【A1 型题】

1. A   2. E   3. B   4. E   5. C   6. E   7. D

【A3/A4 型题】

1. D   2. A

三、问答题

简述腹泻的问诊要点。

答:腹泻的问诊要点包括:①腹泻的起病;②大便的性状及臭味;③腹泻伴随症状:发热、腹痛、里急后重、贫血、水肿、营养不良等对判断病因有帮助;④同食者群集发病的病史;⑤腹泻加重、缓解的因素;⑥病后一般情况变化;⑦与腹泻相关的既往史及家族史。

(张海蓉)

第十七节　便　秘

学习目标

1. 掌握　便秘的病因。
2. 熟悉　便秘的临床表现。
3. 了解　便秘的伴随症状。

习题

一、名词解释

便秘

二、选择题

【A1 型题】

1. 下列引起功能性便秘的原因是

    A. 局部病变导致排便无力　　　　　　B. 结肠完全或不完全性梗阻

    C. 结肠运动功能紊乱　　　　　　　　D. 腹腔或盆腔内肿瘤的压迫

    E. 直肠与肛门病变

2. 下列常引起便秘与腹泻交替出现的疾病是

    A. 肠结核　　　　　　B. Crohn 病　　　　　　C. 结肠癌

    D. 霍乱　　　　　　　E. 阿米巴痢疾

3. 便秘伴腹部包块最常见的疾病是

    A. 肠结核　　　　　　B. 血吸虫病　　　　　　C. 慢性痢疾

    D. 肠易激综合征　　　E. 溃疡性结肠炎

4. 便秘是指 7 天以内排便次数少于

    A. 5 次　　　　　　　B. 4 次　　　　　　　C. 3 次

    D. 2 次　　　　　　　E. 1 次

5. 下列属功能性便秘的疾病是
   A. 肠粘连　　　　　　　　　　B. 肠梗阻
   C. 结肠良性或恶性肿瘤　　　　D. 先天性巨结肠症
   E. 肠易激综合征
6. 下列选项中,属于器质性便秘原因的是
   A. 进食少和食物缺乏维生素、水　　B. 肠易激综合征
   C. 结肠冗长　　　　　　　　　　D. 先天性巨结肠
   E. 滥用药物,形成药物依赖

三、问答题
试述便秘的分类与问诊要点。

参考答案

一、名词解释
便秘:是指大便次数减少,一般每周少于 3 次,伴排便困难、粪便干结。

二、选择题
【A1 型题】
1. C　　2. A　　3. A　　4. C　　5. E　　6. D

三、问答题
试述便秘的分类与问诊要点。
答:便秘可分为功能性便秘和器质性便秘两类。

问诊要点包括:①询问病人所指便秘的确切含义,以确定是否便秘;②询问便秘的起病与病程,持续或间歇发作,诱发因素;③了解年龄、职业、生活(包括饮食)习惯;④询问是否长期服用泻药,是否有腹部、盆腔手术史;⑤询问有无可引起便秘的药物服用史;⑥询问伴随症状,有无恶心、呕吐、腹胀、痉挛性腹痛及里急后重感;⑦询问其他疾病情况,如代谢病、内分泌病、慢性铅中毒等。

(张海蓉)

第十八节　黄　疸

学习目标

1. **掌握**　黄疸的概念、病因及鉴别诊断。
2. **熟悉**　黄疸的发病机制。
3. **了解**　黄疸的伴随症状。

习题

一、名词解释
1. 黄疸
2. 胆红素的肠肝循环

二、选择题

【A1 型题】

1. 下列可引起呕吐伴右上腹痛、发热、黄疸的疾病是
   - A. 急性肠炎
   - B. 急性胰腺炎
   - C. 急性腹膜炎
   - D. 急性肾盂肾炎
   - E. 急性化脓性胆管炎

2. 常引起肝细胞性黄疸的疾病是
   - A. 胆总管狭窄
   - B. 病毒性肝炎
   - C. 蚕豆病
   - D. 原发性胆汁性肝硬化
   - E. 毛细胆管型病毒性肝炎

3. 下列对于区别肝外胆管阻塞与肝内胆汁淤积性黄疸最好的检查是
   - A. X 线检查
   - B. B 型超声
   - C. CT
   - D. 经皮肝穿刺胆管造影（PTC）
   - E. 经十二指肠镜逆行胰胆管造影（ERCP）

4. 血清总胆红素（TB）的正常参考区间为
   - A. 0.17~1.7μmol/L
   - B. 1.51~15.1μmol/L
   - C. 3.4~17.1μmol/L
   - D. 17~34μmol/L
   - E. 17~170μmol/L

5. 下列可引起黄疸、呕血、发热及全身皮肤黏膜出血的疾病是
   - A. 败血症
   - B. 慢性胃炎
   - C. 反流性食管炎
   - D. 化脓性胆管炎
   - E. 消化性溃疡

6. 下列可引起胆汁淤积性黄疸的疾病是
   - A. 病毒性肝炎
   - B. 药物性肝炎
   - C. 钩端螺旋体病
   - D. 毛细胆管型病毒性肝炎
   - E. 流行性出血热

7. 隐性黄疸时，血清总胆红素值为
   - A. 17.1~34.2μmol/L
   - B. 0.3~15.1μmol/L
   - C. 3.4~17.1μmol/L
   - D. 1.7~13.68μmol/L
   - E. >34.2μmol/L

8. 下列有助于鉴别肝细胞性黄疸和胆汁淤积性黄疸的是
   - A. 有无血红蛋白尿
   - B. 血中结合胆红素升高
   - C. 皮肤黏膜颜色
   - D. 尿胆原定性、定量检测
   - E. 尿胆红素阳性

9. 下列**不属于**胆汁淤积性黄疸的是
   - A. 肝内泥沙样结石
   - B. 肝硬化
   - C. 妊娠复发性黄疸
   - D. 原发性胆汁性肝硬化
   - E. 肝内胆管结石

10. 下列**不属于**先天性非溶血性黄疸的是
    - A. Dubin-Johnson 综合征
    - B. Gilbert 综合征
    - C. 遗传性球形红细胞增多症
    - D. Crigler-Najjar 综合征
    - E. Rotor 综合征

11. 引起黄疸的疾病中，下列**不是**后天获得性溶血性贫血的是
    - A. 自身免疫性溶血性贫血
    - B. 海洋性贫血
    - C. 蛇毒引起的溶血
    - D. 毒蕈引起的溶血
    - E. 不同血型输血后

【A3 型题】

（1~3 题共用题干）

女性，42 岁，右上腹绞痛 3 小时入院。查体：皮肤、巩膜未见黄染。辅助检查：血清总胆红素 26μmol/L，超声示胆总管结石。

1. 关于黄疸的诊断,该病人符合
    A. 无黄疸　　　　　　　B. 隐性黄疸　　　　　　C. 轻度黄疸
    D. 中度黄疸　　　　　　E. 重度黄疸
2. 该病人行胆红素测定时,可出现的改变是
    A. 血清总胆红素和非结合胆红素升高
    B. 血清总胆红素和结合胆红素升高
    C. 血清总胆红素和结合胆红素及非结合胆红素升高
    D. 结合胆红素/总胆红素比值 <20%
    E. 结合胆红素/总胆红素比值明显下降
3. 该病人的尿胆红素代谢检查可出现的改变是
    A. 胆红素阴性,尿胆原正常　　　　　　B. 胆红素阴性,尿胆原明显升高
    C. 胆红素强阳性,尿胆原减少　　　　　D. 胆红素阳性,尿胆原中度升高
    E. 胆红素阴性,尿胆原减少

【B1 型题】
(1~5 题共用备选答案)
    A. 胆石症　　　　　　　B. 迷路炎　　　　　　　C. 肠梗阻
    D. 食物中毒　　　　　　E. 幽门梗阻
1. 呕吐伴发热、黄疸
2. 呕吐伴眩晕、眼球震颤
3. 呕吐伴腹泻、腹痛、少尿
4. 呕吐物量大,有粪臭味
5. 呕吐大量隔宿食物
(6~10 题共用备选答案)
    A. 溶血性黄疸　　　　　B. 肝硬化性黄疸　　　　C. 胆汁淤积性黄疸
    D. Crigler-Najjar 综合征　　E. Rotor 综合征
6. 本病由于血清中非结合胆红素(UCB)甚高,故可产生核黄疸,见于新生儿
7. 血清中结合胆红素增加
8. 血清中结合胆红素与非结合胆红素均增加
9. 血清中总胆红素增加,以非结合胆红素为主
10. 肝细胞对摄取非结合胆红素(UCB)和排泄结合胆红素(CB)存在先天性障碍

三、问答题
如何鉴别溶血性黄疸、肝细胞性黄疸、胆汁淤积性黄疸?

参考答案

一、名词解释
1. 黄疸:是由于血清中胆红素升高致使皮肤、黏膜和巩膜发黄的症状和体征。
2. 胆红素的肠肝循环:结合胆红素从肝细胞经胆管排入肠道后,经细菌酶的分解与还原作用,形成尿胆原(urobilinogen)。尿胆原大部分从粪便排出,称为粪胆原。小部分(10%~20%)经肠道吸收,通过门静脉血回到肝内,其中大部分再转变为结合胆红素,又随胆汁排入肠内,形成所谓"胆红素的肠肝循环"。

二、选择题

【A1 型题】

1. E 2. B 3. E 4. C 5. A 6. D 7. A 8. D 9. B 10. C

11. B

【A3 型题】

1. B 2. B 3. C

【B1 型题】

1. A 2. B 3. D 4. C 5. E 6. D 7. C 8. B 9. A 10. E

三、问答题

如何鉴别溶血性黄疸、肝细胞性黄疸、胆汁淤积性黄疸?

答:溶血性黄疸、肝细胞性黄疸、胆汁淤积性黄疸的鉴别点见下表。

分类	溶血性黄疸	肝细胞性黄疸	胆汁淤积性黄疸
总胆红素(TB)	增加	增加	增加
结合胆红素(CB)	正常	增加	明显增加
结合胆红素/总胆红素	<20%	20%~50%	>50%
尿胆红素	−	+	++
尿胆原	增加	轻度增加	减少或消失
ALT、AST	正常	明显增高	可增高
ALP	正常	增高	明显增高
GGT	正常	增高	明显增高
PT	正常	延长	延长
对维生素 K 反应	无	差	好
胆固醇	正常	轻度增加或降低	明显增加
血浆蛋白	正常	白蛋白降低,球蛋白升高	正常

(张海蓉)

第十九节　腰背痛

学习目标

1. **掌握**　腰背痛的临床表现。
2. **熟悉**　腰背痛的伴随症状。
3. **了解**　腰背痛的病因和发生机制。

习题

一、名词解释

牵涉痛

二、选择题

【A1 型题】

1. 外伤后腰痛伴脊柱畸形的疾病是
   - A. 佝偻病
   - B. 脊椎退行性变
   - C. 脊椎结核
   - D. 强直性脊柱炎
   - E. 脊椎压缩性骨折

2. 腰痛伴脊柱自幼畸形,仰卧位**不能**伸直的疾病是
   - A. 佝偻病
   - B. 脊椎退行性变
   - C. 脊椎结核
   - D. 强直性脊柱炎
   - E. 脊椎压缩性骨折

3. 顽固而持续的腰背痛伴放射性神经根痛的疾病是
   - A. 佝偻病
   - B. 脊椎退行性变
   - C. 脊椎结核
   - D. 强直性脊柱炎
   - E. 脊椎肿瘤

4. 腰痛伴面部红斑、低热、脱发的疾病是
   - A. 类风湿关节炎
   - B. 强直性脊柱炎
   - C. 风湿热
   - D. 骨关节炎
   - E. 系统性红斑狼疮

5. 腰背剧痛伴高热、肢体运动障碍,最可能的疾病是
   - A. 腰椎结核
   - B. 风湿热
   - C. 化脓性脊柱炎
   - D. 急性胆囊炎
   - E. 类风湿关节炎

6. 腰背痛,劳累后加剧,捶打腰部疼痛可缓解,X 线检查正常,最可能的疾病是
   - A. 脊柱退行性变
   - B. 腰肌劳损
   - C. 脊柱结核
   - D. 风湿热
   - E. 类风湿关节炎

7. 以下疾病可致腰背痛,**除外**
   - A. 宫颈癌
   - B. 子宫脱垂
   - C. 前庭大腺囊肿
   - D. 子宫后倾
   - E. 盆腔炎

8. 对脊柱结核描述**错误**的是
   - A. 起病隐匿,腰背痛活动时加重,休息后减轻,夜间痛加重
   - B. 伴有低热、倦怠无力、盗汗、消瘦等全身中毒症状
   - C. 不合并脊柱畸形
   - D. 疼痛可沿脊神经放射至下腹部、臀部、大腿前方等部位
   - E. 疼痛致使椎旁肌肉痉挛而引起姿势异常

9. 下列**不是**椎间盘突出的临床特点的是
   - A. 青壮年多见
   - B. 腰 4~骶 1 多发
   - C. 有搬重物及扭伤史
   - D. 仅有腰痛,无坐骨神经痛
   - E. 可突发和缓慢起病

10. 对肿瘤性腰背痛,描述**不正确**的是
    - A. 持续性腰背痛
    - B. 原发性肿瘤多于继发性
    - C. 疾病发展迅速
    - D. 药物缓解不明显
    - E. 常有放射性神经根痛

11. 对增生性脊柱炎描述,**错误**的是
    - A. 顽固性腰背痛,晨起更重
    - B. 平卧可缓解疼痛
    - C. 好发于 50 岁以上年龄
    - D. 局部常有压痛
    - E. 又称退行性脊柱炎

12. 以下选项**不符合**结核性脊椎炎的是
    - A. 感染性脊柱炎中最为常见的疾病
    - B. 腰椎最易受累

C. 背痛为首发症状　　　　　　　　　　D. 伴乏力、食欲缺乏

E. 伴高热、椎旁红肿

13. 对压迫症状引起的腰背痛,下列**错误**的是

　　A. 疼痛沿脊神经后根分布区放射　　　　B. 不伴有感觉障碍

　　C. 呈烧灼样或绞榨样痛　　　　　　　　D. 咳嗽、打喷嚏时加重

　　E. 有定位性疼痛

14. 对腰骶神经根炎引起的腰痛,描述**不正确**的是

　　A. 腰背痛以下背部与腰骶部为主　　　　B. 疼痛向臀部放射

　　C. 局部触诊有压痛　　　　　　　　　　D. 严重时有节段性感觉障碍

　　E. 腱反射亢进

15. 对慢性腰肌劳损,描述**不正确**的是

　　A. 腰部酸痛长期存在　　　　　　　　　B. 腰部有明显叩痛

　　C. 充分睡眠休息后疼痛减轻　　　　　　D. 长时间弯腰劳动腰痛加重

　　E. 查体无特殊阳性体征

【A2 型题】

1. 病人冯某,男性,25 岁。近 2 年来感腰痛,午后低热,T 37.5~38℃,盗汗、易疲劳,食欲不佳,最可能的疾病是

　　A. 脊椎结核　　　　　　　B. 类风湿关节炎　　　　　　C. 强直性脊柱炎

　　D. 系统性红斑狼疮　　　　E. 骨关节炎

2. 病人郭某,男性,45 岁。近 4 年来经常腰痛,劳累及气候变冷时加剧,3 天前因搬重物后,腰痛加剧,疼痛放射至左下肢,最可能的疾病是

　　A. 脊椎结核　　　　　　　B. 类风湿关节炎　　　　　　C. 强直性脊柱炎

　　D. 腰椎间盘突出症　　　　E. 骶椎隐裂

3. 病人何某,男性,70 岁。近 1 个月腰痛剧烈,服解热镇痛剂效果差,伴下肢麻木、运动障碍,最可能的疾病是

　　A. 脊椎肿瘤　　　　　　　B. 强直性脊柱炎　　　　　　C. 风湿热

　　D. 脊椎结核　　　　　　　E. 腰肌劳损

4. 病人潘某,女性,23 岁。近 1 周出现胸背痛,伴发热、气促、咳嗽时加重等,最可能的疾病是

　　A. 急性胆囊炎　　　　　　B. 急性胰腺炎　　　　　　　C. 胸膜炎

　　D. 肺结核　　　　　　　　E. 支气管扩张

5. 病人孟某,女性,50 岁。腰骶部酸痛 3 个月,弯腰工作时疼痛明显,休息、伸腰或叩击腰部时疼痛可缓解,最可能的疾病是

　　A. 腰肌劳损　　　　　　　B. 腰椎结核　　　　　　　　C. 腰椎间盘突出症

　　D. 强直性脊柱炎　　　　　E. 脊柱肿瘤

【A3/A4 型题】

(1~3 题共用题干)

病人张某,女性,35 岁。腰背痛 1 个月,伴低热、盗汗,查体:胸 11~12 棘突明显压痛。

1. 该病人可能的诊断考虑是

　　A. 椎体肿瘤　　　　　　　B. 强直性脊柱炎　　　　　　C. 化脓性脊柱炎

　　D. 脊柱结核　　　　　　　E. 椎间盘突出

2. 该病人问诊下列选项**不是**必需的是
   A. 腰背痛的起病时间和起病急缓　　　B. 腰背痛的程度
   C. 腰背痛与体位、活动的关系　　　　D. 既往史
   E. 家族史

3. **不是**诊断依据的是
   A. 疼痛局限于病变部位　　　　　　　B. 疼痛以夜间明显,活动后加剧
   C. 伴低热、盗汗、乏力、食欲缺乏　　D. 不伴脊柱畸形
   E. 脊髓压迫症状

【B1 型题】

(1~5 题共用备选答案)
   A. 腰肌纤维组织炎　　　　B. 慢性前列腺炎　　　　C. 腰骶神经根炎
   D. 胆囊炎　　　　　　　　E. 脊髓炎

1. 腰背痛,椎旁肌无压痛,活动不受限
2. 腰骶部疼痛,有僵直感,疼痛向下肢放射
3. 腰背痛伴失眠、多梦、排尿不尽感
4. 腰背痛伴右上腹痛的是
5. 腰背痛伴肢体麻木、运动受限的疾病是

(6~10 题共用备选答案)
   A. 腰背痛伴脊柱畸形　　　　　　　　B. 腰背痛伴长期低热
   C. 腰背痛伴嗳气、反酸、上腹隐痛　　D. 腰背剧痛伴血尿
   E. 腰背痛伴月经异常、痛经

6. 脊柱结核
7. 脊椎压缩性骨折
8. 胃、十二指肠溃疡
9. 卵巢病变
10. 尿路结石

三、问答题

1. 腰背痛的病因有哪些?
2. 简述椎间盘突出症的临床特点。
3. 简述增生性脊柱炎的临床特点。
4. 简述脊髓压迫症的临床特点。

参考答案

一、名词解释

牵涉痛:是指除患病器官的局部疼痛外,还可见远离该器官某部体表或深部组织疼痛。

二、选择题

【A1 型题】

1. E　　2. A　　3. E　　4. E　　5. C　　6. B　　7. C　　8. C　　9. D　　10. B
11. D　　12. E　　13. B　　14. E　　15. B

【A2 型题】

1. A   2. D   3. A   4. C   5. A

【A3/A4 型题】

1. D   2. E   3. D

【B1 型题】

1. A   2. C   3. B   4. D   5. E   6. B   7. A   8. C   9. E   10. D

三、问答题

1. 腰背痛的病因有哪些?

答:腰背痛的病因有:①脊椎疾病,如脊椎骨折、椎间盘突出、增生性脊柱炎、感染性脊柱炎、脊椎肿瘤、先天性畸形等。②脊柱旁软组织疾病,如腰肌劳损、腰肌纤维组织炎、风湿性多肌炎。③脊神经根病变,如脊髓神经根压迫症、急性脊髓炎、腰骶神经炎、颈椎炎。④内脏疾病,如呼吸系统疾病(如肺、胸膜病变)、消化系统疾病(如胃、十二指肠溃疡、胰腺炎、胰腺癌等)、泌尿系统疾病(如肾炎、肾盂肾炎、泌尿道结石、结核、肿瘤、肾下垂和肾积水等)、腹膜后和盆腔疾病(如盆腔、直肠、前列腺及子宫附件炎症)等均可引起放射性腰背部疼痛。

2. 简述椎间盘突出症的临床特点。

答:椎间盘突出症的临床特点是:青壮年多见,以腰 4~骶 1 易发。常有搬重物或扭伤史,可突然或缓慢发病。主要表现为腰痛和坐骨神经痛,二者可同时或单独存在。咳嗽、打喷嚏时疼痛加重,卧床休息时缓解。可有下肢麻木、冷感或间歇性跛行。

3. 简述增生性脊柱炎的临床特点。

答:增生性脊柱炎又称退行性脊柱炎,多见于 50 岁以上病人,晨起时感腰痛、酸胀、僵直而活动不便,活动腰部后疼痛好转,但过多活动后腰痛又加重。疼痛以傍晚时明显,平卧可缓解。疼痛不剧烈,叩击腰部有舒适感。腰椎无明显压痛。

4. 简述脊髓压迫症的临床特点。

答:脊髓压迫症主要表现为神经根激惹征,病人常感觉颈背痛或腰痛,并沿一根或多根脊神经后根分布区放射,疼痛剧烈,呈烧灼样或绞榨样痛,脊柱活动、咳嗽、打喷嚏时加重。有定位性疼痛,并可有感觉障碍。

(林锦骝)

第二十节　关节痛

学习目标

1. **掌握**　关节痛的临床表现。
2. **熟悉**　关节痛的伴随症状。
3. **了解**　关节痛的病因和发生机制。

习题

一、名词解释

1. 反应性关节炎

2. 退行性关节病

3. 晨僵

二、选择题

【A1 型题】

1. 晨僵状态发生在下列哪种疾病
   A. 类风湿关节炎   B. 风湿性关节炎   C. 强直性脊柱炎
   D. 系统性红斑狼疮   E. 银屑病关节炎

2. 下列哪种关节痛**不属于**变态反应或自身免疫导致的
   A. 类风湿关节炎   B. 增生性关节炎   C. 干燥综合征
   D. 过敏性紫癜   E. 系统性红斑狼疮

3. 下列**不符合**风湿性关节炎的是
   A. 多见于儿童及青年   B. 多侵犯大关节
   C. 发作时可伴有红肿热痛   D. 多留下关节僵直和畸形
   E. 关节痛呈游走性

4. 长期服用糖皮质激素的病人,出现下肢及髋骶痛者,应疑为
   A. 并发结核   B. 骨质疏松症   C. 无菌性股骨头坏死
   D. 骶管肿瘤   E. 并发类风湿关节炎

5. 有关创伤性关节炎的特点描述**错误**的是
   A. 反复出现关节痛   B. 常有关节外伤史
   C. 常因负重或过度活动而诱发   D. 血沉升高,类风湿因子阴性
   E. 抗生素治疗效果良好

6. 下列有关系统性红斑狼疮关节痛描述**不正确**的是
   A. 四肢大小关节均可出现疼痛   B. 面部蝶形红斑是特征性改变
   C. 常伴有脱发   D. 关节伸面有皮下结节
   E. 以女性青年多见

7. 对退行性骨关节炎描述**错误**的是
   A. 多见于中、老年人   B. 手指僵硬肿胀
   C. 关节肿、痛对称分布   D. 步行、久站后疼痛加重
   E. 休息能缓解疼痛

8. 对痛风关节炎描述**错误**的是
   A. 反复发作的关节痛   B. 以足跖趾关节多见   C. 常伴皮肤红肿灼痛
   D. 常因饮酒而诱发   E. 一般不遗留畸形

9. 对结核性关节炎描述**不正确**的是
   A. 儿童与青壮年多见   B. 不出现关节畸形   C. 伴有低热、盗汗
   D. 负重大关节易受累   E. 有时有窦道形成

10. 有关化脓性关节炎描述**错误**的是
    A. 细菌直接侵入关节引起   B. 多累及双下肢
    C. 伴有高热、寒战   D. 开放性外伤是重要感染途径
    E. 常有多关节同时受累

【A2 型题】

1. 病人李某,男性,50 岁。肥胖体型,晚餐饮酒并进食海鲜,夜间突然出现第 1 跖趾关节剧痛,局部皮肤红肿灼热。最可能的疾病是

    A. 结核性关节炎   B. 风湿性关节炎   C. 化脓性关节炎

    D. 痛风关节炎   E. 类风湿关节炎

2. 病人梁某,男性,16 岁。突起高热,左侧膝、踝关节疼痛,伴活动后心悸、气促,听诊发现心尖区双期杂音。最可能的疾病是

    A. 类风湿关节炎   B. 风湿性关节炎   C. 变异型骨关节炎

    D. 痛风关节炎   E. 结核性关节炎

3. 病人丁某,女性,20 岁。近 1 个月来出现肘、腕、膝等大关节疼痛,伴低热、脱发、口腔溃疡。最可能的疾病是

    A. 类风湿关节炎   B. 系统性红斑狼疮   C. 骨关节炎

    D. 化脓性关节炎   E. 关节结核

4. 病人王某,男性,40 岁。双腕关节和指间关节疼痛、肿胀、压痛超过 6 周,X 线片显示有骨质疏松改变,手指关节呈梭形改变。最可能的疾病是

    A. 类风湿关节炎   B. 系统性红斑狼疮   C. 骨关节炎

    D. 代谢性骨病   E. 痛风关节炎

5. 病人雷某,男性,60 岁。双侧掌指关节痛,尤以晨间加重,有僵硬感,活动受限。最可能的疾病是

    A. 类风湿关节炎   B. 骨关节炎   C. 软组织炎

    D. 退行性关节炎   E. 痛风

6. 病人周某,男性,20 岁。右膝关节疼痛、肿胀,下蹲起立感困难,伴有低热、盗汗、食欲下降,活动后关节痛加重。最可能的疾病是

    A. 类风湿关节炎   B. 骨关节炎   C. 痛风关节炎

    D. 关节结核   E. 外伤性关节炎

7. 病人周某,女性,45 岁。左膝关节红肿、痛,伴高热、寒战,活动左下肢时疼痛加剧,体温 39.5℃。最可能的疾病是

    A. 类风湿关节炎   B. 骨关节炎   C. 强直性脊柱炎

    D. 痛风关节炎   E. 化脓性关节炎

8. 病人孙某,男性,42 岁。左踝关节 3 个月前扭伤,肿胀,治疗后疼痛缓解,最近 1 个月出现步行时关节疼痛,休息后缓解。最可能的疾病是

    A. 创伤性关节炎   B. 蜂窝织炎   C. 痛风关节炎

    D. 关节结核   E. 退行性关节炎

9. 病人于某,男性,65 岁。右髋关节痛,夜间加重,止痛药效不佳,X 线片显示有髋关节破坏。最可能的疾病是

    A. 类风湿关节炎   B. 干燥综合征   C. 骨肿瘤

    D. 关节结核   E. 化脓性关节炎

10. 病人朱某,女性,13 岁。发热并伴咽痛 1 周,之后出现膝、腕关节疼痛。查体:咽红,扁桃体中度肿大,心肺未见明显异常,膝关节红、肿,压痛明显。最可能的诊断是

    A. 类风湿关节炎   B. 反应性关节炎   C. 风湿性关节炎

  D. 系统性红斑狼疮   E. 强直性脊柱炎

【A3/A4 型题】

（1~3 题共用题干）

男性,50 岁,手膝关节痛 1 年,RF 阳性。查体见双手多个近指关节肿胀、压痛,双膝关节活动弹响。

 1. 该病人最可能的诊断是

  A. 退行性关节炎   B. 痛风关节炎   C. 强直性脊柱炎

  D. 类风湿关节炎   E. 风湿性关节炎

 2. 体检时**不常见**的体征是

  A. 腕、掌指、指间近端关节肿痛   B. 手指晨僵

  C. 关节肿、痛对称分布   D. 关节畸形

  E. 皮肤黏膜损害

 3. 引起该病人关节痛的原因可能是

  A. 感染   B. 创伤   C. 关节退行性变

  D. 免疫反应   E. 代谢异常

【B1 型题】

（1~5 题共用备选答案）

  A. 痛风关节炎   B. 类风湿关节炎   C. 反应性关节炎

  D. 结核性关节炎   E. 风湿性关节炎

 1. 伴尿酸升高的疾病是

 2. 伴有双下肢皮肤紫癜的疾病是

 3. 伴低热、盗汗、乏力、食欲减退的疾病是

 4. 以对称性小关节痛为主的疾病是

 5. 关节疼痛呈游走性、交替疼痛的疾病是

（6~10 题共用备选答案）

  A. 风湿性关节炎   B. 类风湿关节炎   C. 结核性关节炎

  D. 痛风关节炎   E. 化脓性关节炎

 6. 与变态反应有关的是

 7. 与自身免疫反应有关的是

 8. 与嘌呤代谢有关的是

 9. 与链球菌感染有关的是

 10. 与金黄色葡萄球菌感染有关的是

三、问答题

 1. 简述引起关节痛的病因。

 2. 简述结核性关节炎的特点。

 3. 简述风湿性关节炎的特点。

 4. 简述类风湿关节炎的特点。

 5. 简述痛风关节炎的特点。

 6. 简述退行性关节炎的特点。

参考答案

一、名词解释

1. 反应性关节炎:是由细菌产物、药物、异种血清经变态反应引起的关节炎症。

2. 退行性关节病:又称增生性关节炎或肥大性关节炎,分原发性和继发性,肥胖老人和女性多见。多由于关节的炎症或慢性劳损、局部损伤等引起关节面发生退行性改变,软骨下骨板反应性增生,形成骨刺,导致关节肿胀、疼痛及功能受限。

3. 晨僵:是因关节及其周围软组织病变,使关节活动障碍,表现为僵直感,以早晨表现明显的一种局部症状。

二、选择题

【A1 型题】

1. A　2. B　3. D　4. C　5. E　6. D　7. C　8. E　9. B　10. E

【A2 型题】

1. D　2. B　3. B　4. A　5. A　6. D　7. E　8. A　9. C　10. C

【A3/A4 型题】

1. D　2. E　3. D

【B1 型题】

1. A　2. C　3. D　4. B　5. E　6. C　7. B　8. D　9. A　10. E

三、问答题

1. 简述引起关节痛的病因。

答:引起关节痛的病因有:①外伤性,如关节内骨折、脱位、半月板破裂、关节内软骨或韧带损伤、关节周围软组织挫伤、外伤后治疗不及时或处理不当等。②感染性,如败血症、关节周围骨髓炎或软组织炎、化脓性关节炎、结核性关节炎、病毒性关节炎等。③变态反应和自身免疫性,如过敏性紫癜、结核性变态反应性关节炎、血清病性关节炎、药物变态反应性关节炎、类风湿关节炎、强直性脊柱炎、系统性红斑狼疮、结节性多动脉炎、皮肌炎等。④退行性关节病,分原发性和继发性两种。原发性无明显局部病因;继发性骨关节病变多有创伤、感染或先天性畸形等基础病变,并与吸烟、肥胖和重体力劳动有关。⑤代谢性骨病,如佝偻病、骨质疏松、甲状腺或甲状旁腺疾病引起的骨关节病、中毒性骨病(维生素 D、铅、磷、氟中毒等)、痛风关节炎、高脂血症性关节病、糖尿病性骨病等。⑥骨关节肿瘤,良性肿瘤如骨样骨瘤、骨软骨瘤、骨巨细胞瘤和骨纤维异常增殖症;恶性骨肿瘤如骨肉瘤、软骨肉瘤、骨纤维肉瘤、滑膜肉瘤和转移性骨肿瘤。

2. 简述结核性关节炎的特点。

答:结核性关节炎多见于儿童和青壮年。负重大、活动多、肌肉不发达的关节易患。脊柱最常见,其次为髋关节和膝关节。早期症状和体征不明显。活动期常有乏力、低热,盗汗及食欲减退。病变关节肿胀疼痛,但疼痛程度较化脓性关节炎轻。活动后疼痛加重。晚期有关节畸形和功能障碍。如关节旁有窦道形成,常可见有干酪样物质流出。

3. 简述风湿性关节炎的特点。

答:风湿性关节炎起病急剧。常为链球菌感染后出现,以膝、踝、肩和髋关节多见。病变关节出现红、肿、热、痛,呈游走性,肿胀时间短,消失快,常在 1~6 周内自然消肿,一般无关节僵直和畸形后遗症。

4. 简述类风湿关节炎的特点。

答:类风湿关节炎多由一个关节起病,以手中指指间关节首发疼痛,继而出现其他指间关节和腕关节的肿胀疼痛。也可累及踝、膝和髋关节,常对称。病变关节活动受限,晨僵。可伴有全身发热。晚期常因关节附近肌肉萎缩、关节软骨增生而出现畸形。

5. 简述痛风关节炎的特点。

答:痛风关节炎常在饮酒、劳累或高嘌呤饮食后急起关节剧痛,局部皮肤红肿灼热。以第1跖趾关节、跚指关节多见。踝、手、膝、腕和肘关节也可受累。病变呈自限性,有时在1~2周内自行消退,但经常复发。晚期可出现关节畸形,皮肤破溃,经久不愈,常有白色乳酪状分泌物流出。

6. 简述退行性关节炎的特点。

答:退行性关节炎早期表现为步行、久站和天气变化时病变关节疼痛,休息后缓解。如受累关节为掌指及指间关节,除关节疼痛外,病人常感觉手指僵硬肿胀,活动不便。如病变在膝关节则常伴有关节腔积液,局部皮温增高,关节边缘有压痛。晚期病变关节疼痛加重,持续并向周围放射,关节有摩擦感,活动时有响声。关节周围肌肉挛缩常呈屈曲畸形,病人常有跛行。

(林锦骠)

第二十一节　血　尿

学习目标

1. **掌握**　血尿的概念、临床表现。
2. **熟悉**　血尿的病因。
3. **了解**　血尿的发病机制。

习题

一、名词解释

1. 镜下血尿

2. 血红蛋白尿

二、选择题

【A1 型题】

1. 下列引起血尿的疾病中,**不属于**全身性疾病的是

    A. 肾病综合征　　　　　B. 紫癜性肾炎　　　　　C. 败血症

    D. 狼疮肾病　　　　　　E. 出血热

2. 尿路邻近器官疾病**不包括**

    A. 前列腺炎　　　　　　B. 结肠癌　　　　　　　C. 精囊腺炎

    D. 出血性膀胱炎　　　　E. 输卵管炎

3. 血尿是指离心沉淀后的尿液镜检每高倍视野红细胞数为

    A. 1~2 个　　　　　　　B. 2 个　　　　　　　　C. 3 个以上

    D. 5 个　　　　　　　　E. 10 个以上

4. 血尿伴肾绞痛最常见的疾病是
   A. 肾小球肾炎　　　　　B. 肾结核　　　　　C. 膀胱结石
   D. 输尿管结石　　　　　E. 多囊肾

5. 下列疾病**不出现**红细胞尿的是
   A. 系统性红斑狼疮（SLE）　　B. 白血病　　　　　C. 急性溶血
   D. 肾结核　　　　　E. 感染性心内膜炎

6. 50岁,男性,无症状性血尿,应首先考虑
   A. 膀胱炎　　　　　B. 膀胱结核　　　　　C. 前列腺增生
   D. 肾结石　　　　　E. 膀胱癌

7. 下列疾病**不出现**血尿伴皮肤黏膜出血的是
   A. 再生障碍性贫血　　　　　B. 白血病　　　　　C. 流行性出血热
   D. 败血症　　　　　E. 肾肿瘤

8. 下列泌尿系统疾病中**不出现**血尿的是
   A. 肾小球肾炎　　　　　B. 薄基底膜肾病　　　　　C. IgA肾病
   D. 非感染性尿道综合征　　　　　E. 尿路憩室

9. 下列血液系统疾病中**不出现**血尿的是
   A. 溶血性贫血　　　　　B. 再生障碍性贫血　　　　　C. 血小板减少性紫癜
   D. 血友病　　　　　E. 过敏性紫癜

10. 下列药物中可引起假性血尿的是
    A. 磺胺药　　　　　B. 吲哚美辛　　　　　C. 利福平
    D. 环磷酰胺　　　　　E. 甘露醇

【A2型题】

1. 男性,19岁,受凉后咽痛、发热、咳嗽,1周后出现颜面及下肢水肿,查尿蛋白(+),尿红细胞(++)。最可能的诊断是
   A. 急性肾小球肾炎　　　　　B. 慢性肾小球肾炎　　　　　C. 感染性间质性肾炎
   D. 败血症　　　　　E. 猩红热

2. 男性,21岁,自幼发现心脏杂音,最近因淋雨后出现高热,活动后气促,并出现肉眼血尿,可能的原因是
   A. 心力衰竭　　　　　B. 亚急性细菌性心内膜炎　　　　　C. 败血症
   D. 猩红热　　　　　E. 再生障碍性贫血

3. 女性,29岁,新婚后第2天出现尿频、尿急,诊断为"蜜月病",给予磺胺甲唑、呋喃妥因(呋喃坦啶),口服1周后症状缓解,复查尿沉渣、白细胞消失,红细胞5~10个/HPF,引起血尿可能的原因是
   A. 尿路感染加重　　　　　B. 尿源性败血症
   C. 药物对肾间质的损害　　　　　D. 磺胺药所致再生障碍性贫血
   E. 呋喃类药损害尿路黏膜

【A3型题】

(1~3题共用题干)

女性,36岁。反复出现下肢水肿,蛋白尿3年,一直服用泼尼松30mg/d治疗,近3天受凉后出现咽痛、发热、咳嗽,住院时发现双下肢明显水肿,尿蛋白(++++),红细胞0~3个/HPF,遂加大泼尼

松剂量至 60mg/d,晨顿服,并加用环磷酰胺 0.2g,静脉点滴,隔日 1 次,入院后第 4 天病人出现尿频、尿急、尿痛,查尿常规:白细胞(+++),加用头孢唑林静脉滴注,第 5 天出现水肿加重,尿量 300ml/d,尿素氮 20mmol/L,血肌酐 987mmol/L,并伴有心悸、气促。查体:BP 165/110mmHg,心率 110 次/分,双肺湿啰音。即做紧急血透,血透 3 小时后气促好转,水肿缓解,但回病房后排出红色尿 100ml,镜检红细胞(+++),为均一型血尿。

1. 该病人尿频、尿急、尿痛出现的原因是

    A. 肾小球疾病引起   B. 肾小球疾病合并尿路感染

    C. 与长期使用泼尼松有关   D. 与使用环磷酰胺有关

    E. 肺部感染波及尿路

2. 该病人出现少尿的可能原因是

    A. 肾实质性病变加重   B. 环磷酰胺引起肾损害

    C. 头孢唑林产生肾损害   D. 尿路感染引起

    E. 与泼尼松的使用有关

3. 该病人血透后出现血尿的可能原因是

    A. 心衰引起   B. 肾实质损害加重

    C. 与血压升高有关   D. 与血透时肝素用量过大有关

    E. 与使用环磷酰胺有关

【B1 型题】

(1~5 题共用备选答案)

    A. 血尿伴大量蛋白尿   B. 血尿伴肾小管性蛋白尿

    C. 血尿伴发热、皮疹   D. 血尿伴肾绞痛

    E. 血尿伴活动后心悸、气促

1. 心力衰竭

2. 流行性出血热

3. 间质性肾炎

4. 肾小球肾炎

5. 肾结石

(6~9 题共用备选答案)

    A. 三杯试验第一杯为血尿   B. 三杯试验第二杯为血尿

    C. 三杯试验第三杯为血尿   D. 全程血尿

    E. 尿棕红色,镜检无红细胞

6. 溶血致血红蛋白尿

7. 尿道病变

8. 膀胱颈部出血

9. 肾脏病变

(10~14 题共用备选答案)

    A. 膀胱炎   B. 膀胱结石   C. 膀胱癌

    D. 膀胱结核   E. 肾小球肾炎

10. 排尿时痛、尿流突然中断或排尿困难见于

11. 血尿伴水肿、高血压见于

12. 尿频、尿急、尿痛均具有见于

13. 无痛性血尿见于

14. 尿频、尿急,抗菌1周无效,见于

三、问答题

1. 简述血尿的病因学分类。

2. 根据血尿伴随的不同症状,推测判断相应的疾病。

3. 试述异形血尿形成的原因。

4. 试述血尿病人的问诊要点。

参考答案

一、名词解释

1. 镜下血尿:尿颜色正常,须经显微镜检查方能确定,称为镜下血尿。

2. 血红蛋白尿:由溶血引起,尿呈暗红色或酱油色,不浑浊无沉淀,镜检无或仅有少量红细胞。

二、选择题

【A1 型题】

1. A　　2. D　　3. C　　4. D　　5. C　　6. E　　7. E　　8. D　　9. A　　10. C

【A2 型题】

1. A　　2. B　　3. C

【A3 型题】

1. B　　2. A　　3. D

【B1 型题】

1. E　　2. C　　3. B　　4. A　　5. D　　6. E　　7. A　　8. C　　9. D　　10. B

11. E　　12. A　　13. C　　14. D

三、问答题

1. 简述血尿的病因学分类。

答:血尿的病因学分类包括:①泌尿系统疾病,占98%,如肾炎、结石、肿瘤;②全身性疾病,占1%~2%,包括感染性疾病、血液病、免疫和自身免疫性疾病、心血管疾病;③尿路邻近器官疾病;④化学物品或药品对尿路的损害;⑤功能性血尿。

2. 根据血尿伴随的不同症状,推测判断相应的疾病。

答:①伴肾绞痛:肾、输尿管结石;②伴尿流中断或排尿困难:膀胱或尿道结石;③伴膀胱刺激征:膀胱炎和尿道炎;④伴膀胱刺激征、高热、畏寒、腰痛:肾盂肾炎;⑤伴水肿、高血压、蛋白尿:肾小球肾炎;⑥伴单侧肾肿块:肿瘤、肾积水、肾囊肿;⑦伴双侧肾肿块:先天性多囊肾;⑧移动性肾脏:肾下垂或游走肾;⑨伴皮肤黏膜及其他部位出血:血液病、某些感染性疾病;⑩合并乳糜尿:丝虫病、慢性肾盂肾炎。

3. 试述异形血尿形成的原因。

答:异形血尿形成的原因是:红细胞从肾小球基底膜漏出,机械摩擦,通过具有不同渗透压梯度的肾小管时,化学和物理作用使红细胞受损(使血红蛋白溢出,细胞形态发生变形)。

4. 试述血尿病人的问诊要点。

答:血尿病人应询问:①尿的颜色;②血尿出现在哪段尿,是否全程血尿,有无血块;③是否伴有全身或泌尿系症状;④有无腰部新近外伤及泌尿道器械检查史;⑤有无高血压及肾炎史;⑥家族中有无耳聋和肾炎史。

(周汉建)

第二十二节 尿频、尿急与尿痛

学习目标

1. **掌握** 尿频、尿急、尿痛的概念、临床表现。
2. **熟悉** 尿频、尿急、尿痛的病因。
3. **了解** 尿频、尿急、尿痛的发病机制。

习题

一、名词解释

1. 膀胱刺激征
2. 生理性尿频

二、选择题

【A1 型题】

1. 以下疾病常同时出现尿频、尿急、尿痛症状,**除外**
   - A. 急性膀胱炎
   - B. 急性前列腺炎
   - C. 神经源性膀胱
   - D. 膀胱结核
   - E. 膀胱癌

2. **不引起**多尿性尿频的疾病是
   - A. 糖尿病
   - B. 尿崩症
   - C. 急性肾衰多尿期
   - D. 精神性多饮
   - E. 膀胱炎

3. 尿路刺激征包括下列表现,但**除外**
   - A. 尿频
   - B. 尿急
   - C. 尿痛
   - D. 尿流变细
   - E. 排尿不尽

4. 以下引起尿急的因素中**错误**的是
   - A. 尿道炎症
   - B. 尿中含糖量高
   - C. 膀胱异物
   - D. 前列腺肿瘤
   - E. 尿浓缩,酸性高

【B1 型题】

(1~5 题共用备选答案)
   - A. 尿频、尿急伴有肾区叩痛
   - B. 尿频、尿急伴低热、盗汗
   - C. 尿频伴口渴多饮
   - D. 尿频、尿急伴水肿、蛋白尿
   - E. 尿频伴尿糖升高

1. 糖尿病
2. 精神性多饮
3. 肾盂肾炎

4. 尿路结核

5. 肾小球肾炎并尿路感染

（6~10题共用备选答案）

A. 前列腺增生　　　　　B. 输尿管末端结石　　　　C. 急性前列腺炎

D. 膀胱癌　　　　　　　E. 神经源性膀胱

6. 伴有神经系统受损体征见于

7. 50岁以上男性尿频伴进行性尿流变细见于

8. 尿频、尿急伴会阴、睾丸胀痛见于

9. 尿频、尿急伴有组织碎片排出见于

10. 尿频伴尿流突然中断见于

三、问答题

试述尿频、尿急、尿痛同时出现可能伴随的症状和常见疾病。

参考答案

一、名词解释

1. 膀胱刺激征：病人因膀胱、尿道炎症引起的尿频、尿急、尿痛同时出现的症状。

2. 生理性尿频：因饮水过多、精神紧张或气候寒冷时排尿次数增多，属正常现象。特点是每次尿量不少，也不伴随尿痛、尿急等其他症状。

二、选择题

【A1型题】

1. C　　2. E　　3. D　　4. B

【B1型题】

1. E　　2. C　　3. A　　4. B　　5. D　　6. E　　7. A　　8. C　　9. D　　10. B

三、问答题

试述尿频、尿急、尿痛同时出现可能伴随的症状和常见疾病。

答：①伴发热、脓尿，见于急性膀胱炎和尿道炎；②膀胱刺激征存在但不剧烈而伴有双侧腰痛，见于肾盂肾炎；③伴会阴部、腹股沟和睾丸胀痛，见于急性前列腺炎。

（周汉建）

第二十三节　少尿、无尿与多尿

学习目标

1. **掌握**　少尿、无尿、多尿的概念、临床表现。

2. **熟悉**　少尿、无尿、多尿的病因。

3. **了解**　少尿、无尿、多尿的发病机制及伴随症状。

习题

一、名词解释
肾性尿崩症

二、选择题

【A1 型题】

1. 少尿是指 24 小时尿量小于
   A. 100ml   B. 200ml   C. 400ml   D. 500ml   E. 1 000ml

2. 持续性多尿常见于以下疾病，**除外**
   A. 尿崩症
   B. 肾病综合征
   C. 糖尿病
   D. 原发性醛固酮增多症
   E. 肾小管酸中毒

3. 少尿可见于以下情况，**除外**
   A. 休克
   B. 大出血
   C. 心功能不全
   D. 急性肾炎
   E. 原发性醛固酮增多症

4. 产生少尿的因素中**不属于**肾前性的为
   A. 水钠丢失
   B. 毛细血管通透性升高水分渗入组织
   C. 肾血管狭窄
   D. 血浆胶体渗透压降低
   E. 肾小球纤维化

5. 下列**不属于**肾后性少尿的病因的是
   A. 尿路结石
   B. 特发性腹膜后纤维化
   C. 严重肾下垂
   D. 肾血管狭窄
   E. 神经源性膀胱

6. 采集多尿病人的病史时**不必要**的是
   A. 多尿开始时间
   B. 日排尿总量
   C. 日饮水量
   D. 是否服用利尿药
   E. 日摄入盐含量

【B1 型题】

（1~5 题共用备选答案）
   A. 尿量 <400ml/d
   B. 尿量≥2 500ml/d
   C. 尿量 <100ml/d
   D. 多尿而尿比密低
   E. 多尿而尿比密正常或增高

1. 无尿
2. 少尿
3. 多尿
4. 尿崩症
5. 糖尿病

（6~10 题共用备选答案）
   A. 肾前性少尿
   B. 肾性少尿
   C. 肾后性少尿
   D. 垂体性多尿
   E. 溶质性多尿

6. 输尿管结石梗阻
7. 消化道出血
8. 急进性肾小球肾炎

9. 尿崩症

10. 糖尿病

（11~16 题共用备选答案）

A. 抗利尿激素分泌减少
B. 肾远曲小管对 ADH 反应性下降

C. 尿中溶质增多形成多尿
D. 肾小管浓缩功能下降

E. 自觉烦渴,饮水过多

11. 精神性多饮

12. 肾性尿崩症

13. 糖尿病

14. 垂体性尿崩症

15. 原发性醛固酮增多症

16. 原发性甲状旁腺功能亢进症

（17~23 题共用备选答案）

A. 少尿伴肾绞痛
B. 少尿伴气促、心悸、不能平卧

C. 少尿伴乏力、食欲缺乏、厌油、皮肤黄疸
D. 少尿伴血尿、水肿、高血压

E. 少尿伴尿频、尿急、腰痛
F. 少尿伴尿流细,排尿困难

G. 少尿伴大量蛋白尿、低蛋白血症

17. 肾病综合征

18. 肾、输尿管结石

19. 前列腺增生

20. 心功能不全

21. 急性肾盂肾炎

22. 肝肾综合征

23. 急性肾小球肾炎

（24~30 题共用备选答案）

A. 多尿伴烦渴、多饮,尿比密<1.005
B. 多尿伴多食、消瘦

C. 多尿伴高血压、低血钾
D. 多尿伴骨痛,血 pH 下降

E. 先出现少尿,后出现多尿
F. 多尿伴失眠多梦,抑郁症

G. 多尿伴高血钙,骨密度下降

24. 甲状旁腺功能亢进

25. 垂体尿崩症

26. 精神性多饮

27. 糖尿病

28. 急性肾衰竭恢复期

29. 原发性醛固酮增多症

30. 肾小管酸中毒

三、问答题

1. 试述少尿病人病史询问中的注意事项。

2. 试述引起少尿、无尿的基本病因。

参考答案

一、名词解释

肾性尿崩症:肾远曲小管和集合管存在先天或获得性缺陷,对抗利尿激素反应性降低,水分重吸收减少而出现多尿。

二、选择题

【A1 型题】

1. C　　2. B　　3. E　　4. E　　5. D　　6. E

【B1 型题】

1. C　　2. A　　3. B　　4. D　　5. E　　6. C　　7. A　　8. B　　9. D　　10. E

11. E　　12. B　　13. C　　14. A　　15. C　　16. C　　17. G　　18. A　　19. F　　20. B

21. E　　22. C　　23. D　　24. G　　25. A　　26. F　　27. B　　28. E　　29. C　　30. D

三、问答题

1. 试述少尿病人病史询问中的注意事项。

答:少尿病人病史询问中的注意事项是:①开始出现少尿的时间;②少尿程度及具体量,应以 24 小时尿量为准;③有无引起少尿的病因;④过去和现在是否有泌尿系统疾病;⑤少尿的伴随症状。

2. 试述引起少尿、无尿的基本病因。

答:引起少尿、无尿的基本病因分三大类:①肾前性:包括有效血容量减少、心脏排血功能下降和肾血管病变;②肾性:包括肾小球和肾小管病变;③肾后性:包括各种原因引起的机械性尿路梗阻、尿路的外压及其他原因如神经源性膀胱、游走肾等。

(周汉建)

第二十四节　尿失禁

学习目标

1. 掌握　尿失禁的概念、临床表现。
2. 熟悉　尿失禁的病因。
3. 了解　尿失禁的发病机制及伴随症状。

习题

一、名词解释

1. 尿失禁

2. 神经源性膀胱

二、选择题

【A1 型题】

1. 暂时性尿失禁见于

A. 尿路感染　　　　　　　B. 脑卒中　　　　　　　C. 脊髓炎

D. 慢性前列腺增生　　　　E. 外伤损伤尿道括约肌

2. 长期性尿失禁见于

A. 尿路感染　　　　　　　B. 急性精神错乱　　　　C. 痴呆

D. 药物反应　　　　　　　E. 心理性忧郁症

3. 下列因素中参与尿失禁的发病的是

A. 尿道括约肌受损　　　　　　　B. 逼尿肌和括约肌功能协同失调

C. 逼尿肌无反射　　　　　　　　D. 逼尿肌反射亢进

E. 以上都是

【A2 型题】

女性,26 岁,1 周前出现尿频、尿急,尿检有白细胞 3~5 个/高倍视野,服氧氟沙星 1 周无好转,并出现咳嗽时有尿液流出。其尿失禁为

A. 轻度到中度尿失禁之间　　B. 中度尿失禁　　　　C. 重度尿失禁

D. 轻度尿失禁　　　　　　　E. 中度到重度尿失禁之间

【A3 型题】

(1~2 题共用题干)

女性,36 岁,难产后出现尿频、尿急、下腹坠胀、腰酸痛,自觉有物自阴道脱出,排尿后症状缓解。走路、站立、用力提水时有尿液流出。曾到多家医院就诊,服用多种消炎药效果不佳。常出现失眠头昏,心烦意乱,情绪低落。

1. 其尿失禁为

A. 轻度到中度尿失禁之间　　B. 中度尿失禁　　　　C. 重度尿失禁

D. 轻度尿失禁　　　　　　　E. 中度到重度尿失禁之间

2. 其尿失禁的原因可能为

A. 尿路感染　　　　　　　B. 急性精神错乱　　　　C. 膀胱膨出

D. 药物反应　　　　　　　E. 心理性忧郁症

【B1 型题】

(1~6 题共用备选答案)

A. 糖尿病性膀胱　　　　　　　B. 神经源性膀胱

C. 急性膀胱炎　　　　　　　　D. 上运动神经元病变

E. 慢性阻塞性肺疾病所致腹内压过高　　F. 前列腺增生

1. 尿失禁伴排便功能紊乱(如便秘、大便失禁)

2. 尿失禁伴尿频、尿急、尿痛及脓尿

3. 50 岁以上男性,尿失禁伴进行性排尿困难

4. 尿失禁伴肢体瘫痪、肌张力增高、腱反射亢进

5. 尿失禁伴慢性咳嗽、气促

6. 尿失禁伴多饮、多尿和消瘦

三、问答题

1. 试述尿失禁的形成机制。

2. 试述尿失禁的临床症状和表现形式。

参考答案

一、名词解释

1. 尿失禁:是由于膀胱括约肌损伤或神经功能障碍导致排尿自控能力下降或丧失,使尿液不自主地流出。

2. 神经源性膀胱:因神经系统疾病导致的膀胱功能异常,常伴有神经系统受损体征,如下肢运动和感觉障碍、肛门括约肌松弛、反射消失等。

二、选择题

【A1 型题】

1. A   2. C   3. E

【A2 型题】

D

【A3 型题】

1. B   2. C

【B1 型题】

1. B   2. C   3. F   4. D   5. E   6. A

三、问答题

1. 试述尿失禁的形成机制。

答:尿失禁的形成机制是:①尿道括约肌受损;②逼尿肌无反射;③逼尿肌反射亢进;④逼尿肌和括约肌功能协同失调;⑤膀胱膨出。

2. 试述尿失禁的临床症状和表现形式。

答:尿失禁的临床症状和表现形式有:①持续性溢尿;②间歇性溢尿;③压力性溢尿;④急迫性溢尿。

(周汉建)

第二十五节　排尿困难

学习目标

1. **掌握**　排尿困难的概念、临床表现。
2. **熟悉**　排尿困难的病因。
3. **了解**　排尿困难的发病机制。

习题

一、名词解释

1. 排尿困难
2. 急性尿潴留

二、选择题
【A2 型题】
女性,36 岁,因难产做阴道侧切后出现排尿疼痛而控制排尿。数小时后下腹胀痛、腰酸痛。有尿急感但排不出尿,可能的原因是

A. 神经受损　　　　　B. 精神因素　　　　　C. 膀胱平滑肌受损
D. 膀胱括约肌受损　　E. 麻醉药作用

【A3 型题】
(1~3 题共用题干)

病人男性,65 岁,近 2 年来经常有尿频、排尿等待、尿流变细。数小时前因腹痛口服阿托品 1 片。自觉口干、下腹胀痛、腰酸痛。有尿急感但排不出尿。

1. 其基础病因是
　A. 膀胱平滑肌受损　　B. 膀胱括约肌受损　　C. 药物副作用
　D. 前列腺增生　　　　E. 前列腺癌
2. 排尿困难最可能的诱因是
　A. 膀胱括约肌受损　　B. 药物副作用　　　　C. 前列腺增生
　D. 前列腺癌　　　　　E. 膀胱平滑肌受损
3. 排除尿道梗阻最简易可靠的检查方法是
　A. 腹部 CT　　　　　B. 腹部 B 超　　　　　C. 叩诊膀胱是否增大
　D. 磁共振　　　　　　E. 排泄性尿路造影

【B1 型题】
(1~5 题共用备选答案)
　A. 膀胱颈部结石　　　B. 膀胱肿瘤　　　　　C. 糖尿病神经源性膀胱
　D. 脊髓损害　　　　　E. 前列腺增生
1. 排尿困难伴下腹部绞痛并向大腿会阴方向放射
2. 长期无痛性肉眼或镜下血尿,排尿困难进行性加重
3. 排尿困难长期伴有血糖、尿糖升高
4. 排尿困难伴尿流变细、排尿间断
5. 排尿困难伴双下肢感觉运动障碍

三、问答题
1. 试述阻塞性排尿困难的病因。
2. 试述功能性排尿困难的病因。

参考答案

一、名词解释
1. 排尿困难:是指排尿时须增加腹压才能排出,病情严重时增加腹压也不能将膀胱内的尿排出体外,而形成尿潴留的状态。
2. 急性尿潴留:是指既往无排尿困难的病史,突然短时间内发生膀胱充盈,膀胱迅速膨胀,病人常感下腹胀痛并膨隆,尿意急迫,又不能自行排尿。

二、选择题

【A2 型题】

B

【A3 型题】

1. D　　2. B　　3. B

【B1 型题】

1. A　　2. B　　3. C　　4. E　　5. D

三、问答题

1. 试述阻塞性排尿困难的病因。

答:阻塞性排尿困难的病因包括以下三类。

(1)膀胱颈部病变:①膀胱颈部阻塞:被结石、肿瘤、血块、异物阻塞;②膀胱颈部受压:因子宫肌瘤、卵巢囊肿、晚期妊娠压迫;③膀胱颈部器质性狭窄:炎症、先天或后天获得性狭窄等使尿液排出受阻。

(2)后尿道疾病:因前列腺肥大、前列腺癌、前列腺急性炎症、出血、积脓压迫后尿道;后尿道本身的炎症、水肿、结石、肿瘤、异物等。

(3)前尿道疾病:见于前尿道狭窄、结石、肿瘤、异物或先天性畸形。

2. 试述功能性排尿困难的病因。

答:功能性排尿困难的病因包括以下三类。

(1)神经受损:中枢神经受损,膀胱的压力感受不能上传,而致尿潴留。支配膀胱逼尿肌的腹下神经、支配内括约肌的盆神经和支配外括约肌的阴部神经,因下腹部手术,特别是肛门、直肠、子宫等盆腔手术所致外周神经受损。

(2)膀胱平滑肌和括约肌病变:糖尿病时膀胱肌球蛋白能量代谢障碍,使用松弛平滑肌的药物,如阿托品、山莨菪碱(654-2)、硝酸甘油后可使膀胱收缩无力。

(3)精神因素:排尿环境不良,如病房男女同室或有邻床男性陪伴者在场时怕暴露隐私而控制排尿。病情需绝对卧床如急性心肌梗死、心脏手术等因不习惯床上排尿而控制尿的排出,时间过久会出现排尿困难。下腹部手术如肛门直肠手术,产后外阴侧切或剖宫产后,排尿时有可能产生疼痛而拒绝排尿,时间过久则排尿困难而出现尿潴留。

(周汉建)

第二十六节　阴道流血

学习目标

1. **掌握**　阴道流血的定义和临床表现。
2. **熟悉**　阴道流血的病因与发生机制。
3. **了解**　阴道流血的伴随症状。

习题

一、名词解释

阴道流血

二、选择题

【A1 型题】

1. 下列说法正确的是

   A. 阴道流血又称阴道出血

   B. 阴道流血是妇科疾病不常见的症状

   C. 阴道流血仅包括来自阴道的出血

   D. 绝大多数阴道流血来自宫颈

   E. 阴道流血的原因不包括生殖器感染

2. 阴道流血最常见的部位来自

   A. 阴道   B. 宫颈   C. 宫体   D. 输卵管   E. 卵巢

3. 子宫良性病变导致的阴道流血最常见的病因为

   A. 子宫内膜息肉   B. 子宫腺肌病

   C. 子宫平滑肌瘤   D. 子宫内膜恶变和不典型增生

   E. 子宫内膜异位症

4. 下列疾病**不会**导致排卵功能障碍相关的异常子宫出血的是

   A. 多囊卵巢综合征   B. 肥胖   C. 阴道异物

   D. 高催乳素血症   E. 甲状腺疾病

5. 下列**不属于**生殖道损伤引起阴道流血的是

   A. 阴道骑跨伤   B. 性交所致处女膜损伤   C. 阴道异物

   D. 放置宫内节育器   E. 性交所致阴道损伤

6. 下列**不属于**医源性阴道流血原因的是

   A. 雌激素或孕激素使用不当引起的"突破性出血"或"撤退性出血"

   B. 使用抗凝药物

   C. 放置宫内节育器

   D. 子宫胎盘附着面复旧不全

   E. 含性激素保健品使用不当引起的"突破性出血"或"撤退性出血"

7. 妊娠 20 周后阴道流血、腹痛,可伴有子宫张力增高和子宫压痛,尤以胎盘剥离处最明显,最可能的疾病是

   A. 异位妊娠   B. 胎盘早剥   C. 早产

   D. 前置胎盘   E. 习惯性流产

8. 下列说法**不正确**的是

   A. 动静脉畸形、剖宫产术后子宫瘢痕缺损、子宫肌层肥大也可引起阴道流血

   B. 女婴在出生后数日有少量阴道流血,系因离开母体后雌激素水平骤然下降,子宫内膜脱落所致

   C. 幼女出现阴道流血应考虑性早熟或生殖道恶性肿瘤的可能

D. 子宫内膜局部异常、月经间期卵泡破裂造成的雌激素水平短暂下降不会导致子宫出血

E. 凝血障碍相关疾病是阴道流血的可能原因之一

9. 下列**不属于**有周期规律阴道流血的是

    A. 经量增多   B. 经前点滴出血   C. 排卵期出血

    D. 接触性出血   E. 经后点滴出血

10. 下列**不属于**无周期规律阴道流血的是

    A. 停经后阴道出血   B. 绝经后阴道出血

    C. 间歇性阴道排出血性液体   D. 剖宫产憩室导致的月经后淋漓少量出血

    E. 外伤后阴道流血

【A2 型题】

1. 30 岁初产妇,胎儿经阴道娩出后,立即出现大量阴道流血,色鲜红,持续不断。最可能的出血原因是

    A. 子宫收缩乏力   B. 胎盘部分剥离   C. 凝血功能障碍

    D. 软产道裂伤   E. 胎盘粘连

2. 某产妇,33 岁,规律宫缩 18 小时后宫口开全,2 小时后胎儿娩出,胎盘娩出后突然出现阴道大量流血,测血压 79/51mmHg。考虑此时诊断为

    A. 宫缩乏力致产后出血   B. 软产道损伤致产后出血

    C. 凝血功能障碍致产后出血   D. 胎盘残留致产后出血

    E. 羊水栓塞

3. 女性,50 岁。接触性出血 2 个月余。白带有恶臭。妇科检查:阴道无异常,子宫颈处有质脆赘生物,最大径线 2cm,触之易出血。子宫大小正常,子宫旁无增厚及结节,附件未扪及异常,最可能的诊断是

    A. 子宫颈息肉   B. 子宫颈结核   C. 子宫颈癌

    D. 绒毛膜癌转移到子宫颈   E. 子宫内膜癌

4. 37 岁初产妇,妊娠 30 周被诊断为子痫前期,妊娠 37 周出现持续性腹痛伴阴道流血,最可能的诊断是

    A. 胎盘早剥   B. 前置胎盘   C. 子宫破裂

    D. DIC   E. 早产

5. 女性,65 岁,绝经后 10 年,阴道流血 2 个月余,阴道黏膜正常,子宫颈光滑,子宫稍大。诊刮子宫腔内容物为"豆腐渣样组织",最可能的诊断是

    A. 子宫颈癌   B. 子宫内膜癌   C. 子宫内膜结核

    D. 子宫内膜炎   E. 子宫内膜异位症

6. 女性,62 岁,绝经 8 年,不规则阴道流血 3 周,妇科查体,子宫大且软,B 超显示子宫内膜厚而不规则,首先考虑的诊断是

    A. 子宫颈癌   B. 子宫内膜癌   C. 子宫肉瘤

    D. 子宫内膜息肉   E. 子宫内膜异位症

7. 女性,35 岁,月经量增多或经期延长,但月经周期基本正常,首先应考虑

    A. 子宫肌瘤   B. 子宫内膜癌

    C. 子宫颈癌   D. 无排卵性功能失调性子宫出血

    E. 子宫内膜异位症

【A3 型题】

（1~3 题共用题干）

胎盘娩出后出血

1. 胎盘娩出后,随即出现活动性鲜红色血液,最可能的情况是
   A. 胎盘剥离不全　　　　　　B. 凝血功能障碍　　　　　　C. 宫缩乏力
   D. 软产道损伤　　　　　　　E. 胎膜残留

2. 若胎盘胎膜完整,触诊子宫体柔软,甚至轮廓不清,经按摩子宫后宫缩好转,出血明显减少或停止,停止按摩,子宫又迟缓变软,出血呈间歇性,则考虑为
   A. 胎盘剥离不全　　　　　　B. 凝血功能障碍　　　　　　C. 宫缩乏力
   D. 软产道损伤　　　　　　　E. 胎盘植入

3. 若经阴道检查确认软产道无损伤,胎盘娩出完整,宫缩良好,仍有持续性阴道流血且血液不易凝固,应考虑为
   A. 胎盘剥离不全　　　　　　B. 凝血功能障碍　　　　　　C. 宫缩乏力
   D. 软产道损伤　　　　　　　E. 胎盘植入

（4~5 题共用题干）

女性,46 岁,月经周期规律,近 3 个月有接触性出血,妇科检查后发现子宫颈有菜花样赘生物,直径约 3cm,触之易出血。

4. 首先应考虑
   A. 子宫颈癌　　　　　　　　B. 子宫颈息肉　　　　　　　C. 子宫颈结核
   D. 子宫颈炎　　　　　　　　E. 子宫肌瘤

5. 最可靠的确诊方法是
   A. 子宫颈刮片细胞学检查　　B. 阴道分泌物检查　　　　　C. 子宫颈活组织检查
   D. 子宫内膜活组织检查　　　E. HPV 检测

（6~7 题共用题干）

女性,16 岁,月经周期不规律,经期延长,本次阴道流血量多达 10 余天,无性生活史,伴头晕乏力,Hb 90g/L,妇科检查:子宫正常大小,质软,活动,无压痛,双侧附件未及明显异常。

6. 诊断首先考虑
   A. 黄体功能不足　　　　　　　　　B. 无排卵性异常子宫出血
   C. 子宫内膜癌　　　　　　　　　　D. 子宫内膜炎症
   E. 阴道炎

7. 首选的处理是
   A. 宫腔镜检查　　　　　　　B. 分段诊刮病理检查　　　　C. 孕激素止血
   D. 大剂量雌激素口服止血　　E. 阴道分泌物检查

【A4 型题】

（1~2 题共用题干）

32 岁初产妇,确诊为妊娠糖尿病,妊娠 38 周分娩一 4 200g 女婴,胎盘娩出后,出现阴道流血,约 1 100ml,色鲜红,可自凝,查体可见子宫质软、轮廓不清,血压 91/62mmHg,P 115 次/分。

1. 考虑该病人的诊断为
   A. 羊水栓塞　　　　　　　　B. 子宫破裂　　　　　　　　C. 产后出血
   D. 前置胎盘　　　　　　　　E. 胎盘植入

2. 导致此种情况的主要原因是

    A. 子宫收缩乏力   B. 胎盘残留   C. 软产道裂伤

    D. 弥散性血管内凝血（DIC）   E. 胎盘早剥

（3~4 题共用题干）

29 岁初产妇，自然分娩后反复多次阴道流血。现为产后 2 周，腹痛，恶露多，有臭味，伴随突然大量阴道流血。检查发现子宫大而软，宫口松弛，阴道及子宫口有血凝块。

3. 该病人最可能的诊断是

    A. 盆腔炎症   B. 晚期产后出血伴感染

    C. 胎盘植入   D. 软产道损伤

    E. 阴道炎

4. 该病人出血的原因最可能是

    A. 凝血功能障碍   B. 胎盘残留   C. 软产道损伤

    D. 子宫胎盘附着面复旧不全   E. 子宫内膜息肉

（5~7 题共用题干）

女性，25 岁，已婚，平素月经规律，停经 8 周，阴道少量流血 1 周，子宫如妊娠 4 个月大，B 超提示双附件区各有囊性肿物。

5. 应首先考虑

    A. 难免流产   B. 早孕合并卵巢囊肿   C. 葡萄胎

    D. 先兆流产   E. 习惯性流产

6. 若上述首选考虑的疾病为确诊疾病，治疗方案应选择

    A. 子宫切除术   B. 清宫术   C. 化疗

    D. 放射治疗   E. 阴道分泌物检查

7. 选择上述首选治疗方案后 8 周，不规则阴道流血 1 周，血 hCG 测定值为 4 000IU/L，B 超检查见子宫病灶直径 2cm，拟诊断为

    A. 妊娠滋养细胞肿瘤   B. 早孕   C. 先兆流产

    D. 子宫内膜癌   E. 习惯性流产

【B2 型题】

（1~6 题共用备选答案）

    A. 前置胎盘   B. 胎盘早剥

    C. 无排卵性异常子宫出血   D. 子宫内膜息肉

    E. 子宫收缩乏力   F. 凝血功能障碍

    G. 子宫内膜癌   H. 子宫颈癌

1. 常见于青春期、绝经过渡期的异常子宫出血多为

2. 子宫良性病变导致的阴道流血最常见的类型是

3. 妊娠 28 周后发生的无诱因、无痛性反复阴道流血，应考虑

4. 妊娠 20 周出现阴道流血，腹痛，伴有子宫张力增高和子宫压痛，严重时可能出现失血性休克、DIC，应考虑

5. 产后出血的常见原因包括子宫收缩乏力、胎盘因素、软产道损伤及凝血功能障碍，其中最常见的是

6. 绝经后阴道流血、绝经过渡期月经紊乱，首先应考虑

三、问答题

1. 简述阴道流血的病因及分类。
2. 简述阴道流血的临床表现及伴随症状。

参考答案

一、名词解释

阴道流血:阴道流血又称阴道出血,是妇科疾病最常见的症状之一。阴道流血是指来自生殖道任何部位(阴道、子宫颈、子宫体及输卵管)的出血。

二、选择题

【A1 型题】

1. A　　2. C　　3. A　　4. C　　5. D　　6. D　　7. B　　8. D　　9. D　　10. D

【A2 型题】

1. D　　2. A　　3. C　　4. A　　5. B　　6. B　　7. A

【A3 型题】

1. D　　2. A　　3. B　　4. A　　5. D　　6. B　　7. C

【A4 型题】

1. C　　2. A　　3. B　　4. D　　5. C　　6. B　　7. A

【B2 型题】

1. C　　2. D　　3. A　　4. B　　5. E　　6. G

三、问答题

1. 简述阴道流血的病因及分类。

答:阴道流血的病因及分类包括:①子宫良性病变;②排卵功能障碍导致的异常子宫出血;③与妊娠有关的子宫出血;④生殖器官感染;⑤生殖器官肿瘤;⑥生殖道损伤;⑦医源性;⑧凝血障碍相关疾病;⑨其他病因:动静脉畸形、剖宫产术后子宫瘢痕缺损、子宫肌层肥大等。

2. 简述阴道流血的临床表现及伴随症状。

答:阴道流血的临床表现包括:①有周期规律的阴道流血:经量增多,经间出血,经前或经后点滴出血。②无周期规律的阴道流血:接触性出血,周期不规则的阴道流血,无任何周期规律的长期持续阴道流血,停经后阴道流血,绝经后阴道流血,间歇性阴道排出血性液体,外伤后阴道流血。伴随症状包括:①停经后出现阴道流血伴腹痛。②少许阴道流血或血性分泌物,伴子宫收缩(最初为不规则宫缩)。③妊娠晚期或临产后发生无诱因、无痛性反复阴道流血。④妊娠 20 周后阴道流血、腹痛伴有子宫张力增高和子宫压痛(尤以胎盘剥离处最明显)。⑤阴道流血伴白带增多。

(应春妹)

第二十七节　肥　胖

学习目标

1. **掌握**　肥胖的诊断标准及病因。

2. **熟悉** 肥胖的临床表现。

3. **了解** 肥胖的伴随症状。

习题

一、名词解释

1. 肥胖

2. 单纯性肥胖

3. 体重指数

二、选择题

【A1 型题】

1. 肥胖的标准是超过正常体重

    A. 10%   B. 15%   C. 20%   D. 25%   E. 30%

2. 以下**不是**继发性肥胖的是

    A. 下丘脑性肥胖

    B. 间脑性肥胖

    C. 性幼稚-色素性视网膜炎-多指/趾畸形综合征

    D. 无代谢性疾病的中老年肥胖

    E. 颅骨内板增生症

3. 单纯性肥胖与以下因素**无关**的是

    A. 父母亲肥胖   B. 高热量饮食   C. 运动量减少

    D. 应用胰岛素   E. 饮酒

4. 世界卫生组织按 BMI 指数将肥胖分为 3 级,其中 2 级肥胖是指

    A. BMI≥28kg/m^2 B. BMI 24~27.9kg/m^2 C. BMI≥40kg/m^2

    D. BMI 35~39.9kg/m^2 E. BMI 30~34.9kg/m^2

5. 下列属于均匀性肥胖的是

    A. 男性型肥胖   B. 普遍型肥胖   C. 臀型肥胖

    D. 内脏型肥胖   E. 女性型肥胖

6. 以下疾病**不能**引起肥胖的是

    A. 库欣综合征   B. 垂体瘤

    C. 双侧多囊卵巢综合征   D. 颅骨内板增生症

    E. 原发性硬化性胆管炎

【A2 型题】

1. 女性,30 岁,身高 164cm,体重 75kg,BMI 27.9kg/m^2,该病人属于

    A. 消瘦   B. 1 级肥胖   C. 2 级肥胖

    D. 超重   E. 正常

2. 女性,40 岁,身高 150cm,体重 73kg。近 3 个月病人出现满月脸,毛发增多,颜面部痤疮,腹部紫纹。考虑

    A. 库欣综合征   B. 单纯性肥胖   C. 垂体性肥胖

    D. 性腺性肥胖   E. 痛性肥胖综合征

【A3/A4 型题】

（1~4 题共用题干）

男性病人,50 岁,身高 167cm,体重 98kg,BMI 35.1kg/m²。其父母均肥胖。该病人长期吸烟,饮酒,生活不规律,运动量少,本次因睡眠打鼾入院,入院后查体及检查除血脂高外无其他异常。

1. 该病人目前考虑
   A. 单纯性肥胖　　　　　　B. 库欣综合征　　　　　　C. 下丘脑性肥胖
   D. 甲状腺功能减退症　　　E. 间脑性肥胖

2. 该病人目前属于
   A. 肥胖　　　　　　　　　B. 超重　　　　　　　　　C. 2 级肥胖
   D. 体重正常　　　　　　　E. 3 级肥胖

3. 病人今后生活中应进行哪些生活方式的干预
   A. 禁烟、限酒　　　　　　B. 低盐低脂饮食　　　　　C. 适量运动,减轻体重
   D. 降脂治疗　　　　　　　E. 以上选项均正确

4. 结合以上病例,以下说法错误的是
   A. 睡眠中打鼾是日常生活中较为常见的现象,无须特殊治疗
   B. 中年男性,血脂偏高,应定期复查
   C. 病人长期吸烟、饮酒,血脂高,肥胖,应尽快控制体重
   D. 病情严重者可行激光辅助的腭垂腭咽成形术
   E. 睡眠时应采取侧卧位姿势

【B1 型题】

（1~4 题共用备选答案）
   A. BMI 18.5~24.9kg/m²　　B. BMI 25~29.9kg/m²　　C. BMI 16kg/m²
   D. BMI 35~39.9kg/m²　　　E. BMI≥40kg/m²

1. 2 级肥胖

2. 3 级肥胖

3. 超重

4. 正常

【B2 型题】

（1~4 题共用备选答案）
   A. 均匀性肥胖　　　　　　　　　　B. 满月脸、皮肤紫纹
   C. 黏液性水肿、体重增加、畏寒等　　D. 性功能丧失、闭经、不育
   E. 肘外翻及膝内翻畸形　　　　　　F. 饮水、进食、体温、睡眠及智力精神障碍

1. 库欣综合征

2. 原发性肥胖

3. 下丘脑性肥胖

4. 甲状腺功能减退症

三、问答题

1. 采用体重指数判定肥胖的标准是什么?

2. 体重指数正常范围是多少?

3. 单纯性肥胖的临床特点是什么?

参考答案

一、名词解释

1. 肥胖:是体内脂肪积聚过多而呈现的一种状态。

2. 单纯性肥胖:又称原发性肥胖,无明显病因。可有家族史或营养过度史,多为均匀性肥胖,无内分泌代谢等疾病。

3. 体重指数(BMI):BMI=体重(kg)/身高^2(m^2)。

二、选择题

【A1 型题】

1. C　　2. D　　3. D　　4. D　　5. B　　6. E

【A2 型题】

1. D　　2. A

【A3/A4 型题】

1. A　　2. C　　3. E　　4. A

【B1 型题】

1. D　　2. E　　3. B　　4. A

【B2 型题】

1. B　　2. A　　3. F　　4. C

三、问答题

1. 采用体重指数判定肥胖的标准是什么?

答:世界卫生组织标准:BMI≥30kg/m^2;我国标准:BMI≥28kg/m^2。

2. 体重指数正常范围是多少?

答:世界卫生组织标准:BMI 18.5~24.9kg/m^2 为正常;我国标准:BMI 18.5~23.9kg/m^2 为正常。

3. 单纯性肥胖的临床特点是什么?

答:单纯性肥胖是最常见的一种肥胖,可有家族史或营养过度史,多为均匀性肥胖,无内分泌代谢等疾病。

(佟红艳)

第二十八节　消　瘦

学习目标

1. **掌握**　消瘦的诊断标准及病因。
2. **熟悉**　消瘦的临床表现。
3. **了解**　消瘦的伴随症状。

习题

一、名词解释

1. 消瘦
2. 体质性消瘦

二、选择题

【A1 型题】

1. 国内外以体重指数为判断标准,以下哪项为消瘦的诊断指标
   A. BMI<20.0kg/m²   B. BMI<18.5kg/m²   C. BMI<16.0kg/m²
   D. BMI<24.0kg/m²   E. BMI<22.0kg/m²

2. 营养物质消耗增加引起的消瘦见于
   A. 慢性萎缩性胃炎   B. 胃切除术后   C. 食管疾病
   D. 重症结核病   E. 先天性乳糖酶缺乏症

3. 以下哪项**不是**引起消瘦的原因
   A. 消化系统疾病引起进食减少   B. 慢性消耗性疾病   C. 糖尿病
   D. 甲状腺功能减退症   E. 减肥、限制饮食

4. 营养摄入不足引起的消瘦**不包括**以下哪种疾病
   A. 甲状腺功能亢进症   B. 神经性厌食   C. 咽后壁脓肿
   D. 重症肌无力   E. 慢性肾功能不全

【A2 型题】

男性,50 岁,1 年前因食管肿物行手术治疗,术后吻合口狭窄。现病人体重 50kg,考虑消瘦的原因为
   A. 营养物质消化、吸收障碍   B. 营养物质利用障碍   C. 营养物质摄入不足
   D. 营养物质消耗增加   E. 体质性消瘦

【A3/A4 型题】

(1~3 题共用题干)

女性病人,35 岁,身高 168cm,体重 50kg。因食欲减退 2 年,伴有恶心、呕吐入院。既往:曾有产后出血、闭经。查体:体温 36.5℃,脱发,血压 108/55mmHg,心率 78 次/分,乳房萎缩。

1. 该病人消瘦考虑与以下哪种情况有关
   A. 体质性消瘦   B. 消化系统疾病   C. 内分泌疾病
   D. 感染性疾病   E. 神经精神疾病

2. 进一步做哪项检查有助于确诊
   A. 头部 CT   B. 胃肠镜   C. 血常规
   D. 血浆中相关激素水平测定   E. 妇科彩超

3. 最可能的诊断是
   A. 垂体瘤   B. 肾上腺皮质功能减退症   C. 甲状腺功能亢进症
   D. Frohlich 综合征   E. 希恩综合征

【B2 型题】

(1~5 题共用备选答案)

    A. 消瘦伴随吞咽困难

    B. 消瘦伴随上腹部疼痛不适

    C. 消瘦伴随黄疸

    D. 消瘦伴随多饮、多食、多尿

    E. 消瘦伴随发热

    F. 消瘦伴随咯血

1. 慢性胃炎

2. 食管疾病

3. 慢性感染

4. 肝胆疾病

5. 糖尿病·

三、问答题

1. 如何判定消瘦?

2. 简述消瘦的病因。

参考答案

一、名词解释

1. 消瘦:是指由于各种原因造成体重低于正常低限的一种状态。

2. 体质性消瘦:是指有个别人生来即消瘦,无任何疾病征象,可有家族史。

二、选择题

【A1 型题】

1. B   2. D   3. D   4. A

【A2 型题】

C

【A3/A4 型题】

1. C   2. D   3. E

【B2 型题】

1. B   2. A   3. E   4. C   5. D

三、问答题

1. 如何判定消瘦?

答:通常认为,体重低于标准体重的 10% 就可诊断为消瘦,也有人主张体重低于标准体重的 10% 为低体重,低于标准体重的 20% 为消瘦。目前国内外多采用体重指数(BMI)判定消瘦,$BMI<18.5kg/m^2$ 为消瘦。

2. 简述消瘦的病因。

答:消瘦的病因包括:①营养物质摄入不足;②营养物质消化、吸收障碍;③营养物质利用障碍;④营养物质消耗增加;⑤减肥;⑥体质性消瘦。

(佟红艳)

第二十九节 头 痛

学习目标

1. **掌握** 头痛的临床表现。
2. **熟悉** 头痛的病因。
3. **了解** 头痛的发病机制。

习题

一、名词解释

1. 头痛
2. 紧张性头痛

二、选择题

【A1 型题】

1. 头痛伴癫痫见于
   - A. 偏头痛
   - B. 青光眼
   - C. 三叉神经痛
   - D. 神经功能性头痛
   - E. 脑内寄生虫病

2. 慢性进行性头痛伴呕吐、视盘水肿提示
   - A. 脑血栓形成
   - B. 颅骨骨折
   - C. 偏头痛
   - D. 颅内占位性病变
   - E. 三叉神经痛

3. 头痛伴脑膜刺激征可见于
   - A. 三叉神经痛
   - B. 青光眼
   - C. 偏头痛
   - D. 蛛网膜下腔出血
   - E. 癔症性头痛

4. 头痛常于晚间发生,于直立时可缓解的是
   - A. 偏头痛
   - B. 丛集性头痛
   - C. 青光眼
   - D. 紧张性头痛
   - E. 三叉神经痛

5. 头痛在应用麦角胺后可缓解,最可能的是
   - A. 紧张性头痛
   - B. 青光眼
   - C. 偏头痛
   - D. 三叉神经痛
   - E. 颅内占位性病变

6. 偏头痛的特点为
   - A. 多为轻度疼痛
   - B. 在应用麦角胺后头痛加重
   - C. 头痛部位多在双侧
   - D. 头痛在呕吐后可减轻
   - E. 女性偏头痛与月经期无关

7. 能引起头痛的颅脑病变是
   - A. 颈椎病
   - B. 三叉神经痛
   - C. 颅底凹陷症
   - D. 颅骨肿瘤
   - E. 脑炎

8. 头痛伴发热常见于
    A. 青光眼
    B. 偏头痛
    C. 感染性疾病
    D. 脑血管畸形
    E. 三叉神经痛

9. 头痛伴颅内压升高见于
    A. 偏头痛
    B. 三叉神经痛
    C. 紧张性头痛
    D. 青光眼
    E. 高血压脑病

10. 引起头痛的全身性疾病是
    A. 颈椎病
    B. 脑肿瘤
    C. 三叉神经痛
    D. 颅内血肿
    E. 高血压

11. 下列关于头痛部位的叙述正确的是
    A. 偏头痛多在双侧
    B. 鼻源性头痛多为深在性头痛
    C. 颅内深部病变的头痛部位一定与病变部位一致
    D. 高血压引起的头痛多在枕部
    E. 丛集性头痛多在一侧

12. 下列关于头痛程度和性质的叙述正确的是
    A. 脑膜刺激的疼痛多为轻度或中度
    B. 脑肿瘤的疼痛多为重度
    C. 紧张性头痛多为电击样痛或刺痛
    D. 有时神经功能性头痛颇剧烈
    E. 头痛程度与病情轻重呈平等关系

【A2 型题】

1. 病人,女性,28 岁,阵发性右侧头痛近 10 年,头痛在呕吐后可减轻,头痛发作常与月经周期有关,神经系统检查未见异常,且应用麦角胺后头痛可获缓解。最常见的诊断为
    A. 三叉神经痛
    B. 偏头痛
    C. 脑血管畸形
    D. 紧张性头痛
    E. 青光眼

2. 病人,男性,58 岁,突然剧烈头痛伴恶心、呕吐,脑膜刺激征阳性,脑脊液检查为血性,压力增高,最可能的诊断为
    A. 偏头痛
    B. 脑血栓形成
    C. 颅内感染
    D. 蛛网膜下腔出血
    E. 三叉神经痛

【A3 型题】

(1~2 题共用题干)

年轻女性,因反复发作一侧搏动性头痛 3 年就诊,头痛发作前常伴有视物变形,物体颜色改变,有时伴面部麻木感。发作时伴恶心、呕吐、畏光,且摇头时头痛加重,呕吐及睡眠后头痛可减轻,神经系统检查无异常。

1. 该病人最可能的诊断为
    A. 三叉神经痛
    B. 偏头痛
    C. 脑肿瘤
    D. 紧张性头痛
    E. 青光眼

2. 不是诊断依据的是
    A. 头痛反复发作
    B. 有一个或一个以上的先兆症状

C. 体检无器质性疾病的证据　　　D. 脑膜刺激征（+）

E. 麦角胺治疗有效

【B1 型题】

（1~3 题共用备选答案）

A. 三叉神经痛　　　　　　B. 偏头痛　　　　　　C. 丛集性头痛

D. 紧张性头痛　　　　　　E. 眼源性头痛

1. 头痛部位多在一侧,在直立时可缓解,最可能为

2. 头痛部位为浅在性且局限于眼眶、前额或颞部,最可能为

3. 头痛在呕吐后减轻,于应用麦角胺后可缓解,最可能为

【B2 型题】

（1~3 题共用备选答案）

A. 偏头痛　　　　　　　　B. 丛集性头痛　　　　C. 三叉神经痛

D. 紧张性头痛　　　　　　E. 青光眼　　　　　　F. 脑膜炎

G. 颅内肿瘤

1. 常在晚间发生,在直立时可缓解,最可能为

2. 头痛伴发热及脑膜刺激征,最可能为

3. 慢性进行性头痛伴精神症状,最可能为

三、问答题

1. 简述头痛的病因。

2. 简述头痛的发生机制。

参考答案

一、名词解释

1. 头痛:头痛是指眉弓、耳郭上部、枕外隆突连线以上部位的疼痛。

2. 紧张性头痛:又称为肌收缩性头痛,通常为双侧性,疼痛感觉多为压迫感、紧箍感、戴帽感等,疼痛程度为轻至中度,日常活动并不加重头痛,应激和精神紧张常加重病情,起病多为渐进性,多持续数天,也可持续数周、数月,甚至数年。

二、选择题

【A1 型题】

1. E　　2. D　　3. D　　4. B　　5. C　　6. D　　7. E　　8. C　　9. E　　10. E

11. E　　12. D

【A2 型题】

1. B　　2. D

【A3 型题】

1. B　　2. D

【B1 型题】

1. C　　2. E　　3. B

【B2 型题】

1. B　　2. F　　3. G

三、问答题

1. 简述头痛的病因。

答:头痛的病因包括以下四类。

（1）颅脑病变:①感染:脑炎、脑脓肿等;②血管病变:脑出血、脑栓塞等;③占位性病变:如脑肿瘤、颅内转移瘤、脑囊虫病或棘球蚴病等;④颅脑外伤:脑挫伤、颅内血肿等;⑤其他:如腰椎穿刺后及腰椎麻醉后头痛等。

（2）颅外病变:①颅骨疾病:颅底凹陷症等;②颈椎病及其他颈部疾病;③神经痛;④眼、耳、鼻和齿等疾病所致的头痛。

（3）全身性疾病:①肺炎等急性感染疾病;②高血压、心力衰竭等心血管疾病;③铅、酒精等中毒;④尿毒症、低血糖等其他疾病。

（4）精神心理因素:如抑郁、焦虑等精神障碍。

2. 简述头痛的发生机制。

答:头痛的发生机制包括:①血管因素:各种原因引起的颅内外血管的收缩、扩张以及血管受牵引或伸展均可导致头痛。②脑膜受刺激或牵拉:颅内炎症或出血刺激脑膜,或因脑水肿而牵拉脑膜引起头痛。③神经因素:传导痛觉的脑神经和颈神经被刺激、挤压或牵拉均可引起头痛。④肌肉因素:头、颈部肌肉的收缩也可引起头痛。⑤牵涉性因素:眼、耳、鼻、鼻窦、牙齿、颅骨及颈部等病变的疼痛,可扩散或反射到头部而引起疼痛。⑥神经功能因素:见于神经症和精神疾患。

（孟繁波）

第三十节　眩　晕

学习目标

1. **掌握**　眩晕的概念和病因。
2. **熟悉**　眩晕的发生机制及临床表现。
3. **了解**　眩晕的伴随症状。

习题

一、名词解释

1. 眩晕
2. 周围性眩晕
3. 中枢性眩晕

二、选择题

【A1 型题】

1. 周围性眩晕可见于

    A. 迷路炎　　　　　　　　B. 癫痫　　　　　　　　C. 多发性硬化

    D. 高血压脑病　　　　　　E. 小脑出血

2. 中枢性眩晕可见于

    A. 晕动病　　　　　　　　　B. 位置性眩晕　　　　　　C. 梅尼埃病

    D. 小脑肿瘤　　　　　　　　E. 迷路炎

3. 梅尼埃病引起的眩晕特点是

    A. 发作多短暂,很少超过 2 周　　　　　B. 无复发性

    C. 多由中耳炎并发　　　　　　　　　　D. 不伴眼球震颤

    E. 不伴恶心、呕吐

4. 前庭神经元炎的眩晕特点是

    A. 多数伴有听力减退　　　　　　　　　B. 痊愈后很少复发

    C. 不伴恶心、呕吐　　　　　　　　　　D. 多由中耳炎并发

    E. 持续时间短暂

5. 链霉素中毒的眩晕特点为

    A. 不伴耳鸣和听力减退　　　　　　　　B. 常先有口周及四肢发麻

    C. 多在发热后突然出现眩晕　　　　　　D. 都伴有眼球震颤

    E. 发作多短暂,很少超过两周

6. 眩晕伴听力减退最可能的病因是

    A. 前庭神经元炎　　　　　　　B. 梅尼埃病　　　　　　　C. 高血压

    D. 尿毒症　　　　　　　　　　E. 糖尿病

7. 位置性眩晕的特点是

    A. 多在发热后出现眩晕　　　　　　　　B. 多数伴有耳鸣及听力减退

    C. 常先有口周发麻　　　　　　　　　　D. 可见于迷路和中枢病变

    E. 眩晕出现时头部无特定位置

8. 晕动病的特点是

    A. 多由中耳炎并发　　　　　　　　　　B. 常伴恶心、呕吐

    C. 多在发热后突然出现　　　　　　　　D. 常有口周及四肢发麻

    E. 持续时间长,可达 6 周

【A2 型题】

1. 病人,男性,38 岁,于发热后出现眩晕,伴恶心、呕吐,无耳鸣及听力减退,持续近 6 周痊愈,以后未再复发,最可能的诊断为

    A. 梅尼埃病　　　　　　　　B. 迷路炎　　　　　　　　C. 前庭神经元炎

    D. 位置性眩晕　　　　　　　E. 晕动病

2. 病人,女性,38 岁,近 3 年时有发作性眩晕,伴耳鸣、听力减退、恶心、呕吐及眼球震颤,每次发作持续 3~5 天,最可能的诊断是

    A. 迷路炎　　　　　　　　　B. 前庭神经元炎　　　　　C. 梅尼埃病

    D. 小脑肿瘤　　　　　　　　E. 位置性晕厥

【B1 型题】

(1~5 题共用备选答案)

    A. 梅尼埃病　　　　　　　　B. 迷路炎　　　　　　　　C. 前庭神经元炎

    D. 位置性眩晕　　　　　　　E. 晕动病

1. 发作性眩晕伴眼球震颤且具有复发性,最可能为

2. 发热后突然出现眩晕,无耳鸣及听力减退,最可能为

3. 头部处在一定位置时,出现眩晕和眼球震颤,最可能为

4. 感染后出现眩晕,持续时间长,可达 6 周,痊愈后很少复发

5. 多由中耳炎引起

【B2 型题】

(1~2 题共用备选答案)

    A. 迷路炎　　　　　　　　B. 内耳药物中毒　　　　　　C. 梅尼埃病

    D. 位置性眩晕　　　　　　E. 晕动病

1. 乘车时出现眩晕伴恶心、呕吐,面色苍白,最可能为

2. 静滴庆大霉素后出现渐进性眩晕,伴耳鸣,最可能为

三、问答题

1. 简述眩晕的病因。

2. 梅尼埃病有什么临床特点?

参考答案

一、名词解释

1. 眩晕:是病人感到自身或周围环境物体旋转或摇动的一种主观感觉障碍,常伴有客观的平衡障碍,一般无意识障碍。

2. 周围性眩晕:亦称耳性眩晕,是指内耳前庭至前庭神经颅外段之间的病变所引起的眩晕。

3. 中枢性眩晕:亦称脑性眩晕,是指前庭神经颅内段、前庭神经核及其联系纤维、小脑、大脑等病变引起的眩晕。

二、选择题

【A1 型题】

1. A　　2. D　　3. A　　4. B　　5. B　　6. B　　7. D　　8. B

【A2 型题】

1. C　　2. C

【B1 型题】

1. A　　2. C　　3. D　　4. C　　5. B

【B2 型题】

1. E　　2. B

三、问答题

1. 简述眩晕的病因。

答:眩晕的病因有:①周围性眩晕:是指内耳前庭至前庭神经颅外段之间的病变所引起的眩晕。如梅尼埃病、晕动病等。②中枢性眩晕:指前庭神经颅内段、前庭神经核及其联系纤维、小脑、大脑等病变所引起的眩晕。常见疾病有颅内血管性疾病、颅内占位性病变、颅内感染性疾病、颅内脱髓鞘疾病及变性疾病及癫痫。③全身疾病性眩晕:如心血管疾病、血液病、中毒性疾病。④眼源性眩晕:眼病、屏幕性眩晕。⑤神经精神性眩晕:见于神经症、绝经综合征、抑郁症等。

2. 梅尼埃病有什么临床特点?

答:梅尼埃病的临床特点是:以发作性眩晕伴耳鸣、听力减退及眼球震颤为主要特点,严重时

可伴有恶心、呕吐、面色苍白和出汗,发作多短暂,很少超过 2 周,具有复发性特点。

(孟繁波)

第三十一节　晕　厥

学习目标

1. **掌握**　晕厥的概念、病因和临床表现。
2. **熟悉**　晕厥的发生机制。
3. **了解**　晕厥的伴随症状。

习题

一、名词解释

晕厥

二、选择题

【A1 型题】

1. 晕厥伴呼吸深而快、手足发麻、抽搐者,最可能为
　　A. 心源性晕厥　　　　　　B. 脑源性晕厥　　　　　　C. 通气过度综合征
　　D. 颈动脉窦综合征　　　　E. 高原晕厥

2. 颈动脉窦综合征的特点
　　A. 可伴有抽搐　　　　　　B. 在体位骤变时发生晕厥　　C. 晕厥于咳嗽时发生
　　D. 心率明显加快　　　　　E. 血压升高

3. 血管舒缩障碍所致的晕厥见于
　　A. 低血糖综合征　　　　　B. 通气过度综合征　　　　　C. 颈动脉窦综合征
　　D. 高原晕厥　　　　　　　E. 心源性晕厥

4. 晕厥伴发绀、呼吸困难,最可能为
　　A. 体位性低血压　　　　　B. 血管抑制性晕厥　　　　　C. 排尿性晕厥
　　D. 急性左心衰竭　　　　　E. 颈椎病

5. 下列哪项符合心源性晕厥
　　A. 多见于老年女性　　　　　　　　B. 发作常无明显诱因
　　C. 常见于心动过缓与心脏停搏　　　D. 不能自然苏醒
　　E. 有后遗症

6. 下列哪项符合排尿性晕厥
　　A. 在排尿或排尿结束时发作,持续 1~2 分钟　　B. 多见于年轻女性
　　C. 不能自行苏醒　　　　　　　　　　　　　　D. 伴有血压升高
　　E. 有后遗症

7. 咳嗽性晕厥的特点是
　　A. 常伴有血钙降低　　　　　　　　B. 常伴有贫血

C. 常伴有低血糖   D. 见于有慢性肺部疾病者剧烈咳嗽后发生

E. 常伴有血压升高

【A2 型题】

1. 女性,28 岁,偶尔于疼痛、恐惧时出现头晕、恶心、面色苍白等,几分钟后突然意识丧失,常伴血压下降,持续 1 分钟左右可自然苏醒,最可能的诊断为

A. 血管抑制性晕厥   B. 颈动脉窦综合征   C. 心源性晕厥

D. 脑源性晕厥   E. 通气过度综合征

2. 女性,30 岁,常于情绪紧张时出现呼吸急促、头晕乏力,颜面、四肢针刺感,并可伴有手足搐搦,最可能的诊断为

A. 血管抑制性晕厥   B. 颈动脉窦综合征   C. 通气过度综合征

D. 低血糖综合征   E. 心源性晕厥

3. 病人,男性,40 岁,平时有持续性窦性心动过缓(心率为 50 次/分以下)。近 1 年偶尔出现发作性头晕、黑矇、乏力等,严重时出现晕厥,最可能的诊断为

A. 单纯性晕厥   B. 心源性晕厥   C. 脑源性晕厥

D. 低血糖症   E. 颈动脉窦综合征

【B2 型题】

(1~3 题共用备选答案)

A. 体位性低血压   B. 血管抑制性晕厥   C. 通气过度综合征

D. 心源性晕厥   E. 咳嗽性晕厥

1. 晕厥伴呼吸急促,手足发麻、抽搐,最可能为

2. 长期卧床者,由卧位突然站起时发生晕厥,最可能为

3. 有慢性肺部疾病病人剧烈咳嗽后发生晕厥,最可能为

(4~6 题共用备选答案)

A. 血管抑制性晕厥   B. 体位性低血压   C. 颈动脉窦综合征

D. 心源性晕厥   E. 脑源性晕厥

4. 多见于青年体弱女性,发作常有明显诱因,无后遗症,最可能为

5. 偏头痛及颈椎病时基底动脉舒缩障碍可引起

6. 晕厥于用手压迫颈动脉窦或衣领过紧时发生,最可能为

三、问答题

1. 简述颈动脉窦综合征的特点。

2. 简述血管抑制性晕厥的临床表现。

参考答案

一、名词解释

晕厥:是由于一过性、广泛性脑供血不足所致短暂的意识丧失状态。发作时病人因肌张力消失不能保持正常姿势而倒地,一般为突然发作,迅速恢复,很少有后遗症。

二、选择题

【A1 型题】

1. C   2. A   3. C   4. D   5. C   6. A   7. D

【A2 型题】

1. A　　2. C　　3. B

【B2 型题】

1. C　　2. A　　3. E　　4. A　　5. E　　6. C

三、问答题

1. 简述颈动脉窦综合征的特点。

答：颈动脉窦综合征是由于颈动脉窦附近病变,如局部动脉硬化、动脉炎、颈动脉窦周围淋巴结炎或淋巴结肿大、肿瘤及瘢痕压迫或颈动脉窦受刺激,致迷走神经兴奋,心率减慢,心排血量减少,血压下降致脑供血不足。可表现为发作性晕厥或伴有抽搐。常见的诱因有用手压迫颈动脉窦、突然转头、衣领过紧等。

2. 简述血管抑制性晕厥的临床表现。

答：血管抑制性晕厥多见于年轻体弱女性,发作常有明显诱因(如疼痛、情绪紧张等),在天气闷热、空气污浊、疲劳、空腹、失眠及妊娠等情况下更易发生。晕厥前期常有头晕、眩晕、恶心、上腹不适、面色苍白、肢体发软、坐立不安和焦虑等,持续数分钟继而突然意识丧失,常伴有血压下降、脉搏微弱,持续数秒或数分钟后可自然苏醒,无后遗症。

(孟繁波)

第三十二节　抽搐与惊厥

学习目标

1. **掌握**　掌握抽搐与惊厥的概念及临床表现。
2. **熟悉**　熟悉抽搐与惊厥的病因及伴随症状。
3. **了解**　了解抽搐与惊厥的发病机制。

习题

一、名词解释

1. 抽搐

2. 惊厥

二、选择题

【A1 型题】

1. 惊厥伴脑功能障碍见于

  A. 破伤风　　　　　　　　B. 士的宁中毒　　　　　　C. 癫痫

  D. 低钙血症　　　　　　　E. 低镁血症

2. 惊厥表现为持续性强直性痉挛伴肌肉剧烈疼痛常见于

  A. 癫痫　　　　　　　　　B. 破伤风　　　　　　　　C. 蛛网膜下腔出血

  D. 高血压脑病　　　　　　E. 脑肿瘤

3. 1 岁小儿,抽搐为间歇性双侧强直性肌痉挛,呈 "助产士手",最可能为

    A. 小儿癫痫   B. 婴儿痉挛   C. 低钙血症

    D. 高热惊厥   E. 重症感染

4. 先有发热后出现惊厥常见于

    A. 重症感染   B. 高血压脑病   C. 蛛网膜下腔出血

    D. 有机磷中毒   E. 脑肿瘤

5. 惊厥伴高血压、脑膜刺激征可见于

    A. 高血压脑病   B. 核黄疸   C. 癔症

    D. 蛛网膜下腔出血   E. 低血糖状态

6. 高热惊厥多见于

    A. 脑转移瘤   B. 脑外伤   C. 小儿急性感染

    D. 高血压脑病   E. 低钙血症

7. 抽搐伴瞳孔散大、舌咬伤见于

    A. 癔症   B. 癫痫大发作   C. 癫痫小发作

    D. 低钙血症   E. 低镁血症

【A2 型题】

1. 新生儿,生后 7 天出现喂养困难,继而出现阵发性全身肌肉强直性痉挛,苦笑面容,最可能的疾病是

    A. 新生儿颅内出血   B. 低钙血症   C. 破伤风

    D. 低血糖症   E. 癫痫大发作

2. 38 岁,男性,突然出现剧烈头痛、呕吐及抽搐,查体:体温、血压正常,脑膜刺激征(+),最可能的诊断为

    A. 脑膜炎   B. 高血压脑病   C. 蛛网膜下腔出血

    D. 脑血栓形成   E. 低血糖症

3. 病人,男性,27 岁,2 年来有时意识突然丧失,全身强直,呼吸暂停,瞳孔散大,咬舌,四肢痉挛性抽搐,大、小便失禁,发作约半分钟可自行停止或呈持续状态,最可能的诊断为

    A. 癫痫大发作   B. 癫痫小发作   C. 癔症性抽搐

    D. 低钙血症   E. 高血压脑病

【A3/A4 型题】

(1~3 题共用题干)

病人,女性,38 岁,近 5 年多次于情绪激动或生气后出现四肢抽搐,伴颈后仰,两眼紧闭,过度通气,每次抽搐发作持续数分钟至数小时不等。病人无头外伤史,抽搐发作时未出现过舌咬伤和大小便失禁。神经系统检查无异常,头颅 CT 及脑电图正常。

1. 该病人在抽搐发作时**不会**出现的情况是

    A. 双侧瞳孔扩大   B. 呼吸性碱中毒   C. 意识丧失

    D. 手足麻木   E. 颜面苍白

2. 该病人最可能的诊断为

    A. 癫痫大发作   B. 晕厥   C. 癔症

    D. 癫痫小发作   E. 短暂性脑缺血发作

3. 该病人最适宜的治疗方法为
    A. 首选静脉注射地西泮　　　　B. 暗示治疗　　　　C. 口服苯妥英钠
    D. 口服丙戊酸钠　　　　E. 应用麦角胺

（4~7 题共用题干）

病人，女性，20 岁，近 2 年间断出现发作性抽搐，未行治疗，今晨洗漱时突然出现意识丧失，全身强直，呼吸暂停，继而四肢发作阵挛性抽搐，尿、便失禁，发作约 1 分钟后缓解。

4. 对该病人诊断最有意义的检查为
    A. 头颅 CT　　　　B. 脑电图　　　　C. 心电图
    D. MRI　　　　E. 脑脊液检查

5. 该病人最可能的诊断是
    A. 低钙抽搐　　　　B. 癫痫大发作　　　　C. 癔症
    D. 低血糖状态　　　　E. 癫痫小发作

6. 该病人**不可能**出现的是
    A. 抽搐发作时伴舌咬伤　　　　B. 抽搐发作时脑电图见棘波
    C. 癫痫发作间歇期脑电图　　　　D. 病理反射阳性
    E. 抽搐发作时双侧瞳孔缩小

7. 假设病人有食痘猪肉（囊虫猪肉）史，查体发现皮下结节，血常规化验示嗜酸性粒细胞升高，则抽搐最可能的病因是
    A. 脑膜炎　　　　B. 脑肿瘤　　　　C. 脑囊虫病
    D. 蛛网膜下腔出血　　　　E. 脑炎

【B1 型题】

（1~5 题共用备选答案）
    A. 破伤风　　　　B. 蛛网膜下腔出血　　　　C. 颅内占位性疾病
    D. 高血压脑病　　　　E. 癫痫大发作

1. 持续性强直性痉挛，伴肌肉剧烈的疼痛提示
2. 慢性进行性头痛伴惊厥提示
3. 剧烈头痛伴惊厥、脑膜刺激征提示
4. 惊厥伴高血压见于
5. 惊厥伴意识丧失见于

三、问答题
1. 简述癫痫大发作的临床表现。
2. 简述局限性抽搐的临床表现。

参考答案

一、名词解释

1. 抽搐：是指全身或局部成群骨骼肌非自主地抽动或强烈收缩，常可引起关节运动和强直。
2. 惊厥：是指肌群收缩表现为强直性和阵挛性。惊厥的抽搐一般为全身性、对称性，伴有或不伴有意识丧失。

二、选择题

【A1 型题】

1. C   2. B   3. C   4. A   5. D   6. C   7. B

【A2 型题】

1. C   2. C   3. A

【A3/A4 型题】

1. C   2. C   3. B   4. B   5. B   6. E   7. C

【B1 型题】

1. A   2. C   3. B   4. D   5. E

三、问答题

1. 简述癫痫大发作的临床表现。

答:癫痫大发作表现为病人突然意识模糊或丧失,全身强直、呼吸暂停,继而四肢发生阵挛性抽搐,呼吸不规则,大小便失控,发绀,发作约半分钟自行停止,也有反复或持续发作者。发作时可有瞳孔散大,对光反射消失或迟钝,病理反射阳性等。发作停止后不久意识恢复。如为肌阵挛性,一般只是意识障碍。

2. 简述局限性抽搐的临床表现。

答:局限性抽搐是以身体某一局部连续性肌肉收缩为主要表现,大多见于口角、眼睑、手足等。而手足搐搦症则表现为间歇性双侧强直性肌痉挛,以上肢手部最典型,呈"助产士手"表现。

(谢 艳)

第三十三节　意识障碍

学习目标

1. **掌握**　掌握不同类型意识障碍的概念和临床表现。
2. **熟悉**　熟悉意识障碍的病因。
3. **了解**　了解意识障碍的发病机制及伴随症状。

习题

一、名词解释

1. 意识障碍
2. 昏迷
3. 昏睡
4. 谵妄

二、选择题

【A1 型题】

1. 全身肌肉松弛,对各种刺激无反应为

   A. 嗜睡　　　　　　　　　B. 意识模糊　　　　　　　　C. 昏睡

   D. 轻度昏迷　　　　　　　E. 深度昏迷

2. 意识模糊表现为
   A. 眼球无转动
   B. 意识大部分丧失,无自主运动
   C. 接近于人事不省的状态
   D. 角膜反射消失
   E. 对时间、地点、人物的定向能力发生障碍

3. 瞳孔对光反射迟钝,眼球无转动为
   A. 意识模糊
   B. 昏睡
   C. 轻度昏迷
   D. 中度昏迷
   E. 深度昏迷

4. 轻度昏迷表现为
   A. 病人处于熟睡状态,不易唤醒
   B. 角膜反射、眼球运动存在
   C. 吞咽反射消失
   D. 瞳孔对光反射消失
   E. 对疼痛刺激无肢体退缩等防御反应

5. 符合昏睡定义的是
   A. 不能被唤醒
   B. 不能回答问题
   C. 回答问话含糊
   D. 角膜反射消失
   E. 眼球无转动

6. 意识障碍伴瞳孔缩小见于
   A. 颠茄类中毒
   B. 氰化物中毒
   C. 癫痫
   D. 有机磷杀虫剂中毒
   E. 低血糖状态

7. 先发热后有意识障碍见于
   A. 脑出血
   B. 脑血栓形成
   C. 蛛网膜下腔出血
   D. 巴比妥类药物中毒
   E. 败血症

8. 先有意识障碍后有发热可见于
   A. 败血症
   B. 中毒性菌痢
   C. 伤寒
   D. 斑疹伤寒
   E. 脑出血

9. 符合深昏迷的是
   A. 对于剧烈刺激可出现防御反射
   B. 角膜反射减弱
   C. 深、浅反射消失
   D. 瞳孔对光反射迟钝
   E. 吞咽反射存在

10. 意识障碍伴瞳孔扩大见于
    A. 有机磷杀虫剂中毒
    B. 吗啡中毒
    C. 巴比妥类中毒
    D. 毒蕈中毒
    E. 癫痫

11. 深、浅反射均消失见于
    A. 嗜睡
    B. 昏睡
    C. 轻度昏迷
    D. 中度昏迷
    E. 深度昏迷

12. 对鉴别中度昏迷与深度昏迷最有价值的是
    A. 对各种刺激无反应
    B. 不能唤醒
    C. 无自主运动
    D. 深、浅反射均消失
    E. 大、小便失禁

【A2 型题】

1. 病人,男性,58 岁,突然出现剧烈头痛、呕吐,随后出现意识障碍,表现为意识大部分丧失,无自主运动,对声、光刺激无反应,对疼痛刺激尚可出现痛苦的表情,角膜反射、眼球运动存在。病人意识障碍程度为
   A. 嗜睡
   B. 昏睡
   C. 轻度昏迷

    D. 中度昏迷   E. 深度昏迷

  2. 病人,男性,30岁,头部外伤后处于熟睡状态,不易唤醒,虽在强烈刺激下可被唤醒,但醒时答话含糊或答非所问,且很快又再入睡。病人意识障碍程度为

    A. 嗜睡   B. 意识模糊   C. 昏睡

    D. 轻度昏迷   E. 中度昏迷

【B1型题】

(1~5题共用备选答案)

    A. 酒精中毒   B. 有机磷杀虫剂中毒   C. 颅内高压症

    D. 一氧化碳中毒   E. 脑出血

  1. 意识障碍伴瞳孔散大提示

  2. 意识障碍伴心动过缓提示

  3. 意识障碍伴口唇呈樱桃红色提示

  4. 意识障碍伴瞳孔缩小提示

  5. 意识障碍伴发热提示

【B2型题】

(1~3题共用备选答案)

    A. 嗜睡   B. 意识模糊   C. 轻度昏迷

    D. 中度昏迷   E. 深度昏迷

  1. 深、浅反射均消失,意识障碍程度为

  2. 意识大部分丧失,角膜反射及眼球运动存在,意识障碍程度为

  3. 能保持简单的精神活动,但对时间、地点、人物的定向能力发生障碍,意识障碍程度为

三、问答题

1. 简述意识障碍的病因。

2. 简述昏迷的临床表现。

参考答案

一、名词解释

1. 意识障碍:是指人对周围环境及自身状态的识别和察觉能力出现障碍。

2. 昏迷:是严重的意识障碍,表现为意识持续的中断或完全丧失。

3. 昏睡:是接近于人事不省的意识状态。病人处于熟睡状态,不易唤醒。虽在强烈刺激下可唤醒,但很快又再入睡。醒时答话含糊或答非所问。

4. 谵妄:是一种以兴奋性增高为主的高级神经中枢急性活动失调状态,临床上表现为意识模糊、定向力丧失、感觉错乱(幻觉、错觉)、躁动不安、言语杂乱。

二、选择题

【A1型题】

1. E   2. E   3. D   4. B   5. C   6. D   7. E   8. E   9. C   10. E

11. E   12. D

【A2型题】

1. C   2. C

【B1 型题】

1. A　　2. C　　3. D　　4. B　　5. E

【B2 型题】

1. E　　2. C　　3. B

三、问答题

1. 简述意识障碍的病因。

答：意识障碍的病因是：①重症急性感染；②颅脑非感染性疾病；③内分泌与代谢障碍；④心血管疾病；⑤水、电解质代谢紊乱；⑥外源性中毒；⑦物理性及缺氧性损害。

2. 简述昏迷的临床表现。

答：昏迷的临床表现按其程度可分为三个阶段：①轻度昏迷：意识大部分丧失，对疼痛刺激尚可出现防御反应，角膜反射等可存在。②中度昏迷：对周围事物、各种刺激均无反应，对剧烈刺激可出现防御反射。角膜反射减弱，眼球无转动。③深度昏迷：全身肌肉松弛，对各种刺激无反应，深浅反射均消失。

(谢 艳)

第三十四节　睡眠障碍

学习目标

1. **掌握**　睡眠障碍的概念及分类。
2. **熟悉**　熟悉睡眠障碍的临床表现。
3. **了解**　了解睡眠障碍的病因和发病机制。

习题

一、名词解释

1. 睡眠障碍

2. 异态睡眠

二、选择题

【A1 型题】

1. 关于引起睡眠异常的发生机制，**不正确**的是

　　A. 睡眠-觉醒相关的核团病变　　　　B. 睡眠-觉醒相关的神经通路病变

　　C. 睡眠与神经系统病变无关　　　　D. 睡眠相关的化学物质异常

　　E. 睡眠相关的神经递质异常

2. 睡眠相关呼吸障碍常见于

　　A. 癫痫　　　　　　　　　　B. 阻塞性睡眠呼吸障碍　　　　C. 蛛网膜下腔出血

　　D. 高血压脑病　　　　　　　E. 脑肿瘤

3. 关于失眠的临床表现，**不正确**的是

　　A. 入睡困难　　　　　　　　B. 睡眠维持困难　　　　　　　C. 早醒

D. 睡眠不满足感   E. 意识不清

4. 睡眠中伴短暂的气喘与持续 10 秒以上的呼吸暂停交替常见于

     A. 失眠   B. 睡眠相关呼吸障碍   C. 中枢嗜睡性疾病

     D. 睡眠-觉醒昼夜节律障碍   E. 异态睡眠

5. 伴发作性猝倒和睡眠瘫痪可见于

     A. 失眠   B. 睡眠相关呼吸障碍   C. 中枢嗜睡性疾病

     D. 睡眠-觉醒昼夜节律障碍   E. 异态睡眠

6. 梦境出现的肢体活动多见于

     A. 失眠   B. 睡眠相关呼吸障碍   C. 中枢嗜睡性疾病

     D. 睡眠-觉醒昼夜节律障碍   E. 异态睡眠

7. 难以抑制地移动下肢的内在冲动,同时伴有难以言表的不适感,见于

     A. 不宁腿综合征   B. 周期性肢体运动障碍   C. 异态睡眠

     D. 睡眠-觉醒昼夜节律障碍   E. 中枢嗜睡性疾病

【A2 型题】

1. 男性,45 岁,体胖,打鼾,鼾声不规则,时而间断,最可能的疾病是

     A. 睡眠相关运动障碍   B. 阻塞性睡眠呼吸障碍   C. 中枢嗜睡性疾病

     D. 睡眠-觉醒昼夜节律障碍   E. 异态睡眠

2. 男性,12 岁,夜间睡眠中突然坐起,多导睡眠图(PSG)表现为快速眼动睡眠期肌张力增高,最可能的诊断为

     A. 异态睡眠   B. 睡眠相关呼吸障碍   C. 中枢嗜睡性疾病

     D. 睡眠-觉醒昼夜节律障碍   E. 睡眠相关运动障碍

3. 女性,67 岁,2 年来反复白天嗜睡,入睡前出现幻觉,最可能的诊断为

     A. 异态睡眠   B. 睡眠相关呼吸障碍   C. 中枢嗜睡性疾病

     D. 睡眠-觉醒昼夜节律障碍   E. 睡眠相关运动障碍

【A3/A4 型题】

(1~3 题共用题干)

男性,48 岁,近 5 年夜间睡眠时打鼾,鼾声不规则,时而中断,伴短暂的气喘与持续 10 秒以上的呼吸暂停交替,有窒息感,夜间多次憋醒。查体:体胖。

1. 该病人睡眠障碍属于哪种类型

     A. 异态睡眠   B. 睡眠相关呼吸障碍   C. 中枢嗜睡性疾病

     D. 睡眠相关运动障碍   E. 睡眠-觉醒昼夜节律障碍

2. 该病人最可能的诊断为

     A. 不宁腿综合征   B. 周期性肢体运动障碍   C. 异态睡眠

     D. 阻塞性睡眠呼吸障碍   E. 中枢嗜睡性疾病

3. 对该病人诊断最有意义的检查为

     A. 头颅 CT   B. 脑电图   C. 心电图

     D. MRI   E. 多导睡眠图(PSG)

(4~6 题共用题干)

男性,10 岁,近 2 年反复睡眠中出现大喊大叫,偶有突然坐起,跌落在地。

4. 对该病人诊断最有意义的检查为

A. 头颅 CT　　　　　　　B. 脑电图　　　　　　　C. 多导睡眠图（PSG）
D. MRI　　　　　　　　　E. 脑脊液检查

5. 该病人最可能的诊断是
A. 不宁腿综合征　　　　　B. 周期性肢体运动障碍　　C. 异态睡眠
D. 癫痫大发作　　　　　　E. 中枢嗜睡性疾病

6. 该病人**不可能**出现的是
A. 不正常的复杂运动　　　B. 破坏睡眠　　　　　　　C. 自身及同床者受伤害
D. 病理反射阳性　　　　　E. 快速眼动睡眠期肌张力增高

【B1 型题】
（1~5 题共用备选答案）
A. 失眠　　　　　　　　　B. 周期性肢体运动障碍　　C. 异态睡眠
D. 睡眠相关呼吸障碍　　　E. 中枢嗜睡性疾病

1. 睡眠时打鼾,呼吸暂停,有窒息感,多次憋醒提示
2. 睡眠中出现行为异常提示
3. 入睡困难见于
4. 睡眠期间发生的周期性、反复性、刻板性的肢体运动见于
5. 日间嗜睡,入睡前出现幻觉和夜间睡眠碎片化见于

三、问答题
1. 简述睡眠障碍的类型。
2. 简述夜间睡眠行为异常的病人的问诊要点。

参考答案

一、名词解释
1. 睡眠障碍:是睡眠的数量或质量发生紊乱。
2. 异态睡眠:睡眠相关的不正常的复杂运动、行为、情绪、观念、梦境或者自主神经系统活动,异态睡眠可影响病人本人或同床者。

二、选择题
【A1 型题】
1. C　　2. B　　3. E　　4. B　　5. C　　6. E　　7. A
【A2 型题】
1. B　　2. A　　3. C
【A3/A4 型题】
1. B　　2. D　　3. E　　4. C　　5. C　　6. D
【B1 型题】
1. D　　2. C　　3. A　　4. B　　5. E

三、问答题
1. 简述睡眠障碍的类型。
答:睡眠障碍根据疾病的主要临床表现分为六类:失眠、睡眠相关呼吸障碍、中枢嗜睡性疾病、睡眠-觉醒昼夜节律障碍、异态睡眠、睡眠相关运动障碍。

2. 简述夜间睡眠行为异常的病人的问诊要点。

答：询问行为异常的具体表现，有无内科疾病、精神心理疾病，有无运动迟缓、认知障碍、自主神经功能障碍等神经系统疾病表现，可采用视频多导睡眠监测辅助诊断，必要时须行视频脑电监测与癫痫相鉴别。

（谢 艳）

第三十五节　情感症状

学习目标

1. **掌握**　抑郁和焦虑的定义与常见临床表现。
2. **熟悉**　抑郁和焦虑的问诊要点。
3. **了解**　抑郁和焦虑的病因与发生机制。

习题

一、名词解释

1. 抑郁
2. 预期性焦虑
3. 浮动性焦虑

二、选择题

【A1 型题】

1. 精神症状**不能**通过以下哪种情况表现出来

    A. 当事人的言语　　　　　　　　　　　B. 当事人的表情

    C. 当事人血清特异性指标检测　　　　　D. 当事人的书写

    E. 当事人的行为

2. 判断某种精神活动是否属于病态，以下哪项**不正确**

    A. 与大多数正常人的精神状态比较

    B. 与当事人过去的一贯表现比较

    C. 必须了解当事人的处境

    D. 与当事人简短面谈一次未发现异常可排除病态精神活动

    E. 应了解当事人的内心体验

3. 关于抑郁，以下**不正确**的是

    A. 不会发展到出现幻觉或妄想　　　　　B. 显著而持久的情绪低落

    C. 可出现扩大性自杀　　　　　　　　　D. 可出现木僵状态

    E. 可出现躯体疼痛

4. 和抑郁有明显相关性的情感症状是

    A. 恐惧　　　　　　　　B. 幻觉　　　　　　　　C. 焦虑

    D. 惊恐　　　　　　　　E. 躁狂状态

5. 关于抑郁的问诊,以下**错误**的是
   A. 应询问病人情绪变化与病前发生感染、发热等疾病的关系
   B. 应询问症状的季节性、周期性
   C. 应询问有无幻觉等精神病性症状
   D. 不必追问是否有自杀行为
   E. 应询问药物使用情况

6. 关于焦虑,以下说法正确的是
   A. 正常的焦虑反应在威胁消失后,担忧会持续存在
   B. 对于不真实的问题过度担心是病理性焦虑的表现之一
   C. 焦虑与惊恐障碍无关
   D. 焦虑与遗传无关
   E. 抑郁和焦虑是情绪障碍同一方面的症状,只是不同阶段两者比例不同

7. 关于焦虑的临床表现,以下说法**不正确**的是
   A. 可表现为木僵   B. 可表现为肌肉疼痛
   C. 可出现心悸、气短、尿频、腹泻   D. 注意力难以集中
   E. 可表现为静坐不能

8. 以下关于焦虑的说法,正确的是
   A. 咖啡因、阿片类物质、激素、镇静催眠药以及酒精等,长期使用或戒断、中毒后可引起焦虑症状
   B. 女性和男性患焦虑的概率无统计学意义
   C. 严重的急性焦虑发作不会出现呼吸困难和心跳加快
   D. 对于初诊、无心理应激因素、病前个性良好的焦虑病人,无须行器质性疾病排查
   E. 焦虑的发生与遗传无关

三、问答题

1. 简述抑郁的临床表现。
2. 简述抑郁的问诊要点。
3. 简述焦虑的临床表现。
4. 简述焦虑的问诊要点。

参考答案

一、名词解释

1. 抑郁:以显著而持久的情绪低落为主要特征的综合征,其核心症状包括情绪低落、兴趣缺乏、快感缺失,可伴有躯体症状、自杀观念或行为等。

2. 预期性焦虑:对未来可能发生、难以预料的某种危险或不幸事件的担心,其担心和烦恼的程度与现实不相称,即预期性焦虑。

3. 浮动性焦虑:病人不能明确意识到他担心的对象或内容,只是提心吊胆、惶恐不安,即浮动性焦虑。

二、选择题

【A1 型题】

1. C　　2. D　　3. A　　4. C　　5. D　　6. B　　7. A　　8. A

三、问答题

1. 简述抑郁的临床表现。

答:抑郁的临床表现包括:①情绪低落:病人感到一种深切的悲伤,痛苦难熬,愁眉苦脸,唉声叹气,自称"高兴不起来""活着没意思"等,有度日如年、生不如死之感。②兴趣缺乏:病人对以前喜欢的活动兴趣明显减退甚至丧失。③快感缺失:体会不到生活的快乐,不能从平日的活动中获得乐趣。④思维迟缓:表现为思维联想速度缓慢,反应迟钝,思路闭塞,思考问题困难,主动言语减少,语速慢,语声低,交流困难。⑤运动性迟滞或激越:运动性迟滞,即活动减少,动作缓慢,无精打采,严重者呈木僵或亚木僵状态。激越者表现为烦躁不安、紧张、难以控制自己,甚至有攻击行为。⑥自责自罪:病人对自己以前的轻微过失或错误感到自责,认为自己犯了严重的过错,甚至认为是罪孽深重。⑦自杀观念或行为。⑧躯体症状:包括睡眠障碍、食欲减退、体重下降、性欲减退、便秘、躯体疼痛、疲惫乏力、自主神经功能失调症状等。⑨其他:部分病人在抑郁一段时间后出现幻觉、妄想等精神病性症状。

2. 简述抑郁的问诊要点。

答:抑郁的问诊要点包括:①起病年龄、病前性格、有无诱因、起病形式、周期性和季节性、精神障碍家族史。②病前有无感染、发热、颅脑外伤、躯体疾病病史,有无酒精或精神活性物质使用史。③具体临床症状,有无自杀观念和自伤、自杀行为。④伴随症状,如认知功能(反应速度、注意力、记忆力、抽象思维能力等)、精神病性症状、躯体症状等。

3. 简述焦虑的临床表现。

答:焦虑的临床表现包括:①精神方面:焦虑的核心特点是过度担心。病人对外界刺激敏感,警觉性增高,易激动,注意力难以集中,难以入睡,睡眠中易惊醒。表现为预期性焦虑或浮动性焦虑等。惊恐障碍病人表现为突然的强烈的恐惧,害怕失去控制或觉得死亡将至。②行为方面:表现为肌肉紧张,运动不安,搓手顿足,不能静坐,来回走动。肌肉紧张表现为感到一组或多组肌肉不舒服的紧张感,严重时感到肌肉酸痛,有的病人出现肢体震颤。惊恐障碍病人常因为担心再次发作产生回避行为,不敢单独出门,害怕人多热闹的场所。③自主神经功能紊乱:表现为心悸、胸闷、气短、皮肤潮红或苍白、口干、便秘或腹泻、出汗、尿意频繁等。有的病人出现阳痿、早泄或月经紊乱等。惊恐发作时还可表现为呼吸困难或窒息感、堵塞感、濒死感等。

4. 简述焦虑的问诊要点。

答:焦虑的问诊要点包括:①焦虑的临床表现:主要症状及持续时间,发作特点,伴随症状,既往治疗情况等。②焦虑与性别、个性、生活压力的关系:女性患焦虑的概率高于男性。绝对主义、完美主义倾向的人,或敏感脆弱者易产生焦虑。生活压力大,遭遇创伤性的生活事件者易出现焦虑。③焦虑的起病情况:甲状腺疾病、心脏病、系统性红斑狼疮、某些脑炎、脑血管疾病、脑变性疾病等病人易于出现焦虑症状。对于初诊、无心理应激因素、病前个性良好者,应警惕焦虑是否继发于上述躯体疾病。许多药物,如苯丙胺、可卡因、咖啡因、阿片类物质、激素、镇静催眠药以及酒精等,长期使用或戒断或量大而中毒后可引起焦虑症状,应注意询问用药史。

(谢 艳)

第二篇 问 诊

学习目标

1. **掌握** 问诊的内容,特别是主诉的归纳、编写和现病史的具体内容。

2. **熟悉** 问诊的基本方法,结合见习、实习、同学间角色扮演练习、标准化病人教学、录像资料等方式学习基本的医学交流技能和问诊的技巧。

3. **了解** 特殊情况的问诊技巧,理论学习结合见习中遇到的具体病人学习技巧的应用;了解重点问诊的方法。在急诊、门诊见习和观摩时,结合临床医疗实际工作初步了解和学习重点问诊的方法。

4. **了解** 问诊的重要性和问诊的医德要求。

习题

一、名词解释

1. 问诊

2. 现病史

3. 主诉

4. 既往史

二、选择题

【A1 型题】

1. 下列内容属于现病史的是
   A. 习惯与嗜好 　　　　 B. 生育史 　　　　 C. 本次发病到就诊的时间
   D. 药物过敏史 　　　　 E. 职业

2. 下列内容属于既往史的是
   A. 起病经过 　　　　 B. 预防接种史 　　　　 C. 诊疗经过
   D. 吸烟史 　　　　 E. 月经史

3. 属于诱导性提问的是
   A. 您哪里疼痛 　　　　 B. 您感觉哪儿不舒服 　　　　 C. 多在什么情况下发病
   D. 您起病有什么原因 　　　　 E. 您上腹痛时向右肩放射吗

4. 属于医学术语的叙述是
   A. 心慌 　　　　 B. 心悸 　　　　 C. 肚子胀
   D. 拉肚子 　　　　 E. 气喘不止

5. 属于个人史的是
   A. 发病时间 　　　　 B. 预防接种史 　　　　 C. 血吸虫疫水接触史
   D. 病因与诱因 　　　　 E. 诊治情况

6. 属于生育史的内容是
   A. 特殊爱好 　　　　 B. 避孕措施 　　　　 C. 工业毒物接触情况

D. 饮食的规律　　　　　　　　E. 业余爱好

7. 在问诊内容方面的基本要求是

　　A. 语言简练　　　　　　　　B. 表达清晰　　　　　　　　C. 文字通顺

　　D. 全面系统　　　　　　　　E. 格式正确

8. 属于既往史内容的是

　　A. 发病的症状　　　　　　　B. 发病时体征　　　　　　　C. 发病的诱因

　　D. 父母健康状况　　　　　　E. 预防接种史

9. 问诊内容的主体部分是

　　A. 主诉　　　　　　　　　　B. 现病史　　　　　　　　　C. 既往史

　　D. 个人史　　　　　　　　　E. 家族史

10. 在问诊时使用**不恰当**的语句是

　　A. 您病了多久?　　　　　　　B. 您在什么情况下疼痛加重?

　　C. 您的大便发黑,对吧?　　　D. 您还有其他哪些地方不舒服?

　　E. 您病后用过什么药物治疗?

11. 问诊时**应避免**的是

　　A. 先由主诉开始　　　　　　　B. 先由简易问题开始

　　C. 先进行过渡性交流　　　　　D. 医生的态度要好

　　E. 使用特定意义的医学术语

12. 有关主诉的描述,**不正确**的是

　　A. 病人感受最主要的痛苦或最明显的症状或体征

　　B. 可初步反映病情轻重与急缓

　　C. 本次就诊最主要的原因

　　D. 可反映患病的时间

　　E. 主诉并非现病史的主要表述

13. **不属于**个人史内容的是

　　A. 受教育程度　　　　　　　B. 特殊嗜好　　　　　　　　C. 工业毒物接触情况

　　D. 经济情况　　　　　　　　E. 生育情况

14. **不是**一般项目内容的是

　　A. 姓名、性别　　　　　　　B. 年龄、籍贯　　　　　　　C. 出生地、住址

　　D. 习惯、嗜好　　　　　　　E. 民族、婚姻

15. **不属于**遗传性疾病的是

　　A. 血友病　　　　　　　　　B. 白化病　　　　　　　　　C. 糖尿病

　　D. 先天愚型　　　　　　　　E. 慢性支气管炎

16. **不属于**既往史内容的是

　　A. 外伤手术史　　　　　　　B. 传染病史　　　　　　　　C. 预防接种史

　　D. 饮酒史　　　　　　　　　E. 过敏史

17. 问诊时,**不恰当**的是

　　A. 您的腹痛像什么样　　　　　　　B. 您病后到哪里就诊过

　　C. 您腹痛的部位在何处　　　　　　D. 您是否下午发热

　　E. 请谈谈您起病的情况

18. 家族史是询问病人亲属的健康情况,**不包括**

    A. 双亲   B. 姐妹   C. 夫妻   D. 兄弟   E. 子女

【B1 型题】

(1~5 题共用备选答案)

    A. 子女的健康状况   B. 尿频、尿急、尿痛 3 天   C. 曾接种卡介苗

    D. 治疗经过、重要的阴性症状   E. 冶游史

1. 属于主诉的是

2. 属于现病史的是

3. 属于既往史的是

4. 属于个人史的是

5. 属于家族史的是

(6~10 题共用备选答案)

    A. 循环系统疾病   B. 呼吸系统疾病   C. 消化系统疾病

    D. 泌尿系统疾病   E. 内分泌系统疾病

6. 腹胀、腹痛见于

7. 心慌、晕厥见于

8. 怕热、多汗、色素沉着见于

9. 尿急、尿痛、尿频、面部水肿见于

10. 咳嗽、咳痰、咯血、呼吸困难见于

【B2 型题】

(1~2 题共用备选答案)

    A. 咳嗽、胸痛、呼吸困难   B. 活动后气急、心前区疼痛

    C. 多饮、多尿、多食、消瘦   D. 尿频、尿急、尿痛、腰痛

    E. 皮肤苍白、头昏眼花

1. 属于循环系统问诊要点的是

2. 属于泌尿系统问诊要点的是

(3~4 题共用备选答案)

    A. 头痛、记忆力减退、抽搐   B. 腹痛、腹泻、恶心、呕吐

    C. 头昏眼花、虚弱、黏膜苍白   D. 关节畸形、肌肉萎缩

    E. 耳聋、耳鸣、眩晕

3. 属于消化系统问诊要点的是

4. 属于神经系统问诊要点的是

(5~6 题共用备选答案)

    A. 尿急、尿频、尿痛、腰膝酸软   B. 多尿、多饮、多食、乏力

    C. 食欲减退、吞咽困难   D. 皮肤出血点、瘀斑

    E. 端坐呼吸、血压增高、气促

5. 属于血液系统问诊要点的是

6. 属于循环系统问诊要点的是

(7~8 题共用备选答案)

    A. 乏力、显著肥胖或消瘦   B. 感觉异常、瘫痪

  C. 定向力障碍、情绪异常   D. 血压增高、下肢水肿

  E. 关节肿胀、疼痛、活动受限

7. 属于运动系统问诊要点的是

8. 属于神经系统问诊要点的是

（9~10 题共用备选答案）

  A. 咳嗽、发热 3 天   B. 青霉素 80 万 U 每日 3 次肌内注射治疗 3 天

  C. 3 年前因急性阑尾炎行阑尾切除 D. 每日饮酒 100ml

  E. 28 岁结婚，配偶健康

9. 属于现病史内容的是

10. 属于既往史内容的是

三、问答题

1. 简述问诊的主要内容。

2. 现病史包括哪些内容？

3. 既往史包括哪些内容？

4. 个人史包括哪些内容？

5. 归纳病人主诉时应注意哪些问题？

6. 举例说明询问主要症状的特点应包括哪些内容？

参考答案

一、名词解释

1. 问诊：是医师通过对病人或相关人员的系统询问获取病史资料，经过综合分析而作出临床判断的一种诊法。

2. 现病史：是病史中的主体部分，它记述病人患病后的全过程，即疾病发生、发展、演变和诊治经过。

3. 主诉：为病人感受最主要的痛苦或最明显的症状和/或体征及其持续时间，也就是本次就诊最主要的原因。

4. 既往史：包括病人既往的健康状况和曾经患过的疾病（包括各种传染病）、外伤手术、预防接种史、过敏史，特别是与目前所患疾病有密切关系的情况。

二、选择题

【A1 型题】

1. C 2. B 3. E 4. B 5. C 6. B 7. D 8. E 9. B 10. C

11. E 12. E 13. E 14. D 15. E 16. D 17. D 18. C

【B1 型题】

1. B 2. D 3. C 4. E 5. A 6. C 7. A 8. E 9. D 10. B

【B2 型题】

1. B 2. D 3. B 4. A 5. D 6. E 7. E 8. B 9. B 10. C

三、问答题

1. 简述问诊的主要内容。

答：问诊的主要内容包括：①一般项目；②主诉；③现病史；④既往史；⑤系统回顾；⑥个人史；

⑦婚姻史;⑧月经史与生育史;⑨家族史。

2. 现病史包括哪些内容？

答:现病史包括:①起病情况与患病的时间;②主要症状的特点;③病因与诱因;④病情的发展与演变;⑤伴随症状;⑥诊治经过;⑦病程中的一般情况。

3. 既往史包括哪些内容？

答:既往史是指病人过去的健康和疾病情况。内容包括既往一般健康状况、疾病史、传染病史、预防接种史、手术外伤史、输血史、食物或药物过敏史等。

4. 个人史包括哪些内容？

答:个人史包括:①社会经历;②职业及工作条件;③习惯与嗜好;④其他如冶游史。

5. 归纳病人主诉时应注意哪些问题？

答:归纳病人主诉时应注意:①主诉应用一两句话加以概括,并同时注明主诉自发生到就诊的时间。②记录主诉要简明,应尽可能用病人自己描述的症状,一般不用医生对病人的诊断用语。③病程较长、病情比较复杂的病例,应该结合整个病史,综合分析以归纳出更能反映其患病特征的主诉。④有时有病情没有连续性的情况,可以灵活掌握,分成几个阶段描述。⑤对当前无症状,诊断资料和入院目的又十分明确的病人,也可以用诊断用语。

6. 举例说明询问主要症状的特点应包括哪些内容？

答:询问主要症状的特点应包括主要症状出现的部位、性质、持续时间和程度,缓解或加剧的因素。举例(略)。

(吕晓君)

第三篇　体格检查

第一章　基本方法

学习目标

1. **掌握**　视诊、触诊、叩诊、听诊的基本方法。
2. **熟悉**　视诊、触诊、叩诊、听诊的注意事项,嗅诊的临床意义。

习题

一、名词解释

1. 体格检查(physical examination)
2. 检体诊断(physical diagnosis)
3. 视诊(inspection)
4. 触诊(palpation)
5. 浅部触诊法(light palpation)
6. 深部触诊法(deep palpation)
7. 冲击触诊法(ballottement)
8. 叩诊(percussion)
9. 听诊(auscultation)
10. 嗅诊(olfactory examination)

二、选择题

【A1 型题】

1. 正常青年人**不会**出现的叩诊音是
   - A. 清音
   - B. 浊音
   - C. 实音
   - D. 鼓音
   - E. 过清音

2. 下列体征均可用叩诊法检查,**除了**
   - A. 肺下缘移动度
   - B. 肝大小
   - C. 二头肌腱反射
   - D. Oppenheim 征
   - E. 脾大小

3. 下列体征适用于深部触诊法检查,**除了**
   - A. 中输尿管点压痛
   - B. 板状腹
   - C. 阑尾点压痛、反跳痛
   - D. 右肾下极
   - E. 乙状结肠包块

4. 下列关于深压触诊法的表述正确的是

　A. 用于脾脏的触诊

　B. 用于检查腹部有无肌紧张

　C. 用于检查有无腹腔积液

　D. 用于肝脏的触诊

　E. 用于探测腹腔深在病变的部位,以确定腹腔压痛点

5. 触诊腹腔积液病人腹腔内有无肿物,最好用

　A. 滑动触诊法　　　　　B. 双手触诊法　　　　　C. 插入触诊法

　D. 冲击触诊法　　　　　E. 浅部触诊法

6. 呼吸有烂苹果味最常见于

　A. 酒精中毒　　　　　　B. 有机磷农药中毒　　　　C. 肝性脑病

　D. 尿毒症　　　　　　　E. 糖尿病酮症酸中毒

三、问答题

体格检查时应注意的主要问题有哪些?

参考答案

一、名词解释

1. 体格检查(physical examination):医师运用自己的感官和借助于简便的检查工具,如体温计、血压计、叩诊锤、听诊器、检眼镜等,客观地了解和评估病人身体状况的一系列最基本的检查称为体格检查。

2. 检体诊断(physical diagnosis):医师对病人进行全面体格检查后,对其健康状况或疾病状态提出的临床判断称为检体诊断。

3. 视诊(inspection):医师用眼睛观察病人全身或局部表现的诊断方法称为视诊。

4. 触诊(palpation):医师通过手接触被检查部位时的感觉来进行判断的一种方法称为触诊。

5. 浅部触诊法(light palpation):用于体表浅在病变(关节、软组织、浅部动脉、静脉、神经、阴囊、精索等)检查和评估的触诊方法称为浅部触诊法。

6. 深部触诊法(deep palpation):医师用单手或两手重叠,由浅入深,逐渐加压,以达到检查深在病变的触诊方法称为深部触诊法。它包括深部滑行触诊法、双手触诊法、深压触诊法和冲击触诊法等。腹部深部触诊法触及的深度常在 2cm 以上,有时可达 4~5cm。

7. 冲击触诊法(ballottement):医师右手并拢的示、中、环三指,取 70°~90°角,放置于腹壁拟检查的部位,作数次急速而较有力的冲击动作,以达到检查目的的触诊方法称为冲击触诊法(也称为浮沉触诊法)。适用于大量腹腔积液时肝、脾及腹腔包块难以触及者。

8. 叩诊(percussion):医师用手指或借助于叩诊锤叩击身体表面某一部位,使之震动而产生音响,根据叩击部位的震动和声响以及病人反应的特点来判断被检查部位的脏器状态有无异常的一种方法称为叩诊。

9. 听诊(auscultation):医师根据病人身体各部分发出声音的变化判断正常与否的诊断方法称为听诊。

10. 嗅诊(olfactory examination):通过嗅觉来判断发自病人的异常气味与疾病之间关系的一种方法称为嗅诊。

二、选择题

【A1 型题】

1. E　　2. D　　3. B　　4. E　　5. D　　6. E

三、问答题

体格检查时应注意的主要问题有哪些?

答:体格检查时应注意的主要问题有:①应以病人为中心,关心、体贴病人,避免引起交叉感染。②医师应仪表端庄、举止大方、态度诚恳和蔼。③医师应站在病人右侧,应有礼貌地对病人做自我介绍,并说明体格检查的目的和要求。④查体时光线应适当,室内应温暖,环境应安静,检查手法应规范、轻柔,被检查部位暴露应充分。⑤全身体格检查时,力求达到全面、有序、重点、规范和正确。⑥应按一定顺序检查,避免重复和遗漏,避免反复翻动病人。⑦查体过程中应注意相邻部位的对照。⑧注意保护病人隐私。⑨检查结束应对病人的配合表示感谢。⑩应根据病情变化,及时复查。

(张秀峰)

第二章 | 一般检查

学习目标

1. **掌握** 一般检查的内容及其表现、检查方法和临床意义。
2. **熟悉** 一般检查的顺序及异常体征的鉴别。
3. **了解** 一般检查中异常体征的发生机制。

习题

一、名词解释

1. 生命体征
2. 消瘦
3. 恶病质
4. 肥胖
5. 意识
6. 慢性面容
7. 二尖瓣面容
8. 满月面容
9. 自主体位
10. 被动体位
11. 强迫体位
12. 角弓反张位
13. 蹒跚步态
14. 共济失调步态
15. 慌张步态
16. 间歇性跛行
17. 发绀
18. 黄染
19. 白癜风
20. 斑疹
21. 玫瑰疹
22. 紫癜
23. 蜘蛛痣
24. 肝掌

25. 水肿

二、选择题

【A1 型题】

1. 一般检查内容**不包括**
   A. 面容表情   B. 神经反射   C. 意识状态
   D. 生命体征   E. 皮肤黏膜

2. 某些疾病的发生与性别有关,多发于女性的疾病是
   A. 胃癌   B. 食管癌   C. 系统性红斑狼疮
   D. 血友病   E. 肝癌

3. 关于体温测量正确的是
   A. 口测法适用于婴幼儿及神志不清者
   B. 腋测法测量体温时腋窝有汗液不必擦干
   C. 腋测法正常值为 36~37℃
   D. 肛测法不用于小儿及神志不清者
   E. 肛测法较口测法低 0.3~0.5℃

4. 对正常人体温生理波动认识**错误**的是
   A. 老年人略低   B. 早晨略低、下午略高
   C. 妇女在月经期前或妊娠中略高   D. 24 小时体温波动一般不超过 2℃
   E. 运动或进食后略高

5. 正常人静息状态下,呼吸频率是
   A. 11~16 次/分   B. 12~20 次/分   C. 11~20 次/分
   D. 11~18 次/分   E. 12~24 次/分

6. 引起呼吸过缓的原因是
   A. 发热   B. 贫血   C. 甲亢
   D. 心功能不全   E. 颅内压增高

7. 临床上一般体温升高 1℃,呼吸大约增加
   A. 2 次/分   B. 4 次/分   C. 5 次/分
   D. 6 次/分   E. 10 次/分

8. 检查脉搏一般检查
   A. 颞动脉搏动   B. 肱动脉搏动   C. 桡动脉搏动
   D. 面动脉搏动   E. 股动脉搏动

9. 正常成人的脉率是
   A. 60~100 次/分   B. 60~80 次/分   C. 60~72 次/分
   D. 72~100 次/分   E. 80~90 次/分

10. 脉搏增快一般**不出现**于
    A. 甲状腺功能减退   B. 休克   C. 发热
    D. 贫血   E. 心力衰竭

11. 关于奇脉的叙述正确的是
    A. 指节律正常而强弱交替出现的脉率
    B. 指平静吸气时脉搏明显减弱甚至消失的现象

C. 指脉搏骤起骤落

D. 见于急性心肌梗死

E. 见于甲状腺功能亢进症

12. 关于血压叙述正确的是

A. 测量时被测上肢裸露,肘部高于心脏水平

B. 测量时听到第一声响时的汞柱数值为收缩压

C. 测量时声音突然变小而低沉为舒张压

D. 正常人两上肢血压略有差异,可相差 12~20mmHg

E. 正常人下肢血压较上肢高 10~20mmHg

13. 下列哪项**不是**判断身体发育状况的指标

A. 身高   B. 年龄   C. 第二性征

D. 肌肉发育情况   E. 体重

14. 最简便又快速判断人体营养状态的方法是查看

A. 前臂的屈侧或上臂背侧下 1/3 皮下脂肪的充盈程度

B. 身高

C. 体重

D. 面部脂肪分布情况

E. 腹部脂肪分布情况

15. 下列哪项**不是**判断营养状况的指标

A. 皮肤   B. 皮下脂肪   C. 体重

D. 毛发   E. 肌肉发育情况

16. 肥胖是指体重超过标准体重的

A. 5%   B. 10%   C. 15%   D. 20%   E. 25%

17. 原发性肥胖的特点,下列**不正确**的是

A. 摄入热量过多所致   B. 全身脂肪分布不均匀

C. 有遗传倾向   D. 青少年病人可有外生殖器发育迟缓

E. 无内分泌疾病

18. 单纯性肥胖的叙述正确的是

A. 多由某些内分泌疾病引起   B. 表现为向心性肥胖

C. 常有一定的遗传倾向   D. 全身脂肪分布不均

E. 青少年期没有生殖器发育迟缓

19. 临床上检查意识状态的方法一般多用

A. 嗅诊   B. 问诊   C. 触诊   D. 叩诊   E. 听诊

20. 甲状腺功能亢进面容是

A. 面色苍白,颜面水肿   B. 面容惊愕,睑裂增宽,目光闪亮

C. 面色苍白,表情疲惫   D. 面色灰褐,额部有褐色色素沉着

E. 面容憔悴,目光暗淡

21. 下列项目**不符合**甲亢面容表现的是

A. 眼球突出   B. 睑裂增大   C. 面容呈惊愕状

D. 瞬目减少   E. 目光无神

22. 甲状腺功能减退的面容是
    A. 面色苍白,表情疲惫
    B. 面色苍黄,颜面水肿,目光呆滞
    C. 面色灰褐,额部有褐色色素沉着
    D. 面容惊愕,目光闪亮
    E. 表情淡漠,反应迟钝,瞬目减少

23. 风湿性心瓣膜病二尖瓣狭窄的典型面容是
    A. 面色灰暗,双颊发红,口唇发绀
    B. 面色苍白,表情疲惫
    C. 面色灰褐,额部有褐色色素沉着
    D. 面容惊愕,目光闪亮
    E. 表情淡漠,反应迟钝

24. 急性腹膜炎病人多采用
    A. 自主体位
    B. 被动体位
    C. 强迫仰卧位
    D. 强迫俯卧位
    E. 强迫坐位

25. 胆道蛔虫症急性发作时的体位是
    A. 强迫蹲位
    B. 强迫停立位
    C. 辗转体位
    D. 强迫仰卧位
    E. 强迫坐位

26. 急性左心功能不全的体位是
    A. 自主体位
    B. 强迫仰卧位
    C. 强迫坐位
    D. 强迫蹲位
    E. 辗转体位

27. 胸膜疾患的病人常采用的体位是
    A. 强迫仰卧位
    B. 强迫俯卧位
    C. 强迫侧卧位
    D. 强迫坐位
    E. 自动体位

28. 帕金森病病人走动时的步态是
    A. 慌张步态
    B. 跨阈步态
    C. 醉酒步态
    D. 剪刀步态
    E. 蹒跚步态

29. 贫血病人出现皮肤及黏膜苍白,较为可靠的检查部位是
    A. 面颊、皮肤、上腭黏膜
    B. 手背皮肤及口腔黏膜
    C. 耳郭皮肤
    D. 颈部皮肤、舌面
    E. 睑结膜

30. 发绀不常出现的部位是
    A. 舌
    B. 唇
    C. 耳郭
    D. 肢端
    E. 腹部

31. 黄疸早期或轻微出现时常见的部位是
    A. 躯干
    B. 巩膜、软腭黏膜
    C. 手掌、脚掌
    D. 耳郭
    E. 四肢肢端

32. 体格检查时,鉴别是否为黄疸,下列判断正确的是
    A. 皮肤有黄染肯定是黄疸
    B. 巩膜有黄染肯定为黄疸
    C. 巩膜均匀黄染
    D. 皮肤黄染仅在手掌、足底
    E. 巩膜黄染仅出现在角膜缘周围

33. 过多食用含有胡萝卜素的食物可使皮肤黄染,但一般不发生于
    A. 足底
    B. 前额
    C. 手掌
    D. 巩膜和口腔黏膜
    E. 鼻部及双颊部

34. 检查皮肤弹性常取的部位是
    A. 手背或上臂内侧
    B. 躯干
    C. 眼睑部

D. 腹部　　　　　　　　　　E. 胫前

35. 玫瑰疹多出现在
    A. 胸腹部　　　B. 面部　　　C. 四肢　　　D. 背部　　　E. 生殖器

36. 玫瑰疹对下列哪种疾病有诊断意义
    A. 伤寒　　　B. 麻疹　　　C. 猩红热　　　D. 丹毒　　　E. 风湿热

37. 伤寒或副伤寒的特征性皮疹是
    A. 斑疹　　　B. 玫瑰疹　　　C. 荨麻疹　　　D. 斑丘疹　　　E. 丘疹

38. 蜘蛛痣最常见的部位是
    A. 颈面部　　　B. 腰部　　　C. 下胸部　　　D. 四肢　　　E. 背部

39. 关于蜘蛛痣的描述**不正确**的是
    A. 大小不等　　　　　　　　B. 是皮肤小动脉末端扩张所致
    C. 多见于下腔静脉分布区　　D. 是雌激素增高所致
    E. 多分布于颈部、上臂及肩背部等处

40. 人体浅表淋巴结通常直径多在
    A. 0.2~0.5cm　B. 1.0~1.5cm　C. 0.2~0.3cm　D. 0.5~1.0cm　E. 0.1~0.5cm

41. 腹股沟淋巴结收集的部位是
    A. 下肢及会阴部　　　　　B. 躯干下部　　　　　C. 乳腺
    D. 胸壁　　　　　　　　　E. 腹壁

42. 局限性淋巴结肿大见于
    A. 系统性红斑狼疮　　　　B. 淋巴瘤　　　　　　C. 丝虫病
    D. 恶性肿瘤淋巴结转移　　E. 白血病

43. 肺癌最易向下列哪组淋巴结转移
    A. 左侧锁骨上窝淋巴结　　B. 右侧锁骨上窝淋巴结　　C. 颈部淋巴结
    D. 腹股沟淋巴结　　　　　E. 下颌下淋巴结

44. 易向左锁骨上淋巴结转移的是
    A. 乳腺癌　　　B. 肺癌　　　C. 胃癌　　　D. 食管癌　　　E. 结肠癌

45. 关于慢性淋巴结肿大正确的是
    A. 肿瘤性淋巴结肿大不属于慢性淋巴结肿大
    B. 系统性红斑狼疮导致的淋巴结肿大属于慢性淋巴结肿大
    C. 淋巴结结核导致的淋巴结肿大不属于慢性淋巴结肿大
    D. 艾滋病导致的淋巴结肿大不属于慢性淋巴结肿大
    E. 药物热时导致的淋巴结肿大属于慢性淋巴结肿大

【A2 型题】

1. 某女性病人,面色晦暗,双颊紫红,口唇轻度发绀,这种面容被称为
    A. 病危面容　　　　　　　B. 肝病面容　　　　　　C. 肾病面容
    D. 二尖瓣面容　　　　　　E. 慢性面容

2. 男性,74 岁,因劳累后气短、心悸 1 周入院。查体:颊部紫红色,口唇发绀,心尖闻及舒张期杂音。病人可能出现的面容是
    A. 肝病面容　　　　　　　B. 满月面容　　　　　　C. 贫血病容
    D. 二尖瓣面容　　　　　　E. 肾病面容

3. 某肾病病人,长期用药治疗,检查面部饱满,皮肤发红,伴痤疮,这种面容被称为

    A. 肾病面容   B. 满月面容   C. 甲亢面容

    D. 急性病容   E. 二尖瓣面容

4. 男性,64 岁,近日有呼吸困难、咳嗽、下肢水肿。查体:呼吸急促,不能平卧,精神焦虑,该病人的体位可能是

    A. 强迫俯卧位   B. 强迫侧卧位   C. 辗转体位

    D. 强迫坐位   E. 强迫蹲位

5. 某病人 65 岁,咳嗽、咳痰 18 年,气促 4 年,下肢水肿半个月,诊断为慢性阻塞性肺疾病、肺心病、心功能Ⅲ级,该病人多采取何种体位

    A. 端坐呼吸   B. 被动体位   C. 自动体位

    D. 强迫仰卧位   E. 强迫侧卧位

6. 某病人 50 岁,气促 2 周,诊断为右侧大量胸腔积液。该病人多采用何种体位

    A. 自主体位   B. 被动体位   C. 强迫坐位

    D. 右侧卧位   E. 左侧卧位

7. 某病人,男性,70 岁,自诉近 1 个月出现突发的下肢酸痛乏力,于步行中出现,稍事休息后能继续行走。既往有高血压病史。病人可能出现的步态是

    A. 慌张步态   B. 共济失调步态   C. 跨阈步态

    D. 蹒跚步态   E. 间歇性跛行

8. 某病人,女性,27 岁,过多食用胡萝卜,使血中胡萝卜素含量增加,发黄多出现的部位是

    A. 手掌、足底、前额   B. 巩膜   C. 口腔黏膜

    D. 躯干   E. 耳郭

9. 某病人,男性,30 岁,左颈部淋巴结无痛性肿大 1 个月,体温 36℃,左颈后可触及 3cm×3cm 无痛性肿大淋巴结,检查方法叙述错误的是

    A. 可站在被检查者背后,手指紧贴检查部位

    B. 由浅入深滑动触诊

    C. 触诊时让被检查者头部稍高,或偏向检查侧的对侧

    D. 检查时注意淋巴结的部位、大小、硬度、压痛、活动度等

    E. 颈部检查完后,还要检查其他部位

10. 某病人,男性,58 岁,上腹隐痛 10 年,体重减轻,半年间有黑便。体检发现左锁骨上窝 2cm×2cm 淋巴结 2 个。检查病人左锁骨上淋巴结的正确手法是

    A. 头向前屈,右手触诊左锁骨上由浅触摸至锁骨后深部

    B. 头向前屈,左手触诊左锁骨上由浅触摸至锁骨后深部

    C. 头稍向右偏屈,右手触诊左锁骨上由浅触摸至锁骨后深部

    D. 头稍向左偏屈,左手触诊左锁骨上由浅触摸至锁骨后深部

    E. 头向后伸,右手触诊左锁骨上由浅触摸至锁骨后深部

11. 某病人,男性,55 岁,上腹部无规律性疼痛、消瘦 1 年入院,胃镜示胃小弯处有一个 2cm×2cm 大小溃疡,边缘不整齐,有坏死,少量渗血。查体表浅淋巴结对诊断意义最大的是

    A. 颈前、颈后   B. 锁骨上窝   C. 枕后

    D. 腋下   E. 腹股沟

12. 某病人,女性,53 岁,因咳嗽、痰中带血 1 个月入院,无发热,胸片示右肺门密度增高影,血常规正常,血沉 150mm/h。该病人若出现表浅淋巴结肿大,最先肿大的组群可能为

  A. 右颏下淋巴结群   B. 左颈前淋巴结群   C. 右颈后淋巴结群

  D. 左锁骨上窝淋巴结群   E. 右锁骨上窝淋巴结群

13. 某病人,女性,20 岁,干咳、痰中带血、低热半个月余。体检发现:右上肺闻及湿啰音,PPD(+++)。该病人如果出现表浅淋巴结肿大,最先肿大的组群可能是

  A. 耳后淋巴结   B. 颈部淋巴结   C. 枕部淋巴结

  D. 颏下淋巴结   E. 下颌下淋巴结

14. 某病人,21 岁,左颈部有 3 个肿大的淋巴结,质地稍硬,其中一个坏死、破溃,形成瘘管,该病人所患疾病可能性较大的是

  A. 急性淋巴结炎   B. 慢性淋巴结炎   C. 淋巴结结核

  D. 淋巴瘤   E. 恶性肿瘤淋巴结转移

【B2 型题】

(1~3 题共用备选答案)

  A. 直径不超过 2mm   B. 直径 3~5mm   C. 直径 5mm 以上

  D. 直径 2~3mm   E. 直径 6mm

1. 紫癜

2. 瘀斑

3. 瘀点

(4~6 题共用备选答案)

  A. 下肢   B. 眼睑   C. 胸腔   D. 腹腔   E. 外阴

4. 肾性水肿最先出现的部位为

5. 心性水肿最先出现的部位为

6. 肝性水肿最先出现的部位为

(7~10 题共用备选答案)

  A. 正常淋巴结   B. 非特异性淋巴结炎   C. 淋巴结结核

  D. 恶性肿瘤转移至淋巴结 E. 淋巴瘤

7. 直径多为 0.2~0.5cm 大小,质地柔软,表面光滑,与毗邻组织无粘连,不易触及,亦无压痛,见于

8. 颈部淋巴结肿大,质地中等,表面光滑,无粘连,有轻微压痛,口服甲硝唑后,淋巴结肿痛消失,见于

9. 颈部多发性质地稍硬,大小不等,互相粘连,有时可见瘘管和瘢痕的淋巴结肿大,见于

10. 锁骨上扪及质地坚硬、表面光滑与周围粘连不易推动、无压痛的淋巴结肿大,见于

(11~14 题共用备选答案)

  A. 斑疹   B. 玫瑰疹   C. 丘疹   D. 斑丘疹   E. 荨麻疹

11. 丹毒、斑疹伤寒病人,局部皮肤发红,一般不凸出皮肤表面

12. 麻疹、药物疹、湿疹病人,除局部颜色改变外,病灶凸出皮肤表面

13. 过敏反应时稍隆起皮肤表面的苍白色或红色的局限性水肿

14. 伤寒和副伤寒病人的一种鲜红色圆形斑疹,按压可使其消退,松开又复出现,多见于胸腹部

（15~17 题共用备选答案）

    A. 米糠样脱屑   B. 片状脱屑   C. 银白色鳞状脱屑

    D. 全身片状剥削性脱屑   E. 大水疱样脱屑

15. 麻疹

16. 猩红热

17. 银屑病

（18~21 题共用备选答案）

    A. 风湿小结   B. 猪绦虫囊蚴结节   C. 结节性多动脉炎皮下结节

    D. Osler 小结   E. 痛风结节

18. 指尖、足趾、大小鱼际肌腱部位存在粉红色有压痛的小结节

19. 位于关节附近,长骨骺端,无压痛,圆形硬质小结节

20. 位于皮下肌肉表面,豆状硬韧可推动小结,无压痛

21. 沿末梢动脉分布的结节

三、问答题

1. 生命体征包括哪几项?

2. 体温测量误差的常见原因是什么?

3. 成人发育正常的指标有哪些?

4. 试述常见的营养状态异常及临床意义。

5. 常见的典型异常步态有哪几种?

6. 黄疸引起皮肤黏膜黄染的特点有哪些?

7. 临床上常见的皮疹有哪些?

8. 何为肝掌? 常见于何种病人?

9. 水肿分几度? 如何分?

10. 简述表浅淋巴结的检查顺序。

11. 全身性淋巴结肿大见于哪些疾病?

12. 试述淋巴结肿大的临床意义。

参考答案

一、名词解释

1. 生命体征:是评价生命活动存在与否及其质量的指标,包括体温、脉搏、呼吸和血压,为体格检查时必须检查的项目之一。

2. 消瘦:当体重减轻至低于标准体重的 10% 时称为消瘦。

3. 恶病质:长期患慢性消耗性疾病的病人,如肿瘤、结核病或甲亢等,可表现明显消瘦的外观,严重者称恶病质。

4. 肥胖:体内脂肪积聚过多,主要表现为体重增加,当超过标准体重的 20% 为肥胖。

5. 意识:是大脑高级神经中枢功能活动的综合表现,即人对环境和自身状态的认知与觉察能力。

6. 慢性面容:面色晦暗或苍白无华,面容憔悴,目光暗淡,表情忧虑。见于慢性消耗性疾病如肝硬化、严重结核病等。

7. 二尖瓣面容:面色晦暗、双颊紫红、口唇轻度发绀。见于风湿性心瓣膜病二尖瓣狭窄。

8. 满月面容:面如满月,皮肤发红,常有痤疮和胡须生长。见于库欣综合征及长期应用糖皮质激素的病人。

9. 自主体位:病人可以自由活动而不受限制。

10. 被动体位:病人不能自己调整或变换身体的位置。

11. 强迫体位:病人为了减轻痛苦,被迫采取某种特殊的体位。

12. 角弓反张位:病人颈及脊背肌肉强直,出现头向后仰,胸腹前凸,背过伸,躯干呈弓形。见于破伤风及小儿脑膜炎。

13. 蹒跚步态:走路时身体左右摇摆似鸭行。见于佝偻病、大骨节病、进行性肌营养不良及先天性双侧髋关节脱位等。

14. 共济失调步态:起步时一脚高抬,骤然垂落,且双目向下注视,两脚间距很宽,以防身体倾斜,闭目时则不能保持平衡。见于脊髓病变病人。

15. 慌张步态:起步后小步急速趋行,身体前倾的慌张步态见于帕金森病病人。

16. 间歇性跛行:步行中,因下肢突发性酸痛乏力,病人被迫停止行进,需稍休息后方能继续行进。见于高血压、动脉硬化病人。

17. 发绀:皮肤呈青紫色,常出现于口唇、耳郭、面颊及肢端。见于还原血红蛋白增多或异常血红蛋白血症。

18. 黄染:皮肤黏膜发黄称为黄染。

19. 白癜风:为多形性大小不等的色素脱失斑片,发生后可逐渐扩大,但进展缓慢,无自觉症状亦不引起生理功能改变。见于白癜风病人,有时偶见于甲状腺功能亢进症、肾上腺皮质功能减退症及恶性贫血病人。

20. 斑疹:表现为局部皮肤发红,一般不凸出皮肤表面。见于斑疹伤寒、丹毒、风湿性多形性红斑等。

21. 玫瑰疹:为一种鲜红色圆形斑疹,直径 2~3mm,为病灶周围血管扩张所致。检查时拉紧附近皮肤或以手指按压可使皮疹消退,松开时又复出现,多出现于胸腹部。为伤寒和副伤寒的特征性皮疹。

22. 紫癜:皮下出血直径为 3~5mm 称为紫癜。

23. 蜘蛛痣:为皮肤小动脉末端分支性扩张形成的血管痣,形似蜘蛛。

24. 肝掌:为慢性肝病病人手掌大、小鱼际处常发红,加压后褪色。

25. 水肿:皮下组织的细胞内及组织间隙内液体积聚过多称为水肿。

二、选择题

【A1 型题】

1. B	2. C	3. C	4. D	5. B	6. E	7. B	8. C	9. A	10. A
11. B	12. B	13. D	14. A	15. C	16. D	17. B	18. C	19. B	20. B
21. E	22. B	23. A	24. C	25. C	26. C	27. C	28. A	29. E	30. E
31. B	32. C	33. B	34. A	35. A	36. A	37. B	38. B	39. E	40. A
41. A	42. D	43. B	44. C	45. B					

【A2 型题】

1. D	2. D	3. B	4. D	5. A	6. D	7. E	8. A	9. C	10. A
11. B	12. E	13. B	14. C						

【B2 型题】

1. B　　2. C　　3. A　　4. B　　5. A　　6. D　　7. A　　8. B　　9. C　　10. D
11. A　　12. C　　13. E　　14. B　　15. A　　16. B　　17. C　　18. D　　19. A　　20. B
21. C

三、问答题

1. 生命体征包括哪几项?

答:生命体征包括:体温、脉搏、呼吸和血压。

2. 体温测量误差的常见原因是什么?

答:体温测量误差的常见原因有:①测量前未将体温计的汞柱甩到35℃以下;②采用腋测法时肢体未能将体温计夹紧;③检测局部存在有冷热物品或刺激时。

3. 成人发育正常的指标有哪些?

答:成人发育正常的指标有:①头部的长度为身高的1/8~1/7;②胸围为身高的1/2;③双上肢展开后,左右指端的距离与身高基本一致;④坐高等于下肢的长度。

4. 试述常见的营养状态异常及临床意义。

答:营养状态异常及临床意义:

(1)营养不良,体重低于标准体重的10%时称为消瘦,极度消瘦者称恶病质。常见于摄食及消化吸收障碍如食管、胃肠道、肝、胆、胰腺病变,严重的恶心、呕吐所致的摄食障碍,消化液或酶的生成减少造成的消化和吸收不良。另外也见于消耗增多:如长期活动性肺结核、恶性肿瘤等。

(2)营养过度指体内脂肪过多积聚引起体重增加,超过标准体重的20%,或体重指数(BMI)≥28kg/m^2(我国标准)为肥胖,但男女有别。主要原因为摄食过多,也与内分泌、遗传、生活方式、运动及精神因素等有关。

5. 常见的典型异常步态有哪几种?

答:常见的典型异常步态有:慌张步态、跨阈步态、醉酒步态、剪刀步态、蹒跚步态、共济失调步态和间歇性跛行。

6. 黄疸引起皮肤黏膜黄染的特点有哪些?

答:黄疸引起皮肤黏膜黄染的特点有:①黄疸首先出现于巩膜、硬腭后部及软腭黏膜上,随着血中胆红素浓度的继续增高,黏膜黄染更明显时,才会出现皮肤黄染;②巩膜黄染是连续的,近角巩膜缘处黄染轻、黄色淡,远角巩膜处黄染重、黄色深。

7. 临床上常见的皮疹有哪些?

答:临床上常见皮疹有斑疹、玫瑰疹、丘疹、斑丘疹、荨麻疹和疱疹。

8. 何为肝掌?常见于何种病人?

答:慢性肝病病人手掌大、小鱼际处常发红,加压后褪色,称为肝掌。常见于急、慢性肝炎或肝硬化病人。

9. 水肿分几度?如何分?

答:水肿分为轻、中、重三度。

轻度:仅见于眼睑、眶下软组织、胫骨前、踝部皮下组织,指压后可见组织轻度下陷,平复较快。

中度:全身组织均可见明显水肿,指压后出现明显的或较深的组织下陷,平复较慢。

重度:全身组织严重水肿,身体低位皮肤紧张发亮,甚至有液体渗出。此外,胸腔、腹腔等浆膜腔内可见积液,外阴部严重水肿。

10. 简述表浅淋巴结的检查顺序。

答:表浅淋巴结的检查顺序一般为耳前、耳后、乳突区、枕骨下区、下颌下、颏下、颈前三角、颈后三角、锁骨上窝、腋窝、滑车上、腹股沟、腘窝。

11. 全身性淋巴结肿大见于哪些疾病?

答:全身性淋巴结肿大见于:

（1）感染性疾病:①病毒感染见于传染性单核细胞增多症、艾滋病等;②细菌感染见于布鲁氏菌病、血行播散型肺结核、麻风等;③螺旋体感染见于梅毒、鼠咬热、钩端螺旋体病等;④原虫与寄生虫感染见于黑热病、丝虫病等。

（2）非感染性疾病:①结缔组织病,如系统性红斑狼疮、干燥综合征、结节病等。②血液系统疾病,如急、慢性白血病,淋巴瘤,恶性组织细胞病等。

12. 试述淋巴结肿大的临床意义。

答:淋巴结肿大的临床意义:

（1）全身性淋巴结肿大可遍及全身,大小不等,无粘连,见于淋巴瘤、急性或慢性白血病、传染性单核细胞增多症等。

（2）局限性淋巴结肿大见于:①非特异性淋巴结炎,由引流区域的急、慢性炎症所引起。急性炎症初起时,肿大的淋巴结柔软、有压痛、表面光滑、无粘连,肿大至一定程度即停止。慢性炎症时,淋巴结较硬,最终可缩小或消退。②单纯性淋巴结炎,为淋巴结本身的急性炎症。肿大的淋巴结有疼痛,呈中等硬度,有触痛,多发生于颈部淋巴结。③淋巴结结核,肿大的淋巴结常发生在颈部血管周围,多发性,大小不等,质地稍硬,可相互粘连,或与周围组织粘连。④恶性肿瘤淋巴结转移,淋巴结质地坚硬,或有橡皮样感,一般无压痛,与周围组织粘连,不易推动。

（张秀峰）

第三章 | 头部检查

学习目标

1. **掌握** 头部检查的内容;颜面部器官(眼、耳、鼻、口)的检查内容和方法;能够独立、规范地进行头部的检查。

2. **熟悉** 头部重要体征的鉴别及其临床意义;颜面部器官的特殊检查,包括远近视力检查、视野检查、检眼镜检查、口咽部检查等。

3. **了解** 鼻镜、耳镜的检查法。

习题

一、名词解释

1. 方颅
2. 落日现象
3. Kayser-Fleischer 环
4. 集合反射
5. 酒渣鼻
6. 鼻翼扇动
7. 麻疹黏膜斑(Koplik spot)
8. 镜面舌
9. 眼球震颤

二、选择题

【A1 型题】

1. 成人的头围正常是

    A. <40cm   B. <45cm   C. <48cm

    D. <53cm   E. 53cm 或以上

2. 当双眼同向左下方运动时,右眼不能下转,可能异常的眼外肌是

    A. 左眼上斜肌   B. 右眼上斜肌   C. 右眼下斜肌

    D. 左眼下直肌   E. 右眼下直肌

3. 正常上睑的位置遮盖角膜的

    A. 9~3 点   B. 10~2 点   C. 12 点

    D. 11~1 点   E. 角膜上方 2mm

4. 病人的眼球向前外方突出,最可能的情况是

    A. 鼻咽部肿瘤侵入眼眶   B. 额窦肿瘤侵入眼眶   C. 筛窦肿瘤侵入眼眶

D. 上颌窦肿瘤侵入眼眶　　　　　E. 蝶窦肿瘤侵入眼眶

5. 检查巩膜黄染时,应在
A. 自然光线下　　　　　B. 日光灯下　　　　　C. 白炽灯下
D. 电筒光下　　　　　E. 强光下

6. 体格检查时,对淋巴结的检查,正确的是
A. 在全身各部分查体后,再系统地检查全身浅表淋巴结
B. 查体一般只能检查身体各部浅表的淋巴结
C. 检查淋巴结应该双手同时触诊
D. 肿大淋巴的个数对判断良恶性疾病最重要
E. 肿大淋巴结的大小对判断良恶性疾病最重要

7. 引起气管偏移可能性最大的疾病是
A. 慢性支气管炎　　　　　B. 支气管扩张症　　　　　C. 肺气肿
D. 一侧肺不张　　　　　E. 气管异物

8. 黏液性水肿面容最常见于
A. Addison 病　　　　　B. 糖尿病　　　　　C. 甲状腺功能亢进症
D. 甲状腺功能减退症　　　　　E. 巨人症

9. 查体时发现病人有淋巴结肿大,对治疗最有用的是要弄清
A. 大小和数量　　　　　B. 质地　　　　　C. 活动度
D. 有无压痛　　　　　E. 原发病灶

10. 检查扁桃体发现已超过腭咽弓,未接近中线,应判断为
A. 0 度　　　　　B. Ⅰ度　　　　　C. Ⅱ度
D. Ⅲ度　　　　　E. 无法判断

11. 肺不张时,气管向
A. 左侧移位　　　　　B. 右侧移位　　　　　C. 无明显移位
D. 病侧移位　　　　　E. 健侧移位

12. 风湿性心脏病可见的面容改变是
A. 满月面容　　　　　B. 二尖瓣面容　　　　　C. 黏液性水肿面容
D. 贫血面容　　　　　E. 病危面容

13. 眼底检查见视网膜动脉变细,呈铜丝状,并有动静脉交叉压迫现象,最可能的疾病是
A. 慢性肾小球肾炎　　　　　B. 妊娠中毒症　　　　　C. 高血压动脉硬化
D. 糖尿病　　　　　E. 白血病

14. 该符号 4| 代表第几颗牙
A. 右下第一前磨牙　　　　　B. 左下第一前磨牙　　　　　C. 右下第一尖牙
D. 左下第一尖牙　　　　　E. 左下第一磨牙

15. 检查外耳道,当有血液或脑脊液流出时,最可能的是
A. 外耳道炎　　　　　B. 急性中耳炎　　　　　C. 颅底骨折
D. 骨膜穿孔　　　　　E. 慢性中耳炎

16. 泪囊挤压的正确位置是
A. 眼的外上方　　　　　B. 眼的内上方　　　　　C. 眼内眦内侧
D. 眼内眦下方　　　　　E. 下睑下方

17. 对于区别药物性黄染与黄疸最有意义的部位是
    A. 手掌　　　　　　　　　B. 皮肤　　　　　　　　　C. 巩膜
    D. 口腔黏膜　　　　　　　E. 角膜

18. 瞳孔缩小见于
    A. 有机磷类农药中毒　　　B. 视神经萎缩　　　　　　C. 青光眼绝对期
    D. 阿托品中毒　　　　　　E. 角膜溃疡

19. 瞳孔扩大见于
    A. 虹膜炎　　　　　　　　B. 阿托品药物反应　　　　C. 有机磷中毒
    D. 毒蕈中毒　　　　　　　E. 吗啡中毒

20. 鼻梁部皮肤出现红色斑块,病损处高起皮面并向两侧面颊部扩展,见于
    A. 酒渣鼻　　　　　　　　B. 黑热病　　　　　　　　C. 肝脏疾病
    D. 二尖瓣面容　　　　　　E. 系统性红斑狼疮

21. 女性病人如发生周期性鼻出血,则应考虑
    A. 原发性高血压　　　　　B. 再生障碍性贫血　　　　C. 白血病
    D. 维生素 K 缺乏　　　　　E. 子宫内膜异位症

22. 口唇疱疹常伴发于
    A. 肝炎　　　　　　　　　B. 肺结核　　　　　　　　C. 支气管肺炎
    D. 支气管扩张　　　　　　E. 流行性脑脊髓膜炎

23. 麻疹黏膜斑的描述,正确的是
    A. 颊黏膜出血点　　　　　　　　　B. 颊黏膜点状糜烂
    C. 颊黏膜充血、肿胀　　　　　　　D. 颊黏膜白色斑块
    E. 相当于第二磨牙的颊黏膜处出现针头大小白色斑点

24. 小儿囟门闭合过早可形成下列哪种畸形
    A. 尖颅　　　B. 小颅　　　C. 方颅　　　D. 长颅　　　E. 巨颅

25. 长颅表现为自颅顶至下颌部的长度明显增加,见于
    A. 甲状腺功能减退症　　　B. 缺钙　　　　　　　　　C. 肢端肥大症
    D. 脑积水　　　　　　　　E. 囟门闭合过早

26. 双侧上睑下垂见于
    A. 颅内高压　　　　　　　B. 白喉　　　　　　　　　C. 脑脓肿
    D. 脑炎　　　　　　　　　E. 重症肌无力

27. 单侧上睑下垂见于
    A. 动眼神经麻痹　　　　　B. 先天性上睑下垂　　　　C. 重症肌无力
    D. 面神经麻痹　　　　　　E. 视神经萎缩

28. 正常虹膜纹理近瞳孔部分呈放射状排列,周边呈环形排列,当纹理模糊或消失,其原因是
    A. 虹膜前粘连　　　　　　B. 严重沙眼　　　　　　　C. 虹膜炎症、水肿
    D. 先天性虹膜缺损　　　　E. 青光眼

29. 正常人瞳孔的大小直径为
    A. 1~2mm　　B. 8~9mm　　C. 2~3mm　　D. 3~4mm　　E. 5~6mm

30. 鼻黏膜萎缩,鼻腔分泌物减少,鼻甲缩小,鼻腔宽大,嗅觉减退或丧失,见于
    A. 急慢性鼻炎　　　　　　B. 鼻甲肥大　　　　　　　C. 慢性萎缩性鼻炎

D. 过敏性鼻炎   E. 睡眠呼吸暂停综合征

31. 毛舌(黑舌)表现为舌面覆有黑色或黄褐色毛,见于

    A. 免疫系统疾病病人

    B. 严重脱水者

    C. 久病衰弱或长期使用广谱抗生素者

    D. 黏液性水肿病人

    E. 休克病人

32. 应考虑为咽白喉的咽部病变是

    A. 咽部黏膜充血、红肿

    B. 咽部黏膜充血,咽后壁见淋巴滤泡增生

    C. 扁桃体见大片白色物附着

    D. 咽部可见点状溃疡

    E. 扁桃体红肿,表面的白色假膜不易剥离,若强行剥离易引起出血

33. 小儿囟门闭合的时间大多是

    A. 6~16 个月   B. 12~16 个月   C. 12~18 个月

    D. 18~24 个月   E. 12~20 个月

34. 方颅见于

    A. 佝偻病   B. 变形性骨炎(Paget 病)   C. 呆小症

    D. 肢端肥大症   E. 脑积水

35. 镜面舌(光滑舌)表现为舌头萎缩、舌体较小,舌面光滑呈粉红色或红色,见于

    A. 缺铁性贫血、恶性贫血   B. 黏液性水肿   C. 甲状腺功能亢进症

    D. 甲状腺功能减退症   E. 维生素 B_2 缺乏

36. 老年人角膜边缘及周围出现老年环的原因是

    A. 铜代谢障碍   B. 低钙血症   C. 维生素 A 缺乏

    D. 肿瘤   E. 类脂质沉着

37. 支配瞳孔缩小的神经是

    A. 滑车神经   B. 展神经   C. 视神经

    D. 动眼神经的副交感神经   E. 动眼神经的交感神经

38. 常出现口唇单纯疱疹的疾病是

    A. 大叶性肺炎   B. 支气管哮喘   C. 慢性失血性贫血

    D. 慢性支气管炎   E. 肝炎

39. 舌乳头肿胀、发红类似草莓称草莓舌,较常见的疾病是

    A. 慢性萎缩性胃炎   B. 猩红热或长期发热病人   C. 烟酸缺乏

    D. 真菌感染   E. 维生素 B_{12} 缺乏

40. 急性流行性腮腺炎的表现是

    A. 腮腺迅速长大,先为单侧,继而可累及对侧,有压痛

    B. 检查时在腮腺导管口处加压后有脓性分泌物流出

    C. 腮腺肿大,同时有泪腺、下颌下腺肿大,均无压痛

    D. 腮腺缓慢肿大,无其他任何症状

    E. 腮腺肿大、质硬、有压痛,发展迅速,与周围组织有粘连,可伴面瘫

41. 关于巩膜的叙述,**错误**的是

    A. 巩膜不透明,又因血管极少,故呈瓷白色

    B. 巩膜是检查黄疸的重要部位

    C. 中年后在内眦部可出现黄色斑块,为脂肪沉着所致

    D. 巩膜内眦部脂肪沉着的斑块分布不均匀

    E. 血液中其他黄色色素成分增多时一般巩膜黄染出现在远离角膜处

42. 关于口唇的病变,**错误**的是

    A. 口唇苍白可见于贫血

    B. 口唇发绀可见于呼吸衰竭

    C. 口唇干燥并有皲裂见于营养不良

    D. 口唇疱疹可见于大叶性肺炎

    E. 口唇深红见于细菌感染性疾病

43. 关于鼻咽的特点及病变,**错误**的是

    A. 鼻咽位于软腭平面之上、鼻腔的后方

    B. 儿童时期,鼻咽部淋巴结组织丰富,称为腺状体或增殖体

    C. 青春期前后,腺状体逐渐萎缩

    D. 腺状体过度肥大,可发生鼻塞、张口呼吸和语音单调

    E. 鼻咽部一侧如有血性分泌物和耳鸣、耳聋,应考虑鼻咽炎

44. 关于腮腺的概念,**错误**的是

    A. 腮腺位于耳屏、下颌角、颧弓所构成的三角区内

    B. 正常腮腺体薄而软,触诊时摸不出腺体的轮廓

    C. 腮腺肿大时可见到以耳垂为中心的隆起,并可触到边缘不明显的包块

    D. 腮腺导管位于颧骨下 1.5cm 处,横过咀嚼肌表面

    E. 腮腺导管开口相当于上颌第一磨牙对面的颊黏膜上

45. 甲亢面容的特点,**错误**的是

    A. 睑裂增大　　　　　　B. 眼球突出　　　　　　C. 目光炯炯有神

    D. 面容惊愕　　　　　　E. 颜面水肿

46. 满月面容特点,**错误**的是

    A. 面圆如满月　　　　　B. 皮肤发红　　　　　　C. 皮肤黝黑

    D. 面部有痤疮　　　　　E. 汗毛增多伴有小胡须

47. 关于正常人头围大小的叙述,**错误**的是

    A. 新生儿的头围约 34cm　　　　　　B. 出生后第二年增加 2cm

    C. 18 岁以后头围即无变化　　　　　　D. 18 岁头围可继续增长

    E. 出生后前半年增加 8cm,后半年增加 3cm

48. 检查结膜时,翻转眼睑的要领,**错误**的是

    A. 用示指和拇指捏住上睑中部的边缘

    B. 嘱被检查者向前看

    C. 此时示指与拇指轻轻向前下方牵拉

    D. 然后示指向下压迫睑板上缘

    E. 同时与拇指配合将睑缘向上捻转即可将眼睑翻开

49. 下列关于瞳孔的叙述,**错误**的是
    A. 正常的瞳孔双侧等圆、等大　　　　　　B. 青光眼,瞳孔可呈椭圆形
    C. 虹膜粘连时形状可不规则　　　　　　　D. 婴幼儿瞳孔较大
    E. 进入老年瞳孔大小变化不大

50. 下列关于眼色觉功能的叙述,**错误**的是
    A. 色盲又分先天性与后天性两种
    B. 色觉的异常可分为色弱和色盲两种
    C. 后天性色盲多由视神经病变引起
    D. 先天性色盲是遗传性疾病
    E. 色弱为对颜色的识别能力减低,色盲为对颜色的识别能力丧失

51. 下列有关牙龈病变的叙述,**错误**的是
    A. 牙龈水肿见于慢性牙周炎
    B. 牙龈缘出血见于牙石或全身性疾病
    C. 牙龈挤压后有脓液溢出,见于牙龈瘘管
    D. 牙龈的游离缘出现黑褐色点线称铅线,为铅中毒的表现
    E. 砷中毒可在牙龈的游离缘出现类似的黑褐色点线状色素沉着

52. 关于头颅的叙述,**错误**的是
    A. 用软尺自前额中点绕到颅后通过枕骨粗隆,测其周径
    B. 头围的发育与年龄有关
    C. 矢状缝和其他颅缝大多在出生后 6 个月内骨化
    D. 颅缝骨化过早会影响脑的发育
    E. 头颅的检查应注意大小、外形变化和运动时的异常

【A2 型题】

1. 某 3 岁患儿,额、顶、颞及枕部突出膨大呈圆形,颈部静脉充盈,对比之下颜面很小,双目下视,巩膜外露。该患儿最可能的疾病是
    A. 呆小症　　　　　　　　B. 佝偻病　　　　　　　　C. 先天性梅毒
    D. 先天愚型　　　　　　　E. 脑积水

2. 病人,男性,25 岁,检查发现角膜边缘出现黄色或棕褐色的色素环,称 Kayser-Fleischer 环,最可能的原因是
    A. 先天性因素　　　　　　B. 类脂质沉着　　　　　　C. 铜代谢障碍
    D. 有机磷中毒　　　　　　E. 维生素 A 缺乏

3. 病人,男性,30 岁,曾患肺结核,体检发现口腔黏膜出现蓝黑色素沉着斑片,指缝、乳晕等处也有色素沉着,病因最可能是
    A. 肾上腺皮质功能减退症　　B. 甲状腺功能亢进症　　　C. 甲状腺功能减退症
    D. 肢端肥大症　　　　　　E. Cushing 病

4. 某 2 岁患儿,前额左右突出,头顶平坦呈方形,出汗多。该患儿可能性最大的疾病是
    A. 佝偻病　　　　　　　　B. 脑积水　　　　　　　　C. 甲状腺功能减退症
    D. 结核　　　　　　　　　E. 头颅畸形

5. 男性,痛风病人,55 岁,多个关节疼痛,第一跖趾关节疼痛畸形,右耳耳郭上见触痛性黄白色的小结节。该小结节产生的原因是

A. 软骨增生　　　　　　　　B. 尿酸盐沉着　　　　　　　C. 耳郭软骨炎

D. 碳酸盐沉着　　　　　　　E. 风湿性肉芽肿

6. 女性,56 岁,口唇黏膜与皮肤交界处发生成簇的小水疱,半透明,初发时有痒或刺感,疼痛,1 周左右即结棕色痂,愈后不留瘢痕。引起这种口唇疱疹的原因是

A. 多为单纯疱疹病毒感染　　B. 人乳头瘤病毒感染　　　　C. 维生素 B 缺乏

D. 风疹病毒　　　　　　　　E. 多为血管神经性水肿

7. 男性,25 岁,食用海鲜后,突然出现上唇肿胀,伴灼热、瘙痒感,24 小时内逐渐消退。最可能的是下列哪种情况

A. 血管神经性水肿　　　　　B. 颌面部蜂窝织炎　　　　　C. 急性牙龈炎

D. 单纯疱疹病毒感染　　　　E. 虚脱

【B1 型题】

(1~5 题共用备选答案)

A. 双眼球突出　　　　　　　B. Graefe 征　　　　　　　　C. Stellwag 征

D. Mobius 征　　　　　　　E. Joffroy 征

1. 甲状腺功能亢进病人

2. 甲状腺功能亢进病人,眼球下转时上睑不能相应下垂,称为

3. 甲状腺功能亢进病人,由远处逐渐移近眼球时,两侧眼球不能适度内聚,称为

4. 甲状腺功能亢进病人,上视时无额纹出现,称为

5. 甲状腺功能亢进病人,瞬目减少,称为

(6~10 题共用备选答案)

A. 耳垂处压痛　　　　　　　　　B. 两颞部压痛

C. 乳突部压痛　　　　　　　　　D. 眼眶上缘内侧压痛

E. 鼻根部与眼内眦之间压痛

6. 额窦炎

7. 筛窦炎

8. 化脓性腮腺炎

9. 上颌窦炎

10. 化脓性中耳炎引流不畅

(11~15 题共用备选答案)

A. 氨味　　　　　　　　　　B. 大蒜味　　　　　　　　　C. 肝臭味

D. 组织坏死的臭味　　　　　E. 烂苹果味

11. 有机磷中毒病人口腔有

12. 肺脓肿病人呼吸时有

13. 尿毒症病人口腔有

14. 糖尿病酮症酸中毒者口腔有

15. 肝坏死病人口腔有

(16~20 题共用备选答案)

A. 小颅　　　B. 方颅　　　C. 巨颅　　　D. 尖颅　　　E. 变形颅

16. 小头畸形

17. 脑积水

18. Paget 病

19. 佝偻病

20. Apert 综合征

（21~25 题共用备选答案）

    A. 结膜充血、发红　　　　B. 结膜见颗粒与滤泡　　　　C. 结膜苍白

    D. 结膜发黄　　　　　　　E. 结膜有多少不等散在的出血点

21. 亚急性感染性心内膜炎可见

22. 沙眼可见

23. 肾性贫血可见

24. 黄疸可见

25. 角膜炎可见

三、问答题

1. 试述瞳孔对光反射、集合反射的检查方法。

2. 请描述甲状腺功能亢进症的眼征。

3. 试述鼻窦压痛检查法。

4. 扁桃体增大是如何分度的?

5. 腮腺肿大见于什么病? 各有何特征?

参考答案

一、名词解释

1. 方颅:前额左右突出,头顶平坦呈方形,见于小儿佝偻病或先天性梅毒。

2. 落日现象:额、顶、颞及枕部突出膨大呈圆形,颈部静脉充盈,对比之下颜面很小。由于颅内压增高,压迫眼球,形成双目下视、巩膜外露的特殊表情,见于脑积水。

3. Kayser-Fleischer 环:角膜边缘出现黄色或棕褐色的色素环,环的外缘较清晰,内缘较模糊,是铜代谢障碍的结果,见于肝豆状核变性(Wilson 病)。

4. 集合反射:嘱病人注视 1m 以外的目标(通常是医生的示指尖),然后将目标逐渐移近眼球(距眼球约 5~10cm 处),正常人此时可见双眼内聚,瞳孔缩小称为集合反射。

5. 酒渣鼻:鼻尖和鼻翼处皮肤发红,并有毛细血管扩张和组织肥厚。

6. 鼻翼扇动:吸气时鼻孔开大,呼气时鼻孔回缩,见于伴有呼吸困难的高热性疾病(如大叶性肺炎)、支气管哮喘和心源性哮喘发作时。

7. 麻疹黏膜斑(Koplik spot):在相当于第二磨牙的颊黏膜处出现针头大小的白色斑点,为麻疹的早期特征。

8. 镜面舌:亦称光滑舌,舌头萎缩,舌体较小,舌面光滑呈粉红色或红色,见于巨幼红细胞性贫血、恶性贫血及慢性萎缩性胃炎。

9. 眼球震颤:双侧眼球发生一系列有规律的快速往返运动。

二、选择题

【A1 型题】

1. E　　2. B　　3. D　　4. C　　5. A　　6. B　　7. D　　8. D　　9. E　　10. C

11. D　　12. B　　13. C　　14. A　　15. C　　16. B　　17. C　　18. A　　19. B　　20. E

21. E　22. E　23. E　24. B　25. C　26. E　27. A　28. C　29. D　30. C

31. C　32. E　33. C　34. A　35. A　36. E　37. D　38. A　39. B　40. A

41. E　42. C　43. E　44. E　45. E　46. C　47. D　48. B　49. D　50. E

51. D　52. A

【A2 型题】

1. E　2. C　3. A　4. A　5. B　6. A　7. A

【B1 型题】

1. A　2. B　3. D　4. E　5. C　6. D　7. E　8. A　9. B　10. C

11. E　12. D　13. A　14. E　15. C　16. A　17. C　18. E　19. B　20. D

21. E　22. E　23. C　24. D　25. A

三、问答题

1. 试述瞳孔对光反射、集合反射的检查方法。

答:瞳孔对光反射、集合反射的检查方法为:

对光反射:直接对光反射检查,通常用手电筒直接照射瞳孔并观察其动态反应。正常人当眼受光线刺激后瞳孔立即缩小,移开光源后瞳孔迅速复原。检查间接对光反射时,应以一手挡住光线以免对检查眼有光照射而形成直接对光反射。正常人当光线照射一眼时,另一眼瞳孔立即缩小,移开光线,瞳孔扩大。瞳孔对光反射迟钝或消失,见于昏迷病人。

集合反射:嘱病人注视 1m 以外的目标(通常是医生的示指尖),然后将目标逐渐移近眼球(距眼球约 5~10cm 处),正常人此时可见双眼内聚,瞳孔缩小,称为集合反射。动眼神经功能损害、睫状肌和双眼内直肌麻痹时集合反射消失。

2. 请描述甲状腺功能亢进症的眼征。

答:甲状腺功能亢进症的眼征包括:①Stellwag 征:瞬目减少;②Graefe 征:眼球下转时上睑不能相应下垂;③Mobius 征:表现为集合运动减弱,即目标由远处逐渐移近眼球时,两侧眼球不能适度内聚;④Joffroy 征:上视时无额纹出现。

3. 试述鼻窦压痛检查法。

答:各鼻窦区压痛检查法如下:

(1)上颌窦:医生用双手固定于病人的两侧耳后,将拇指分置于左右颧部向后按压,询问病人有无压痛,并比较两侧压痛有无区别。也可用右手中指指腹叩击颧部,并询问有否叩击痛。

(2)额窦:一手扶持病人枕部,用另一拇指或示指置于眼眶上缘内侧用力向后向上按压。或以两手固定头部,双手拇指置于眼眶上缘内侧向后向上按压,询问有无压痛,两侧有无差异。也可用中指叩击该区,询问有无叩击痛。

(3)筛窦:双手固定病人两侧耳后,双侧拇指分别置于鼻根部与眼内眦之间向后方按压,询问有无压痛。

(4)蝶窦:因解剖位置较深,不能在体表进行检查。

4. 扁桃体增大是如何分度的?

答:扁桃体增大可分为三度:①扁桃体不超过腭咽弓者为Ⅰ度;②超过腭咽弓者为Ⅱ度;③达到或超过咽后壁中线者为Ⅲ度。

5. 腮腺肿大见于什么病? 各有何特征?

答:腮腺肿大见于:

(1)急性流行性腮腺炎:腮腺迅速胀大,先为单侧,继而可累及对侧,检查时有压痛,急性期可累及胰腺、睾丸或卵巢。腮腺导管结石时,腮腺肿大,进食时肿胀和疼痛加重。Mikulicz 综合征除腮腺肿大外,还同时有泪腺、下颌下腺肿大,但皆为无痛性。

（2）急性化脓性腮腺炎:发生于抵抗力低下的重症病人,多为单侧性,检查时在导管口处加压后有脓性分泌物流出,多见于胃肠道术后及口腔卫生不良者。

（3）腮腺肿瘤:多形性腺瘤质韧呈结节状,边界清楚,可有移动性;恶性肿瘤质硬、有痛感,发展迅速,与周围组织有粘连,可伴有面瘫。

（周汉建）

第四章 ｜ 颈部检查

学习目标

1. **掌握** 颈部外形与分区、颈部检查的内容，颈部特别是甲状腺、血管和气管的检查，甲状腺肿大的分度。
2. **熟悉** 甲状腺功能亢进症的特点以及几种甲状腺包块的鉴别诊断。
3. **了解** 颈部皮肤检查、颈部包块的特点与鉴别。

习题

一、名词解释

1. 颈前三角与颈后三角
2. 肝颈静脉回流征
3. Oliver 征
4. 颈静脉怒张

二、选择题

【A1 型题】

1. 最容易发生颈静脉怒张的疾病是
   - A. 急性左心衰竭
   - B. 急性广泛前壁心肌梗死
   - C. 缩窄性心包炎
   - D. 胸腔积液
   - E. 肝硬化

2. 甲状腺肿大超过胸锁乳突肌外缘则称为
   - A. Ⅰ度肿大
   - B. Ⅱ度肿大
   - C. Ⅲ度肿大
   - D. Ⅳ度肿大
   - E. Ⅴ度肿大

3. 成年男性与女性颈部外形较明显的区别是
   - A. 男性静坐时颈部血管可显露
   - B. 男性颈部较细长
   - C. 男性甲状软骨较突出
   - D. 男性转头时可见胸锁乳突肌突出
   - E. 男性颈部直立，两侧对称

4. 肿大的甲状腺与其他颈前包块的鉴别中，最重要的是
   - A. 甲状腺表面光滑
   - B. 甲状腺位于甲状软骨下方
   - C. 甲状腺可随吞咽动作向上移动
   - D. 甲状腺肿大，质地不太硬
   - E. 甲状腺肿大的程度多在胸锁乳突肌以内

5. 诊断甲状腺功能亢进的特征性改变是

    A. 甲状腺弥漫、对称肿大   B. 甲状腺质地较柔软

    C. 甲状腺出现结节改变   D. 甲状腺可随吞咽动作上下移动

    E. 触诊有震颤或听诊能听到血管杂音

6. 可借以鉴别桥本甲状腺炎与甲状腺癌的是

    A. 甲状腺的大小   B. 甲状腺的质地

    C. 甲状腺是否为结节状   D. 甲状腺是否有血管杂音

    E. 是否伴有颈总动脉搏动

7. 关于颈静脉的检查,错误的是

    A. 颈静脉怒张可见于心包积液

    B. 正常人立位或坐位时颈外静脉常不显露

    C. 颈静脉怒张一般不会见于右心衰竭

    D. 若取 30°~45°的半卧位时,颈静脉充盈度超过正常水平,称为颈静脉怒张

    E. 正常人平卧时稍见充盈,充盈的水平仅限于锁骨上缘至下颌角距离的下 2/3 以内

8. 判断颈部包块的性质,错误的是

    A. 若颈部包块弹性大又无全身症状,应考虑囊肿的可能

    B. 淋巴结肿大,质地不硬,有轻度压痛时,可能为非特异性淋巴结炎

    C. 颈部包块边界欠清,质硬,不活动,可能为转移癌

    D. 除颈部淋巴结肿大外,还有全身性、无痛性淋巴结肿大,可见于淋巴瘤

    E. 淋巴结肿大,质地较硬,且伴有纵隔、胸腔或腹腔病变的症状或体征,应诊断为淋巴结结核

9. 关于颈部的姿势与运动的概念,错误的是

    A. 正常人坐位时颈部直立,伸屈、转动自如

    B. 头不能抬起见于严重消耗性疾病晚期

    C. 斜颈可见于颈肌外伤

    D. 先天性斜颈者,健侧胸锁乳突肌粗短

    E. 颈部强直为脑膜受刺激的特征

【A2 型题】

1. 一小儿玩耍时,突然出现烦躁不安,唇发绀,呈吸气性呼吸困难,并有"三凹征",考虑可能的原因是

    A. 气管异物   B. 呼吸衰竭   C. 大量胸腔积液

    D. 自发性气胸   E. 急性支气管炎

2. 某病人,女性,37 岁,患风湿性心瓣膜病二尖瓣狭窄,1 周前感冒后出现呼吸困难、咳嗽、水肿。查体可见颈静脉怒张,其最可能发生的情况是

    A. 上腔静脉阻塞   B. 下腔静脉阻塞   C. 右心衰竭

    D. 左心衰竭   E. 主动脉瓣关闭不全

3. 某病人,男性,38 岁,3 年前患结核性渗出性心包炎,近 1~2 个月来呼吸困难、腹胀、水肿。X线示:左、右心缘变直及心包钙化。该病人最可能出现的体征是

    A. 颈静脉怒张   B. 颈静脉塌陷   C. 颈动脉搏动增强

    D. 颈动脉搏动消失   E. 颈部血管杂音

4. 某病人,女性,35 岁,多食、多汗、消瘦、心悸半年,查体:突眼,心率增快。该病人颈部检查

最可能出现的体征是

    A. 甲状腺肿大,质地柔软,触诊有震颤,听诊闻及"嗡鸣"样血管杂音

    B. 甲状腺结节性肿大,无震颤和杂音

    C. 甲状腺肿大有结节感,不规则、质地硬

    D. 颈静脉怒张

    E. Oliver 征

【B1 型题】

(1~5 题共用备选答案)

    A. 颈静脉搏动   B. 颈动脉异常搏动

    C. 随吞咽移动的颈前区肿物   D. 下颌下和颏下明显红肿

    E. 颈部淋巴结肿大、质中、无压痛

1. 甲状腺肿大

2. 主动脉瓣关闭不全

3. 三尖瓣关闭不全

4. 淋巴结结核

5. 下颌下间隙蜂窝织炎

(6~10 题共用备选答案)

    A. 甲状腺癌   B. 甲状旁腺腺瘤   C. 甲状腺功能亢进

    D. 单纯性甲状腺肿   E. 桥本甲状腺炎

6. 肿大的甲状腺质地柔软,触诊时可有震颤,或能听到"嗡鸣"样血管杂音

7. 腺体肿大明显突出,可为弥漫性,也可为结节性,无震颤和杂音

8. 肿大的甲状腺有结节感,不规则、质地硬

9. 甲状腺呈弥漫性或结节性肿大,可以触到颈总动脉搏动

10. 甲状腺突出,有甲状旁腺功能亢进的症状

三、问答题

1. 试述甲状腺的检查方法。

2. 简述甲状腺肿大的分度。

3. 简述气管移位的检查方法及其临床意义。

4. 颈部淋巴结肿大见于哪些疾病?

5. 甲状腺肿大见于哪些疾病?

参考答案

一、名词解释

1. 颈前三角与颈后三角:颈前三角为胸锁乳突肌的内缘、下颌骨下缘与前正中线之间的区域。颈后三角为胸锁乳突肌的后缘、锁骨上缘与斜方肌前缘之间的区域。

2. 肝颈静脉回流征:当右心衰竭引起肝淤血肿大时,用手压迫肝脏可使颈静脉怒张更加明显,称为肝颈静脉回流征阳性。

3. Oliver 征:主动脉弓动脉瘤时,由于心脏收缩时瘤体膨大将气管压向后下,因而随心脏搏动可以触到气管的向下拽动,称为 Oliver 征。

4. 颈静脉怒张:正常人立位或坐位时颈外静脉常不显露,平卧时可稍见充盈,充盈的水平仅限

于锁骨上缘至下颌角距离的下 2/3 以内。若取 30°~45°的半卧位时颈静脉充盈度超过正常水平,称为颈静脉怒张。

二、选择题
【A1 型题】
1. C　2. C　3. C　4. C　5. E　6. E　7. C　8. E　9. D
【A2 型题】
1. A　2. C　3. A　4. A
【B1 型题】
1. C　2. B　3. A　4. E　5. D　6. C　7. D　8. A　9. E　10. B

三、问答题
1. 试述甲状腺的检查方法。

答:甲状腺的检查方法:

(1)视诊:观察甲状腺的大小及对称性,嘱被检查者做吞咽动作,可见甲状腺随吞咽动作而向上移动,如不易辨认时,再嘱被检查者两手放于枕后,头向后仰,再进行观察即较明显。

(2)触诊:包括甲状腺峡部和甲状腺侧叶的检查:①甲状腺峡部:检查者站于受检查者前面用拇指或站于受检查者后面用示指从胸骨上切迹向上触摸,可感受到气管前软组织,判断有无增厚,请受检者吞咽,可感到此软组织在手指下滑动,判断有无肿大或肿块。②甲状腺侧叶:A. 前面触诊:一手拇指施压于一侧甲状软骨,将气管推向对侧,另一手示、中指在对侧胸锁乳突肌的后缘向前推挤甲状腺侧叶,拇指在胸锁乳突肌前缘触诊,配合吞咽动作,重复检查,可触及被推挤的甲状腺。用同样的方法检查另一侧甲状腺。B. 后面触诊:一手中、示指压于一侧甲状软骨,将气管推向对侧,另一手拇指在对侧胸锁乳突肌的后缘向前推挤甲状腺,示、中指在其前缘触诊甲状腺。再配合吞咽动作,重复检查。用同样的方法检查另一侧甲状腺。

(3)听诊:当触到甲状腺肿大时,将钟型听诊器直接放在肿大的甲状腺上,如听到低调的连续性静脉"嗡鸣"音,对诊断甲状腺功能亢进症很有帮助。另外,在弥漫性甲状腺肿伴功能亢进者还可听到收缩期动脉杂音。

2. 简述甲状腺肿大的分度。

答:甲状腺肿大可分三度:①不能看出肿大但能触及者为Ⅰ度;②能看到肿大又能触及,但在胸锁乳突肌以内者为Ⅱ度;③超过胸锁乳突肌外缘者为Ⅲ度。

3. 简述气管移位的检查方法及其临床意义。

答:检查时让病人取舒适坐位或仰卧位,使颈部处于自然直立状态,医师将示指与环指分别置于两侧胸锁关节上,然后将中指置于气管之上,观察中指是否在示指与环指中间,或以中指置于气管与两侧胸锁乳突肌之间的间隙,据两侧间隙是否等宽来判断气管有无偏移。根据气管的偏移方向可以判断病变的性质。如大量胸腔积液、积气、纵隔肿瘤以及单侧甲状腺肿大可将气管推向健侧,而肺不张、肺硬化、胸膜粘连可将气管拉向病侧。

4. 颈部淋巴结肿大见于哪些疾病?

答:颈部淋巴结肿大见于:①急、慢性颈淋巴结炎;②颈淋巴结结核;③艾滋病性颈淋巴结肿大;④淋巴瘤;⑤转移性恶性肿瘤。

5. 甲状腺肿大见于哪些疾病?

答:甲状腺肿大见于:①甲状腺功能亢进;②单纯性甲状腺肿;③甲状腺癌;④慢性淋巴性甲状腺炎;⑤甲状旁腺腺瘤。

(张秀峰)

第五章 | 胸部检查

第一节　胸廓与肺部检查

学习目标

1. **掌握**　在学习胸部及肺检查时,学生必须掌握下列主要内容:

（1）胸部的体表标志:为标记正常胸廓内部脏器的轮廓和位置,以及异常体征的部位和范围,借此可明确地反映和记录脏器各部分的异常变化在体表上的投影。

（2）肺和胸膜的检查要点:①视诊:应着重观察呼吸运动、呼吸频率和节律的变化。②触诊:应注意胸廓扩张度和语音震颤的改变。③叩诊:必须掌握叩诊的方法和技巧;认识清音、过清音、鼓音、浊音和实音的特点。掌握正常胸部叩诊音的分布以及异常叩诊音的发生机制和临床意义。④听诊:应掌握各种正常呼吸音的形成机制、性质、特点及其分布区域和各种异常呼吸音的发生机制,以及呼吸附加音如干、湿啰音的分类,发生机制及临床意义。还需掌握语音共振的检查方法和种类及其临床意义。此外,还需掌握胸膜摩擦音的特征和其产生的临床意义。

（3）胸部和肺体格检查的步骤和主要内容。

（4）呼吸系统常见疾病的主要体征,包括大叶性肺炎、慢性阻塞性肺疾病、支气管哮喘、胸腔积液和气胸的主要体征。

2. **熟悉**　在学习胸部及肺检查过程中学生还必须熟悉下列一些内容:

（1）胸壁、胸廓和乳房的检查:特别要注意胸壁外观和胸廓外形的改变,以及乳房视诊和触诊的异常发现及其临床意义。

（2）肺和胸膜的检查:①视诊:应熟悉呼吸节律的改变类型、特点和病因。②触诊:应熟悉胸廓扩张度的检查方法和胸廓扩张受限的临床意义;还应熟悉胸膜摩擦感的产生机制、特征等。③叩诊:应熟悉直接叩诊的方法,肺下界移动范围的测定和肺下界移动度减弱的临床意义。④听诊:应熟悉语音共振的种类和支气管语音、胸语音和羊鸣音的特点、性质和诊断价值。

3. **了解**　在学习胸部及肺检查时,还必须了解以下内容:

（1）了解肺和胸膜的界限,包括肺尖、肺上界、肺外侧界、肺内侧界、肺下界、叶间肺界和胸膜的位置、界限和走向及其在胸壁上的投影位置。

（2）正常情况下侧卧位的胸部叩诊音的变化及其产生机制,以及中等量胸腔积液时胸部叩诊音的变化,包括 Damoiseau 曲线、Garland 三角区、Grocco 三角区及 Skoda 叩响的产生机制等。

（3）呼吸系统常见疾病包括大叶性肺炎、慢性阻塞性肺疾病、支气管哮喘、胸腔积液和气胸的主要症状。

习题

一、名词解释

1. Louis 角
2. 脊柱棘突
3. 三凹征
4. Kussmaul 呼吸
5. 潮式呼吸
6. 语音震颤
7. 胸膜摩擦感
8. Kronig 峡
9. 肺泡呼吸音
10. 管样呼吸音
11. 湿啰音
12. 干啰音
13. 语音共振

二、选择题

【A1 型题】

1. 关于胸骨角的描述下列**错误**的是
    A. 相当于第 2 胸椎的水平
    B. 位于胸骨上切迹下约 5cm
    C. 由胸骨柄与胸骨体的连接处向前突起而成
    D. 为计数肋骨和肋间隙顺序的主要标志
    E. 为左右主支气管分叉部位标志

2. 一侧胸廓肋间隙回缩变窄常见于
    A. 阻塞性肺气肿　　　　　B. 大量胸腔积液　　　　　C. 胸膜增厚粘连
    D. 自发性气胸　　　　　　E. 肺大叶实变

3. 下列**不属于**乳腺癌的典型体征的是
    A. 局部皮肤外观呈橘皮样变　　B. 乳房皮肤回缩　　　　C. 乳头血性分泌物
    D. 乳头近期发生回缩　　　　　E. 乳房皮肤红肿热痛

4. 呼气时间延长见于
    A. 严重肺炎　　　　　　　B. 支气管哮喘　　　　　　C. 气管内异物
    D. 肺结核　　　　　　　　E. 气管肿瘤

5. 吸气性呼吸困难常见于
    A. 慢性支气管炎　　　　　B. 气管异物　　　　　　　C. 支气管哮喘
    D. 肺炎球菌肺炎　　　　　E. 气胸

6. 呼吸过速是指
    A. 呼吸频率超过 18 次/分　　　　　　B. 呼吸频率超过 20 次/分
    C. 呼吸频率超过 24 次/分　　　　　　D. 呼吸频率超过 22 次/分

E. 呼吸频率超过 28 次/分

7. 端坐呼吸最常见于

  A. 代谢性酸中毒   B. 慢性支气管炎   C. 肺叶切除术后

  D. 充血性心力衰竭   E. 肺气肿

8. 异常支气管呼吸音是指

  A. 肺泡呼吸音增粗

  B. 在正常肺泡呼吸音部位听到的支气管呼吸音

  C. 在正常肺泡呼吸音部位听到的支气管肺泡呼吸音

  D. 粗糙性呼吸音

  E. 支气管呼吸音的音调强弱发生改变

9. 下列情况**不会**出现语音震颤增强的是

  A. 大叶性肺炎   B. 肺梗死   C. 肺内大空腔

  D. 大量胸腔积液   E. 肺脓肿

10. 胸膜摩擦音听诊的时相特点为

  A. 吸气初期   B. 吸气中期   C. 吸气末期

  D. 呼气末期   E. 呼吸两相

11. 大叶性肺炎实变期触诊可出现

  A. 气管偏向健侧,语音震颤减弱   B. 气管偏向病侧,语音震颤减弱

  C. 气管偏向病侧,语音震颤增强   D. 气管居中,语音震颤增强

  E. 气管居中,语音震颤减弱

12. 关于湿啰音的描述,正确的是

  A. 为吸气时气体通过气道内稀薄分泌物形成的水泡破裂声

  B. 音调常高,带乐音

  C. 呼气时易听到

  D. 持续时间长

  E. 部位易变

13. 慢性阻塞性肺疾病肺气肿的体征,下列**不正确**的是

  A. 呼气相延长,呼气相哮鸣音   B. 呼吸音减低

  C. 心音遥远   D. 胸膜摩擦音

  E. 桶状胸

14. 支气管哮喘典型的临床症状是

  A. 胸闷   B. 胸痛

  C. 咯血   D. 干咳

  E. 反复发作性伴有哮鸣音的呼气性呼吸困难

15. 肺炎球菌肺炎的典型症状是

  A. 寒战和高热   B. 咳黏液脓性痰   C. 咳铁锈色痰

  D. 病侧胸部疼痛   E. 气急和发绀

16. 引起大叶性肺炎最常见的病原菌为

  A. 溶血性链球菌   B. 结核菌   C. 肺炎球菌

  D. 葡萄球菌   E. 肺炎克雷伯菌

17. 引起胸腔积液的最常见病因是

A. 结核性胸膜炎 B. 化脓性胸膜炎 C. 膈下脓肿

D. 充血性心力衰竭 E. 肺癌

18. 下列哪项是渗出液的产生机制

A. 胸膜毛细血管通透性增加 B. 血浆胶体渗透压降低

C. 胸膜毛细血管静水压增高 D. 毛细血管胶体渗透压降低

E. 胸膜毛细血管静水压降低

【A2 型题】

1. 病人男性,25 岁,近 1 周胸闷、气短。查体:右侧胸廓饱满,呼吸运动减弱,语颤消失,叩诊实音,呼吸音消失,气管向左侧移位,考虑

A. 右侧气胸 B. 右侧肺不张 C. 左侧肺不张

D. 右侧大量胸腔积液 E. 右下肺大叶性肺炎

2. 中年女性,近日来乳头出现血性分泌物,检查右乳房外上象限局部皮肤呈"橘皮"外观,首先应考虑该妇女为

A. 右乳腺癌 B. 乳腺炎 C. 乳腺小叶增生

D. 乳腺纤维瘤 E. 哺乳期乳房

3. 老年女性,长年咳嗽咳痰,咳重喘轻。查体:胸廓呈桶状,胸廓扩张度减弱,语音共振减弱,双肺叩诊过清音,肺下界下移且移动度变小,双肺可闻及湿啰音。该病人诊断首先考虑为

A. 支气管哮喘 B. 慢性阻塞性肺疾病 C. 支气管扩张

D. 支气管肺炎 E. 肺不张

4. 3 岁女孩,在家中玩耍时突然出现呼吸困难,面部青紫,"三凹征"阳性,并听到单一高调的哮鸣音,最可能的诊断是

A. 气管异物 B. 急性喉炎 C. 支气管哮喘

D. 急性支气管炎 E. 急性左心衰竭

5. 青年男性,活动时突感左胸部撕裂样痛。查体:大汗淋漓惊恐状,气促,气管右偏,叩诊左胸空瓮音,左侧呼吸音消失。该病人最可能的诊断为

A. 胸腔积液 B. 大叶性肺炎 C. 干性胸膜炎

D. 右侧张力性气胸 E. 肺气肿

三、问答题

1. 简述语音震颤的形成机制,其增强或减弱的临床意义。

2. 吸气性与呼气性呼吸困难各有何特点?

3. 试述常见的胸部异常叩诊音及其病因。

4. 简述正常人支气管呼吸音、肺泡呼吸音、支气管肺泡呼吸音的听诊部位。

5. 简述异常肺泡呼吸音的种类和临床意义。

6. 气胸病人的胸部体征有哪些?

7. 典型大叶性肺炎肺实变的体征有哪些?

8. 典型的慢性阻塞性肺疾病的体征有哪些?

9. 支气管哮喘急性发作时的体征有哪些?

10. 典型右侧中等量胸腔积液病人的体征有哪些?

参考答案

一、名词解释

1. **Louis 角**：胸骨角。位于胸骨上切迹下约5cm处，由胸骨柄与胸骨体的连接处向前突起而成。其两侧分别与左右第2肋软骨连接，为计数肋骨和肋间隙顺序的主要标志。胸骨角还标志支气管分叉、心房上缘和上下纵隔交界及相当于第4或第5胸椎的水平。

2. **脊柱棘突**：是后正中线的标志。位于颈根部的第7颈椎棘突最为突出，其下即为胸椎的起点，常以此处作为识别和计数胸椎的标志。

3. **三凹征**：上呼吸道部分阻塞的病人，因气流不能顺利进入肺，当吸气时呼吸肌收缩，造成胸内负压极度增高，从而引起胸骨上窝、锁骨上窝及肋间隙向内凹陷，称为"三凹征"。

4. **Kussmaul 呼吸**：库斯莫尔呼吸。当严重代谢性酸中毒时出现深而快的呼吸，此因细胞外液碳酸氢根不足，pH降低，通过肺脏排出CO_2进行代偿，以调节细胞外酸碱平衡之故，见于糖尿病酮症酸中毒和尿毒症酸中毒等。

5. **潮式呼吸**：又称陈-施呼吸（Cheyne-Stokes breathing）。是一种由浅慢逐渐变为深快，然后再由深快转为浅慢，随之出现一段呼吸暂停后，又开始如上变化的周期性呼吸。潮式呼吸系因呼吸中枢兴奋性降低所致。

6. **语音震颤**：语音震颤（vocal fremitus）为被检查者发出语音时，声波起源于喉部，沿气管、支气管及肺泡，传到胸壁所引起共鸣的振动，可由检查者的手触及，故又称触觉震颤（tactile fremitus）。根据其振动的增强或减弱，可判断胸内病变的性质。

7. **胸膜摩擦感**：指当急性胸膜炎时，因纤维蛋白沉着于两层胸膜，使其表面变得粗糙，呼吸时脏层和壁层胸膜相互摩擦，检查者的手可感觉到有如皮革相互摩擦的感觉，故称为胸膜摩擦感。

8. **Kronig 峡**：Kronig 峡即肺尖的宽度。检查的方法是：自斜方肌前缘中央部开始叩诊为清音，逐渐叩向外侧，当由清音变为浊音时，即为肺上界的外侧终点。然后再由上述中央部叩向内侧，直至清音变为浊音时，即为肺上界的内侧终点。该清音带的宽度即为肺尖的宽度，又称 Kronig 峡，正常为 4~6cm。

9. **肺泡呼吸音**：由于空气在细支气管和肺泡内进出移动的结果。吸气时气流经支气管进入肺泡，冲击肺泡壁，使肺泡由松弛变为紧张，呼气时肺泡由紧张变为松弛，这种肺泡弹性的变化和气流的振动形成了肺泡呼吸音。

10. **管样呼吸音**：管样呼吸音（tubular breath sound）为在正常肺泡呼吸音部位听到支气管呼吸音，即为异常的支气管呼吸音，又称管样呼吸音。它可由下列因素引起：肺组织实变，如大叶性肺炎的实变期；肺内大空腔，如肺脓肿或空洞性肺结核的病人；压迫性肺不张，如胸腔积液时在积液区上方有时可听到管样呼吸音。

11. **湿啰音**：由于吸气时气体通过呼吸道内的分泌物如渗出液、痰液、血液、黏液和脓液等，形成的水泡破裂所产生的声音。或认为由于小支气管壁因分泌物黏着而陷闭，当吸气时突然张开重新充气所产生的爆裂音。

12. **干啰音**：由于气管、支气管或细支气管狭窄或部分阻塞，空气吸入或呼出时形成湍流所产生的声音。呼吸道狭窄或不完全阻塞的病理基础包括炎症引起的黏膜充血水肿和分泌物增加；支气管平滑肌痉挛；管腔内肿瘤或异物阻塞；以及管壁被管外肿大的淋巴结或纵隔肿瘤压迫引起的管腔狭窄等。

13. 语音共振:被检查者用一般的声音强度重复发 "yi" 长音,喉部发音产生的振动经气管、支气管、肺泡传至胸壁,用听诊器听及。语音共振一般在气管和大支气管附近听到的声音最强,在肺底则较弱。语音共振减弱见于支气管阻塞、胸腔积液、胸膜增厚、胸壁水肿、肥胖及慢性阻塞性肺疾病等疾病。

二、选择题

【A1 型题】

1. A   2. C   3. E   4. B   5. B   6. B   7. D   8. B   9. D   10. C
11. D   12. A   13. D   14. E   15. C   16. C   17. A   18. A

【A2 型题】

1. D   2. A   3. B   4. A   5. D

三、问答题

1. 简述语音震颤的形成机制,其增强或减弱的临床意义。

答:语音震颤为被检查者发出语音时,声波起源于喉部,沿气管、支气管及肺泡,传到胸壁引起共鸣的振动,可由检查者的手触及。语音震颤的强弱主要取决于气管、支气管是否通畅,胸壁传导是否良好而定。根据其震动的增强或减弱,可判断胸内病变的性质。

语音震颤增强主要见于:①肺组织实变:如大叶性肺炎实变期和大片肺梗死及压迫性肺不张等;②接近胸膜的肺内巨大空腔,且与支气管相通:如空洞性肺结核和肺脓肿等。

语音震颤减弱或消失主要见于:①支气管阻塞,如阻塞性肺不张;②肺气肿:肺泡内含气量过多;③大量胸腔积液或气胸;④胸膜显著增厚粘连;⑤胸壁皮下气肿。

2. 吸气性与呼气性呼吸困难各有何特点?

答:吸气性呼吸困难:常见于气管阻塞病人,如气管肿瘤、异物等。因气流不能顺利进入肺,当吸气时呼吸肌收缩,造成胸内负压极度增高,引起三凹征。吸气时间延长。

呼气性呼吸困难:常见于下呼吸道阻塞病人,如支气管哮喘和慢性阻塞性肺疾病。因气流呼出不畅,呼气需要用力,引起肋间隙膨隆。呼气时间延长。

3. 试述常见的胸部异常叩诊音及其病因。

答:异常叩诊音为正常肺脏的清音区范围内出现的浊音、实音、过清音或鼓音。提示肺、胸膜、膈或胸壁具有病理改变存在。异常叩诊音的类型取决于病变的性质、范围的大小及部位的深浅。①浊音或实音:肺部大面积含气量减少的病变、肺内不含气的占位病变、胸膜增厚等病变可致叩诊为浊音或实音。②过清音:肺张力减弱而含气量增多时,如慢性阻塞性肺疾病等,叩诊为过清音。③鼓音:肺内空腔性病变如其腔径大于 3cm,且靠近胸壁时,如空洞性肺结核、液化了的肺脓肿和肺囊肿等,叩诊可呈鼓音。胸膜腔积气,如气胸时,叩诊亦可为鼓音。④空瓮音:若空洞巨大,位置表浅且腔壁光滑或张力性气胸的病人,叩诊时局部虽呈鼓音,但因具有金属性回响,叩诊为空瓮音。

4. 简述正常人支气管呼吸音、肺泡呼吸音、支气管肺泡呼吸音的听诊部位。

答:正常人支气管呼吸音的听诊部位在喉部、胸骨上窝、背部第 6、7 颈椎及第 1、2 胸椎附近;支气管肺泡呼吸音的听诊部位在胸骨两侧第 1、2 肋间隙,肩胛间区第 3、4 胸椎水平以及肺尖前后部;除上述支气管呼吸音和支气管肺泡呼吸音分布区域外,肺部其余部位均可听到肺泡呼吸音。

5. 简述异常肺泡呼吸音的种类和临床意义。

答:异常肺泡呼吸音的种类和临床意义:

(1)肺泡呼吸音减弱或消失:由于进入肺泡内的空气流量减少和流速减慢。见于胸廓活动受限,如胸痛等;呼吸肌疾病,如重症肌无力等;支气管阻塞,如慢性支气管炎等;压迫性肺膨胀不全,如胸腔积液等;腹部疾病,如大量腹腔积液等。

(2)肺泡呼吸音增强:双侧肺泡呼吸音增强与呼吸运动和通气功能增强有关,见于以下情况:机体需氧量增加,如运动、发热或代谢亢进等;缺氧兴奋呼吸中枢导致呼吸运动增强,如贫血等;血液酸度增高,如酸中毒等。单侧增强见于一侧胸肺病变引起肺泡呼吸音减弱,而健侧代偿性增强。

(3)呼气音延长:下呼吸道部分阻塞、痉挛或狭窄所致,见于支气管炎、支气管哮喘等。

(4)断续性呼吸音:肺内局限性炎症或支气管狭窄,使空气不能均匀地进入肺泡,又称齿轮呼吸音,见于肺结核和肺炎等。

(5)粗糙性呼吸音:支气管黏膜轻度水肿或炎症浸润造成不光滑或狭窄,导致气流进出不畅,见于支气管或肺部炎症的早期。

6. 气胸病人的胸部体征有哪些?

答:气胸病人的胸部体征有:①视诊:病侧胸廓饱满,呼吸运动减弱或消失;②触诊:气管向健侧移位,病侧语音震颤减弱或消失;③叩诊:病侧鼓音;④听诊:病侧呼吸音和语音共振均减弱或消失。

7. 典型大叶性肺炎肺实变的体征有哪些?

答:典型大叶性肺炎肺实变的体征有:①视诊:急性热病容,颜面潮红,鼻翼扇动,呼吸困难,发绀,充血期病变局部呼吸动度减弱;②触诊:语音震颤增强;③叩诊:叩诊为浊音或实音;④听诊:可听到支气管呼吸音,如病变累及胸膜时可听到胸膜摩擦音。

8. 典型的慢性阻塞性肺疾病的体征有哪些?

答:典型的慢性阻塞性肺疾病的体征有:①视诊:胸廓呈桶状,肋间隙增宽,呼吸动度减弱;②触诊:语音共振减弱;③叩诊:双肺叩诊呈过清音,肺下界下降,移动度变小,心浊音界缩小,肝浊音界下移;④听诊:肺泡呼吸音普遍性减弱,呼气相延长,双肺可听到湿啰音。

9. 支气管哮喘急性发作时的体征有哪些?

答:支气管哮喘急性发作时的体征有:①视诊:端坐呼吸,严重者大汗淋漓,发绀,胸廓胀满,呼吸动度变小;②触诊:语音共振减弱;③叩诊:叩诊呈过清音;④听诊:两肺满布干啰音。

10. 典型右侧中等量胸腔积液病人的体征有哪些?

答:典型右侧中等量胸腔积液病人的体征有:①视诊:右侧呼吸运动减弱,肋间隙增宽,心尖搏动向左侧移位;②触诊:气管向左侧移位,右肺中下部语音震颤减弱或消失;③叩诊:右肺中下部叩诊呈浊音或实音;④听诊:右肺中下部呼吸音和语音共振减弱或消失。

(陈明伟)

第二节　心脏与血管检查及循环系统常见疾病的主要症状和体征

学习目标

1. **掌握**　正常成人心尖搏动的位置和范围;影响心尖搏动位置改变的生理性和病理性因素;叩诊方法和正常心浊音界;心浊音界改变及其临床意义;心脏瓣膜听诊区;第一心音、第二心音的判定方法;收缩期杂音强度的 Levine 6 级分级法;常见收缩期杂音和舒张期杂音的区别和临床意义;血压计测量血压的方法;二尖瓣狭窄、二尖瓣关闭不全、主动脉瓣狭窄和主动脉瓣关闭不全的听诊特点。

2. **熟悉**　生理和病理情况下心尖搏动强度与范围的改变;心脏震颤、心包摩擦感的检查方法和临床意义;心音的改变及其临床意义;奔马律的听诊特点;水冲脉、交替脉、奇脉的特点;成人血压水平的定义和分类;周围血管征;二尖瓣狭窄、二尖瓣关闭不全、主动脉瓣狭窄和主动脉瓣关闭不全的视、触、叩诊的特点;心力衰竭的体征。

3. **了解**　异常的心前区搏动;心浊音界各部的组成;开瓣音、心包叩击音、收缩期额外心音和各种心音分裂的听诊特点和临床意义;第三心音和第四心音的临床意义;体位、呼吸和运动对心脏杂音的影响;血压变动的临床意义;动态血压和家庭自测血压结果的判断;心包积液的体征。

习题

一、名词解释

1. 心尖搏动(apical impulse)移位

2. 负性心尖搏动(inward impulse)

3. 心尖区抬举性搏动

4. 震颤(thrill)

5. 心包摩擦感

6. 心腰

7. 二尖瓣型心

8. 心动过速

9. 心动过缓

10. 窦性心律不齐(sinus arrhythmia)

11. 期前收缩(premature beat)

12. 二联律

13. 三联律

14. 心房颤动(atrial fibrillation)

15. 脉搏短绌(pulse deficit)

16. 大炮音(cannon sound)

17. 钟摆律

18. 心音分裂(splitting of heart sounds)

19. 第二心音生理性分裂(S$_2$ physiologic splitting)

20. 第二心音反常分裂(S$_2$ paradoxical splitting)

21. 三音律(triple rhythm)

22. 奔马律(gallop rhythm)

23. 开瓣音(opening snap)

24. 心包叩击音(pericardial knock)

25. 肿瘤扑落音(tumor plop)

26. 器质性杂音

27. 功能性杂音

28. 病理性杂音

29. 生理性杂音

30. Austin Flint 杂音

31. Graham Steell 杂音

32. 连续性杂音

33. 水冲脉（water hammer pulse）

34. 交替脉（pulsus alternans）

35. 高血压

36. 枪击音（pistol shot sound）

37. Duroziez 双重杂音

38. 毛细血管搏动征（capillary pulsation）

39. 周围血管征阳性

40. Kussmaul 征

41. Ewart 征

二、选择题

【A1 型题】

1. 第二心音逆分裂是指
    A. 呼气时第二心音分裂变明显　　　　　B. 吸气时第二心音分裂变明显
    C. 第二心音分裂与呼吸无关　　　　　　D. 多见于二尖瓣狭窄伴肺动脉高压
    E. 可见于先天性心脏病房间隔缺损

2. 诊断急性纤维蛋白性心包炎最具特征性的是
    A. 心前区疼痛　　　　　　　　　　　　B. 心包摩擦音
    C. 心浊音界向两侧扩大　　　　　　　　D. 心尖搏动减弱或消失
    E. 心音遥远

3. 二尖瓣开瓣音可出现于
    A. 二尖瓣关闭不全　　　　B. 左心房黏液瘤　　　　C. 二尖瓣狭窄
    D. 缩窄性心包炎　　　　　E. 二尖瓣脱垂

4. 舒张早期奔马律与生理性第三心音的不同之处有
    A. 心率不快时易发现　　　　　　　　　B. 多出现在心率>100 次/分
    C. 坐位或立位时可消失　　　　　　　　D. 距第二心音较近
    E. 心肌张力不降低

5. 深吸气时杂音会加强的瓣膜病变是
    A. 主动脉瓣关闭不全　　　　B. 三尖瓣关闭不全　　　　C. 二尖瓣狭窄
    D. 二尖瓣关闭不全　　　　　E. 主动脉瓣狭窄

6. 下列心脏疾病最可能引起心前区隆起的是
    A. 急性心包积液　　　　　　B. 肺动脉瓣狭窄　　　　　C. 法洛四联症
    D. 肺源性心脏病　　　　　　E. 主动脉瓣狭窄

7. 关于心尖搏动向左侧移位的因素中，错误的是
    A. 妊娠　　　　　　　　　　B. 全心增大　　　　　　　C. 右心室增大
    D. 右侧气胸　　　　　　　　E. 右侧肺不张

145

8. 关于心房颤动的描述,**错误**的是
   A. 心律绝对不规则　　　　　　B. 第一心音强弱不等　　　　C. 脉搏短绌
   D. 大炮音　　　　　　　　　　E. 可见于甲状腺功能亢进症

9. 关于期前收缩,**错误**的是
   A. 在规则心律基础上,突然提前出现一次心跳
   B. 提前出现的心跳后有一较长间歇
   C. 连续每一次窦性搏动后出现一次期前收缩称为二联律
   D. 连续每一次窦性搏动后出现两次期前收缩称为三联律
   E. 连续每两次窦性搏动后出现一次期前收缩称为三联律

10. 关于第一心音和第二心音的判定,**错误**的是
    A. S_1 音调较 S_2 低
    B. S_1 至 S_2 的距离较 S_2 至下一心搏 S_1 的距离短
    C. 桡动脉的向外搏动与 S_1 同步或几乎同步
    D. S_2 在心底部较响
    E. S_1 时限较 S_2 长

11. 单纯 S_1 减弱可见于
    A. 二尖瓣狭窄、瓣叶增厚、僵硬　　B. 甲状腺功能亢进　　　C. 心房颤动
    D. 房室传导阻滞　　　　　　　　　E. 贫血

12. 单纯 S_1 增强可见于
    A. 二尖瓣狭窄　　　　　　　　B. 二尖瓣关闭不全　　　　C. 甲状腺功能减退
    D. 心肌梗死　　　　　　　　　E. 心房颤动

13. S_1 强弱不等可见于
    A. 二尖瓣狭窄　　　　　　　　B. 二尖瓣关闭不全　　　　C. 主动脉瓣关闭不全
    D. 完全性房室传导阻滞　　　　E. 心肌炎

14. S_2 减弱可见于
    A. 高血压　　　　　　　　　　B. 肺动脉瓣狭窄　　　　　C. 动脉粥样硬化
    D. 房间隔缺损　　　　　　　　E. 肺源性心脏病

15. 关于 S_2 分裂,**错误**的是
    A. 生理性分裂在青少年更常见
    B. 二尖瓣狭窄伴肺动脉高压可通常有分裂
    C. 固定分裂可见于先天性心脏病房间隔缺损
    D. 反常分裂可见于完全性右束支传导阻滞
    E. 主动脉瓣狭窄可出现逆分裂

16. 舒张晚期奔马律多见于
    A. 扩张型心肌病　　　　　　　B. 动脉导管未闭　　　　　C. 主动脉瓣狭窄
    D. 急性心肌梗死　　　　　　　E. 主动脉瓣关闭不全

17. 3/6 级收缩期杂音是
    A. 杂音轻度　　　　　　　　　B. 杂音中度、无震颤　　　　C. 杂音中度伴震颤
    D. 杂音响亮伴震颤　　　　　　E. 杂音响亮,即使听诊器稍离开胸壁也能听到

18. 主动脉瓣狭窄的收缩期杂音是
    A. 递增型杂音　　　　　　　　B. 递减型杂音　　　　　　　　C. 递增递减型杂音
    D. 连续型杂音　　　　　　　　E. 一贯型杂音

19. 二尖瓣狭窄的舒张期隆隆样杂音是
    A. 递增型杂音　　　　　　　　B. 递减型杂音　　　　　　　　C. 递增递减型杂音
    D. 连续型杂音　　　　　　　　E. 一贯型杂音

20. 主动脉瓣关闭不全时的舒张期叹气样杂音是
    A. 递增型杂音　　　　　　　　B. 递减型杂音　　　　　　　　C. 递增递减型杂音
    D. 连续型杂音　　　　　　　　E. 一贯型杂音

21. 动脉导管未闭的杂音是
    A. 递增型杂音　　　　　　　　B. 递减型杂音　　　　　　　　C. 递增递减型杂音
    D. 连续型杂音　　　　　　　　E. 一贯型杂音

22. 二尖瓣关闭不全的全收缩期杂音是
    A. 递增型杂音　　　　　　　　B. 递减型杂音　　　　　　　　C. 递增递减型杂音
    D. 连续型杂音　　　　　　　　E. 一贯型杂音

23. 前倾坐位时易于闻及的是
    A. 二尖瓣狭窄的舒张期隆隆样杂音　　　　B. 二尖瓣关闭不全杂音
    C. 主动脉瓣关闭不全的叹气样杂音　　　　D. 三尖瓣关闭不全杂音
    E. 肺动脉瓣狭窄杂音

24. 深吸气时易于闻及的是
    A. 二尖瓣狭窄的舒张期隆隆样杂音　　　　B. 主动脉瓣关闭不全杂音
    C. 肺动脉瓣狭窄或关闭不全杂音　　　　　D. 二尖瓣关闭不全杂音
    E. 主动脉瓣狭窄杂音

25. 二尖瓣区器质性收缩期杂音见于
    A. 贫血　　　　　　　　　　B. 甲状腺功能亢进　　　　　　C. 高血压心脏病
    D. 二尖瓣脱垂综合征　　　　E. 扩张型心肌病

26. 主动脉瓣区收缩期杂音可见于
    A. 甲状腺功能亢进　　　　　　　　　　B. 升主动脉扩张
    C. 主动脉瓣关闭不全　　　　　　　　　D. 先天性心脏病的房间隔缺损
    E. 扩张型心肌病

27. Austin Flint 杂音见于
    A. 中、重度主动脉瓣关闭不全　　　　　B. 风湿性心瓣膜病的二尖瓣狭窄
    C. 室间隔缺损　　　　　　　　　　　　D. 二尖瓣狭窄伴明显肺动脉高压
    E. 二尖瓣关闭不全

28. Graham Steell 杂音常见于
    A. 三尖瓣狭窄　　　　　　　　　　　　B. 中、重度主动脉瓣关闭不全
    C. 二尖瓣关闭不全　　　　　　　　　　D. 二尖瓣狭窄伴明显肺动脉高压
    E. 扩张型心肌病

29. 关于主动脉瓣第二听诊区呈递减型叹气样舒张期杂音，**错误**的是
    A. 可见于风湿性心瓣膜病的主动脉瓣关闭不全

B. 可见于先天性心脏病的主动脉瓣关闭不全

C. 可见于扩张型心肌病

D. 可见于特发性主动脉瓣脱垂

E. 可见于马方综合征

30. 关于心包摩擦音,**错误**的是
   A. 可见于各种感染性心包炎   B. 可见于贫血
   C. 可见于急性心肌梗死   D. 可见于尿毒症
   E. 可见于心脏损伤后综合征

31. 下列哪种疾病可出现奇脉
   A. 二尖瓣狭窄   B. 左心衰竭
   C. 缩窄性心包炎   D. 先天性心脏病动脉导管未闭
   E. 主动脉瓣狭窄

32. 单纯性收缩期高血压的诊断标准是
   A. 收缩压≥140mmHg   B. 收缩压≥140~160mmHg
   C. 收缩压≥140mmHg 和舒张压<90mmHg   D. 收缩压≥160mmHg 或舒张压≤90mmHg
   E. 收缩压≥160mmHg

33. 关于主动脉瓣关闭不全的周围血管体征,**错误**的是
   A. 颈动脉搏动明显
   B. 体表大动脉可闻及收缩期和舒张期双期杂音
   C. 毛细血管搏动征
   D. 枪击音
   E. 奇脉

34. 根据中国高血压防治指南,高血压的标准是
   A. 血压≥130/85mmHg   B. 血压≥140/90mmHg   C. 血压≥150/90mmHg
   D. 血压≥160/90mmHg   E. 血压≥160/95mmHg

35. 先天性心脏病动脉导管未闭可见
   A. 水冲脉   B. 脱落脉   C. 无脉
   D. 交替脉   E. 奇脉

36. 心包积液时可见
   A. 水冲脉   B. 脱落脉   C. 无脉
   D. 交替脉   E. 奇脉

37. 左心衰竭的特征性脉搏是
   A. 水冲脉   B. 脱落脉   C. 二联脉
   D. 交替脉   E. 奇脉

38. 根据中国高血压防治指南的标准,正常血压是指
   A. 血压<120/80mmHg   B. 血压<130/80mmHg   C. 血压<130/85mmHg
   D. 血压<135/85mmHg   E. 血压<140/90mmHg

39. 右心衰竭可靠的体征为
   A. 右心室肥大   B. 肺气肿
   C. 三尖瓣反流性收缩期杂音   D. 肝脏肿大
   E. 肝颈静脉回流征阳性

40. 肝颈静脉回流征阳性见于
    A. 右心室肥大　　　　　　　B. 肺气肿　　　　　　　C. 右心衰竭
    D. 肝硬化　　　　　　　　　E. 左心衰竭

41. 诊断二尖瓣关闭不全最主要的体征是
    A. 第一心音减弱
    B. 可闻及第三心音
    C. 肺动脉瓣第二心音亢进和分裂
    D. 心尖区闻及 Austin Flint 杂音
    E. 心尖部可闻及 3 级及以上全收缩期杂音

42. 二尖瓣狭窄只有舒张中期隆隆样杂音,而无舒张晚期杂音是因为可能
    A. 二尖瓣狭窄程度轻　　　B. 二尖瓣狭窄程度重　　　C. 合并房颤
    D. 只有二尖瓣后叶活动受限　　E. 左室后负荷加重

43. 二尖瓣狭窄的最重要体征是
    A. 心尖区隆隆样舒张期杂音　　　　　　B. 右室增大
    C. 肺动脉瓣第二心音亢进　　　　　　　D. Austin Flint 杂音
    E. 三尖瓣区收缩期杂音

44. 右心衰竭病人最有诊断意义的心脏体征是
    A. 心率明显增快
    B. 心律显著不齐
    C. 胸骨左缘第 4~5 肋间闻及舒张期奔马律
    D. 胸骨左缘第 4~5 肋间闻及收缩期杂音
    E. 肺动脉瓣区第二心音明显亢进

45. 左心衰竭的特征性体征有
    A. 肺部哮鸣音　　　　　　　B. 交替脉　　　　　　　C. 颈静脉怒张
    D. 肝大　　　　　　　　　　E. 下肢水肿

46. 符合二尖瓣狭窄合并主动脉瓣关闭不全的体征是
    A. 心尖区收缩期杂音,主动脉瓣区舒张期哈气样杂音
    B. 心尖区舒张期杂音,主动脉瓣区舒张期哈气样杂音
    C. 心尖区开瓣音,主动脉瓣区收缩期杂音
    D. 心尖区 Austin Flint 杂音,主动脉瓣区舒张期哈气样杂音
    E. 心尖区收缩期喀喇音,主动脉瓣区舒张期哈气样杂音

47. 主动脉瓣狭窄最主要的特征是
    A. 心脏向左下扩大极明显
    B. 胸骨左缘第 3、4 肋间有舒张期高调递减型杂音
    C. 周围血管征
    D. Austin Flint 杂音
    E. 主动脉瓣区喷射性杂音伴第二心音减弱或消失

48. 鉴别肝源性或心源性腹腔积液的最可靠体征是
    A. 心界叩诊改变　　　　　　B. 肝大　　　　　　　C. 下肢水肿
    D. 颈静脉怒张　　　　　　　E. 脾肿大

【A2 型题】

1. 男性,32 岁,胸骨左缘第 3 肋间典型舒张早期杂音,可考虑主动脉瓣关闭不全的诊断,应与肺动脉瓣闭不全舒张早期吹风样杂音(Graham Stell 杂音)相鉴别。更支持前者的是

    A. 杂音在胸骨左缘第 2 肋间最响　　　　B. 左室增大

    C. 吸气末杂音更显著　　　　　　　　　D. 没有血压改变

    E. 常伴有第一心音增强

2. 男性,34 岁,心前区反复疼痛及呼吸困难 3 年,血压 150/30mmHg,心脏呈靴形增大。查体时**不可能**存在的是

    A. 胸骨右缘第 2 肋间扪及收缩期震颤　　B. 肱动脉枪击音

    C. 毛细血管搏动　　　　　　　　　　　D. 心尖区闻及舒张期杂音

    E. 水冲脉

3. 男性,29 岁,因为晕厥发作来急诊。超声心动图示室间隔明显增厚,流出道部分向左室内突出,考虑肥厚型心肌病。下列体检记录最可能**错误**的是

    A. 心界轻度增大　　　　　　　　　　　B. 可闻及 S_4

    C. A_2 亢进　　　　　　　　　　　　　D. 心尖 3/6 级收缩期杂音

    E. 胸骨左缘第 3~4 肋间较粗糙的收缩期喷射性杂音

4. 女性,15 岁,因心悸就诊,体检时发现胸骨左缘第 3~4 肋间收缩期震颤,诊断应首先考虑

    A. 主动脉瓣狭窄　　　　　B. 肺动脉瓣狭窄　　　　　C. 动脉导管未闭

    D. 室间隔缺损　　　　　　E. 重度二尖瓣关闭不全

5. 男性,9 岁,因心悸就诊,体检时发现胸骨左缘第 2 肋间连续性震颤,诊断应首先考虑

    A. 主动脉瓣狭窄　　　　　B. 肺动脉瓣狭窄　　　　　C. 动脉导管未闭

    D. 室间隔缺损　　　　　　E. 重度二尖瓣关闭不全

6. 女性,25 岁,因活动后气促、心悸 3 年就诊,体检发现心浊音界向左下增大,心腰加深,心界似靴形改变,其原因最可能是

    A. 主动脉瓣关闭不全　　　B. 肺源性心脏病　　　　　C. 扩张型心肌病

    D. 单纯二尖瓣狭窄　　　　E. 高血压心脏病

7. 女性,38 岁,心脏超声心动图提示:二尖瓣脱垂,体检时可能存在的体征是

    A. 收缩早期喀喇音　　　　B. 开瓣音　　　　　　　　C. 收缩期前奔马律

    D. 收缩中、晚期喀喇音　　E. 舒张中、晚期喀喇音

8. 男性,69 岁,高血压病史 15 年余,近 1 个月来心悸、气促,活动明显受限,体检时最可能发现的是

    A. 心尖搏动向左移位,略向上　　B. 心尖搏动向左向下移位　　C. 剑突下搏动

    D. 叩诊心界向左右两侧增大　　　E. 心界如梨形

9. 女性,36 岁,超声心动图提示:二尖瓣关闭不全,体检时最可能发现的杂音是

    A. 心尖区收缩期递增递减型杂音　　　　B. 心尖区收缩期递增型杂音

    C. 心尖区收缩期一贯型杂音　　　　　　D. 心尖区收缩期递减型杂音

    E. 心尖区收缩期连续型杂音

10. 患儿男,1 岁,生后 8 个月时因患肺炎于外院诊断为先天性心脏病。查体:生长发育差,心尖搏动弥散,胸骨左缘第 3、4 间可闻及 4/6 级粗糙的全收缩期杂音,传导广泛,震颤,P_2 亢进。应诊断为

　　A. 房间隔缺损　　　　　　　B. 室间隔缺损　　　　　　C. 动脉导管未闭

　　D. 主动脉瓣关闭不全　　　　E. 肺动脉瓣狭窄

11. 患儿女,5 岁,自幼体弱。查体:心前区稍隆起,未触及震颤,胸骨左缘第 2 肋间可闻及 3/6 级收缩期杂音,P₂ 亢进,固定分裂。应考虑为

　　A. 房间隔缺损　　　　　　　B. 室间隔缺损　　　　　　C. 动脉导管未闭

　　D. 肺动脉瓣狭窄　　　　　　E. 生理性杂音

12. 男性,68 岁,胸骨右缘第 2 肋间听诊时听到 4/6 级收缩期杂音,向颈部传导,其原因最可能的是

　　A. 房间隔缺损　　　　　　　B. 动脉导管未闭　　　　　C. 主动脉瓣关闭不全

　　D. 主动脉瓣狭窄　　　　　　E. 肺动脉瓣狭窄

13. 女性,26 岁,体检时发现心尖区舒张期杂音,伴第一心音亢进,在第二心音后有开瓣音,应首先考虑

　　A. 二尖瓣狭窄　　　　　　　B. 二尖瓣关闭不全　　　　C. 三尖瓣狭窄

　　D. 三尖瓣关闭不全　　　　　E. 主动脉瓣关闭不全

14. 男性,36 岁,早年有风湿性关节炎病史,近 2 周因心悸、气急、不能平卧而入院,体检心尖区第一心音减弱,有 3/6 级全收缩期杂音,向腋下方向传导,同时有中度舒张期滚筒样杂音伴震颤,舒张期杂音递增型,其诊断为

　　A. 二尖瓣狭窄伴关闭不全　　　　　　　B. 二尖瓣狭窄伴主动脉瓣关闭不全

　　C. 二尖瓣狭窄伴主动脉瓣狭窄　　　　　D. 二尖瓣关闭不全伴三尖瓣狭窄

　　E. 二尖瓣狭窄伴三尖瓣关闭不全

15. 男性,36 岁,有风湿性心瓣膜病多年,查体:心尖部有舒张期雷鸣样杂音与 3/6 级收缩期吹风样杂音,颈静脉怒张,肝肋下 2cm,胸片示左房、左室大,最可能的诊断是

　　A. 二尖瓣狭窄合并关闭不全

　　B. 二尖瓣狭窄合并相对性三尖瓣关闭不全

　　C. 二尖瓣狭窄合并器质性三尖瓣关闭不全

　　D. 二尖瓣狭窄合并主动脉瓣狭窄

　　E. 主动脉瓣关闭不全合并二尖瓣关闭不全

16. 男性,65 岁,慢性气管炎史 20 余年,门诊诊断:肺源性心脏病,体检发现的以下体征中可能提示存在右心衰竭的是

　　A. 双肺湿啰音和少量哮鸣音　　B. 右肋下可触及肝脏 1.0cm　　C. 双下肢水肿

　　D. 肺气肿体征　　　　　　　　E. 剑突下搏动

17. 女性,29 岁,劳力性呼吸困难、心悸 3 年,近 2 天来发热、咽痛、咳嗽,昨晚睡眠中突然呼吸困难,坐起,咳大量粉红色泡沫样痰,查体:口唇发绀,心尖区触及震颤,听诊心尖区闻及舒张期隆隆样杂音,两肺布满哮鸣音和湿啰音,诊断首先考虑为

　　A. 二尖瓣关闭不全伴肺部感染　　　　　B. 二尖瓣关闭不全伴心力衰竭

　　C. 二尖瓣狭窄伴肺部感染　　　　　　　D. 二尖瓣狭窄伴右心衰竭

　　E. 二尖瓣狭窄伴急性肺水肿

18. 男性,36 岁,早年有风湿性关节炎病史,劳累性呼吸困难 1 年,近 2 周出现声音嘶哑。其原因可能为

　　A. 左房及肺动脉扩大　　　　B. 左房及肺静脉扩大　　　C. 右房及左房扩大

　　D. 右房及肺静脉扩大　　　　　　E. 右房及右室扩大

【A3 型题】

（1~4 题共用题干）

男性,45 岁,心悸、气短、胸闷 2 年。心脏检查心尖区抬举性搏动,同时有颈动脉搏动增强,水冲脉、动脉枪击音等周围血管征。

1. 结合其他体征,抬举性心尖搏动的体征最可能是

　　A. 左心室肥大　　　　　　B. 右心室肥大　　　　　　C. 室性期前收缩

　　D. 严重贫血　　　　　　　E. 甲状腺功能亢进

2. 周围血管征产生的原因最可能是

　　A. 主动脉粥样硬化　　　　B. 高血压　　　　　　　　C. 主动脉瓣关闭不全

　　D. 甲状腺功能亢进　　　　E. 严重贫血

3. 根据以上资料,该病人最可能的诊断为

　　A. 甲状腺功能亢进　　　　B. 二尖瓣关闭不全　　　　C. 主动脉瓣关闭不全

　　D. 严重贫血　　　　　　　E. 心包积液

4. 如考虑动脉导管未闭,存在的最重要体征应该有

　　A. 胸骨左缘第 2 肋间稍外侧触及持续于整个收缩与舒张期的震颤

　　B. 肺动脉瓣区第二心音亢进

　　C. 左心室扩大

　　D. 肺动脉段突出

　　E. 心尖区舒张期滚筒样杂音

（5~7 题共用题干）

男性,50 岁,因胸闷、心悸半个月,伴呼吸困难和下肢水肿,来院就诊。查体:心率 102 次/分,心律齐,心音低弱,血压 96/60mmHg。胸部 X 线检查:心影向两侧增大,心尖搏动减弱,肺野清晰。

5. 此病人最可能出现的其他体征是

　　A. 双侧肺部细小湿啰音　　　　　　B. 交替脉

　　C. 心尖区舒张期奔马律　　　　　　D. 肝颈静脉回流征阳性

　　E. 心尖区 3/6 级收缩期杂音

6. 如查体时发现左肩胛下区语颤增强、叩诊浊音并闻及支气管呼吸音,应考虑是

　　A. Graham Steell 杂音　　　B. Kussmaul 征　　　　　C. Ewart 征

　　D. 法洛四联症　　　　　　　E. De Musset 征

7. 此病人的诊断首先考虑是

　　A. 左心衰竭　　　　　　　　B. 右心衰竭　　　　　　　C. 心包积液

　　D. 肺部感染　　　　　　　　E. 二尖瓣关闭不全

（8~10 题共用题干）

患儿男,3 岁,曾多次患肺炎,平时无发绀。查体:心前区隆起,心尖搏动弥散,胸骨左缘第 2 肋间闻及 4/6 级粗糙的连续性机器样杂音。

8. 此患儿应注意的体征还有

　　A. 脉压减少　　　　　　　　B. 水冲脉　　　　　　　　C. 腹部血管杂音

　　D. 下肢血压低　　　　　　　E. 三凹征

9. 可能存在的血流动力学改变是

    A. 体循环血流量增加　　　　B. 肺循环血流量增加　　　　C. 肺循环血流量减少

    D. 右向左分流　　　　　　　E. 左心室舒张期容量减少

10. 诊断考虑为

    A. 房间隔缺损　　　　　　　B. 主动脉瓣关闭不全　　　　C. 动脉导管未闭

    D. 主动脉瓣狭窄　　　　　　E. 肺动脉瓣狭窄

（11~13 题共用题干）

女性,25 岁,心悸、气促、下肢水肿 4 年。心脏叩诊胸骨左缘第 2、3 肋间心浊音界增大,心腰丰满,听诊局限于心尖区的低调、隆隆样、舒张中晚期递增型杂音。

11. 本例病人尚可能发现的体征有

    A. 叩诊心脏呈靴形增大　　　B. 剑突下抬举性搏动　　　　C. 心音遥远

    D. 胸骨左缘扪及收缩期震颤　E. 交替脉

12. 上例最可能的诊断为

    A. 二尖瓣狭窄　　　　　　　B. 室间隔缺损　　　　　　　C. 动脉导管未闭

    D. 二尖瓣关闭不全　　　　　E. 扩张型心肌病

13. 心脏听诊时,尚可能发现的重要体征是

    A. 心尖区收缩期杂音　　　　B. 开瓣音　　　　　　　　　C. Austin Flint 杂音

    D. S_1 减弱　　　　　　　　E. P_2 亢进和逆分裂

（14~15 题共用题干）

男性,71 岁,劳累性心绞痛史 3 年,近 2 周来心绞痛次数增多,血压增高达 166/94mmHg,并伴有夜间阵发性呼吸困难,目前已不能平卧。

14. 查体最可能的发现是

    A. 双肺底闻及湿啰音　　　　B. 心尖区有收缩期喀喇音　　C. 巩膜黄染

    D. 颈静脉怒张　　　　　　　E. 下肢水肿

15. 最可能的诊断是

    A. 支气管哮喘　　　　　　　B. 肺炎　　　　　　　　　　C. 左心衰竭

    D. 右心衰竭　　　　　　　　E. 心肌梗死

（16~17 题共用题干）

女性,35 岁,患有风湿性关节炎,除阴天时关节酸痛外,无任何不适,未给予治疗。近 3 天因感冒出现发热、咳嗽,并咳黄色黏痰。入院前突感呼吸困难,频频咳嗽,咳粉红色泡沫样痰,烦躁不安。查体:血压 100/60mmHg,呼吸 32 次/分,心率 120 次/分,律齐,心尖区舒张期滚筒样杂音,肺动脉瓣区递减型高调叹气样舒张期早期杂音,于吸气末增强,双肺散在哮鸣音,肺底湿啰音。

16. 该病人此时的诊断最可能的是

    A. 风湿性心瓣膜病、二尖瓣狭窄、肺部感染

    B. 风湿性心瓣膜病、二尖瓣狭窄、急性肺水肿

    C. 风湿性心瓣膜病、二尖瓣狭窄、肺栓塞

    D. 风湿性心瓣膜病、二尖瓣狭窄、支气管哮喘

    E. 风湿性心瓣膜病、二尖瓣狭窄、急性右心衰

17. 其肺动脉瓣区杂音最可能为

    A. 肺动脉瓣关闭不全　　　　B. 肺动脉瓣狭窄　　　　　　C. Graham Steell 杂音

    D. 动脉导管未闭　　　　　　E. 风湿活动

【A4 型题】

（1~3 题共用题干）

男性,45 岁,近 2 个月来感胸闷、心悸、气促、乏力,逐渐出现少尿、下肢水肿。查体:颈静脉充盈,血压 90/60mmHg,心浊音界向两侧扩大并随体位而改变,心音低钝,肝大,肝颈静脉回流征阳性。X 线提示心脏阴影普遍性向两侧扩大,心脏搏动减弱。

1. 查体时可能出现的脉搏是

   A. 正常脉　　　　　　　　B. 无脉　　　　　　　　C. 水冲脉

   D. 交替脉　　　　　　　　E. 奇脉

2. 如考虑心包积液,心包穿刺的注意事项中,**错误**的是

   A. 术前须进行心脏超声检查,确定液平段大小、穿刺部位、穿刺方向和进针距离

   B. 嘱病人在穿刺过程中切勿咳嗽

   C. 术中、术后均需密切观察呼吸、血压、脉搏等的变化

   D. 如抽出鲜血,应立即停止抽吸,并严密观察有无心脏压塞症状出现

   E. 尽可能多地抽液,以解除心脏压塞症状

3. 如需与心力衰竭鉴别,最重要的心脏体征是有无

   A. 心率增快　　　　　　　B. 心音低钝　　　　　　C. 舒张期奔马律

   D. 心房颤动　　　　　　　E. 三尖瓣区或心尖区收缩期吹风样杂音

（4~6 题共用题干）

男性,40 岁,原有风湿性心瓣膜病主动脉瓣关闭不全,因劳累性呼吸困难 1 周就诊。查体:胸骨左缘第 3、4 肋间有舒张期哈气样杂音,心尖部有舒张期杂音。

4. 关于心尖部舒张期杂音是器质性或是相对性狭窄的鉴别,较**不可靠**的是

   A. 杂音特点:是否粗糙、递增或递减,有否震颤等

   B. 拍击性 S_1:有或无

   C. 开瓣音:有或无

   D. 心房颤动:有或无

   E. X 线心影:呈二尖瓣型或呈主动脉型

5. 作相关血管检查时**不可能**存在的是

   A. 脉压增大　　　　　　　B. 毛细血管搏动征　　　C. Duroziez 双重杂音

   D. 奇脉　　　　　　　　　E. 枪击音

6. 心脏触诊时,最可能发现的体征是

   A. 心尖搏动移向左下,呈抬举样搏动

   B. 胸骨右缘第 2 肋间可触及收缩期震颤

   C. 心尖区触及收缩期震颤

   D. 上肢血压高于下肢血压

   E. 胸骨左下缘收缩期抬举样搏动

（7~9 题共用题干）

女性,35 岁,常有胸闷,头颈部搏动感,查体:心脏闻及病理性杂音,脉压增宽,有毛细血管搏动征。

7. 如欲明确诊断,需了解的最常见的病史是

   A. 糖尿病史　　　　　　　B. 癫痫发作史　　　　　C. 外伤史

   D. 家族史　　　　　　　　E. 风湿活动史

8. 根据周围血管体征,关于诊断考虑**错误**的是

    A. 主动脉瓣关闭不全   B. 甲状腺功能亢进   C. 严重贫血

    D. 动脉导管未闭   E. 室间隔缺损

9. 如考虑主动脉瓣关闭不全,最重要的体征是

    A. 胸骨左缘第 3 肋间有高调递减型哈气样杂音

    B. 心尖部有舒张期滚筒样杂音

    C. 主动脉瓣区收缩期喷射性杂音

    D. 肺动脉瓣区第二心音亢进

    E. 心前区有开放拍击音

(10~13 题共用题干)

男性,60 岁,主诉近 2 天头晕、胸闷、心悸,来院就诊。

10. 测量血压时,关于注意事项的描述中**错误**的是

    A. 安静环境下在有靠背的椅子休息至少 5 分钟

    B. 测量时需仰卧或坐位测血压

    C. 被检查者上肢裸露伸直并轻度外展,肘部置于心脏同一水平

    D. 向袖带内充气,一般充气到 200mmHg 以上后,缓慢放气

    E. 将袖带均匀紧贴皮肤缠于上臂,使其下缘在肘窝以上约 2~3cm

11. 若非同日 3 次及以上测量血压在(150~165)/(95~105)mmHg 之间波动,则其血压水平为

    A. 正常高值   B. 1 级高血压   C. 2 级高血压

    D. 3 级高血压   E. 单纯收缩期高血压

12. 如病人是高血压,其最可能出现的心音改变是

    A. A_2 增强   B. A_2 减弱   C. P_2 增强

    D. P_2 减弱   E. P_2 分裂

13. 如病人脉压明显增大,应考虑

    A. 主动脉瓣狭窄   B. 心包积液   C. 心力衰竭

    D. 主动脉硬化   E. 心肌梗死

(14~18 题共用题干)

女性,45 岁,劳累性呼吸困难、心悸 1 年余。查体:心尖区 S_1 亢进及二尖瓣开放拍击声,并有舒张中晚期隆隆样递增型杂音,P_2 亢进,超声心动图显示二尖瓣呈城墙样改变,前后叶同向运动,开放受限,瓣口面积为 $0.8cm^2$。

14. 诊断应考虑为

    A. 二尖瓣脱垂   B. 二尖瓣狭窄伴关闭不全   C. 二尖瓣狭窄

    D. 二尖瓣关闭不全   E. 左房黏液瘤

15. 其狭窄程度应为

    A. 正常   B. 轻度   C. 中度

    D. 重度   E. 极重度

16. 如病人心律不规则,考虑心房颤动时,应注意是否出现

    A. 随呼吸改变的心律

    B. 规则心律基础上,突然提前出现一次心跳,其后有一较长间歇

    C. 第一心音强弱不等和脉率少于心率

D. 二联律　　　　　　　　　　　　E. 奔马律

17. 作为二尖瓣瓣叶弹性及活动尚好的间接指标，应注意是否存在
    A. 喀喇音　　　　　　　　　B. 开瓣音　　　　　　　　　C. 喷射音
    D. 叩击音　　　　　　　　　E. 扑落音

18. 如考虑是否合并二尖瓣关闭不全时，应注意心尖区有无
    A. 连续性杂音　　　　　　　B. 双期杂音　　　　　　　　C. 隆隆样杂音
    D. 叹气样杂音　　　　　　　E. 递增递减型杂音

（19~23 题共用题干）

病人，男性，70 岁。活动中气短 2 年。3 天前跟女儿争吵后胸闷、头晕、恶心。近日来情绪烦躁，夜间睡眠差，喘憋逐渐加重，平地走 50m 即气短。既往史：高血压病史 40 年，吸烟史 50 年，20 支/天。查体：血压 180/80mmHg，心率 90 次/分，心界饱满，心律齐，双下肺可闻及少量细湿啰音，踝部水肿。

19. 病人出现劳力性呼吸困难，主要机制为
    A. 交感神经兴奋　　　　　　B. 迷走神经兴奋　　　　　　C. 静脉回流增多
    D. 肺淤血　　　　　　　　　E. 阻力负荷过重

20. 病人入院后，突然出现呼吸窘迫，端坐位，咳大量粉红色泡沫痰，并大汗淋漓，考虑
    A. 血压急骤升高　　　　　　B. 急性肺水肿　　　　　　　C. 主动脉瓣关闭不全
    D. 二尖瓣关闭不全　　　　　E. 主动脉瓣狭窄

21. 病人可能出现的体征是
    A. 交替脉　　　　　　　　　B. 脾大　　　　　　　　　　C. 奇脉
    D. 枪击音　　　　　　　　　E. Duroziez 双重杂音

22. 病人**不太可能**出现的体征是
    A. 颈静脉怒张　　　　　　　B. 肝大　　　　　　　　　　C. 肝颈静脉回流征阳性
    D. 胸腔积液　　　　　　　　E. 叩诊梨形心

23. 病人踝部水肿可能的原因是
    A. 钠盐摄入过多　　　　　　B. 心肌炎症　　　　　　　　C. 容量负荷过重
    D. 阻力负荷过重　　　　　　E. 体循环系统瘀血

【B2 型题】

（1~3 题共用备选答案）
    A. 主动脉瓣狭窄　　　　　　B. 肺动脉瓣狭窄　　　　　　C. 室间隔缺损
    D. 二尖瓣狭窄　　　　　　　E. 动脉导管未闭

1. 触诊时胸骨左缘第 2 肋间收缩期震颤

2. 触诊时胸骨左缘第 3~4 肋间收缩期震颤

3. 触诊时胸骨左缘第 2 肋间连续性震颤

（4~5 题共用备选答案）
    A. 靴形心　　　　　　　　　B. 梨形心　　　　　　　　　C. 烧瓶形心
    D. 普大形心　　　　　　　　E. 二尖瓣型心

4. 左心室增大的心浊音界呈

5. 心包积液的心浊音界呈

（6~8 题共用备选答案）
    A. 二尖瓣区　　　　　　　　B. 肺动脉瓣区　　　　　　　C. 主动脉瓣区
    D. 主动脉瓣第二听诊区　　　E. 三尖瓣区

6. 听诊部位位于胸骨右缘第 2 肋间的是

7. 听诊部位在胸骨左缘第 3 肋间,又称 Erb 区的是

8. 听诊部位在胸骨下端左缘,即胸骨左缘第 4、5 肋间的是

(9~11 题共用备选答案)

  A. S_1 减弱　　　　　　　　B. S_1 增强　　　　　　　　C. S_1 强弱不等

  D. A_2 增强　　　　　　　　E. A_2 减弱

9. 二尖瓣关闭不全的心音是

10. 高血压的心音是

11. 心房颤动的心音是

(12~14 题共用备选答案)

  A. S_1 分裂　　　　　　　　B. S_2 生理性分裂　　　　　　C. S_2 通常分裂

  D. S_2 固定分裂　　　　　　E. S_2 反常分裂

12. 肺动脉瓣狭窄可出现

13. 主动脉瓣狭窄可出现

14. 房间隔缺损可出现

(15~17 题共用备选答案)

  A. 舒张期早期奔马律　　　　B. 舒张期晚期奔马律　　　　C. 重叠性奔马律

  D. 收缩早期喷射音　　　　　E. 收缩中晚期喀喇音

15. 心力衰竭常可出现

16. 二尖瓣脱垂可出现

17. 主动脉瓣狭窄可出现

(18~20 题共用备选答案)

  A. 三尖瓣区功能性收缩期杂音　　　　B. 主动脉瓣区器质性收缩期杂音

  C. 二尖瓣区功能性收缩期杂音　　　　D. 二尖瓣区器质性收缩期杂音

  E. 主动脉瓣区功能性收缩期杂音

18. 贫血可出现

19. 主动脉瓣狭窄时可出现

20. 二尖瓣狭窄时可出现

(21~23 题共用备选答案)

  A. 2/6 级收缩期杂音　　　　B. 3/6 级收缩期杂音　　　　C. 4/6 级收缩期杂音

  D. 5/6 级收缩期杂音　　　　E. 6/6 级收缩期杂音

21. 杂音轻,但能被初学者或缺少心脏听诊经验者听到的是

22. 杂音中度响,伴有震颤的是

23. 杂音响亮,即使听诊器稍离开胸壁也能听到的是

(24~26 题共用备选答案)

  A. 左侧卧位　　　　　　　　B. 前倾坐位　　　　　　　　C. 深吸气

  D. 深呼气　　　　　　　　　E. 从站立迅速下蹲位

24. 使二尖瓣狭窄的舒张期隆隆样杂音更明显的是

25. 使主动脉瓣关闭不全的叹气样杂音更明显的是

26. 使三尖瓣和肺动脉瓣狭窄的杂音更明显的是

（27~30 题共用备选答案）

    A. 胸骨右缘第 2 肋间收缩期喷射性杂音,向颈部传导

    B. 胸骨左缘第 3 肋间舒张期哈气性杂音,向心尖区传导

    C. 心尖区舒张期隆隆样杂音

    D. 胸骨左缘第 4、5 肋间有收缩期杂音,吸气时增强,伴有颈静脉收缩期搏动

    E. 心尖部全收缩期吹风样高调一贯型杂音,向左腋下和左肩胛下区传导

27. 主动脉瓣关闭不全的杂音是

28. 相对性三尖瓣关闭不全的杂音是

29. 二尖瓣狭窄的杂音是

30. 主动脉瓣狭窄的杂音是

（31~32 题共用备选答案）

    A. P_2 亢进   B. 剑突下示心脏抬举性搏动   C. 心浊音界缩小

    D. 肝颈静脉回流征阳性   E. 双下肺湿啰音

31. 提示右心室肥大的体征是

32. 提示右心功能不全的体征是

（33~34 题共用备选答案）

    A. 全心衰竭   B. 右心房衰竭   C. 右心室衰竭

    D. 左心房衰竭   E. 左心室衰竭

33. 二尖瓣狭窄可首先导致

34. 主动脉瓣关闭不全可首先导致

（35~38 题共用备选答案）

    A. 递增型杂音   B. 递减型杂音   C. 递增递减型杂音

    D. 连续型杂音   E. 一贯型杂音

35. 二尖瓣狭窄的舒张期隆隆样杂音是

36. 主动脉瓣关闭不全时的舒张期叹气样杂音是

37. 主动脉瓣狭窄的收缩期杂音是

38. 动脉导管未闭的杂音是

三、问答题

1. 从心脏疾病的角度,试述心前区隆起的原因。

2. 可以影响心尖搏动位置改变的生理性因素有哪些?

3. 影响心尖搏动位置改变的病理性因素有哪些?

4. 哪些生理性因素可影响心尖搏动强度与范围的改变?

5. 影响心尖搏动强度的病理性因素有哪些?

6. 心脏视诊时可发现的心前区异常搏动有哪些?

7. 如何鉴别剑突下搏动来自右心室或腹主动脉?

8. 试述心脏触及震颤的临床意义。

9. 试述哪些常见心脏疾病可在心前区相应部位和时相触及震颤?

10. 试述正常心浊音界。

11. 试述心浊音界改变的临床意义。

12. 何谓心脏瓣膜听诊区?

13. 简述心音（heart sound）的形成机制及听诊特点。

14. 如何在心脏听诊时判定第一心音和第二心音？

15. 哪些因素可造成心音强度的改变？

16. 试述第一心音强度改变的常见原因和机制。

17. 试述第二心音强度改变的常见原因及机制。

18. 简述心脏杂音产生的机制和常见原因。

19. 试述心脏杂音强度的分级方法。

20. 常见的心脏杂音形态有哪几种？

21. 简述体位、呼吸和运动对杂音的影响。

22. 试述器质性杂音与功能性杂音的区别。

23. 试述生理性与病理性收缩期杂音的鉴别要点。

24. 试述二尖瓣区收缩期杂音的原因、特点和意义。

25. 试述主动脉瓣区收缩期杂音的原因、特点和意义。

26. 试述肺动脉瓣区收缩期杂音的原因、特点和意义。

27. 试述三尖瓣区收缩期杂音的原因、特点和意义。

28. 试述二尖瓣区舒张期杂音的原因、特点和意义。

29. 试述器质性二尖瓣狭窄与 Austin Flint 杂音的鉴别。

30. 试述主动脉瓣区舒张期杂音的原因、特点和意义。

31. 试述肺动脉瓣区舒张期杂音的原因、特点和意义。

32. 试述连续性杂音的常见原因及特点。

33. 简述血压的测量方法。

34. 根据中国高血压防治指南，试述成人血压水平的定义和分类。

35. 简述血压变动的临床意义。

36. 试述二尖瓣狭窄（mitral stenosis）的听诊特点。

37. 试述二尖瓣关闭不全（mitral regurgitation）的体征。

38. 试述主动脉瓣狭窄（aortic stenosis）的体征。

39. 试述主动脉瓣关闭不全（aortic regurgitation）的体征。

40. 试述心包积液（pericardial effusion）的体征。

41. 试述左心衰竭的体征。

42. 试述右心衰竭的体征。

参考答案

一、名词解释

1. 心尖搏动（apical impulse）移位：心尖搏动主要是由于心室收缩时心尖向前冲击前胸壁相应部位而形成。正常成人心尖搏动位于第 5 肋间，左锁骨中线内侧 0.5~1.0cm，搏动范围以直径计算为 2.0~2.5cm。心尖搏动位置受多种生理性和病理性因素的影响而发生的改变称心尖搏动移位。

2. 负性心尖搏动（inward impulse）：心脏收缩时，心尖部胸壁搏动内陷，称负性心尖搏动。常见于粘连性心包炎或心包与周围组织广泛粘连。另外，由于重度右室肥厚所致心脏顺钟向转位，而使左心室向后移位也可引起负性心尖搏动。

3. 心尖区抬举性搏动：是指心尖区徐缓、有力的搏动，可使手指尖端抬起且持续至第二心音开始，与此同时心尖搏动范围也增大，为左心室肥厚的体征。

4. 震颤（thrill）：为触诊时手掌尺侧（小鱼际）或手指指腹感到的一种细小震动感，与在猫喉部摸到的呼吸震颤类似，又称猫喘。震颤的发生机制与心脏杂音相同，系血液经狭窄的口径或循异常的方向流动形成涡流造成瓣膜、血管壁或心腔壁震动传至胸壁所致。

5. 心包摩擦感：是由于急性心包炎时心包膜纤维素渗出，致心包表面粗糙，心脏收缩时脏层与壁层心包摩擦产生的震动传至胸壁所致。随渗液的增多，使心包脏层与壁层分离，摩擦感则消失。可在心前区触及，尤以胸骨左缘第3~4肋间最为明显，多呈收缩期和舒张期双相的粗糙摩擦感，以收缩期、前倾体位及呼气末（使心脏靠近胸壁）更为明显。

6. 心腰：心脏左界第2肋间处相当于肺动脉段，第3肋间为左心耳，第4、5肋间为左心室，其中血管与心脏左心交接处向内凹陷，称心腰。

7. 二尖瓣型心：左房显著增大时，胸骨左缘第3肋间心浊音界增大，心腰消失。当左房与肺动脉段均增大时，胸骨左缘第2、3肋间心浊音界增大，心腰更为丰满或膨出，心界如梨形，由于常见于二尖瓣狭窄，故称二尖瓣型心。

8. 心动过速：正常成人在安静、清醒的情况下心率范围为60~100次/分，<3岁的儿童多在100次/分以上。凡成人心率超过100次/分，婴幼儿心率超过150次/分称为心动过速。

9. 心动过缓：正常成人在安静、清醒的情况下心率范围为60~100次/分，当心率低于60次/分称为心动过缓。

10. 窦性心律不齐（sinus arrhythmia）：正常人心脏跳动的节律（心律）基本规则，但部分青少年可出现随呼吸改变的心律，吸气时心率增快，呼气时减慢，称窦性心律不齐，一般无临床意义。

11. 期前收缩（premature beat）：指在规则心律基础上，突然提前出现一次心跳，其后有一较长间歇。

12. 二联律：在期前收缩存在时，如果期前收缩规律出现，可形成联律，如果连续每一次窦性搏动后出现一次期前收缩，称二联律。

13. 三联律：在期前收缩存在时，如果期前收缩规律出现，可形成联律，如果每两次窦性搏动后出现一次期前收缩则称为三联律。

14. 心房颤动（atrial fibrillation）：是指心律绝对不规则、第一心音强弱不等和脉率少于心率，心电图检查可以进一步确诊。常见原因有二尖瓣狭窄、高血压、冠心病和甲状腺功能亢进症等。少数发生于没有基础疾病者称特发性心房颤动。

15. 脉搏短绌（pulse deficit）：心房颤动时可发现脉率少于心率，称脉搏短绌（pulse deficit）。其产生的原因是由于心房颤动时心律不规则，使得左心室充盈量不等，若充盈量过少，左心室收缩时主动脉瓣不能开放，无法形成有效脉搏，造成脉搏短绌。

16. 大炮音（cannon sound）：常见于完全性房室传导阻滞和心房颤动时，心房心室几乎同时收缩使第一心音明显增强，其机制是当心室收缩正好即刻出现在心房收缩之后（心电图上表现为QRS波接近P波出现），心室在相对未完全舒张和未被血液充分充盈的情况下，二尖瓣位置较低，急速的心室收缩使二尖瓣迅速且有力地关闭使第一心音增强。

17. 钟摆律：心肌严重病变时，第一心音失去原有性质且明显减弱，第二心音也弱，S_1、S_2极相似，可形成"单音律"。当心率增快，收缩期与舒张期时限几乎相等时，听诊类似钟摆声，又称"钟摆律"或"胎心律"，提示病情严重，如大面积急性心肌梗死和重症心肌炎等。

18. 心音分裂（splitting of heart sounds）：正常生理条件下，心室收缩或舒张时两个房室瓣或两个半月瓣的关闭并非绝对同步,三尖瓣较二尖瓣延迟关闭 0.02~0.03 秒,肺动脉瓣迟于主动脉瓣约 0.03 秒,上述时间差不能被人耳分辨,听诊仍为一个声音。当 S_1 或 S_2 的两个主要成分之间的间距延长,导致听诊闻及心音分裂为两个声音即称心音分裂。

19. 第二心音生理性分裂(S_2 physiologic splitting):见于部分青少年,深吸气末出现的 S_2 分裂,是由于深吸气时胸腔负压增加,右心回心血量增加,右室排血时间延长,使肺动脉瓣关闭延迟,如果肺动脉瓣关闭明显迟于主动脉瓣关闭,则可在深吸气末出现 S_2 分裂。以肺动脉区明显。

20. 第二心音反常分裂(S_2 paradoxical splitting):又称逆分裂(reversed splitting),指主动脉瓣关闭迟于肺动脉瓣,吸气时分裂变窄,呼气时变宽。S_2 逆分裂是病理性体征,见于完全性左束支传导阻滞。另外,主动脉瓣狭窄或重度高血压时,左心排血受阻,排血时间延长使主动脉瓣关闭明显延迟,也可出现 S_2 反常分裂。

21. 三音律(triple rhythm):指在正常 S_1、S_2 之外听到的附加心音,与心脏杂音不同。多数为病理性,大部分出现在 S_2 之后即舒张期,与原有的心音 S_1、S_2 构成三音律,如奔马律、开瓣音和心包叩击音等;也可出现在 S_1 之后即收缩期,如收缩期喷射音。

22. 奔马律(gallop rhythm):系一种额外心音发生在舒张期的三音心律,由于常同时存在心率增快,额外心音与原有的 S_1、S_2 组成类似马奔跑时的蹄声,故称奔马律。奔马律是心肌严重损害的体征。

23. 开瓣音(opening snap):又称二尖瓣开放拍击声,常位于第二心音后 0.05~0.06 秒,见于二尖瓣狭窄而瓣膜尚柔软时。由于舒张早期血液自高压力的左房迅速流入左室,导致弹性尚好的瓣叶迅速开放后又突然停止,使瓣叶振动引起的拍击样声音。听诊特点为音调高、历时短促而响亮、清脆,呈拍击样,在心尖内侧较清楚。开瓣音的存在可作为二尖瓣瓣叶弹性及活动尚好的间接指标,是二尖瓣分离术适应证的重要参考条件。

24. 心包叩击音(pericardial knock):见于缩窄性心包炎,在 S_2 后约 0.09~0.12 秒出现的中频、较响而短促的额外心音。在舒张早期心室快速充盈时,由于心包增厚,阻碍心室舒张以致心室在舒张过程中被迫骤然停止,导致室壁振动而产生的声音,在胸骨左缘最易闻及。

25. 肿瘤扑落音(tumor plop):见于心房黏液瘤病人,在心尖或其内侧胸骨左缘第 3、4 肋间,在 S_2 后约 0.08~0.12 秒,出现时间较开瓣音晚,声音类似,但音调较低,且随体位改变。为黏液瘤在舒张期随血流进入左室,碰撞室壁和瓣膜,以及瘤蒂柄突然紧张产生振动所致。

26. 器质性杂音:是指杂音产生部位有器质性病变存在,如主动脉瓣狭窄所产生的主动脉瓣区喷射性收缩中期杂音,室间隔缺损的胸骨左缘第 3、4 肋间响亮而粗糙的收缩期杂音伴震颤等。

27. 功能性杂音:是指杂音产生部位并无器质性病变存在,包括:①生理性杂音;②其他非心脏疾病造成的血流动力学改变产生的杂音(如甲状腺功能亢进使血流速度明显增加);③有心脏病理意义的相对性关闭不全或相对性狭窄引起的杂音(也可称相对性杂音)。

28. 病理性杂音:听诊部位虽无器质性病变,但有心脏病理意义的相对性关闭不全或相对性狭窄引起的杂音,与器质性杂音合称为病理性杂音。

29. 生理性杂音:多见于儿童、青少年,必须符合以下条件:只限于收缩期、心脏无增大、杂音柔和、吹风样、无震颤。

30. Austin Flint 杂音:主要见于中、重度主动脉瓣关闭不全,导致左室舒张期容量负荷过高,使二尖瓣基本处于半关闭状态,呈现相对狭窄而产生杂音,需与器质性二尖瓣狭窄的杂音鉴别。

31. Graham Steell 杂音:多为肺动脉扩张导致相对性关闭不全所致的功能性杂音。杂音柔和、较局限,呈舒张期递减型、吹风样,于吸气末增强,常合并 P_2 亢进,常见于二尖瓣狭窄伴明显肺动脉高压。

32. 连续性杂音:是指持续于整个收缩与舒张期,其间不中断,掩盖 S_2 的杂音,常见于先天性心脏病动脉导管未闭,杂音粗糙、响亮似机器转动样,在胸骨左缘第 2 肋间稍外侧闻及,常伴有震颤。

33. 水冲脉(water hammer pulse):脉搏骤起骤落,犹如潮水涨落,故名水冲脉。是由于周围血管扩张、血流量增大,或存在血液分流、反流所致。前者常见于甲状腺功能亢进、严重贫血、脚气病等,后者常见于主动脉瓣关闭不全、先天性心脏病如动脉导管未闭、动静脉瘘等。检查者握紧病人手腕掌面,将其前臂高举过头部,可明显感知桡动脉犹如水冲的急促而有力的脉搏冲击。

34. 交替脉(pulsus alternans):系节律规则而强弱交替的脉搏,必要时嘱病人在呼气中期屏住呼吸,以排除呼吸变化所影响的可能性。如测量血压可发现强弱脉搏间有 10~30mmHg 的压力差,当袖带慢慢放气至脉搏声刚出现时,即代表强搏的声音,此时的频率是心率的一半。一般认为系左室收缩力强弱交替所致,为左室心力衰竭的重要体征之一。常见于高血压心脏病、急性心肌梗死和主动脉瓣关闭不全导致的心力衰竭等。

35. 高血压:在安静、清醒和未使用降压药的条件下采用标准测量方法,3 次或 3 次以上非同日血压值达到或超过收缩压 140mmHg 和/或舒张压达到或超过 90mmHg,即可认为是高血压,如果仅收缩压达到或超过 140mmHg 则称为单纯收缩期高血压。

36. 枪击音(pistol shot sound):在外周较大动脉表面,如股动脉,轻放听诊器膜型体件时可闻及与心跳一致的短促如射枪的声音。主要见于主动脉瓣重度关闭不全、甲状腺功能亢进和严重贫血等。

37. Duroziez 双重杂音:以听诊器钟型体件稍加压力于股动脉,并使体件开口方向稍偏向近心端,可闻及收缩期与舒张期双期吹风样杂音。主要见于主动脉瓣重度关闭不全、甲状腺功能亢进和严重贫血等。

38. 毛细血管搏动征(capillary pulsation):用手指轻压病人指甲末端或以玻片轻压病人口唇黏膜,使局部发白,当心脏收缩和舒张时,则发白的局部边缘发生有规律的红、白交替改变即为毛细血管搏动征。主要见于主动脉瓣重度关闭不全、甲状腺功能亢进和严重贫血等。

39. 周围血管征阳性:凡体检时发现枪击音、Duroziez 双重杂音、毛细血管搏动征和水冲脉,可统称周围血管征阳性。主要见于主动脉瓣重度关闭不全、甲状腺功能亢进和严重贫血等。

40. Kussmaul 征:缩窄性心包炎可发现 Kussmaul 征,即因吸气时周围静脉回流增多而缩窄的心包使心室失去适应性扩张的能力,致静脉压增高,病人吸气时颈静脉扩张更明显。

41. Ewart 征:大量心包积液时,由于左肺受压出现 Ewart 征,即左肩胛下区语颤增强、叩诊浊音并闻及支气管呼吸音。

二、选择题

【A1 型题】

1. A	2. B	3. C	4. B	5. B	6. C	7. E	8. D	9. D	10. C
11. A	12. A	13. D	14. B	15. B	16. C	17. B	18. C	19. A	20. B
21. D	22. E	23. C	24. C	25. D	26. B	27. A	28. D	29. C	30. B
31. B	32. C	33. E	34. B	35. A	36. E	37. D	38. A	39. E	40. C
41. E	42. C	43. A	44. C	45. D	46. B	47. E	48. D		

【A2 型题】

| 1. B | 2. A | 3. C | 4. D | 5. C | 6. A | 7. D | 8. B | 9. C | 10. B |

11. A　　12. D　　13. A　　14. A　　15. A　　16. C　　17. E　　18. A

【A3 型题】

1. A　　2. C　　3. C　　4. A　　5. D　　6. C　　7. C　　8. B　　9. B　　10. C

11. B　　12. A　　13. B　　14. 　　15. 　　16. B　　17. C

【A4 型题】

1. E　　2. E　　3. C　　4. D　　5. D　　6. A　　7. E　　8. E　　9. A　　10. D

11. C　　12. A　　13. D　　14. C　　15. 　　16. 　　17. D　　18. B　　19. D　　20. B

21. A　　22. E　　23. E

【B2 型题】

1. B　　2. C　　3. E　　4. A　　5. C　　6. C　　7. D　　8. E　　9. A　　10. D

11. C　　12. E　　13. E　　14. D　　15. A　　16. 　　17. D　　18. C　　19. B　　20. A

21. A　　22. C　　23. E　　24. A　　25. D　　26. C　　27. B　　28. D　　29. C　　30. A

31. B　　32. D　　33. D　　34. E　　35. A　　36. 　　37. D　　38. D

三、问答题

1. 从心脏疾病的角度,试述心前区隆起的原因。

答:心前区隆起多由于儿童胸廓骨骼在发育期受到肥大心脏的挤压,导致骨骼畸形生长。常见胸骨下段及胸骨左缘第 3、4、5 间的局部隆起,如法洛四联症、肺动脉瓣狭窄等的右心室肥大。少数情况见于儿童期风湿性心瓣膜病的二尖瓣狭窄所致的右心室肥大或伴有大量渗出液的儿童期慢性心包炎。位于胸骨右缘第 2 肋间及其附近的局部隆起,多为主动脉弓动脉瘤或升主动脉扩张所致,常伴有收缩期搏动。

2. 可以影响心尖搏动位置改变的生理性因素有哪些?

答:正常仰卧时心尖搏动略上移;左侧卧位,心尖搏动向左移 2.0~3.0cm;右侧卧位可向右移 1.0~2.5cm。肥胖体型者、小儿或妊娠时,横膈位置较高,使心脏呈横位,心尖搏动向外上移,可在第 4 肋间左锁骨中线外。若体型瘦长(特别是处于站立或坐位)使横膈下移,心脏呈垂位,心尖搏动移向内下,可达第 6 肋间。

3. 影响心尖搏动位置改变的病理性因素有哪些?

答:有心脏本身因素(如心脏增大)或心脏以外的因素(如纵隔、横膈位置改变)。

(1)心脏本身的因素有:①左心室增大:使心尖搏动向左下移位,可见于风湿性心瓣膜病的主动脉瓣关闭不全;②右心室增大:使心尖搏动向左侧移位,是由于正常右心室处于左心室的右后方,当增大时,由于胸骨的限制使心脏顺钟向转位,往左侧移位所致,可见于风湿性心瓣膜病的二尖瓣狭窄;③左、右心室均增大:心尖搏动向左下移位,但常伴有心浊音界向两侧扩大,可见于扩张型心肌病等;④先天性右位心:心尖搏动位于右侧与正常心尖搏动相对应的部位。

(2)心脏以外的因素有:①纵隔移位:一侧胸膜增厚或肺不张等,可使纵隔向病侧移位,心尖搏动也随着心脏移向病侧;若一侧胸腔积液或气胸等则心脏移向健侧,心尖搏动也随之移向病变对侧。②横膈移位:病理情况下如大量腹腔积液或腹腔巨大肿瘤可使横膈抬高,心脏呈横位,以致心尖搏动向左外侧移位;相反,横膈下移可使心脏呈垂位,心尖搏动移向内下,可达第 6 肋间,如严重肺气肿等。

4. 哪些生理性因素可影响心尖搏动强度与范围的改变?

答:生理情况下,胸壁肥厚、乳房悬垂或肋间隙狭窄时心尖搏动较弱,搏动范围也缩小。相反,胸壁薄或肋间隙增宽时心尖搏动相应增强,范围也较大。另外,剧烈运动与情绪激动时,心尖搏动也随之增强。

5. 影响心尖搏动强度的病理性因素有哪些?

答:病理情况下心肌收缩力增加可使心尖搏动增强,如高热、严重贫血、甲状腺功能亢进或左心室肥厚心功能代偿期等。然而,心尖搏动减弱除考虑心肌收缩力下降(扩张型心肌病和急性心肌梗死)外,尚应考虑其他因素影响。造成心尖搏动减弱的心脏因素有:心包积液、缩窄性心包炎;心脏以外的病理性影响因素有:肺气肿、左侧大量胸腔积液或气胸,由于心脏与前胸壁距离增加使心尖搏动减弱等。

6. 心脏视诊时可发现的心前区异常搏动有哪些?

答:心脏视诊时可发现的心前区异常搏动有:①胸骨左缘第3~4肋间搏动:心脏收缩时在此部位出现强有力而较持久的搏动,可持续至第二心音开始,为右心室持久的压力负荷增加所致的右心室肥厚征象。②剑突下搏动:可以是右心室收缩期搏动,也可由腹主动脉搏动产生。病理情况下,前者可见于肺源性心脏病右心室肥大者,后者常由腹主动脉瘤引起。另外,消瘦者的剑突下搏动可能来自正常的腹主动脉搏动或心脏垂位时的右心室搏动。③心底部搏动:胸骨左缘第2肋间(肺动脉瓣区)收缩期搏动,多见于肺动脉扩张或肺动脉高压,也可见于少数正常青年人在体力活动或情绪激动时。胸骨右缘第2肋间(主动脉瓣区)收缩期搏动,多为主动脉弓动脉瘤或升主动脉扩张。

7. 如何鉴别剑突下搏动来自右心室或腹主动脉?

答:鉴别搏动来自右心室或腹主动脉的方法有两种:其一是病人深吸气后,搏动增强则为右心室搏动,减弱则为腹主动脉搏动。其二是手指平放从剑突下向上压入前胸壁后方,右心室搏动冲击手指末端而腹主动脉搏动则冲击手指掌面。

8. 试述心脏触及震颤的临床意义。

答:临床上凡触及震颤均可认为心脏有器质性病变。在一般情况下,震颤见于某些先天性心血管病或狭窄性瓣膜病变,而瓣膜关闭不全时,则较少有震颤,仅在房室瓣重度关闭不全时可触及震颤。触诊有震颤者,多数也可听到响亮的杂音。但是,通常触诊对低频振动较敏感,而听诊对高频振动较敏感,对于某些低音调的舒张期杂音(如二尖瓣狭窄),可能该杂音不响亮或几乎听不到,听诊不够敏感,但触诊时仍可觉察到震颤,需引起注意。

9. 试述哪些常见心脏疾病可在心前区相应部位和时相触及震颤?

答:常见的可在心前区相应部位和时相触及震颤的心脏疾病见下表。

心前区震颤的临床意义

部位	时相	常见病变
胸骨右缘第2肋间	收缩期	主动脉瓣狭窄
胸骨左缘第2肋间	收缩期	肺动脉瓣狭窄
胸骨左缘3~4肋间	收缩期	室间隔缺损
胸骨左缘第2肋间	连续性	动脉导管未闭
心尖区	舒张期	二尖瓣狭窄
心尖区	收缩期	重度二尖瓣关闭不全

10. 试述正常心浊音界。

答:正常心脏左界自第2肋间起向外逐渐形成一内凹弧形,直至第5肋间。右界各肋间几乎与胸骨右缘一致,仅第4肋间稍超过胸骨右缘。叩诊后,以胸骨中线至心脏相对浊音界线的垂直距离(cm)表示心界,并标出胸骨中线与左锁骨中线的间距,一般正常成人的心界如下表所示。

正常成人心脏相对浊音界

右界/cm	肋间	左界/cm
2~3	II	2~3
2~3	III	3.5~4.5
3~4	IV	5~6
	V	7~9

注:左锁骨中线距胸骨中线为8~10cm。

11. 试述心浊音界改变的临床意义。

答:心浊音界改变受心脏本身病变和/或心脏以外因素的影响。心脏本身病变所致的因素有:①左心室增大:心浊音界向左下增大,心腰加深,心界似靴形。常见于主动脉瓣关闭不全或高血压心脏病等。②右心室增大:轻度增大时仅使绝对浊音界增大,而相对浊音界无明显改变。显著增大时,叩诊心界向左右两侧增大,由于同时有心脏顺钟向转位,因此向左增大较显著,但虽向左却不向下增大;常见于肺源性心脏病或单纯二尖瓣狭窄等。③左、右心室增大:心浊音界向两侧增大,且左界向左下增大,称普大型。常见于扩张型心肌病等。④左心房增大或合并肺动脉段扩大:左房显著增大时,胸骨左缘第3肋间心浊音界增大,使心腰消失。当左房与肺动脉段均增大时,胸骨左缘第2、3肋间心浊音界增大,心腰更为丰满或膨出,心界如梨形;常见于二尖瓣狭窄,故又称二尖瓣型心。⑤主动脉扩张:胸骨右缘第1、2肋间浊音界增宽,常伴收缩期搏动。常见于升主动脉瘤等。⑥心包积液:心界向两侧增大,其相对浊音界和绝对浊音界几乎相同,同时心浊音界可随体位而改变,坐位时心浊音界呈三角形烧瓶样,卧位时心底部浊音增宽,为心包积液的特征性体征。

另外,造成心脏移位或心浊音界改变也可见于心脏以外的因素:如一侧大量胸腔积液或气胸可使心界移向健侧,一侧胸膜粘连、增厚与肺不张则使心界移向病侧。大量腹腔积液或腹腔巨大肿瘤可使横膈抬高、心脏呈横位,导致心界向左增大等。肺气肿时心浊音界变小。

12. 何谓心脏瓣膜听诊区?

答:心脏各瓣膜开放与关闭时所产生的声音传导至体表最易听清的部位称心脏瓣膜听诊区,与其解剖部位不完全一致。通常有5个听诊区,它们分别为:①二尖瓣区:位于心尖搏动最强点,又称心尖区;②肺动脉瓣区:在胸骨左缘第2肋间;③主动脉瓣区:位于胸骨右缘第2肋间;④主动脉瓣第二听诊区:在胸骨左缘第3肋间,又称 Erb 区;⑤三尖瓣区:在胸骨下端左缘,即胸骨左缘第4、5肋间。然而,这些通常的听诊区域是在假定心脏结构和位置正常的情况下设定的,在心脏疾病导致心脏结构和位置发生改变时,需根据心脏结构改变的特点和血流的方向,适当移动听诊部位和扩大听诊范围,对于某些心脏结构异常的心脏病尚可取特定的听诊区域。

13. 简述心音(heart sound)的形成机制及听诊特点。

答:心音按其在心动周期中出现的先后次序,可依次命名为第一心音(first heart sound,S_1)、第二心音(second heart sound,S_2)、第三心音(third heart sound,S_3)和第四心音(fourth heart sound,S_4)。其中第一心音提示心室收缩的开始,产生机制多认为是由于瓣膜关闭,瓣叶突然紧张产生振动而发出声音。第一心音的听诊特点为音调较低钝,强度较响,历时较长(持续约0.1秒),与心尖搏动同时出现,在心尖部最响。第二心音提示心室舒张的开始,产生原因通常认为是血流在主动脉与肺动脉内突然减速和半月瓣突然关闭引起瓣膜振动所致。第二心音的听诊特点为音调较高而脆,

强度较 S_1 弱,历时较短(约 0.08 秒),不与心尖搏动同步,在心底部最响。第三心音出现在心室舒张早期、快速充盈期之末,距第二心音后约 0.12~0.18 秒,产生原因多认为是由于心室快速充盈的血流自心房冲击室壁,使心室壁、腱索和乳头肌突然紧张、振动所致。第三心音的听诊特点是轻而低,持续时间短(约 0.04 秒),局限于心尖部或其内上方,仰卧位、呼气时较清楚。正常情况只在部分儿童和青少年中听到。第四心音出现在心室舒张末期,约在第一心音前 0.1 秒(收缩期前)。一般认为 S_4 的产生与心房收缩使房室瓣及其相关结构(瓣膜、瓣环、腱索和乳头肌)突然紧张、振动有关。这种低频低振幅振动通常在病理情况下听到,在心尖部及其内侧较明显,低调、沉浊而弱。

14. 如何在心脏听诊时判定第一心音和第二心音?

答:通常情况下,第一心音和第二心音的判断并无困难:①S_1 音调较 S_2 低,时限较长,在心尖区最响;S_2 时限较短,在心底部较响;②S_1 至 S_2 的距离较 S_2 至下一心搏 S_1 的距离短。但是,在复杂的心律失常时,往往需借助于下列两点进行判别:①心尖或颈动脉的向外搏动与 S_1 同步或几乎同步,其中利用颈动脉搏动判别 S_1 更为方便;②当心尖部听诊难以区分 S_1 和 S_2 时,可先听心底部即肺动脉瓣区和主动脉瓣区,心底部的 S_1 与 S_2 易于区分,再将听诊器体件逐步移向心尖部,边移边默诵 S_1、S_2 节律,进而确定心尖部的 S_1 和 S_2。

15. 哪些因素可造成心音强度的改变?

答:除肺含气量多少、胸壁或胸腔病变等心外因素和是否有心包积液外,影响心音强度的主要因素是心肌收缩力与心室充盈程度,以及瓣膜位置的高低、瓣膜的结构和活动性等。

16. 试述第一心音强度改变的常见原因和机制。

答:第一心音强度的改变主要有 S_1 增强、S_1 减弱和 S_1 强弱不等。①S_1 增强:常见于二尖瓣狭窄。由于左心室充盈减慢减少,导致在心室开始收缩时二尖瓣位置低垂,以及由于心室充盈量减少,使心室收缩时左室内压上升加速和收缩时间缩短,造成瓣膜关闭振动幅度大,因而 S_1 亢进。但是,二尖瓣狭窄时如果伴有严重的瓣叶病变,瓣叶显著纤维化或钙化,使瓣叶增厚、僵硬,瓣膜活动明显受限,则 S_1 反而减弱。另外,在心肌收缩力增强和心动过速时,如高热、贫血、甲状腺功能亢进等均可使 S_1 增强。②S_1 减弱:常见于二尖瓣关闭不全。由于左心室舒张期过度充盈(包括由肺静脉回流的血液以及收缩期反流入左房的血液),使二尖瓣漂浮,导致在心室收缩前二尖瓣位置较高,关闭时振幅小,因而 S_1 减弱。其他原因如主动脉瓣关闭不全使左心室充盈过度和二尖瓣位置较高,以及心肌炎、心肌病、心肌梗死或心力衰竭时,由于心肌收缩力减弱均可致 S_1 减弱。③S_1 强弱不等:常见于心房颤动和完全性房室传导阻滞。前者当两次心搏相近时 S_1 增强,相距远时则 S_1 减弱;后者当心房心室几乎同时收缩时 S_1 增强,又称"大炮音"(cannon sound),其机制是当心室收缩正好即刻出现在心房收缩之后(心电图上表现为 QRS 波接近 P 波出现),心室在相对未完全舒张和未被血液充分充盈的情况下,二尖瓣位置较低,急速的心室收缩使二尖瓣迅速和有力地关闭使 S_1 增强。

17. 试述第二心音强度改变的常见原因及机制。

答:体循环或肺循环阻力的大小和半月瓣的病理改变是影响 S_2 的主要因素。①S_2 增强:体循环阻力增高或血流增多时,主动脉压增高,主动脉瓣关闭有力,振动大,导致 S_2 的主动脉瓣部分(A_2)增强或亢进,可呈高调金属撞击音;亢进的 A_2 可向心尖及肺动脉瓣区传导,如高血压、动脉粥样硬化。同样,肺循环阻力增高或血流量增多时,肺动脉压力增高,S_2 的肺动脉瓣部分(P_2)亢进,可向胸骨左缘第 3 肋间传导,但不向心尖传导,如肺源性心脏病、左向右分流的先天性心脏病(如房间隔缺损、室间隔缺损、动脉导管未闭等)、二尖瓣狭窄伴肺动脉高压等。②S_2 减弱:由于体循环或肺循环阻力降低、血流减少、半月瓣钙化或严重纤维化时均可分别导致第二心音的 A_2 或 P_2 减弱,如低血压、主动脉瓣或肺动脉瓣狭窄等。

18. 简述心脏杂音产生的机制和常见原因。

答：在生理情况下，心脏和血管内的血流方式大部分是层流，有些部位如心室腔和主动脉内的血流方式是湍流。从流体力学的角度而言，当流体的流速、管径、流体黏滞系数发生改变时，层流和湍流会发生转变。在血流加速、瓣膜异常、异常血流通道、血管管径异常改变等情况下，可使层流转变为湍流或涡流而冲击心壁、大血管壁、瓣膜、腱索等使之振动而在相应部位产生杂音。具体机制如下：①血流加速：如剧烈运动、严重贫血、高热、甲状腺功能亢进等；②瓣膜口狭窄和或关闭不全：前者如二尖瓣狭窄、主动脉瓣狭窄、肺动脉瓣狭窄、先天性主动脉缩窄等；也见于心腔或大血管扩张导致的瓣口相对狭窄。后者心脏瓣膜由于器质性病变（畸形、粘连或穿孔等）形成的关闭不全或心腔扩大导致的相对性关闭不全，如主动脉瓣关闭不全，扩张型心肌病左心室扩大导致的二尖瓣相对关闭不全等；③异常血流通道：如室间隔缺损、动脉导管未闭，动静脉瘘等；④心腔异常结构：心室内乳头肌、腱索断裂的残端漂浮，均可能扰乱血液层流而出现杂音；⑤大血管瘤样扩张：如动脉瘤等。

19. 试述心脏杂音强度的分级方法。

答：心脏收缩期杂音的强度一般采用 Levine 6 级分级法，见下表。

杂音强度分级

级别	响度	听诊特点	震颤
1	很轻	很弱，易被初学者或缺少心脏听诊经验者所忽视	无
2	轻度	能被初学者或缺少心脏听诊经验者听到	无
3	中度	明显的杂音	无
4	中度	明显的杂音	有
5	响亮	响亮的杂音	明显
6	响亮	响亮的杂音，即使听诊器稍离开胸壁也能听到	明显

杂音分级的记录方法：杂音级别为分子，6 为分母；如响度为 2 级的杂音则记为 2/6 级杂音。对舒张期杂音的分级也可参照此标准，但亦有只分为轻、中、重度三级。

20. 常见的心脏杂音形态有哪几种？

答：常见的心脏杂音形态有 5 种：①递增型杂音（crescendo murmur）：杂音由弱逐渐增强，如二尖瓣狭窄的舒张期隆隆样杂音；②递减型杂音（decrescendo murmur）：杂音由较强逐渐减弱，如主动脉瓣关闭不全时的舒张期叹气样杂音；③递增递减型杂音（crescendo-decrescendo murmur）：又称菱形杂音，即杂音由弱转强，再由强转弱，如主动脉瓣狭窄的收缩期杂音；④连续型杂音（continuous murmur）：杂音由收缩期开始，逐渐增强，高峰在 S_2 处，舒张期开始渐减，直到下一心动的 S_1 前消失，如动脉导管未闭的连续性杂音；⑤一贯型杂音（plateau murmur）：强度大体保持一致，如二尖瓣关闭不全的全收缩期杂音。

21. 简述体位、呼吸和运动对杂音的影响。

答：采取某一特定的体位或体位改变、运动后、深吸气或呼气、屏气等动作可使某些杂音增强或减弱，有助于杂音的判别。①体位：左侧卧位可使二尖瓣狭窄的舒张期隆隆样杂音更明显；前倾坐位时，易于闻及主动脉瓣关闭不全的叹气样杂音；仰卧位则二尖瓣、三尖瓣与肺动脉瓣关闭不全的杂音更明显。此外，迅速改变体位，由于血流分布和回心血量的改变也可影响杂音的强度，如从卧位或下蹲位迅速站立，使瞬间回心血量减少，从而使二尖瓣、三尖瓣、主动脉瓣关闭不全及肺动脉瓣狭窄与关闭不全的杂音均减轻,而梗阻性肥厚型心肌病的杂音则增强。②呼吸:深吸气时,胸腔负压增加,回心血量增多,从而使与右心相关的杂音增强,如三尖瓣或肺动脉瓣狭窄与关闭不全。如深吸气后紧闭声门并用力作呼气动作(Valsalva 动作)时,胸腔压力增高,回心血量减少,经瓣膜产生的杂音一般都减轻,而梗阻性肥厚型心肌病的杂音增强。③运动:使心率增快,心搏增强,在一定的心率范围内亦使杂音增强。

22. 试述器质性杂音与功能性杂音的区别。

答:器质性杂音是指杂音产生部位有器质性病变存在,而功能性杂音包括:①生理性杂音;②其他非心脏疾病造成的血流动力学改变产生的杂音(如甲状腺功能亢进使血流速度明显增加);③有心脏病理意义的相对性关闭不全或相对性狭窄引起的杂音(也可称相对性杂音)。后者局部虽无器质性病变,但它与器质性杂音又可合称为病理性杂音。

23. 试述生理性与病理性收缩期杂音的鉴别要点。

答:生理性与病理性收缩期杂音的鉴别要点如下表。

生理性与病理性收缩期杂音的鉴别要点

鉴别点	生理性	病理性
年龄	儿童、青少年多见	不定
部位	肺动脉瓣区和/或心尖区	不定
性质	柔和、吹风样	粗糙、吹风样、常呈高调
持续时间	短促	较长、常为全收缩期
强度	≤2/6 级	常≥3/6 级
震颤	无	3/6 级以上可伴有震颤
传导	局限	沿血流方向传导较远而广

24. 试述二尖瓣区收缩期杂音的原因、特点和意义。

答:二尖瓣区功能性收缩期杂音常见于运动、发热、贫血、妊娠与甲状腺功能亢进等。杂音性质柔和、吹风样、强度 1/6~2/6 级,时限短,较局限。具有心脏病理意义的功能性杂音有左心增大引起的二尖瓣相对性关闭不全,如高血压心脏病、冠心病、贫血性心脏病和扩张型心肌病等,杂音性质较粗糙、吹风样、强度 2/6~3/6 级,时限较长,可有一定的传导。二尖瓣区器质性收缩期杂音主要见于风湿性心瓣膜病二尖瓣关闭不全等,杂音性质粗糙、吹风样、高调,强度≥3/6 级,持续时间长,可占全收缩期,甚至遮盖 S_1,并向左腋下传导。

25. 试述主动脉瓣区收缩期杂音的原因、特点和意义。

答:主动脉瓣区功能性杂音见于升主动脉扩张,如高血压和主动脉粥样硬化;杂音柔和,常有 A_2 亢进。主动脉瓣区器质性杂音多见于各种病因的主动脉瓣狭窄;杂音为典型的喷射性收缩中期杂音,响亮而粗糙,递增递减型,向颈部传导,常伴有震颤,且 A_2 减弱。

26. 试述肺动脉瓣区收缩期杂音的原因、特点和意义。

答:肺动脉瓣区功能性收缩期杂音在青少年及儿童中多见,属生理性杂音,呈柔和、吹风样,强度在 1/6~2/6 级,时限较短。心脏病理情况下的功能性杂音,为肺淤血及肺动脉高压导致肺动脉扩张产生的肺动脉瓣相对性狭窄的杂音,听诊特点与生理性类似,杂音强度较响,P_2 亢进,见于二尖瓣狭窄、先天性心脏病的房间隔缺损等。肺动脉瓣区器质性收缩期杂音见于肺动脉瓣狭窄,杂音呈典型的收缩中期杂音,喷射性、粗糙、强度≥3/6 级,常伴有震颤且 P_2 减弱。

27. 试述三尖瓣区收缩期杂音的原因、特点和意义。

答：三尖瓣区功能性收缩期杂音多见于右心室扩大的病人，如二尖瓣狭窄、肺源性心脏病，因右心室扩大导致三尖瓣相对性关闭不全。杂音为吹风样、柔和，吸气时增强，一般在 3/6 级以下，可随病情好转、心腔缩小而减弱或消失。由于右心室增大，杂音部位可移向左侧近心尖处，需注意与二尖瓣关闭不全的杂音鉴别。三尖瓣区器质性收缩期杂音极少见，听诊特点与器质性二尖瓣关闭不全类似，但不传至腋下，可伴颈静脉和肝脏收缩期搏动。

28. 试述二尖瓣区舒张期杂音的原因、特点和意义。

答：二尖瓣区功能性舒张期杂音主要见于中、重度主动脉瓣关闭不全，导致左室舒张期容量负荷过高，使二尖瓣基本处于半关闭状态，呈现相对狭窄而产生杂音，称 Austin Flint 杂音。二尖瓣区器质性舒张期杂音主要见于风湿性心瓣膜病的二尖瓣狭窄。听诊特点为心尖 S_1 亢进，局限于心尖区的舒张中晚期低调、隆隆样、递增型杂音，平卧或左侧卧位易闻及，常伴震颤。

29. 试述器质性二尖瓣狭窄与 Austin Flint 杂音的鉴别。

答：器质性二尖瓣狭窄与 Austin Flint 杂音的鉴别如下表。

二尖瓣区舒张期杂音的鉴别

项目	器质性二尖瓣狭窄	Austin Flint 杂音
杂音特点	粗糙，递增型舒张中、晚期杂音，常伴震颤	柔和，递减型舒张中、晚期杂音，无震颤
S_1 亢进	常有	无
开瓣音	可有	无
心房颤动	常有	常无
X 线心影	呈二尖瓣型，右室、左房增大	呈主动脉型、左室增大

30. 试述主动脉瓣区舒张期杂音的原因、特点和意义。

答：主动脉瓣区舒张期杂音主要见于各种原因的主动脉瓣关闭不全所致的器质性杂音。杂音呈舒张早期开始的递减型柔和叹气样的特点，常向胸骨左缘及心尖传导，于主动脉瓣第二听诊区、前倾坐位、深呼气后暂停呼吸最清楚。常见原因为风湿性心瓣膜病或先天性心脏病的主动脉瓣关闭不全、特发性主动脉瓣脱垂、梅毒性升主动脉炎和马方综合征所致主动脉瓣关闭不全。

31. 试述肺动脉瓣区舒张期杂音的原因、特点和意义。

答：肺动脉瓣区舒张期杂音由器质性病变引起者极少，多由于肺动脉扩张导致相对性关闭不全所致的功能性杂音。杂音柔和、较局限，呈舒张期递减型、吹风样，于吸气末增强，常合并 P_2 亢进，称 Graham Steell 杂音。常见于二尖瓣狭窄伴明显肺动脉高压。

32. 试述连续性杂音的常见原因及特点。

答：连续性杂音常见于先天性心脏病动脉导管未闭，杂音粗糙、响亮似机器转动样，持续于整个收缩与舒张期，其间不中断，掩盖 S_2，在胸骨左缘第 2 肋间稍外侧闻及，常伴有震颤。此外，先天性心脏病主肺动脉间隔缺损也可有类似杂音，但位置偏内而低，约在胸骨左缘第 3 肋间。冠状动静脉瘘、冠状动脉窦瘤破裂也可出现连续性杂音，前者杂音柔和；后者有冠状动脉窦瘤破裂的急性病史。

33. 简述血压的测量方法。

答：血压的测量方法有两种：①直接测量法：即经皮穿刺将导管送至周围动脉（如桡动脉）内，导管末端接监护测压系统，自动显示血压值。②间接测量法：即袖带加压法，以血压计测量。间接测量法的操作规程:被检查者半小时内禁烟、禁咖啡、排空膀胱,安静环境下在有靠背的椅子安静休息至少 5 分钟。取坐位(特殊情况下可以取仰卧位或站立位)测血压,被检查者上肢裸露伸直并轻度外展,肘部置于心脏同一水平,将袖带均匀紧贴皮肤缠于上臂,使其下缘在肘窝以上约 2.5cm,袖带的中央位于肱动脉处的体表。检查者触及肱动脉搏动后,将听诊器体件置于搏动的肱动脉上准备听诊。然后,向袖带内充气,边充气边听诊,待肱动脉搏动声消失,再升高 30mmHg 后,缓慢放气(2~6mmHg/秒),双眼随汞柱下降,平视汞柱表面,根据听诊结果读出血压值。根据 Korotkoff 5 期法,第 1 期代表收缩压,第 5 期的血压值即舒张压。需注意袖带大小应适合病人的上臂臂围,至少应包裹 80% 上臂。

34. 根据中国高血压防治指南,试述成人血压水平的定义和分类。

答:根据中国高血压防治指南(2018 年修订版)的标准,规定如下表。

血压水平的定义和分类
单位:mmHg

类别	收缩压	舒张压
正常血压	<120	<80
正常高值	120~139	80~89
高血压		
1 级高血压(轻度)	140~159	90~99
2 级高血压(中度)	160~179	100~109
3 级高血压(重度)	≥180	≥110

注:若病人的收缩压与舒张压分属不同级别时,则以较高的分级为准;单纯收缩期高血压也可按照收缩压水平分为 1、2、3 级。

35. 简述血压变动的临床意义。

答:血压测量值受多种因素的影响,如情绪激动、紧张、运动等;若在安静、清醒和未使用降压药的条件下采用标准测量方法,至少 3 次非同日血压值达到或超过收缩压 140mmHg 和/或舒张压 90mmHg,即可认为有高血压,如果仅收缩压达到标准则称为单纯收缩期高血压。高血压绝大多数是原发性高血压,约 5% 继发于其他疾病,称为继发性高血压,如慢性肾炎等。高血压是动脉粥样硬化和冠心病的重要危险因素,也是心力衰竭的重要原因。凡血压低于 90/60mmHg 时称低血压。急性的持续低血压状态多见于严重病症,如休克、心肌梗死等。慢性低血压也可有体质的原因,病人自诉一贯血压偏低,一般无症状。另外,如果病人平卧 5 分钟以上后站立 1 分钟和 5 分钟,其收缩压下降 20mmHg 以上,并伴有头晕或晕厥,为体位性低血压。正常双侧上肢血压差别达 5~10mmHg,若双侧上肢血压差别显著,超过此范围则属异常,见于多发性大动脉炎或先天性动脉畸形等。正常下肢血压高于上肢血压达 20~40mmHg,如下肢血压低于上肢应考虑主动脉缩窄或胸腹主动脉型大动脉炎等。如果脉压改变,脉压明显增大,见于甲状腺功能亢进、主动脉瓣关闭不全和动脉硬化等。若脉压减小,可见于主动脉瓣狭窄、心包积液及严重心力衰竭病人。

36. 试述二尖瓣狭窄(mitral stenosis)的听诊特点。

答:二尖瓣狭窄(mitral stenosis)听诊时可发现:①局限于心尖区的低调、隆隆样、舒张中晚期递增型杂音,左侧卧位时更明显,这是二尖瓣狭窄最重要而有特征性的体征。窦性心律时,由于舒张晚期心房收缩促使血流加速,杂音于此期加强;心房颤动时,舒张晚期杂音可不明显。②心尖区 S_1 亢进,为本病听诊的第二个特征。③部分病人于心尖区内侧可闻及一个紧跟 S_2 后的高调、短促、响亮的二尖瓣开放拍击音(开瓣音),提示瓣膜弹性及活动度尚好。开瓣音在 S_2 后发生越早,提示左房压高和狭窄严重。如瓣叶钙化僵硬,则 S_1 减弱和/或开瓣音消失。④由于肺动脉高压,同时主动脉压力低于正常,两瓣不能同步关闭,导致 P_2 亢进和分裂。⑤如肺动脉扩张,肺动脉瓣区可有递减型高调叹气样舒张期早期 Graham Steell 杂音,于吸气末增强。⑥右室扩大伴三尖瓣关闭不全时,胸骨左缘第4、5肋间有收缩期吹风性杂音,于吸气时增强。⑦晚期病人可出现心房颤动,表现为心音强弱不等、心律绝对不规则和脉搏短绌。

37. 试述二尖瓣关闭不全(mitral regurgitation)的体征。

答:二尖瓣关闭不全(mitral regurgitation)的体征有:①视诊:左心室增大时,心尖搏动向左下移位,心尖搏动增强,但发生心力衰竭时心尖搏动可以减弱。②触诊:心尖搏动有力,可呈抬举样,在重度关闭不全病人可触及收缩期震颤。③叩诊:心浊音界向左下扩大。晚期可向两侧扩大,提示左右心室均增大。④听诊:心尖区可闻及响亮粗糙、音调较高的 3/6 级及以上全收缩期吹风样杂音,向左腋下和左肩胛下区传导。后叶损害为主时,杂音可传向胸骨左缘和心底部。S_1 常减弱,P_2 可亢进和分裂。严重反流时心尖区可闻及 S_3,以及紧随 S_3 后的短促舒张期隆隆样杂音。

38. 试述主动脉瓣狭窄(aortic stenosis)的体征。

答:主动脉瓣狭窄(aortic stenosis)的体征有:①视诊:心尖搏动增强,位置可稍移向左下。②触诊:心尖搏动有力,呈抬举样。胸骨右缘第2肋间可触及收缩期震颤。③叩诊:心浊音界正常或可稍向左下增大。④听诊:在胸骨右缘第2肋间可闻及 3/6 级及以上收缩期粗糙喷射性杂音,呈递增递减型,向颈部传导。主动脉瓣区 S_2 减弱,由于左室射血时间延长,可在呼气时闻及 S_2 逆分裂。因左心室显著肥厚致舒张功能减退,顺应性下降而使心房为增加排血而收缩加强,因此心尖区有时可闻及 S_4。

39. 试述主动脉瓣关闭不全(aortic regurgitation)的体征。

答:主动脉瓣关闭不全(aortic regurgitation)的体征有:①视诊:心尖搏动向左下移位,部分重度关闭不全者颈动脉搏动明显,并可有随心搏出现的点头运动。②触诊:心尖搏动移向左下,呈抬举样搏动。③叩诊:心界向左下增大而心腰不大,因而心浊音界轮廓似靴形。④听诊:主动脉瓣第二听诊区可闻及叹气样、递减型、舒张期杂音,向胸骨左下方和心尖区传导,以前倾坐位最易听清。重度反流者,有相对性二尖瓣狭窄,心尖区出现柔和、低调、递减型舒张中、晚期隆隆样杂音(Austin Flint 杂音),系主动脉瓣关闭不全时回流血液限制二尖瓣开放所致。主动脉瓣重度关闭不全者血管检查可见周围血管征。

40. 试述心包积液(pericardial effusion)的体征。

答:心包积液(pericardial effusion)的体征有:①视诊:心尖搏动明显减弱甚至消失。②触诊:心尖搏动弱而不易触到,如能明确触及则在心相对浊音界的内侧。③叩诊:心浊音界向两侧扩大,且随体位改变;卧位时心底部浊音界增宽,坐位则心尖部增宽。④听诊:早期由炎症引起的少量心包积液可在心前区闻及心包摩擦音,积液量增多后摩擦音消失。大量心包积液时,心率较快,心音弱而远,偶然可闻及心包叩击音。另外,大量积液时,由于静脉回流障碍,可出现颈静脉怒张、肝肿大和肝颈静脉回流征阳性。还可由于左肺受压出现 Ewart 征,即左肩胛下区语颤增强、叩诊浊音并闻及支气管呼吸音。脉压减小,并可出现奇脉。

41. 试述左心衰竭的体征。

答:左心衰竭的体征有:①视诊:有不同程度的呼吸急促、轻微发绀、高枕卧位或端坐体位。急性肺水肿时可出现自口、鼻涌出大量粉红色泡沫,呼吸窘迫,并大汗淋漓。②触诊:严重者可出现交替脉。③叩诊:除原发性心脏病体征外,通常无特殊发现。④听诊:心率增快,心尖区及其内侧可闻及舒张期奔马律,P_2 亢进。根据心力衰竭程度的轻重,单侧或双侧肺可闻及由肺底往上的不同程度的细小湿啰音,也可伴少量哮鸣音;急性肺水肿时,则双肺满布湿啰音和哮鸣音。除以上所列体征外,尚有原发性心脏病变和心力衰竭诱因的体征。

42. 试述右心衰竭的体征。

答:右心衰竭的体征有:①视诊:颈静脉怒张,可有周围性发绀,水肿。②触诊:可触及不同程度的肝肿大、压痛及肝颈静脉回流征阳性。下肢或腰骶部等下垂部位凹陷性水肿,严重者可全身水肿。③叩诊:可有胸腔积液(右侧多见)与腹腔积液体征。④听诊:由于右心室扩大可在三尖瓣区闻及三尖瓣相对关闭不全的收缩期吹风样杂音,以及右心室舒张期奔马律。除以上所列体征外,尚有原发性心脏病变和心力衰竭诱因的体征。

(包明成)

第六章 | 腹部检查

学习目标

1. **掌握** 腹部视、触、叩、听诊的检查方法,重点掌握肝脏、脾脏、胆囊的触诊手法。

2. **熟悉** 腹肌紧张、压痛、反跳痛、腹部包块、振水音、移动性浊音和肝上界叩诊的检查方法和临床意义。

3. **了解** 腹部体表标志、腹部分区和腹腔内脏器相应关系。

习题

一、名词解释

1. 舟状腹(scaphoid abdomen)

2. 肝震颤(liver thrill)

3. 反跳痛(rebound tenderness)

4. 移动性浊音(shifting dullness)

5. 腹壁静脉曲张(abdominal wall varicosis)

6. 胃型或肠型(gastral or intestinal pattern)

7. 板状腹(board-like rigidity)

8. 麦氏点(McBurney point)

9. 振水音(succussion splash)

10. 肠鸣音(bowel sound)

11. 肝颈静脉回流征(hepatojugular reflux sign)

12. 格雷特纳征(Grey-Turner sign)

13. 水母头(caput medusae)

二、选择题

【A1 型题】

1. 进行腹部触诊时,正确的手法应是

  A. 右手前臂应与腹部表面在同一平面,令全手掌放于腹壁上部,利用掌指和腕关节的协同动作轻柔地触摸

  B. 右手前臂应与腹部表面呈 45°角,令全手掌放于腹壁上部,利用掌指和腕关节的协同动作轻柔地触摸

  C. 右手前臂与腹部表面呈 90°角,令全手掌放于腹壁上部,利用肘和腕关节的协同动作轻柔地触摸

  D. 右手前臂应与腹部表面在同一平面,令全手掌放于腹壁上部,利用肘和腕关节的协同动

作轻柔地触摸

　　E. 右手前臂应与腹部表面呈45°角,令全手掌放于腹壁上部,利用肘和肩关节的协同动作轻柔地触摸

2. 进行腹部触诊时,一般按下列哪一种顺序进行

　　A. 自右下腹开始顺时针方向,自下而上,先右后左,再至脐部进行触诊

　　B. 自左上腹开始逆时针方向,自上而下,先左后右,再至脐部进行触诊

　　C. 自右上腹开始顺时针方向,自上而下,先右后左,再至脐部进行触诊

　　D. 自左下腹开始逆时针方向,自下而上,先左后右,再至脐部进行触诊

　　E. 一般自脐部开始向四周自下而上,先左后右地进行触诊

3. 在进行腹部检查时,使用下列哪一种方法可将腹壁和腹内脏器的病变所致压痛进行鉴别

　　A. 抓捏腹壁　　　　　　　B. 作腹部浅部触诊　　　　　C. 作腹部深部滑行触诊

　　D. 作腹部深压触诊　　　　E. 作腹部冲击触诊

4. 为了解肝脏下缘的位置、质地、表面、边缘及搏动,进行肝脏触诊时,病人所处的最佳体位是

　　A. 低枕仰卧,两手自然放于躯干两侧,两膝关节屈曲,作较深的腹式呼吸动作

　　B. 高枕仰卧,两手自然交叉放于前胸下部,两膝关节屈曲,作平静的腹式呼吸动作

　　C. 低枕仰卧,两手垫于后颈,两膝关节屈曲,作平静的腹式呼吸动作

　　D. 低枕仰卧,两手自然放于躯干两侧,两膝关节屈曲,作较深的胸式呼吸动作

　　E. 低枕仰卧,两手交叉放于前胸下部,两膝关节屈曲,作平静的胸式呼吸动作

5. 腹膜刺激征是

　　A. 腹式呼吸消失,腹肌紧张和压痛　　　　B. 腹式呼吸消失,压痛和反跳痛

　　C. 腹肌紧张,压痛和反跳痛　　　　　　　D. 腹部膨胀,腹肌紧张和反跳痛

　　E. 肝浊音界消失,腹肌紧张和压痛

6. 病人伴有大量腹腔积液时,为了确定有无肝脏肿大,最好采用的触诊手法是

　　A. 单手触诊法　　　　　　B. 双手触诊法　　　　　　C. 钩指触诊法

　　D. 冲击触诊法　　　　　　E. 胸膝位触诊法

7. 下列为正常腹部**不应**触及的脏器是

　　A. 腹直肌腱划　　　　　　B. 横结肠　　　　　　　　C. 腰椎椎体

　　D. 乙状结肠　　　　　　　E. 子宫

8. 关于腹部间接叩诊发现的描述,以下**不正确**的是

　　A. 腹部叩诊大部分区域均为鼓音

　　B. 肝脾所在部位叩诊为浊音

　　C. 腹腔内肿瘤或大量腹腔积液时,腹部叩诊鼓音区缩小

　　D. 胃肠高度胀气时,腹部鼓音区范围明显扩大

　　E. 左前胸下部肋缘上应呈浊音区

9. 肝上下径间距离,是指在右锁骨中线上所叩的肝界,其正常范围应是

　　A. 7~9cm　　　　　　　　B. 8~10cm　　　　　　　　C. 9~11cm

　　D. 10~12cm　　　　　　　E. 11~13cm

10. 肝浊音上界消失,代之以鼓音者,是下列哪一种疾病的征象

　　A. 肝囊肿　　　　　　　　B. 急性重型肝炎　　　　　　C. 胃肠胀气

　　D. 急性胃肠穿孔　　　　　E. 右侧气胸

11. 腹部听诊时,可听到哪一种正常的声音
    A. 动脉杂音　　　　　　　B. 摩擦音　　　　　　　C. 肠鸣音
    D. 振水音　　　　　　　　E. 静脉杂音

12. 正常情况下肠鸣音每分钟应为
    A. 4~5 次　　　　　　　　B. 6~7 次　　　　　　　C. 2~3 次
    D. 0~2 次　　　　　　　　E. 8~9 次

13. 腹部听到连续性血管杂音,常见于下列哪一种病症
    A. 动脉瘤　　　　　　　　B. 动脉狭窄　　　　　　C. 腹壁静脉严重曲张
    D. 腹块压迫腹主动脉　　　E. 肝癌压迫肝动脉

14. 在深呼吸时,下列哪一种病变**不应**听到摩擦音
    A. 脾梗死　　　　　　　　B. 脾周围炎　　　　　　C. 肝周围炎
    D. 胆囊炎累及周围腹膜　　E. 胰腺炎

15. 肘膝位腹部叩诊,可帮助测定微量腹腔积液,其可测出最小量约为
    A. 120ml　　　　　　　　B. 200ml　　　　　　　C. 300ml
    D. 400ml　　　　　　　　E. 500ml

16. 最灵敏的检查腹部游离腹腔积液的体位是
    A. 平卧屈膝位　　　　　　B. 右侧卧位　　　　　　C. 左侧卧位
    D. 肘膝位　　　　　　　　E. 半卧位

17. 腹部叩诊时移动性浊音阳性,是下列哪一种病症
    A. 幽门梗阻　　　　　　　B. 急性胃扩张　　　　　C. 巨大卵巢囊肿
    D. 腹腔内有游离腹腔积液　E. 尿潴留

18. 消化性溃疡最常见的并发症是
    A. 并发出血　　　　　　　B. 溃疡发生穿透　　　　C. 穿孔
    D. 幽门梗阻　　　　　　　E. 癌变

19. 脾脏轻度肿大,病人应采用下列哪一种体位最易触及
    A. 低枕仰卧,两手放于体侧,两膝关节屈曲,作较深的腹式呼吸运动
    B. 左侧卧位,右下肢伸直,左下肢屈曲,作较深的腹式呼吸运动
    C. 右侧卧位,双下肢屈曲,作较深的腹式呼吸运动
    D. 身体前倾站立床旁,作较深的腹式呼吸运动
    E. 取胸膝卧位,作较深的腹式呼吸运动

20. 在左锁骨中线肋缘下触诊脾脏大小时,下列描述最正确的是
    A. 脾缘不超过 2cm 为轻度肿大,脾缘大于 2cm 至脐水平线以上为中度肿大,脾缘超过脐水平线或前正中线为巨脾
    B. 正常情况下脾缘能触及但不超过 1cm
    C. 脾下移时,脾缘能触及但不超过 2cm
    D. 左侧胸腔积液时,脾缘仍不能触及
    E. 脾肿大时,脾区叩诊前界不超过腋前线

21. 关于胆囊触诊的描述,下列**不正确**的是
    A. 正常胆囊常不能触及
    B. 胆囊肿大时,在右肋缘下腹直肌外缘可触及梨形或卵圆形囊性物

C. 未触及胆囊肿大时,用左手掌平放于病人右胸下部,用拇指指腹勾压于右肋下胆囊点处,如嘱病人深吸气时出现胆囊点疼痛,称为胆囊触痛阳性

D. Murphy 征阳性是指出现胆囊触痛征阳性者伴有吸气动作终止现象

E. 内脏下垂时胆囊可在右肋缘下腹直肌外缘触及

22. 正常腹部触诊时,可触及下列哪一种脏器
    A. 脾脏   B. 胆囊   C. 膀胱
    D. 腰椎椎体、骶骨岬   E. 子宫

23. 消化性溃疡常指人体哪个部位的慢性溃疡
    A. 结肠   B. 食管下段   C. 胃肠吻合术后空肠上段
    D. 胃、十二指肠   E. 盲肠

24. 急性内脏穿孔引起急性弥漫性腹膜炎的腹痛特点为
    A. 全腹持续性剧烈疼痛   B. 阵发性绞痛   C. 钻顶样疼痛
    D. 烧灼样疼痛   E. 持续性钝痛

25. 下列哪一种是诊断急性阑尾炎的重要依据
    A. 转移性右下腹痛
    B. McBurney 点压痛、反跳痛
    C. 加压左下腹部突然松手引起右下腹痛
    D. 腰大肌征阳性
    E. 直肠指检有局部触痛

26. 肋脊点压痛常见于
    A. 消化性溃疡   B. 急性胆囊炎   C. 急性胰腺炎
    D. 急性肾小球肾炎   E. 急性肾盂肾炎

27. 腹部检查扣及胆囊肿大且有明显压痛,首先考虑的疾病是
    A. 慢性胆囊炎   B. 胆囊癌   C. 胰头癌
    D. 急性胆囊炎   E. 胆囊结石

28. 下列哪一种疾病,腹痛的部位常发生转移
    A. 急性心肌梗死   B. 急性阑尾炎   C. 急性胰腺炎
    D. 急性胆囊炎   E. 急性肾盂肾炎

29. 病人于仰卧位作屈颈抬肩动作时,全腹壁明显凹陷,下列哪一种情况**不应**出现
    A. 恶病质   B. 膈麻痹   C. 腹直肌分裂
    D. 急性弥漫性腹膜炎   E. 膈疝

30. 在下列疾病中,**不应**出现腹式呼吸减弱或消失的是
    A. 腹膜炎症   B. 胸腔积液   C. 急性腹痛
    D. 膈麻痹   E. 大量腹腔积液和腹腔内巨大肿物

31. 当腹膜受到细菌感染或化学物质等刺激时,可出现腹壁紧张度增加,下列病症中哪一种可**不明显**
    A. 消化性溃疡急性穿孔   B. 癌性腹膜炎   C. 结核性腹膜炎
    D. 重症急性胰腺炎   E. 大量腹腔积液

32. 关于腹部体毛分布,下列**不正确**的是
    A. 男性阴毛分布呈三角形,尖端向上,直达脐部

B. 女性阴毛分布呈倒三角形,上缘止于耻骨联合上缘为一水平线

C. 皮质醇增多症,腹部体毛增多,或女性阴毛呈男性型分布

D. 腺垂体功能减退症见腹部体毛稀少

E. 肾上腺性变态综合征见腹部体毛缺如

33. 在下列哪一种情况**不应该**见到上腹部搏动

A. 右侧胸腔积液　　　　　　B. 腹主动脉瘤　　　　　　C. 肝血管瘤

D. 二尖瓣狭窄　　　　　　　E. 三尖瓣关闭不全

34. 关于肝脏下缘正常大小描述,下列**不正确**的是

A. 右锁骨中线肋缘下可触及 <2cm

B. 深吸气时剑突下可触及 <3cm

C. 腹上角可触及 <5cm

D. 右锁骨中线肋缘下可触及 <1cm

E. 右锁骨中线上肝上下径间距离为 9~11cm

35. 关于肝下移的含义,下列**不正确**的是

A. 右锁骨中线的肝上界低于第 5 肋间

B. 肝下缘在右锁骨中线肋缘下 >1cm,腹上角 >5cm

C. 肝质地柔软,表面光滑且无压痛

D. 肝下移常见于内脏下垂、肺气肿、右胸腔大量积液

E. 肝上下径间距离 >9~11cm

36. 在腹部外形视诊时,下列描述**不属于**正常范围的是

A. 健康成年人,腹部平坦　　B. 肥胖者腹部饱满　　　　C. 小儿腹部外形较饱满

D. 消瘦者腹部低平　　　　　E. 中年人常腹部膨隆

37. 下列**不属于**有病理意义的腹部外形异常的是

A. 肥胖　　　　　　　　　　B. 腹腔积液　　　　　　　C. 肠梗阻

D. 巨大卵巢囊肿　　　　　　E. 尿潴留

38. 对腹部外形的描述,下列**错误**的是

A. 腹部呈蛙腹状,脐凹陷是腹腔积液

B. 腹部呈球状,见于肠麻痹

C. 腹部呈尖腹,见于结核性腹膜炎

D. 腹部呈蛙腹状,脐凹陷可见于肥胖者

E. 巨大卵巢囊肿时,可呈全腹膨隆

39. 进行腹部视诊时,下列哪一种情况**不应**见到胃肠型和蠕动波

A. 腹壁菲薄或松弛的老年人　　B. 幽门梗阻　　　　　　　C. 小肠梗阻

D. 结肠梗阻　　　　　　　　　E. 大量腹腔积液

40. 上腔静脉阻塞时,腹壁静脉血流方向是

A. 腹壁静脉血流全部向上

B. 腹壁静脉血流全部向下

C. 脐水平以上静脉血流向上,脐以下血流向下

D. 脐水平以上静脉血流向下,脐以下血流向上

E. 血以脐为中心流向四周

41. 在腹部触诊中,下列体征的检查手法**不属于**浅部触诊法的是
    A. 浅表压痛　　　　　　B. 反跳痛　　　　　　C. 腹肌紧张
    D. 搏动　　　　　　　　E. 腹块

42. 下列脏器的包块**不随**呼吸上下移动的是
    A. 胆囊　　　　　　　　B. 脾脏　　　　　　　C. 胃
    D. 游走肾　　　　　　　E. 肝脏

43. 腹部胀大,叩诊两侧腹部鼓音,中腹部为浊音,**不应**见于下列哪一种疾病
    A. 卵巢囊肿　　　　　　B. 妊娠子宫　　　　　C. 子宫肌瘤
    D. 腹腔积液　　　　　　E. 尿潴留

44. 肋脊角叩痛**不应**见于下列哪一种病变
    A. 肾盂肾炎　　　　　　B. 肾结石　　　　　　C. 肾结核
    D. 肾囊肿　　　　　　　E. 肾周围炎

45. 下列哪一种疾病**不应该**出现肝脏肿大
    A. 急性病毒性肝炎伴黄疸　　B. 肝硬化伴腹腔积液　　C. 原发性肝癌伴昏迷
    D. 肝脓肿伴右侧胸腔积液　　E. 右心衰竭伴下肢水肿

46. 下列哪一项**不属于**肾脏和尿路病变引起的压痛点
    A. 第 12 肋骨与脊柱的夹角　　　　　B. 脐水平线上腹直肌外缘
    C. 第 12 肋骨与腰肌外缘的夹角　　　D. 脐与髂前上棘连线中外 1/3 交界点
    E. 第 10 肋骨的前端

47. 在耻骨上缘,下腹中部触及扁圆形、圆形块物,下列哪一种情况**不属于**膀胱胀大
    A. 截瘫　　　　　　　　B. 腰椎麻醉后　　　　C. 前列腺增生
    D. 昏迷状态　　　　　　E. 妊娠妇女

48. 正常胰腺柔软、不易触及,有关它在腹部位置的描述,下列**不正确**的是
    A. 位于腹膜后位置较深　　　　　B. 横位于第 1、2 腰椎处
    C. 横位于脐上 5~10cm　　　　　D. 有时可下垂至脐部
    E. 胰头、颈位于中线偏右,胰体、尾位于中线左侧

49. 下列哪一种病症行腹部检查时,**不应该**出现腹肌紧张度减低
    A. 慢性消耗性疾病　　　　　　B. 大量放腹腔积液后
    C. 经产妇或老年体弱脱水者　　D. 腹腔内容物增加
    E. 脊髓损伤所致,腹肌瘫痪和重症肌无力

50. 下列哪一种**不是**消化性溃疡的腹痛性质
    A. 隐痛　　　　　　　　B. 烧灼痛　　　　　　C. 饥饿样痛
    D. 刺痛　　　　　　　　E. 钻顶痛

51. 下列**不属于**消化性溃疡的并发症的是
    A. 出血　　　　　　　　B. 穿孔　　　　　　　C. 幽门梗阻
    D. 癌变　　　　　　　　E. 难治性溃疡

52. 肠内容物在肠道通过受到障碍时称为肠梗阻,下列哪一种原因**不属于**机械性肠梗阻
    A. 手术后肠粘连　　　　　　　B. 肠扭转、肠套叠
    C. 绞窄性疝　　　　　　　　　D. 腹部大手术后
    E. 蛔虫团或粪块堵塞肠腔

53. 下列体征**不属于**肝硬化病人的体征的是
    A. 毛细血管扩张　　　　　　B. 蜘蛛痣　　　　　　　　C. 肝掌
    D. 男性乳房发育　　　　　　E. 环状红斑

54. 下列**不属于**病理性腹部包块的是
    A. 脏器肿大　　　　　　　　B. 炎性包块　　　　　　　C. 肿瘤
    D. 乙状结肠粪块　　　　　　E. 肝囊肿

55. 肝脏肿大**不应该**出现于下列哪一种疾病
    A. 急性病毒性肝炎　　　　　B. 脂肪肝　　　　　　　　C. 肝淤血
    D. 肝糖原累积症　　　　　　E. 晚期肝硬化

56. 右下腹包块**不应该**出现于下列哪一种疾病
    A. 阑尾脓肿　　　　　　　　B. 增生性肠结核　　　　　C. 回盲部肿瘤
    D. 右侧卵巢及输卵管包块　　E. 血吸虫病肉芽肿

57. 腹壁疝**不常**出现于下列哪一个部位
    A. 腹白线　　　　　　　　　B. 腹直肌外缘　　　　　　C. 脐部
    D. 手术切口处　　　　　　　E. 腹股沟部

58. 左侧腹部扪及包块,应**除外**下列哪一种疾病
    A. 巨脾　　　　　　　　　　B. 左肾积水　　　　　　　C. 回盲部肿瘤
    D. 游走肾　　　　　　　　　E. 降结肠肿瘤

59. 下列脏器的包块,**不随**呼吸上下移动的是
    A. 肝脏　　　　　　　　　　B. 肾脏　　　　　　　　　C. 脐疝
    D. 脾脏　　　　　　　　　　E. 胆囊

60. 肾脏肿大,**不应该**出现于下列哪一种疾病
    A. 多囊肾　　　　　　　　　B. 慢性肾小球肾炎　　　　C. 肾肿瘤
    D. 肾盂积水　　　　　　　　E. 肾盂积脓

61. 对机械性肠梗阻的病人,下列描述**错误**的是
    A. 腹部膨胀　　　　　　　　B. 排便、排气停止　　　　C. 见肠型
    D. 无蠕动波　　　　　　　　E. 肠鸣音呈高亢金属音

62. 腹部肥胖与腹腔内容物增多(积液、积气或巨大包块)进行鉴别时最简单的方法是
    A. 腹部外形的变化　　　　　B. 脐部凸出或凹陷　　　　C. 脐周腹围的大小程度
    D. 腹壁静脉有无曲张　　　　E. 腹式呼吸存在与否

63. 腹部由腹壁、腹膜腔和腹内脏器组成,体表的腹部上界是由以下哪一标志组成
    A. 胸骨体　　　　　　　　　B. 胸骨角　　　　　　　　C. 第12肋骨
    D. 两侧肋弓下缘　　　　　　E. 两侧季肋部

64. 有腹壁疝的病人,仰卧作屈颈抬肩动作时,腹壁肌肉紧张、腹压增加时,应可见到的变化是
    A. 局限性凹陷　　　　　　　B. 局限性膨隆　　　　　　C. 局限性搏动
    D. 腹部平坦　　　　　　　　E. 局限膨隆随腹式呼吸而移动

65. 当腹腔内有大量液体时,用手触击腹部可感到液波震颤,此种检查腹腔积液的方法,腹腔内需要有多少游离液体
    A. 大于1 000ml　　　　　　B. 大于500ml　　　　　　C. 大于2 000ml
    D. 大于2 500ml　　　　　　E. 大于3 000ml

66. 胃泡鼓音区(Traube 区),位于左前胸下部肋缘以上,约呈半圆形,为胃底穹窿含气所致,下列情况**不会**使此区缩小或消失的是

  A. 中、重度脾肿大   B. 左侧胸腔积液   C. 肝左叶肿大

  D. 急性胃扩张   E. 空腹时

67. 正常人肾脏不易触及,有时可触及右肾下极,当深吸气时能触及 1/2 以上肾脏,但大小正常,表面光滑,无压痛者常表示下列哪一种病症

  A. 肾盂积水   B. 肾盂积脓   C. 肾肿瘤

  D. 肾下垂   E. 多囊肾

68. 消化性溃疡发生急性穿孔时,腹部检查时最有诊断价值的体征是

  A. 腹部膨胀且腹式呼吸消失

  B. 腹部膨胀伴移动性浊音阳性

  C. 上腹部局限性腹肌紧张、压痛、反跳痛

  D. 肝浊音界上界消失

  E. 全腹肌紧张、压痛、反跳痛

69. 腹膜受到各种致病因素刺激时,可发生急性腹膜炎,下列哪一种原因一开始就属于感染性腹膜炎

  A. 急性重症胰腺炎   B. 十二指肠溃疡急性穿孔   C. 胃溃疡急性穿孔

  D. 肠梗阻穿孔   E. 卵巢囊肿破裂

【A2 型题】

1. 医生对病人进行腹部视诊时,病人应取仰卧位,充分暴露全腹,光线宜充足而柔和,从前侧方射来,医生位于病人右侧,按自上而下进行视诊,为了查出细小隆起或蠕动波,视诊的最佳位置为

  A. 眼睛从头部方向观察   B. 眼睛从脚部方向观察

  C. 眼睛从右侧方向观察   D. 眼睛视线降至腹平面,呈切线方向观察

  E. 眼睛从脐上方观察

2. 某病人腹部局限性膨隆,可因腹内原因(如脏器肿大、腹内肿瘤、炎性包块、胃或肠胀气)和腹壁上肿物等原因,为了进行鉴别,医生常采用的方法是

  A. 局限性膨隆有无随呼吸而移动

  B. 局限性膨隆有无搏动

  C. 局限性膨隆有无随体位而移动

  D. 仰卧作屈颈抬肩动作看局限性膨隆变得明显或消失

  E. 尺压试验有无有节奏的跳动

3. 男性,36 岁。反复出现上腹部饥饿痛、夜间痛 10 年,近 2 周症状加重,今日午餐后出现中上腹部剧烈疼痛 1 小时,伴呕吐 3 次,腹部检查见腹式呼吸消失,全腹压痛、反跳痛、腹肌紧张,是下列哪一种体征

  A. Murphy 征   B. Courvoisier 征   C. Grey-Turner 征

  D. Peritoneal irritation 征   E. Cullen 征

4. 病人,女性,40 岁。常有脂餐后出现右上腹疼痛 1 年。昨晚吃肥肉后 1 小时出现右上腹痛,向右肩部放射,呕吐 2 次,腹部检查应出现哪一部位压痛

  A. 胆囊点   B. McBurney 点   C. 季肋点

  D. 上输尿管点   E. 肋脊点

5. 医生检查病人腹部,用示指和中指的指腹贴于剑突下部的肝脏表面的方法,来区别肝脏的搏动是由于右心室肥大还是腹主动脉搏动的传导所致。下列描述正确的是

    A. 搏动在深呼气时明显为右心室肥大

    B. 搏动在深吸气时明显为右心室肥大

    C. 搏动在呼气和吸气均明显为右心室肥大

    D. 搏动在深压时明显为主动脉搏动

    E. 搏动在浅表触诊时明显为右心室肥大

6. 当医生用手触诊病人腹部,出现压痛后,手指压于疼痛部位稍停片刻,使压痛感觉趋于稳定,然后迅速将手抬起,如此时病人感觉腹痛骤然加重,并伴有痛苦表情或呻吟,称为反跳痛,这一体征表示的意义是

    A. 脏器的炎症已累及腹膜的脏层　　　　　　B. 脏器的炎症已累及腹膜的壁层

    C. 脏器的炎症已累及肠系膜　　　　　　　　D. 脏器的炎症已累及邻近脏器

    E. 脏器的炎症已累及大网膜

7. 肝脏肿大病人,医生用手压迫肝脏时出现颈静脉怒张更明显,称为肝颈静脉回流征阳性,是下列哪一种疾病的征象

    A. 右心衰竭肝淤血症　　　　　　　　　　　B. 肝硬化门静脉高压症

    C. 上腔静脉阻塞综合征　　　　　　　　　　D. 下腔静脉阻塞综合征

    E. 肝静脉阻塞综合征

8. 先让病人仰卧,行腹部叩诊时,其中腹部呈鼓音,两侧呈浊音,转成左侧位时左侧腹部浊音区增大,而右侧腹部转为鼓音,称为移动性浊音阳性,表示下列哪一种病症

    A. 幽门梗阻　　　　　　B. 急性胃扩张　　　　　　C. 巨大卵巢囊肿

    D. 腹腔内有游离腹腔积液　　　E. 液波震颤(+)

9. 女性,30岁,患巨大卵巢囊肿时,腹部检查**不应该**发现的体征是

    A. 仰卧时浊音在中腹部,鼓音在两侧腹部

    B. 浊音无移动性

    C. 液波震颤阴性

    D. 尺压试验阳性

    E. 振水音阳性

10. 某病人腹部胀大在耻骨上方叩诊出现弧形上缘凹向脐部的浊音区,应见于下列哪一种病症

    A. 膀胱胀大　　　　　　　B. 腹腔积液　　　　　　C. 妊娠子宫

    D. 子宫肌瘤　　　　　　　E. 卵巢囊肿

11. 男性,55岁,巩膜皮肤进行性黄染2个多月,伴皮肤瘙痒,腹部检查发现胆囊明显肿大,呈圆形光滑可推动,且无压痛,首先应考虑的疾病是

    A. 胆囊癌　　　　　　　　B. 急性胆囊炎　　　　　　C. 胆囊结石

    D. 急性病毒性肝炎　　　　E. 胰头癌

12. 患有十二指肠球部溃疡的病人,当并发幽门梗阻时可发现下列哪一种最有诊断价值的体征

    A. 肠型　　　　　　　　　B. 移动性浊音阳性　　　　C. 液波震颤

    D. 振水音　　　　　　　　E. 高亢肠鸣音

13. 男性,20 岁。活动后心悸、气急 2 个月,腹部检查肝脏肿大,质地中等,表面光滑,有压痛,肝颈静脉回流征阳性,腹部移动性浊音阳性,下肢凹陷性水肿,考虑该病人最可能的诊断是

  A. 肝硬化腹腔积液　　　　　　　　　　B. 原发性肝癌伴腹腔积液

  C. 肝结核伴结核性腹膜炎　　　　　　　D. 肾病综合征伴腹腔积液

  E. 右心衰竭、肝淤血伴腹腔积液

14. 某低位小肠梗阻的病人,可有腹胀、腹痛、剧烈呕吐及排便、排气停止的症状,其呕吐物的性质应是

  A. 呕吐棕黄色带粪臭的内容物　　　　　B. 呕吐大量胃、肠、胰液和胆汁的内容物

  C. 剧烈呕吐胃内容物后呕吐血液　　　　D. 呕吐大量酸酵宿食

  E. 喷射性呕吐

15. 男性,45 岁。食欲缺乏、中上腹隐痛不适 2 个月,腹部检查中上腹部扪及鸡蛋大小质地中等的包块,作胃液分析:胃酸缺乏、胃液呈咖啡色,下列辅助检查最有确诊价值的是

  A. X 线胃肠钡餐　　　　　B. 腹部彩超　　　　　　C. 核素显像

  D. 腹部 CT　　　　　　　E. 胃镜检查

16. 女性,40 岁。进食油腻饮食后出现右上腹疼痛,检查右锁骨中线肋缘下扪及有压痛的囊性肿物,首先考虑的病变是

  A. 胰头癌　　　　　　　　B. 胰体癌　　　　　　　C. 急性胆囊炎

  D. 急性胆管炎　　　　　　E. 急性黄疸型肝炎

17. 病人,男性,40 岁。出现上腹痛 1 天,腹部检查右下腹 McBurney 点有固定压痛和反跳痛,应首先考虑的疾病是

  A. 盲肠肿瘤　　　　　　　B. 输尿管结石　　　　　C. 急性阑尾炎

  D. 肠系膜淋巴结炎　　　　E. 前列腺癌伴腹腔转移

18. 男性,20 岁,自幼养犬。发现右上腹胀痛 2 个月,腹部检查发现肝肋下 4cm 可扪及 2 个直径 2cm 大小的囊性结节,浮沉触诊有细微震动感是下列哪一种体征

  A. 肝颈静脉回流征　　　　B. 肝震颤征　　　　　　C. 肝脏搏动征

  D. 肝区波动感　　　　　　E. 肝区摩擦感

19. 男性,40 岁。有慢性乙型病毒性肝炎 10 年。近 1 年出现腹胀,腹壁静脉重度曲张,脾肿大。如在上腹部听诊可能出现下列哪一种体征

  A. 肝区摩擦感　　　　　　B. 收缩期动脉杂音　　　C. 连续性静脉杂音

  D. 振水音　　　　　　　　E. 脾区摩擦音

20. 男性,62 岁。上腹痛伴寒战、发热半个月。10 天前感皮肤瘙痒,尿黄。食欲差,乏力。查体:巩膜、皮肤黄染,腹软,右上腹压痛,未触及包块,胆囊无肿大。以下体征可能阳性的是

  A. Murphy 征　　　　　　B. McBurney 点压痛　　　C. Grey-Turner 征

  D. Peritoneal irritation 征　　E. Cullen 征

21. 女性,49 岁。上腹胀痛 12 小时,伴呕吐。呕吐物含隔宿食,呕吐后腹胀缓解。查体:左上腹膨隆,明显压痛,无反跳痛,以下体征可能阳性的是

  A. Murphy 征　　　　　　B. McBurney 点压痛　　　C. 振水音

  D. 液波震颤　　　　　　　E. 波动感

22. 男性,50 岁。进行性贫血,消瘦乏力半年。有时右腹隐痛,无腹泻。查体:右中腹部扪及肿块,肠鸣音活跃,为明确诊断,应进行的检查是

A. 纤维结肠镜　　　　　　　B. B超　　　　　　　　　C. CEA测定

D. CT　　　　　　　　　　　E. X线钡餐造影

23. 女性,40岁。近1周腹胀,恶心、呕吐,排便少,含黏液或脓血,查体:腹部略膨隆,全腹压痛,肠鸣音亢进,此时最可能的诊断是

A. 急性肠梗阻　　　　　　　B. 急性胰腺炎　　　　　　C. 十二指肠炎

D. 急性胃炎　　　　　　　　E. 急性不完全性肠梗阻

24. 男性,48岁,呕血5小时,查体:P 120次/分,BP 95/60mmHg。营养状况差,巩膜明显黄染。腹壁可见静脉曲张,肝未触及,脾肋下6cm,移动性浊音阳性。病人呕血最可能的原因是

A. 胃癌　　　　　　　　　　B. 消化性溃疡　　　　　　C. 胆道出血

D. 食管胃底静脉曲张破裂　　E. 急性糜烂出血性胃炎

25. 女性,45岁。乏力、消瘦、发热3个多月,查体:贫血貌,腹平坦,右侧中腹部触及5cm×3cm肿块,可推动。血常规:Hb 70g/L,WBC 7.0×10⁹/L,PLT 205×10⁹/L。最可能的诊断是

A. 右肾肿瘤　　　　　　　　B. 十二指肠肿瘤　　　　　C. 升结肠癌

D. 右输尿管肿瘤　　　　　　E. 小肠肿瘤

26. 男性,30岁。2小时前突然出现上腹刀割样痛,迅速波及全腹,不敢直腰走路。查体:板状腹、腹肌强直,有腹膜刺激征,肠鸣音消失,肝浊音界缩小。最常考虑的诊断为

A. 阑尾穿孔　　　　　　　　B. 溃疡病穿孔　　　　　　C. 胆囊穿孔

D. 绞窄性肠梗阻　　　　　　E. 急性出血性胰腺炎

27. 男性,32岁。2天前饮酒后出现右上腹疼痛,向右肩部放射。查体:右上腹肌紧张,压痛(+),Murphy征(+),最可能的诊断是

A. 十二指肠球部溃疡　　　　B. 急性胃炎　　　　　　　C. 急性胰腺炎

D. 右肾结石　　　　　　　　E. 急性胆囊炎

28. 男性,78岁。恶心呕吐3天,查体:左上腹膨隆,可见蠕动波。应考虑为以下哪种情况

A. 肠麻痹　　　　　　　　　B. 小肠梗阻　　　　　　　C. 食管狭窄

D. 胰腺炎　　　　　　　　　E. 幽门梗阻

29. 病人,82岁。下腹胀伴尿少2天,既往诊断有前列腺增生,查体:下腹可触及一胎头大小的包块,触之呈囊性感。该包块应考虑为以下哪种情况

A. 直肠癌　　　　　　　　　B. 前列腺增生　　　　　　C. 尿潴留

D. 腹股沟疝　　　　　　　　E. 游走肾

【A3型题】

(1~3题共用题干)

男性,50岁。反复上腹痛20年,常发生在餐后半小时,近2个月腹痛的节律性消失,食欲减退,大便每日1次、成形,服用抑酸剂无效。

1. 最可能是下列哪一种疾病

A. 胃溃疡恶变　　　　　　　　　　B. 十二指肠溃疡并发幽门梗阻

C. 胰腺癌　　　　　　　　　　　　D. 原发性肝癌

E. 慢性胰腺炎

2. 为了明确诊断,应采取的辅助检查是

A. X线胃肠钡餐造影　　　　B. 胃镜检查　　　　　　　C. 上腹部CT

D. 甲胎蛋白测定　　　　　　E. 腹部彩超

3. 如在腹部检查时扪及腹块,应出现在哪一个部位

A. 脐中部 B. 中下腹部 C. 中上腹部

D. 右下腹部 E. 左下腹部

【A4 型题】

(1~4 题共用题干)

男性,40 岁。反复饥饿时中上腹部隐痛 10 年,伴反酸、嗳气,进食和服用抑酸剂可缓解,今晨中上腹剧痛后全腹疼痛持续存在。

1. 该病人最可能患下列哪一种疾病

A. 急性胰腺炎 B. 胰腺癌 C. 胃癌

D. 消化性溃疡 E. 急性胆囊炎

2. 该病人可能发生的并发症是

A. 急性胰腺炎并发出血坏死 B. 胰腺癌并发肠梗阻

C. 胃癌并发幽门梗阻 D. 消化性溃疡并发急性穿孔

E. 急性胆囊炎并发胆汁性腹膜炎

3. 如进行腹部检查,最具诊断价值的腹部体征是

A. 板状腹 B. 腹壁柔韧感 C. 肠鸣音亢进

D. 肝浊音上界消失 E. Murphy 征阳性

4. 为确诊疾病应选择的检查手段是

A. 血清淀粉酶测定 B. 癌胚抗原测定 C. 胃镜检查

D. X 线腹部平片 E. 腹部 B 超检查

【B1 型题】

(1~5 题共用备选答案)

A. 浅部触诊法 B. 深部滑行触诊法 C. 双手触诊法

D. 深压触诊法 E. 冲击触诊法

下列检查手法,属于上述哪一种?

1. 医师用一手轻放在腹部被检查的部位,利用掌指关节和腕关节的协调动作,使腹壁压陷约 1cm,轻柔地进行滑动触摸

2. 医师用并拢的右手示指、中指和无名指末端逐渐触向腹腔的脏器或包块,在被触及的脏器或包块上作上、下、左、右的滑动触摸

3. 医师置左手于被检查脏器或包块的背后部,并将被检查部位推向右手方向,这样除了起固定作用外,同时使被检查脏器或包块更接近体表,以利于右手触诊检查

4. 医师用 1~2 个手指逐渐深压腹壁被检查部位,用以探测腹腔深在病变的部位或确定腹腔的压痛点的检查方法

5. 医师用 3~4 个并拢的右手指,弯成 70°~90°角,放置于腹壁上相应部位,作数次急速而较有力的冲击动作,在冲击时即会出现腹腔内脏器或包块在指端浮沉的感觉的一种诊断方法

(6~10 题共用备选答案)

A. 胆囊点 B. McBurney 点 C. 肋脊点

D. 肋腰点 E. 上输尿管点

下列体格检查时的定位方法,是检查上述哪一点体征?

6. 位于腹部右锁骨中线与肋缘的交界处

7. 位于腹部脐与右髂前上棘连线中、外 1/3 交界处

8. 在背部第 12 肋骨与脊柱的夹角的顶点

9. 在背部第 12 肋骨与腰肌外缘的夹角的顶点

10. 位于腹部在脐水平线上腹直肌外缘

（11~15 题共用备选答案）

    A. 皮肤皱褶处、腹股沟、腰带部位有褐色色素沉着

    B. 腰部、脐周或下腹部皮肤呈蓝色

    C. 腹部散在点状深褐色色素沉着

    D. 一侧腰部或腹部的疱疹

    E. 下腹部和髂部淡蓝色、粉红色或白色条纹

下列疾病可出现上述哪种皮肤变化？

11. 重症急性胰腺炎

12. 肾上腺皮质功能减退

13. 带状疱疹

14. 妊娠或产后

15. 血色病

（16~20 题共用备选答案）

    A. 腹膜炎三联征　　　　　　　B. Murphy 征　　　　　　　C. Courvoisier 征

    D. 振水音　　　　　　　　　　E. 腹壁静脉曲张常可听到静脉血管杂音

下列病人检查时可发现上述哪一种体征？

16. 男性，36 岁。间歇性中上腹饥饿痛、夜间痛 10 年，近 2 周症状加重。今午餐后出现中上腹部剧烈而持续性疼痛未缓解，伴恶心、呕吐 4 次，腹部检查见腹式呼吸消失，全腹压痛，肌紧张及反跳痛

17. 女性，40 岁。吃油炒蛋后出现右上腹部剧烈绞痛并向右肩放射，伴呕吐 3 次，腹部检查右肋缘下有压痛伴吸气终止现象

18. 男性，50 岁。发现皮肤巩膜进行性黄染 1 个月，粪便呈陶土色，腹部检查，右上腹部可扪及囊状物，无压痛

19. 清晨空腹或餐后 6~8 小时，用冲击触诊法，在上腹部可听到气液撞击的声音

20. 男性，40 岁。有慢性乙型病毒性肝炎史 10 年。近 1 年出现腹胀、腹壁静脉重度曲张，尿少，脾肿大，在上腹部听诊时可能出现的体征是

【B2 型题】

（1~3 题共用备选答案）

    A. 右下腹压痛　　　　　　　　B. 右上腹压痛　　　　　　　C. 中上腹压痛

    D. 脐周压痛　　　　　　　　　E. 下腹压痛

下列疾病时最常出现的腹部压痛的部位是哪种？

1. 脐周或上腹部隐痛数小时后，转移至右下腹部疼痛

2. 男性，36 岁。进食不洁海鲜食物后出现腹痛 1 天伴腹泻 6 次

3. 女性，30 岁。在月经干净后出现尿频、尿急、尿痛 2 天

（4~6 题共用备选答案）

    A. 脐水平线以上腹壁静脉血流方向自下而上，脐水平线以下腹壁静脉血流方向自上而下

B. 脐水平线以上腹壁静脉血流方向自下而上,脐水平线以下腹壁静脉血流方向自下而上

C. 脐水平线以上腹壁静脉血流方向自上向下,脐水平线以下腹壁静脉血流方向自上而下

D. 脐水平线以上腹壁静脉血流方向自上向下,脐水平线以下腹壁静脉血流方向自下而上

E. 腹壁静脉常以脐为中心流向四方

下列疾病可见上述哪一种血流方向?

4. 当病人有肝硬化、门静脉高压时

5. 当病人有上腔静脉阻塞时

6. 当病人有下腔静脉阻塞时

(7~10 题共用备选答案)

    A. 脂肪肝   B. 肝淤血   C. 原发性肝癌

    D. 肝棘球蚴病   E. 肝脓肿

以下病例腹部体征表现,最可能是上述哪一种诊断?

7. 男性,40 岁。有嗜酒史 20 年,腹部检查肝肋下 3cm,剑突下 5cm,表面光滑,质地稍韧,边缘圆钝,且无压痛

8. 女性,35 岁。有风湿性心脏病,二尖瓣双病变,近半年来常有活动后心悸、气促,双下肢水肿,夜间不能平卧,腹部检查肝肋下 3cm,剑突下 5cm,表面光滑,质地稍韧,边缘圆钝,有弥漫性压痛,肝颈静脉回流征阳性

9. 男性,39 岁。有乙型病毒性肝炎史 15 年,近半年来右季肋部胀痛,食欲缺乏、乏力、消瘦,腹部检查肝肋下 5cm,剑突下 3cm,质地坚硬,表面不光滑,肋下可扪及多个结节,边缘厚薄不一致,化验 AFP 700μg/ml,肝功能 ALT<40U/L,SB<17μmol/L,Alb 30g/L,Glo 40g/L

10. 男性,35 岁。有内蒙古牧区工作史,近 1 年右季肋部胀痛,腹部检查,肝肋下 5cm,剑突下 3cm,右肋下肝区扪及多个蚕豆至核桃大小结节,有囊性感,肝震颤阳性

(11~12 题共用备选答案)

    A. 中上腹痛多发生于两餐之间,持续至下一次餐后缓解

    B. 中上腹痛于餐后 1 小时出现,至 1~2 小时消失逐渐缓解至下一次餐后再重复

    C. 中上腹部于餐后 2~3 小时出现,至下一次餐前消失

    D. 中上腹痛于餐前半小时出现,进餐即可消失

    E. 中上腹痛于进餐时发生,至餐后半小时消失

下列病人应符合上述哪一种疼痛规律?

11. 十二指肠溃疡病人的慢性、周期性、节律性中上腹痛的特点是

12. 胃溃疡病人的慢性、周期性、节律性中上腹痛的特点是

(13~14 题共用备选答案)

    A. 中上腹稍偏高、剑突下或剑尖下偏左处   B. 中上腹、脐上方或脐上方偏右处

    C. 剑突处   D. 右肋缘下腹直肌外缘

    E. 左肋缘下腹直肌外缘

下列病人的腹痛应是上述哪一个部位?

13. 胃溃疡的腹痛部位为

14. 十二指肠溃疡的腹痛部位为

(15~16 题共用备选答案)

    A. 蛙腹   B. 尖腹   C. 球状腹   D. 板状腹   E. 舟状腹

下列病人应出现上述哪一种腹部体征?

15. 男性,50 岁。反复咳嗽、咳血痰 1 年,伴低热、盗汗,食欲缺乏、消瘦、乏力。

16. 男性,30 岁。反复餐后半小时出现中上腹疼痛 5 年,今晨中上腹剧痛后,转为全腹持续性剧痛 3 小时,伴恶心和呕吐

(17~18 题共用备选答案)

    A. 面、颈、上胸部   B. 手掌部大小鱼际和末端指腹   C. 胸腹部

    D. 两侧脸颊部   E. 位于关节附近

下列疾病在皮肤上的体征应出现在上述哪一部位?

17. 乙型病毒性肝炎肝硬化病人的蜘蛛痣

18. 酒精性肝硬化病人的肝掌

(19~20 题共用备选答案)

    A. 细菌性感染   B. 病毒性感染   C. 化学性刺激

    D. 原虫性感染   E. 机械性梗阻

下列疾病的致病因素属于上述哪一种性质?

19. 急性阑尾炎

20. 急性胰腺炎

(21~22 题共用备选答案)

    A. 吐棕黄色粪臭液   B. 吐大量胃、肠、胰液及胆汁

    C. 剧吐胃内容物后,吐血液   D. 吐大量酸酵宿食

    E. 喷射性呕吐

下列病人的呕吐性质,属于上述哪一种?

21. 脑膜炎伴剧烈头痛病人的呕吐性质

22. 消化性溃疡并发幽门梗阻时呕吐物性质

(23~25 题共用备选答案)

    A. 消化性溃疡   B. 急性糜烂出血性胃炎

    C. 食管贲门黏膜撕裂症   D. 胃癌

    E. 胃泌素瘤

下列病人最可能的诊断是哪种?

23. 女性,45 岁。因双膝关节酸痛 10 天,服吲哚美辛 12.5mg,每日 3 次,连服 3 天,今晨觉中上腹部不适,呕吐咖啡色液 300ml

24. 男性,20 岁。反复中上腹部疼痛 1 年,伴反酸,做胃液分析检查基础胃酸分泌量/最大胃酸分泌量(BAO/MAO)<0.6,MAO 42mmol/h

25. 男性,50 岁。出现中上腹隐痛 3 个月,疼痛与饮食无明确关系,伴厌食、胃纳减退,腹部检查肝脾不大,中上腹部扪及质地中等边缘不清的鸡蛋大小包块

(26~29 题共用备选答案)

    A. 急性胆囊炎   B. 胰头癌   C. 幽门梗阻

    D. 肠梗阻   E. 肝硬化腹腔积液

下列病人的表现最可能是上述哪一种疾病?

26. 女性,35 岁。进食油腻食物后反复出现右上腹部疼痛 1 年,腹部检查右上腹部胆囊区有压痛,Murphy 征阳性

27. 男性,50 岁。巩膜皮肤进行性黄染 1 个月,伴粪色变淡,皮肤瘙痒,腹部检查时右上腹部扪及卵圆形无压痛的囊性肿物

28. 男性,28 岁。反复发生饥饿时中上腹部隐痛 10 年,近 1 个月来出现中上腹胀不适,且于晚间明显,伴呕吐大量酸酵宿食,吐后腹胀症状缓解

29. 男性,40 岁。20 年前有乙型病毒性肝炎史,近 1 年来反复肝功能异常,2 个月来出现腹胀、尿少、下肢水肿、腹部外形呈蛙状。肝肋下未触及,脾肋下 3 指,移动性浊音阳性

三、问答题

1. 右心衰竭时会出现哪些体征?
2. 简述乙型病毒性肝炎肝硬化失代偿期的体格检查发现。
3. 急性弥漫性腹膜炎有哪些体征?
4. 简述消化性溃疡病人常见的体征。
5. 腹部肿块常见的形成原因有哪些?
6. 简述肠梗阻时的体格检查发现。

参考答案

一、名词解释

1. 舟状腹(scaphoid abdomen):严重时前腹壁凹陷几乎贴近脊柱,肋弓、髂嵴和耻骨联合显露,使腹外形如舟状,称舟状腹,见于恶病质,如结核病、恶性肿瘤等慢性消耗性疾病。

2. 肝震颤(liver thrill):用浮沉触诊法触诊时,手指掌面稍用力按压肝囊肿表面片刻,如感到一种微细的震动感,称为肝震颤,亦可见于肝棘球蚴病。

3. 反跳痛(rebound tenderness):当医师用手触诊腹部出现压痛后,用并拢的 2~3 个手指(示、中、环指)压于原处稍停片刻,使压痛感觉趋于稳定,然后迅速将手抬起,如此时病人感觉腹痛骤然加重,并常伴有痛苦表情或呻吟,称为反跳痛。

4. 移动性浊音(shifting dullness):用间接叩诊法叩诊腹部因体位不同而出现浊音区变动的现象,称为移动性浊音,是发现有无腹腔积液的重要方法。

5. 腹壁静脉曲张(abdominal wall varicosis):常见于门静脉高压致循环障碍或上、下腔静脉回流受阻而有侧支循环形成时,此时腹壁静脉可显而易见或迂曲变粗,称为腹壁静脉曲张。

6. 胃型或肠型(gastral or intestinal pattern):胃肠道发生梗阻时,梗阻近端的胃或肠段饱满而隆起,可显出各自的轮廓,称为胃型或肠型。

7. 板状腹(board-like rigidity):急性胃肠穿孔或脏器破裂所致急性弥漫性腹膜炎,腹膜受刺激而引起腹肌痉挛,腹壁常有明显紧张,甚至强直硬如木板,称为板状腹。

8. 麦氏点(McBurney point):位于脐与右髂前上棘连线中、外 1/3 交界处,当阑尾病变时此处可有压痛。

9. 振水音(succussion splash):在胃内有大量液体及气体存留时,检查者取仰卧位,医师以一耳凑近上腹部,用冲击触诊法振动胃部,可听到气、液撞击的声音称为振水音。

10. 肠鸣音(bowel sound):肠蠕动时,肠管内气体和液体随之流动,产生一种断断续续的咕噜声(或气过水声)称为肠鸣音。

11. 肝颈静脉回流征(hepatojugular reflux sign):当右心衰竭引起肝淤血肿大时,用手压迫肿大肝脏,可使颈静脉怒张更明显,称为肝颈静脉回流征。

12. 格雷特纳征(Grey-Turner sign):腰部、季肋部和下腹部皮肤呈蓝色,为血液自腹膜后间隙渗到侧腹壁的皮下所致,称为格雷特纳征,多见于重症急性胰腺炎和肠绞窄。

13. 水母头(caput medusae):门静脉高压显著时,于脐部可见到一簇曲张静脉向四周放射,形如水母头,常于此处听到静脉血管杂音。

二、选择题

【A1 型题】

1. A　2. D　3. A　4. A　5. C　6. D　7. E　8. E　9. C　10. D
11. C　12. A　13. C　14. E　15. A　16. D　17. D　18. A　19. D　20. A
21. E　22. D　23. D　24. A　25. B　26. E　27. E　28. B　29. D　30. B
31. E　32. E　33. D　34. A　35. D　36. D　37. A　38. D　39. D　40. D
41. B　42. D　43. D　44. D　45. B　46. D　47. E　48. D　49. D　50. E
51. D　52. D　53. C　54. D　55. D　56. E　57. D　58. D　59. D　60. B
61. D　62. B　63. D　64. B　65. D　66. E　67. D　68. D　69. D

【A2 型题】

1. D　2. D　3. D　4. A　5. B　6. B　7. A　8. D　9. E　10. B
11. D　12. E　13. E　14. A　15. E　16. D　17. C　18. D　19. C　20. A
21. C　22. A　23. E　24. D　25. C　26. B　27. E　28. E　29. C

【A3 型题】

1. A　2. B　3. C

【A4 型题】

1. D　2. D　3. D　4. D

【B1 型题】

1. A　2. B　3. C　4. D　5. E　6. A　7. B　8. C　9. D　10. E
11. B　12. A　13. D　14. C　15. E　16. A　17. B　18. C　19. D　20. E

【B2 型题】

1. A　2. D　3. E　4. E　5. C　6. B　7. A　8. B　9. D　10. E
11. A　12. B　13. A　14. B　15. E　16. D　17. A　18. B　19. A　20. C
21. E　22. B　23. A　24. A　25. D　26. A　27. B　28. D　29. E

三、问答题

1. 右心衰竭时会出现哪些体征?

答:右心衰竭时主要是体循环系统淤血的体征。

(1)视诊:颈静脉怒张,可有周围性发绀,水肿。

(2)触诊:可触及不同程度的肝肿大,压痛及肝颈静脉回流征阳性。下肢或腰骶部等下垂部位凹陷性水肿,严重者可全身水肿。

(3)叩诊:可有胸腔积液(右侧多见)与腹腔积液体征。

(4)听诊:由于右心室扩大可在三尖瓣区闻及三尖瓣相对关闭不全的收缩期吹风样杂音以及右心室舒张期奔马律。

2. 简述乙型病毒性肝炎肝硬化失代偿期的体格检查发现。

答:肝硬化病人面色灰暗,缺少光泽,皮肤、巩膜黄染,面、颈和上胸部可见毛细血管扩张或蜘蛛痣,手掌的大小鱼际和指端有红斑称为肝掌,男性常有乳房发育并伴压痛,皮肤可有瘀点、瘀斑、苍白等肝功能减退表现。肝脏由肿大变小,质地变硬,表面不光滑,一般肝硬化晚期常触及不到。脾脏轻至中度肿大,下肢常有水肿。在剑突下,脐周腹壁静脉曲张处可听到静脉连续性营营声。大量腹腔积液可使腹壁紧张度增加,当腹腔积液量超过1 000ml时可叩出移动性浊音。

3. 急性弥漫性腹膜炎有哪些体征?

答:急性弥漫性腹膜炎病人多呈急性危重病容,全身冷汗,表情痛苦,为减轻腹痛常被迫采取双下肢屈曲仰卧位,呼吸浅速。在病程后期因高热、不能进食、呕吐、失水、酸中毒等,使病人出现精神萎靡、面色灰白、皮肤和口舌干燥、眼球及两颊内陷、脉搏频速无力、血压下降等征象。腹部检查可发现典型的腹膜炎三联征——腹肌紧张、压痛和反跳痛。

4. 简述消化性溃疡病人常见的体征。

答:消化性溃疡病人多数为瘦长体型,腹上角成锐角。消化性溃疡缺乏特异性体征,在溃疡活动期多数病人有上腹部局限性轻压痛,胃溃疡压痛点常偏左,十二指肠溃疡压痛点常偏右,少数病人可有贫血和营养不良的体征。后壁溃疡穿孔,可有背部皮肤感觉过敏区和明显压痛。出血时可见全身皮肤黏膜苍白。

5. 腹部肿块常见的形成原因有哪些?

答:腹部肿块常见的形成原因有:

(1)炎症性:病毒性肝炎、胆囊积液、阑尾脓肿、回盲部结核、盆腔结核、肾结核等引起脏器肿大及形成异常肿块。

(2)肿瘤性:肝癌、胆囊癌、胃癌、结肠癌、卵巢癌、子宫肌瘤、肾癌、卵巢囊肿、白血病浸润脾脏等。

(3)梗阻性:幽门梗阻、肝淤血、肠套叠、尿潴留、肾盂积水等。

(4)先天性:多囊肾、肝囊肿等。

(5)寄生虫性:肝棘球蚴病、肠蛔虫病、晚期血吸虫病致脾肿大等。

(6)其他:脂肪肝、肝糖原累积症、腹壁疝、腹壁纤维瘤、脂肪瘤、皮脂囊肿、游走脾、游走肾等。

6. 简述肠梗阻时的体格检查发现。

答:肠梗阻病人多呈痛苦重病面容,眼球凹陷呈脱水貌,呼吸急促,脉搏细速,甚至血压下降、休克等征象。腹部检查见腹部膨隆,小肠梗阻可见脐周不规则呈梯形多层排列的肠型和蠕动波,结肠梗阻可见腹部周边明显膨隆。腹肌紧张且伴压痛,绞窄性肠梗阻病人可出现反跳痛。机械性肠梗阻病人可听到肠鸣音明显亢进,呈金属音调。麻痹性肠梗阻病人肠鸣音减弱或消失。当腹腔有渗液时,出现移动性浊音。

(段志军)

第七章 | 生殖器、肛门、直肠检查

学习目标

1. **掌握** 男性生殖器、肛门的检查方法。
2. **熟悉** 男性生殖器、肛门、直肠异常改变的临床意义。
3. **了解** 女性生殖器的检查内容及方法。

习题

一、名词解释

1. 内痔
2. 截石位
3. 隐睾症
4. 肛裂
5. 肛门直肠瘘

二、选择题

【A1 型题】

1. 精索呈串珠状改变常见于
   A. 精索急性炎症　　　　　　B. 血丝虫病　　　　　　C. 输精管结核
   D. 精索静脉曲张　　　　　　E. 梅毒

2. 精索有蚯蚓团样感常见于
   A. 附睾结核　　　　　　　　B. 淋病　　　　　　　　C. 精索急性炎症
   D. 精索静脉曲张　　　　　　E. 流行性腮腺炎

3. 一侧睾丸胀大,质硬并有结节,最可能的诊断为
   A. 淋病　　　　　　　　　　B. 附睾结核　　　　　　C. 睾丸肿瘤
   D. 睾丸炎　　　　　　　　　E. 睾丸鞘膜积液

4. 直肠指检触及质硬凹凸不平的包块,应考虑为
   A. 肛裂伴感染　　　　　　　B. 直肠周围脓肿　　　　C. 直肠癌
   D. 直肠脱垂　　　　　　　　E. 内痔

5. 直肠指检有触痛并伴有波动感常见于
   A. 直肠息肉　　　　　　　　B. 直肠癌　　　　　　　C. 内痔
   D. 肛门直肠周围脓肿　　　　E. 肛裂

6. 前列腺触诊发现前列腺肿大质硬,表面有结节,应考虑为
   A. 良性前列腺增生　　　　　B. 急性前列腺炎　　　　C. 前列腺结核

D. 前列腺癌   E. 前列腺增生

7. 直肠指检触及柔软、光滑而有弹性的包块,应考虑为
   A. 直肠癌   B. 肛裂   C. 直肠周围脓肿
   D. 直肠息肉   E. 外痔

8. 男性生殖器**不包括**
   A. 阴茎   B. 阴囊   C. 前列腺
   D. 会阴   E. 精囊

9. 女性内生殖器**不包括**
   A. 阴道   B. 前庭   C. 子宫
   D. 输卵管   E. 卵巢

10. 正常尿道口黏膜**不应该**
   A. 红润   B. 清洁   C. 有少量分泌物
   D. 无触痛   E. 红肿充血

11. 直肠指检时应注意的异常改变**不包括**
   A. 有无剧烈触痛
   B. 是否有黏膜血管扩张
   C. 是否触及柔软光滑而有弹性的包块
   D. 是否触及坚硬凹凸不平的包块
   E. 指诊后指套表面是否带有黏液、脓液或血液

12. 肛门视诊时应注意观察的项目**不包括**
   A. 肛门及周围皮肤颜色及皱褶   B. 肛门周围有无脓血、黏液
   C. 有无肛裂   D. 有无直肠息肉
   E. 肛门周围有无瘘管口或脓肿

13. 肛门与直肠检查常采用的体位**不包括**
   A. 肘膝位   B. 左侧卧位   C. 仰卧位
   D. 右侧卧位   E. 蹲位

14. 阴囊的常见病变**不包括**
   A. 阴囊湿疹   B. 精索静脉曲张   C. 阴囊水肿
   D. 阴囊象皮肿   E. 阴囊疝

15. 引起包茎的常见原因**不包括**
   A. 先天性包皮口狭窄   B. 包皮炎症   C. 包皮过长并狭窄
   D. 包皮外伤后粘连   E. 阴茎癌

16. 检查阴茎头和阴茎颈时,应注意观察的项目**不包括**
   A. 表面色泽   B. 有无充血水肿   C. 有无自主活动
   D. 有无结节   E. 有无溃疡

17. 女性外生殖器**不包括**
   A. 阴阜   B. 大阴唇   C. 小阴唇
   D. 阴蒂   E. 前庭大腺

18. 直肠与乙状结肠黏膜炎症表现**不包括**
   A. 黏膜充血   B. 溃疡   C. 出血
   D. 渗出液增多   E. 局部小结节

19. 肛门直肠触诊可辨别有无病变的器官中**不包括**
    A. 阑尾　　　　B. 输卵管及卵巢　　　　C. 男性前列腺、精囊
    D. 女性子宫及子宫颈　　E. 乙状结肠

20. 前列腺触诊时，**不正确**的是
    A. 检查者示指戴指套，并涂以润滑剂，徐徐插入肛门，向腹侧触诊
    B. 前列腺按摩先向前向内，后向尿道外口方向滑行
    C. 正常前列腺质韧而有弹性
    D. 前列腺肿大而表面光滑，质韧，无压痛，见于前列腺癌早期
    E. 被检查者取肘膝卧位

【A2 型题】

1. 某病人，男性，25 岁，未婚，因排尿时感尿道口不适来诊，检查时包皮遮盖龟头，上翻不能露出尿道口，局部无红肿压痛。该情况属于
    A. 包茎　　　　B. 包皮过长　　　　C. 正常现象
    D. 包皮过短　　E. 龟头过大

2. 某病人，男性，30 岁，因龟头部痒，并有新生物出现半个月来诊，查阴茎头部有淡红色乳突状小丘疹，部分融合成蕈样，其新生物可能为
    A. 阴茎癌　　　　B. 龟头炎　　　　C. 尖锐湿疣
    D. 下疳　　E. 梅毒

3. 某病人，男性，28 岁，教师，近年来常因久站和步行过久后感右侧睾丸胀痛，伴有沿腹股沟区域的牵涉痛，查体发现右侧附睾端精索可触及蚯蚓团样变化，可能的疾病为
    A. 附睾结核　　　　B. 附睾肿瘤　　　　C. 精索炎
    D. 精索静脉曲张　　E. 输精管结核

4. 某病人，女性，已婚 5 年，月经正常，婚后曾流产 3 次，无慢性病史，近两年想生育但一直未孕，查体未见异常，妇科检查见右侧输卵管呈条索状变硬，有压痛，该病人不孕的原因首先考虑为
    A. 输卵管结核　　　　B. 慢性输卵管炎性梗阻　　　　C. 卵巢囊肿
    D. 继发性不孕　　E. 先天性输卵管狭窄

5. 某病人，女性，40 岁，习惯性便秘 3 年，经常排便困难，3~5 天排一次便，干燥呈羊粪状，近半年来出现便后块状物突出，便后消失，有时便后有鲜血滴出，可能的诊断是
    A. 内痔　　　　B. 外痔　　　　C. 直肠癌
    D. 肛裂　　E. 直肠脱垂

6. 某病人，男性，45 岁，10 年前曾出现肛门坠胀疼痛，畏寒、发热，经抗感染治疗后发热消失，肛门疼痛缓解，近 3 个月来排便有脓性分泌物排出，经常肛门潮湿，查体见肛门旁 1cm 处有红色肉状突起，上有脓痂，该病人可能的诊断是
    A. 内痔　　B. 外痔　　C. 直肠癌　　D. 肛裂　　E. 肛瘘

【A3 型题】

(1~3 题共用题干)

某病人，男性，50 岁，自觉低热，近半个月来阴囊部逐渐胀大、胀痛，久站和步行时加重，平卧时减轻，但疼痛不缓解，触诊时病人右侧睾丸肿大、压痛。查血象，白细胞总数 $12×10^9$/L。

1. 该病人最可能的诊断是
    A. 阴囊疝　　　　B. 鞘膜积液　　　　C. 睾丸炎
    D. 睾丸肿瘤　　E. 睾丸结核

2. 该病人首选的检查是
    A. 透光试验
    B. 阴囊 B 超
    C. 阴囊照片
    D. CT
    E. 穿刺

3. 最合适的诊断性治疗是
    A. 抗癌
    B. 抗结核
    C. 抗菌
    D. 皮质激素消炎
    E. 非特异消炎药

（4~6 题共用题干）

某病人，男性，60 岁，慢性支气管炎，肺气肿 10 年，近年来咳嗽、气促加重，查体见消瘦体型，慢性缺氧面容，胸廓呈桶状，阴囊匀称性肿大，咳嗽剧烈时感阴囊肿大加剧。

4. 为明确阴囊肿大的原因首选的检查是
    A. 阴囊 CT
    B. 阴囊 B 超
    C. 阴囊穿刺
    D. 透光试验
    E. 睾丸扫描

5. 阴囊触诊会
    A. 有囊样感
    B. 有结节感
    C. 有压痛
    D. 质地坚硬
    E. 有波动感

6. 该病人阴囊肿大最可能的原因为
    A. 阴囊象皮肿
    B. 阴囊疝
    C. 鞘膜积液
    D. 睾丸肿瘤
    E. 阴囊水肿

【A4 型题】

（1~3 题共用题干）

某病人，男性，60 岁。近 5 年来感尿频，排尿时需等半分钟方能排出，尿流细，夜尿增多，排尿不尽，经常有尿溢，近 1 周出现排尿困难。

1. 根据现有病史，该病人最可能的诊断是
    A. 前列腺增生
    B. 前列腺癌
    C. 前列腺炎
    D. 尿路感染
    E. 前列腺结核

2. 要鉴别前列腺的恶性或良性病变，简便无创的检查方法是
    A. 前列腺 B 超
    B. 直肠指检做前列腺液检查
    C. 前列腺穿刺
    D. CT
    E. X 线照片

3. 要排除病人是否合并尿路感染，应首选的检查是
    A. B 超
    B. CT
    C. 前列腺液常规
    D. 尿常规
    E. 尿培养

（4~6 题共用题干）

某病人，男性，62 岁，下肢胀痛，大便稀结交替 5 年，最近出现排脓血便，消瘦，里急后重。

4. 该病人首先应考虑的是
    A. 慢性结肠炎
    B. 肠结核
    C. 直肠癌
    D. 直肠感染
    E. 内痔合并感染

5. 该病人如做直肠指检时可能有
    A. 直肠剧烈触痛
    B. 可及柔软光滑白色块
    C. 直肠触痛伴波动
    D. 触及质硬、不光滑包块
    E. 环状狭窄感

6. 要明确诊断,首选的检查是

    A. CT   B. 大便隐血   C. 大便常规

    D. 直肠 B 超   E. 直肠镜检

【B1 型题】

(1~5 题共用备选答案)

    A. 睾丸白血病细胞浸润   B. 淋病诱发睾丸炎   C. 睾丸慢性胀痛

    D. 病毒性睾丸炎后遗症   E. 隐睾症

1. 睾丸未降入阴囊内而隐居腹股沟管等处

2. 睾丸萎缩

3. 睾丸结核

4. 一侧睾丸肿大

5. 睾丸明显压痛

(6~10 题共用备选答案)

    A. 阴茎有硬结并伴有暗红色溃疡,易出血或融合成菜花状

    B. 阴茎颈处发现单个椭圆形硬结节

    C. 尿道口红、痛,附着有分泌物或溃疡,并有触痛

    D. 成人包皮翻起后不能露出尿道口或阴茎头

    E. 成人包皮遮盖尿道或阴茎头

6. 阴茎癌

7. 包茎

8. 感染性尿道炎

9. 梅毒

10. 包皮过长

(11~15 题共用备选答案)

    A. 女性阴毛明显减少或缺如

    B. 女性阴毛呈男性分布,明显增多

    C. 女性小阴唇局部色素脱失

    D. 阴道前庭局部红肿、硬痛或有脓液溢出

    E. 女性小阴唇有结节、溃烂

11. 希恩综合征

12. 外阴白斑症

13. 外阴癌变

14. 肾上腺皮质功能亢进

15. 前庭大腺炎

(16~20 题共用备选答案)

    A. 阴囊水肿皮肤粗糙,增厚如橡皮样

    B. 一侧或双侧阴囊肿大,触之有囊样感

    C. 透光试验呈橙红色,半透明状

    D. 阴囊皮肤暗红色、糜烂,有大量浆液渗出,伴有顽固性奇痒

    E. 阴囊胀大触之有紧绷感

16. 阴囊疝

17. 淋巴管炎或淋巴管阻塞

18. 阴囊湿疹

19. 鞘膜积液

20. 阴囊水肿

（21~27 题共用备选答案）

  A. 肛门闭锁与狭窄

  B. 肛门周围有红肿及压痛

  C. 肛管下段深达皮肤全层的纵行及梭形裂口或感染性溃疡

  D. 肛管,或直肠甚至乙状结肠下段的肠壁,部分或全层向外翻而脱出于肛门外

  E. 肛门周围皮肤有溃疡状开口在直肠或肛管内可见炎性内口

  F. 肛门齿状线以上有紫红色包块

  G. 肛门齿状线以下有紫红色包块

21. 肛门周围脓肿

22. 新生儿先天性畸形

23. 直肠脱垂

24. 肛裂

25. 直肠瘘

26. 外痔

27. 内痔

（28~32 题共用备选答案）

  A. 前列腺肿大,压痛   B. 前列腺质硬,表面有结节

  C. 前列腺正中沟消失,表面光滑 D. 前列腺质韧有弹性,正中沟清楚

  E. 前列腺下宽,上大,粟状

28. 急性前列腺炎

29. 前列腺癌

30. 正常前列腺

31. 前列腺良性增生

32. 前列腺形态变异

（33~40 题共用备选答案）

  A. 附睾肿大,轻压痛   B. 附睾有结节状硬块

  C. 附睾明显肿大,压痛   D. 睾丸肿大,压痛明显

  E. 一侧睾丸肿大,有质硬结节 F. 睾丸稍大,触之轻压痛

  G. 成人睾丸小如花生米大小 H. 阴囊内未触及睾丸

33. 慢性附睾炎

34. 附睾结核

35. 急性睾丸炎

36. 急性附睾炎

37. 睾丸肿瘤

38. 隐睾或无睾症

39. 睾丸萎缩

40. 慢性睾丸炎

三、问答题

1. 简述肛门直肠检查时病人所采用的常见体位。

2. 简述阴囊常见的病变。

3. 简述阴囊疝与鞘膜积液的临床鉴别。

4. 简述前列腺触诊和按摩取液的方法与步骤。

5. 肛门和直肠触诊能检查哪些疾病？常见异常改变有哪些？

参考答案

一、名词解释

1. 内痔:位于齿状线以上的直肠上静脉曲张所致的静脉团,表面被直肠下端黏膜所覆盖,在肛门内口可查到柔软的紫红色包块,排便时可突出于肛门口外。

2. 截石位:病人仰卧于检查台上,臀部垫高,两腿屈曲、抬高并外展的体位。适用于重症体弱病人或膀胱直肠窝的检查,亦可进行直肠双合诊。

3. 隐睾症:如果睾丸未降入阴囊内而隐于腹腔、腹股沟管内或阴茎根部、会阴部等处称隐睾症。

4. 肛裂:肛管下段(齿状线以下)深达皮肤全层的纵行及梭形裂口或感染性溃疡称肛裂。

5. 肛门直肠瘘:是直肠、肛管与肛门周围皮肤相通的瘘管,多为肛管或直肠周围脓肿与结核所致,不易愈合。

二、选择题

【A1型题】

| 1. C | 2. D | 3. C | 4. C | 5. D | 6. D | 7. D | 8. D | 9. B | 10. E |
| 11. B | 12. D | 13. D | 14. B | 15. E | 16. C | 17. E | 18. E | 19. E | 20. D |

【A2型题】

| 1. A | 2. C | 3. D | 4. B | 5. A | 6. E |

【A3型题】

| 1. C | 2. B | 3. C | 4. D | 5. A | 6. B |

【A4型题】

| 1. A | 2. B | 3. B | 4. D | 5. D | 6. E |

【B1型题】

1. E	2. D	3. C	4. A	5. B	6. A	7. D	8. C	9. B	10. E
11. A	12. C	13. E	14. B	15. D	16. B	17. A	18. D	19. C	20. E
21. B	22. A	23. D	24. C	25. D	26. G	27. F	28. A	29. B	30. D
31. C	32. E	33. A	34. B	35. D	36. C	37. E	38. H	39. G	40. F

三、问答题

1. 简述肛门直肠检查时病人所采用的常见体位。

答:肛门直肠检查时病人所采用的常见体位有肘膝位、左侧卧位、仰卧位或截石位、蹲位。

2. 简述阴囊常见的病变。

答:阴囊常见的病变有阴囊湿疹、阴囊水肿、阴囊象皮肿、阴囊疝、鞘膜积液。

3. 简述阴囊疝与鞘膜积液的临床鉴别。

答:阴囊疝与鞘膜积液的临床鉴别见下表。

疾病	触诊	移动度	增高腹内压	透光试验
阴囊疝	囊样感	可推向腹腔	囊物增大	阴性
鞘膜积液	水囊样感	不能	无变化	阳性

4. 简述前列腺触诊和按摩取液的方法与步骤。

答:前列腺触诊和按摩取液的方法与步骤为:

(1)前列腺触诊:①病人取膝胸位,检查者戴手套或指套,涂润滑剂;②手指徐徐插入肛门,向腹侧触诊;③触诊时注意前列腺大小,质地,表面光滑度,有无压痛,中央沟是否存在。

(2)前列腺按摩:①触诊了解前列腺大致情况后,用示指向前向内横向按摩数次;②沿正中沟向尿道外口方向滑行挤压,留取从尿道口流出的液体。

5. 肛门和直肠触诊能检查哪些疾病? 常见异常改变有哪些?

答:肛门和直肠触诊通常称为肛诊或直肠指检,方法简便易行,能检查:①肛门及直肠疾病,如肛裂、直肠周围脓肿、直肠癌等;②盆腔疾病,阑尾炎、骶窝脓肿、前列腺、精囊炎病变,女性子宫及输卵管病变。

常见异常改变为:①触痛:肛裂,直肠炎;②触痛伴波动:直肠周围脓肿;③质软光滑包块:直肠息肉;④质硬包块:直肠癌。

(张秀峰)

第八章 | 脊柱与四肢检查

学习目标

1. **掌握** 脊柱与四肢的检查方法。
2. **熟悉** 脊柱各种病理性变形及肢体形态异常的特点及临床意义。

习题

一、名词解释

1. 驼背
2. 匙状甲
3. 杵状指/趾
4. 扁平足
5. 爪形手

二、选择题

【A1 型题】

1. 儿童期发病,坐位时胸段脊柱呈均匀性向后弯曲,仰卧位时弯曲消失的疾病是
   A. 佝偻病   B. 强直性脊柱炎   C. 胸椎结核
   D. 脊柱退行性变   E. 脊柱外伤

2. 脊柱前凸,腹部向前突出,臀部向后突出的疾病是
   A. 髋关节结核   B. 佝偻病   C. 强直性脊柱炎
   D. 脊柱退行性变   E. 脊柱骨软骨炎

3. 脊柱器质性侧凸的常见病因应**除外**
   A. 慢性胸膜肥厚   B. 胸膜粘连   C. 胸背肌麻痹
   D. 佝偻病   E. 肩部或胸廓畸形

4. 胸椎下段及腰椎体破坏、压缩,形成特征性的成角畸形的疾病是
   A. 佝偻病   B. 脊柱退行性变   C. 脊柱外伤
   D. 强直性脊柱炎   E. 脊柱结核

5. 脊柱胸段呈弧形后凸,脊柱强直性固定,仰卧位时亦不能伸直的疾病是
   A. 脊柱结核   B. 强直性脊柱炎   C. 脊柱压缩性骨折
   D. 佝偻病   E. 脊柱骨软骨炎

6. 匙状甲多见于
   A. 肺气肿   B. 肝硬化   C. 缺铁性贫血
   D. 肺脓肿   E. 心肌梗死

7. 爪形手见于
   A. 进行性肌萎缩　　　　　　B. 风湿性关节炎　　　　　　C. 类风湿关节炎
   D. 桡神经损伤　　　　　　　E. Colles 骨折

8. 杵状指的特点**不包括**
   A. 末端指增宽　　　　　　　B. 末端指增厚　　　　　　　C. 指甲呈拱形隆起
   D. 指端皮肤与指甲成角≥180°　E. 指甲表面粗糙有条纹

9. 手指关节梭形畸形见于
   A. 风湿性关节炎　　　　　　B. 指关节外伤　　　　　　　C. 类风湿关节炎
   D. 尺神经损伤　　　　　　　E. 正中神经损伤

10. 浮髌试验主要是检查
    A. 髌骨有无骨折　　　　　　B. 膝关节滑膜炎　　　　　　C. 髌韧带是否受损
    D. 膝关节腔积液　　　　　　E. 膝关节活动度

【A2 型题】

1. 女性,12 岁,某小学学生,自幼近视,最近家长发现其坐位或行走时头颈部前倾,胸腰后突,故带其去医院就诊,查体及脊柱照片未见异常。该女生可能为
   A. 脊柱结核　　　　　　　　B. 脊柱骨软骨炎　　　　　　C. 姿势性脊柱后凸
   D. 强直性脊柱炎　　　　　　E. 先天性脊柱发育不良

2. 男性,42 岁,码头搬运工,腰部疼痛 2 年,常于冬、春季加重,休息及服吲哚美辛后缓解,最近腰痛加剧,不能弯腰,查体:脊柱无畸形,无压痛,弯腰 45°时左下肢感牵扯痛,腰椎照片椎体正常。该病人腰痛原因可能为
   A. 腰肌纤维组织炎　　　　　B. 椎间盘突出　　　　　　　C. 腰椎早期结核
   D. 腰椎陈旧性骨折　　　　　E. 韧带扭伤

3. 女性,12 岁,背痛、低热、盗汗 5 个月。查体:轻度贫血貌,胸腰部后凸畸形,棘突叩痛(+),拾物试验(+)。根据以上病史,最可能的诊断为
   A. 强直性脊柱炎　　　　　　B. 类风湿脊柱炎　　　　　　C. 脊柱退行性变
   D. 脊柱肿瘤　　　　　　　　E. 脊柱结核

4. 男性,63 岁,早晨买菜时因地面湿滑不慎跌倒,右手触地,之后感右手剧烈疼痛,遂赴医院就诊,诊断为 Colles 骨折。该病人最可能出现
   A. 腕部餐叉样畸形　　　　　B. 腕下垂　　　　　　　　　C. 爪形手
   D. 方肩　　　　　　　　　　E. 肩章状肩

5. 女孩,2 岁,出生后每日哭闹后出现嘴唇发绀,并有呼吸困难,最近其母发现患儿手指末端也发绀,指甲末端拱形隆起,手指末节膨大。引起手指变化的原因最可能是
   A. 发绀型先心病　　　　　　B. 先天性支气管扩张　　　　C. 小儿营养不良
   D. 慢性肺脓肿　　　　　　　E. 先天性肢端肥大症

6. 男性,51 岁,双膝关节疼痛 6 个月,活动后加重,休息后减轻,查体发现关节肿胀,压痛,骨摩擦音,ESR 18mm/h,RF(−)。该病人最可能的诊断是
   A. 强直性脊柱炎　　　　　　B. 骨关节炎　　　　　　　　C. 风湿性关节炎
   D. 类风湿关节炎　　　　　　E. 系统性红斑狼疮

7. 男性,46 岁,1 天前突发右侧第一跖趾关节剧烈疼痛,局部红、肿、热,并伴有发热,T 39℃,局部不能碰,不能下地走路。该病人初步诊断是

A. 类风湿关节炎　　　　　　B. 强直性脊柱炎　　　　　　C. 骨关节炎

D. 痛风　　　　　　E. 化脓性关节炎

8. 女性,25 岁,2 周来发热,四肢关节酸痛,无皮疹,胸透示两侧少量胸腔积液,体检:体温 39℃,心率 120 次 / 分,两下肺叩诊浊音,呼吸音降低,肝脾未触及,两手掌指关节及膝关节轻度肿胀,Hb 100g/L,白细胞 $3×10^9$/L,血小板 $50×10^9$/L,尿蛋白 1g/24h。本病最可能诊断为

A. 类风湿关节炎　　　　　　B. 结核性胸膜炎　　　　　　C. 系统性红斑狼疮

D. 风湿性关节炎　　　　　　E. 再生障碍性贫血

9. 女孩,1 岁,多汗、烦躁、睡眠不安,可见肋膈沟,下肢轻度 "O 形腿",血清钙稍低,血磷降低,碱性磷酸酶增高。该病应诊断为

A. 营养不良　　　　　　B. 结核性脑膜炎　　　　　　C. 风湿性关节炎

D. 佝偻病　　　　　　E. 先天性甲状腺功能减退症

10. 男性,18 岁,左上臂摔伤造成上臂中下段畸形,腕关节不能主动背伸,拇指不能背伸,掌指关节不能伸直,手背桡侧感觉减退。初步诊断为

A. 肱骨干骨折合并肌皮神经损伤

B. 肱骨干骨折合并尺神经损伤

C. 肱骨干骨折合并桡神经损伤

D. 肱骨干骨折合并正中神经损伤

E. 肱骨干骨折合并桡神经及正中神经损伤

【A3/A4 型题】

(1~3 题共用题干)

女性,16 岁,腰背疼痛半年,疼痛在弯腰时明显,伴有乏力、食欲不佳、午后低热来诊。查体:消瘦体型,前胸凹陷,脊柱胸腰段后突以胸 12、腰 1 明显,并有压痛。

1. 根据以上病史,最可能诊断为

A. 强直性脊柱炎　　　　　　B. 类风湿脊柱炎　　　　　　C. 脊柱退行性变

D. 脊柱肿瘤　　　　　　E. 脊柱结核

2. 下列哪项检查应作为首选

A. 脊柱照片　　　　　　B. 脊柱 CT　　　　　　C. 脊椎磁共振

D. 结核抗体测定　　　　　　E. 血沉

3. 下列哪种病变特点可能**不会**出现

A. 椎体破坏、压缩　　　　　　B. 脊柱后成角畸形　　　　　　C. 椎体融合

D. 椎旁冷脓肿形成　　　　　　E. 合并肺结核

(4~5 题共用题干)

男性,47 岁,反复咳脓痰 7 年,7 年前一次感冒发热后出现胸痛、咳嗽、咳脓痰,经过抗菌、止咳化痰治疗后,体温下降,胸痛消失,但咳嗽、吐脓痰一直未好转,多因感冒后加重。

4. 该病人查体时除肺部体征外,要注意有无下列哪种体征

A. 梭形指关节　　　　　　B. 指端发绀　　　　　　C. 反甲

D. 杵状指　　　　　　E. Heberden 结节

5. 下列哪项检查列为首选

A. 肺部 CT　　　　　　B. 胸部 X 线片　　　　　　C. 肺功能

D. 纤维支气管镜　　　　　　E. 磁共振

（6~7 题共用题干）

男性,42 岁,搬运工,间歇性腰部疼痛 2 年,腰痛于冬、春季加重,常在休息、保暖及服吲哚美辛后缓解,最近 1 周腰痛加剧,以致不能弯腰,步行困难,查体脊柱无明显畸形,各椎体无压痛,弯腰 45°时左下肢牵扯性疼痛,腰椎 X 线片未见异常。

6. 该病人的病史应补充询问的是

    A. 腰部有无外伤史　　　　B. 服药剂量　　　　　　C. 服药疗程

    D. 有无长期负重　　　　　E. 疼痛持续时间

7. 根据病情,下列检查最有意义的是

    A. 血沉　　　　　　　　　B. 类风湿因子测定　　　C. 结核抗体

    D. 腰椎 CT　　　　　　　E. 抗核抗体

（8~10 题共用题干）

女性,35 岁,双手腕指关节疼痛 10 年,10 年前开始双手腕指关节早起时出现僵硬、不灵活感,以后出现疼痛,常服吲哚美辛、阿司匹林止痛,近 1 年止痛效果渐差,并出现腕关节及指关节肿胀变形。

8. 该病人在查体时应重点注意的是

    A. 有无反甲　　　　　　　B. 有无关节僵直　　　　C. 有无结节

    D. 有无杵状指　　　　　　E. 指关节有无梭形样变

9. 下列实验室检查项目应首选

    A. 血沉　　　　　　　　　B. 血尿酸　　　　　　　C. 类风湿因子

    D. 抗链球菌抗体　　　　　E. C 反应蛋白

10. 该病人的诊断首先考虑的是

    A. 痛风　　　　　　　　　B. 类风湿关节炎　　　　C. 骨性关节炎

    D. 风湿性关节炎　　　　　E. 反应性关节炎

【B1 型题】

（1~5 题共用备选答案）

    A. 膝部摩擦感　　　　　　B. 匙状甲　　　　　　　C. "X" 形腿

    D. 握茶杯姿势　　　　　　E. 膝反张

1. 佝偻病

2. 缺铁性贫血

3. 手的功能位置

4. 创伤性关节炎

5. 脊髓灰质炎后遗症

（6~10 题共用备选答案）

    A. 脊柱成角畸形　　　　　B. 脊柱弓形畸形　　　　C. 脊柱过度前凸

    D. 脊柱姿势性侧凸　　　　E. 脊柱器质性侧凸

6. 胸椎结核

7. 强直性脊柱炎

8. 慢性胸膜粘连、增厚

9. 先天性髋关节后脱位

10. 椎间盘脱出症

三、问答题

1. 检查脊柱活动度的方法及注意事项有哪些?
2. 试述脊柱压痛的检查方法。
3. 杵状指产生的机制及临床意义是什么?
4. 试述浮髌试验的检查方法。
5. 四肢形态异常的常见类型有哪些?

参考答案

一、名词解释

1. 驼背:脊柱过度后弯称为脊柱后凸,也称为驼背,多发生于胸段脊柱。
2. 匙状甲:指甲中央凹陷,边缘翘起,指甲变薄,表面粗糙有条纹。
3. 杵状指/趾:手指或足趾末端指节明显增宽、增厚,指/趾甲从根部到末端拱形隆起呈杵状。
4. 扁平足:足纵弓塌陷,足跟外翻,前半足外展,形成足旋前畸形,横弓塌陷,前足增宽,足底前部形成胼胝。
5. 爪形手:掌指关节过伸,指间关节屈曲,骨间肌和大、小鱼际萎缩,手呈鸟爪样。

二、选择题

【A1型题】

1. A　2. A　3. D　4. E　5. B　6. C　7. A　8. E　9. C　10. D

【A2型题】

1. C　2. B　3. E　4. A　5. A　6. B　7. D　8. C　9. D　10. C

【A3/A4型题】

1. E　2. A　3. C　4. D　5. B　6. A　7. D　8. E　9. C　10. B

【B1型题】

1. C　2. B　3. D　4. A　5. E　6. A　7. B　8. E　9. C　10. D

三、问答题

1. 检查脊柱活动度的方法及注意事项有哪些?

答:检查脊柱活动度的方法及注意事项有:让病人直立并作前屈、后伸、侧弯、旋转等动作,以观察脊柱的活动情况及有无变形。但应注意已有脊柱外伤可疑骨折或关节脱位时,应避免脊柱活动,以免损伤脊髓。

2. 试述脊柱压痛的检查方法。

答:脊柱压痛的检查方法是:嘱病人取端坐位,身体稍向前倾,检查者以右手拇指从枕骨粗隆开始自上而下逐个按压脊椎棘突及椎旁肌肉,正常时每个棘突及椎旁肌肉均无压痛。若某处有压痛,提示压痛处的脊柱或肌肉可能有病变或损伤。

3. 杵状指产生的机制及临床意义是什么?

答:杵状指产生的机制可能与肢体末端慢性缺氧、代谢障碍及中毒性损害有关,缺氧时末端肢体毛细血管增生扩张,血流丰富而导致软组织增生,末端膨大。常见于:①呼吸系统疾病,如慢性肺脓肿、支气管扩张和支气管肺癌;②某些心血管疾病,如发绀型先天性心脏病,亚急性感染性心内膜炎;③营养障碍性疾病,如肝硬化。

4. 试述浮髌试验的检查方法。

203

答:浮髌试验的检查方法是:病人取平卧位,下肢伸直放松,医师一手压在髌上囊部,并加压压迫髌上囊,使关节液集中于髌骨底面,另一手示指垂直按压髌骨并迅速向上抬起,按压时髌骨与关节面有碰触感,松手时髌骨浮起,称为浮髌试验阳性,提示有中等量以上关节积液(50ml)。

5. 四肢形态异常的常见类型有哪些?

答:四肢形态异常的常见类型有:

(1)上肢:方肩、耸肩、肩章状肩、肘外翻、肘内翻、肘关节肿胀、鹰嘴周围肿块、肘后三角形态异常、腱鞘囊肿、腱鞘滑膜炎、手镯征、腕垂症、猿掌、爪形手、餐叉样畸形、匙状甲、杵状指/趾等;

(2)下肢:髋关节内收畸形、髋关节外展畸形、髋关节旋转畸形、膝外翻,膝内翻、膝反张、膝关节肿胀、肌萎缩、扁平足、弓形足、马蹄足、跟足畸形、足内翻、足外翻等。

(桂庆军)

第九章 | 神经系统检查

学习目标

1. **掌握** 嗅神经、三叉神经、面神经、舌咽神经、迷走神经、副神经和舌下神经的检查方法和临床意义;肌力的检查方法和六级分级法;共济失调的检查方法和临床意义;神经反射的检查方法和临床意义;病理反射的检查方法和临床意义;脑膜刺激征的检查方法和临床意义。

2. **熟悉** 动眼神经、滑车神经和展神经对眼球运动障碍的影响;肌张力改变的判定和临床意义;不自主运动和临床意义;浅感觉、深感觉和复合感觉的检查方法和临床意义;深反射的分级方法。

3. **了解** 不同组合瘫痪的命名;自主神经功能检查。

习题

一、名词解释

1. 间接角膜反射

2. 单瘫

3. 偏瘫

4. 交叉性偏瘫

5. 截瘫

6. 肌张力（muscular tension）

7. 铅管样强直（lead-pipe rigidity）

8. 痉挛状态（spasticity）

9. 不自主运动（involuntary movements）

10. 静止性震颤（static tremor）

11. 意向性震颤（intentional tremor）

12. 舞蹈样运动（choreic movement）

13. 手足徐动（athetosis）

14. 指鼻试验（finger-to-nose test）

15. 跟-膝-胫试验（heel-knee-shin test）

16. 闭目难立征（Romberg's sign）

17. 腹壁反射（abdominal reflex）

18. 提睾反射（cremasteric reflex）

19. 跖反射（plantar reflex）

20. 肛门反射（anal reflex）

21. 深反射

22. 肱二头肌反射（biceps tendon reflex）

23. 肱三头肌反射（triceps tendon reflex）

24. 桡骨膜反射（radial periosteal reflex）

25. 膝反射（patellar tendon reflex）

26. 踝反射

27. Hoffmann 征

28. 踝阵挛（ankle clonus）

29. 髌阵挛（patellar clonus）

30. 病理反射

31. Babinski 征

32. Oppenheim 征

33. Gordon 征

34. 颈强直

35. Kernig 征

36. Brudzinski 征

37. 眼心反射（oculocardiac reflex）

38. 卧立位试验

39. 皮肤划痕试验（dermographia test）

40. 竖毛反射（pilomotor reflex）

41. 发汗试验（diaphoretic test）

42. Valsalva 动作

二、选择题

【A1 型题】

1. 眼球向下及向外运动减弱提示有损害的神经是

    A. 动眼神经   B. 视神经   C. 滑车神经

    D. 展神经   E. 三叉神经

2. 眼球运动向内、向上及向下活动受限提示有损害的神经是

    A. 动眼神经   B. 视神经   C. 滑车神经

    D. 展神经   E. 三叉神经

3. 眼球向外转动障碍提示有损害的神经是

    A. 动眼神经   B. 视神经   C. 滑车神经

    D. 展神经   E. 三叉神经

4. 面部感觉障碍提示有损害的神经是

    A. 迷走神经   B. 面神经   C. 滑车神经

    D. 副神经   E. 三叉神经

5. 直接与间接角膜反射均消失提示有损害的神经是

    A. 迷走神经   B. 面神经   C. 滑车神经

    D. 副神经   E. 三叉神经

6. 病侧直接和间接角膜反射消失,对侧直接和间接角膜反射存在,提示有损害的神经是
    A. 迷走神经　　　　　　　　　　B. 面神经　　　　　　　　　　C. 滑车神经
    D. 副神经　　　　　　　　　　　E. 三叉神经

7. 一侧咀嚼肌肌力减弱或出现萎缩,提示有损害的神经是
    A. 迷走神经　　　　　　　　　　B. 面神经　　　　　　　　　　C. 滑车神经
    D. 副神经　　　　　　　　　　　E. 三叉神经

8. 支配面部表情肌的神经是
    A. 迷走神经　　　　　　　　　　B. 面神经　　　　　　　　　　C. 滑车神经
    D. 副神经　　　　　　　　　　　E. 三叉神经

9. 具有味觉功能的神经是
    A. 面神经　　　　　　　　　　　B. 面神经和舌咽神经　　　　　C. 舌咽神经
    D. 副神经和舌咽神经　　　　　　E. 三叉神经和面神经

10. 蹙额、闭眼无明显影响,微笑或露齿时口角歪向健侧,鼓腮及吹口哨时病变侧漏气提示
    A. 面神经周围性损害　　　　　　　　　B. 面神经中枢性损害
    C. 三叉神经损害　　　　　　　　　　　D. 舌咽神经损害
    E. 副神经损害

11. 舌前 2/3 味觉丧失提示有损害的神经是
    A. 迷走神经　　　　　　　　　　B. 面神经　　　　　　　　　　C. 舌咽神经
    D. 副神经　　　　　　　　　　　E. 三叉神经

12. 舌后 1/3 味觉减退提示有损害的神经是
    A. 迷走神经　　　　　　　　　　B. 面神经　　　　　　　　　　C. 舌咽神经
    D. 副神经　　　　　　　　　　　E. 三叉神经

13. 张口发 “啊” 音时一侧软腭上抬减弱,腭垂偏向健侧,提示受损神经是
    A. 迷走神经　　　　　　　　　　　　　B. 面神经
    C. 舌咽神经和迷走神经　　　　　　　　D. 舌咽神经
    E. 三叉神经

14. 咽反射障碍提示受损神经是
    A. 迷走神经　　　　　　　　　　　　　B. 面神经
    C. 舌咽神经和迷走神经　　　　　　　　D. 舌咽神经
    E. 三叉神经

15. 胸锁乳突肌及斜方肌一侧肌力下降或肌肉萎缩提示受损神经是
    A. 迷走神经　　　　　　　　　　B. 面神经　　　　　　　　　　C. 副神经
    D. 舌咽神经　　　　　　　　　　E. 三叉神经

16. 舌肌麻痹、萎缩及肌束颤动提示受损神经是
    A. 舌下神经　　　　　　　　　　B. 面神经　　　　　　　　　　C. 副神经
    D. 舌咽神经　　　　　　　　　　E. 三叉神经

17. 肢体在床面上能水平移动,但不能抬离床面提示肌力为
    A. 1 级　　　　B. 2 级　　　　C. 3 级　　　　D. 4 级　　　　E. 5 级

18. 肢体能抬离床面,但不能抗阻力提示肌力为
    A. 1 级　　　　B. 2 级　　　　C. 3 级　　　　D. 4 级　　　　E. 5 级

19. 一侧肢体(上、下肢)瘫痪伴有同侧脑神经损害的是

    A. 不完全性瘫痪   B. 单瘫   C. 偏瘫

    D. 交叉性偏瘫   E. 截瘫

20. 铅管样强直是指

    A. 触摸肌肉,坚实感,伸屈肢体时阻力增加

    B. 在被动伸屈其肢体时,起始阻力大,终末突然阻力减弱

    C. 伸肌和屈肌的肌张力均增高,做被动运动时各个方向的阻力增加均匀一致

    D. 骨骼肌受到外力牵拉时产生收缩反应

    E. 肌肉松软,伸屈其肢体时阻力低,关节运动范围扩大

21. 痉挛状态是指

    A. 触摸肌肉,坚实感,伸屈肢体时阻力增加

    B. 在被动伸屈其肢体时,起始阻力大,终末阻力突然减弱

    C. 伸肌和屈肌的肌张力均增高,做被动运动时各个方向的阻力增加均匀一致

    D. 骨骼肌受到外力牵拉时产生收缩反应

    E. 两组拮抗肌交替收缩引起的不自主动作

22. 意向性震颤是指

    A. 静止时震颤表现明显,而在运动时减轻,睡眠时消失

    B. 震颤在休息时消失,动作时发生,愈近目的物愈明显

    C. 触摸肌肉,坚实感,伸屈肢体时阻力增加

    D. 两组拮抗肌交替收缩引起的不自主动作

    E. 骨骼肌受到外力牵拉时产生收缩反应

23. 舞蹈样运动准确的描述是

    A. 两组拮抗肌交替收缩引起的不自主动作

    B. 手指或足趾的一种缓慢持续的伸展扭曲动作

    C. 肌肉松软,伸屈其肢体时阻力低,关节运动范围扩大

    D. 做鬼脸、转颈、耸肩

    E. 面部肌肉及肢体的快速、不规则、无目的、不对称地不自主运动

24. 病人闭眼用单手触摸熟悉的物体,如钢笔、钥匙、硬币等,并说出物体的名称是

    A. 皮肤定位觉   B. 两点辨别觉   C. 实体觉

    D. 体表图形觉   E. 复合感觉

25. 关于腹壁反射消失,**错误**的是

    A. 可见于儿童   B. 可见于老年   C. 可见于经产妇

    D. 可见于昏迷   E. 可见于急性腹膜炎

26. 检查者用手以一定力量捏压病人腓肠肌,如反应为踇趾背伸,余趾呈扇形展开为

    A. Babinski 征阳性   B. Hoffmann 征阳性   C. Oppenheim 征阳性

    D. Gordon 征阳性   E. Brudzinski 征阳性

27. 脑膜刺激征应该包括

    A. 颈强直、Kernig 征和 Babinski 征阳性

    B. 颈强直、Kernig 征和 Brudzinski 征阳性

    C. Kernig 征、Gordon 征和 Brudzinski 征阳性

    D. Gordon 征、Babinski 征和 Oppenheim 征阳性

    E. 颈强直、Babinski 征和 Oppenheim 征阳性

【A2 型题】

1. 男性,56 岁,近 2 个月来左侧面部麻木,查体:右侧面部感觉障碍,直接与间接角膜反射均消失,张口时翼状肌瘫痪,下颌偏向右侧,最可能涉及的脑神经是

    A. 面神经   B. 舌咽神经   C. 迷走神经

    D. 三叉神经   E. 副神经

2. 男性,54 岁,近年来腰臀部痛,放射到左足跟,磁共振片提示有 L_5S_1 椎间盘突出,体检时可能发现的体征为

    A. 左提睾反射减弱或消失   B. 左膝反射减弱或消失

    C. 左跟腱反射减弱或消失   D. 左踝阵挛

    E. 左肛门反射减弱或消失

3. 男性,30 岁,右侧乳突区疼痛 2 天,口角向左歪斜 1 天。最有助于定位诊断的体征是

    A. 双侧蹙额、皱眉和眼睑闭合情况   B. 双侧面部痛觉

    C. 张口时下颌偏斜方向   D. 伸舌偏斜方向

    E. 双侧肢体肌力比较

4. 女性,54 岁,因车祸造成颅底骨折,临床表现为左侧不能闭眼,微笑时口角偏向右侧。可能损伤的脑神经是

    A. 左侧面神经   B. 右侧面神经   C. 左侧三叉神经

    D. 右侧三叉神经   E. 左侧迷走神经

5. 男性,34 岁,因发现右侧直接和间接角膜反射消失入院,病变神经可能是

    A. 左侧面神经   B. 右侧面神经   C. 左侧三叉神经

    D. 右侧三叉神经   E. 左侧动眼神经

6. 女性,32 岁,体检发现左侧眼球向内、向上及向下活动受限,以及上睑下垂、调节反射消失,提示受损神经是

    A. 左侧展神经   B. 右侧滑车神经   C. 左侧滑车神经

    D. 左侧动眼神经   E. 右侧动眼神经

7. 男性,41 岁,左侧眼球向外转动障碍 3 天,提示受损神经是

    A. 左侧展神经   B. 右侧展神经   C. 左侧滑车神经

    D. 左侧动眼神经   E. 右侧动眼神经

8. 女性,52 岁,因声音嘶哑、带鼻音就诊。检查时病人张口发"啊"音时腭垂偏向左侧。提示受损神经是

    A. 左侧舌咽神经、迷走神经   B. 左侧舌咽神经

    C. 右侧舌咽神经、迷走神经   D. 右侧舌咽神经

    E. 右侧面神经

9. 女孩,10 岁,门诊时可见患儿不自主地做鬼脸、转颈、耸肩、手指间断性伸屈、摆手和伸臂等,家属述此症状睡眠时可减轻或消失,此症状是

    A. 意向性震颤   B. 手足徐动   C. 静止性震颤

    D. 舞蹈样运动   E. 共济失调

10. 男性,51 岁,当地医院以"共济失调"转入本院,查体时需注意**不是**共济失调的检查是

A. 轮替动作　　　　　　　B. 闭目难立征　　　　　　C. 跟-膝-胫试验

D. 卧立位试验　　　　　　E. 指鼻试验

11. 男孩,3岁,以"脑性瘫痪"收入院,检查时需注意

A. 舞蹈样运动　　　　　　B. 意向性震颤　　　　　　C. 铅管样强直

D. 交叉性偏瘫　　　　　　E. 手足徐动

12. 浅感觉检查时发现病人触觉正常而两点辨别觉障碍时则为

A. 脊髓丘脑侧束损害　　　　　　　　　B. 后索病损

C. 额叶病变　　　　　　　　　　　　　D. 皮质病变

E. 丘脑水平以上病变

13. 男性,52岁,病人闭目时不能识别在其皮肤上画的图形或写的简单的字,提示

A. 脊髓丘脑侧束损害　　　　　　　　　B. 后索病损

C. 额叶病变　　　　　　　　　　　　　D. 皮质病变

E. 丘脑水平以上病变

【A3 型题】

(1~4 题共用题干)

男性,70岁,1年前有脑卒中史,体检发现病人双侧额纹对称,右侧鼻唇沟变浅,伸舌舌尖偏向右侧,右上肢肢体在床面上能水平移动,但不能抬离床面,右下肢肢体能抬离床面,但不能抗阻力。

1. 右侧鼻唇沟变浅提示

A. 右侧面神经周围性损害　　　　　　　B. 左侧面神经周围性损害

C. 右侧面神经中枢性损害　　　　　　　D. 左侧面神经中枢性损害

E. 左侧三叉神经损害

2. 伸舌舌尖偏向右侧提示

A. 双侧舌下神经麻痹　　　　　　　　　B. 右侧舌下神经麻痹

C. 左侧舌下神经麻痹　　　　　　　　　D. 右侧舌咽神经受损

E. 左侧舌咽神经受损

3. 右上肢肢体在床面上能水平移动提示

A. 肌力 0 级　　　　　　　B. 肌力 1 级　　　　　　C. 肌力 2 级

D. 肌力 3 级　　　　　　　E. 肌力 4 级

4. 右下肢肢体能抬离床面,但不能抗阻力提示

A. 肌力 0 级　　　　　　　B. 肌力 1 级　　　　　　C. 肌力 2 级

D. 肌力 3 级　　　　　　　E. 肌力 4 级

(5~6 题共用题干)

男性,78岁,因感肢体僵硬、无力入院。检查时可见病人双上肢震颤,休息时明显,运动时减轻,上肢伸肌和屈肌的肌张力均增高,做被动运动时各个方向的阻力一致。

5. 根据上述检查结果提示病人存在

A. 意向性震颤　　　　　　B. 舞蹈样运动　　　　　　C. 静止性震颤

D. 共济失调　　　　　　　E. 手足徐动

6. 病人肌张力增高属于

A. 痉挛状态　　　　　　　B. 折刀现象　　　　　　　C. 轮替动作

D. 共济运动　　　　　　　E. 铅管样强直

【A4 型题】

（1~3 题共用题干）

女性，30 岁，迎风骑车时出现右侧耳后疼痛、面部歪斜入院。检查时发现右侧脸裂变大、闭眼不全。

1. 根据上述检查结果最可能的是
   A. 右侧面神经周围性损害
   B. 左侧面神经周围性损害
   C. 右侧面神经中枢性损害
   D. 左侧面神经中枢性损害
   E. 左侧三叉神经损害

2. 如考虑是面神经损害，需进一步注意是否
   A. 微笑或露齿时口角不偏，鼓腮及吹口哨时右侧漏气
   B. 微笑或露齿时口角歪向左侧，鼓腮及吹口哨时右侧漏气
   C. 微笑或露齿时口角歪向右侧，鼓腮及吹口哨时右侧漏气
   D. 微笑或露齿时口角歪向左侧，鼓腮及吹口哨时左侧漏气
   E. 微笑或露齿时口角歪向右侧，鼓腮及吹口哨时左侧漏气

3. 如考虑是面神经损害性面部表情肌瘫痪，尚需注意检查是否
   A. 舌前 1/3 味觉丧失
   B. 舌后 2/3 味觉丧失
   C. 舌前 2/3 味觉丧失
   D. 舌后 1/3 味觉丧失
   E. 舌中 2/3 味觉丧失

（4~5 题共用题干）

男性，42 岁，着凉后右侧腰部、臀部、股后部及小腿外侧疼痛就诊。检查坐骨神经沿途部位有压痛，踝反射存在，但无相应关节活动。

4. 此病人的踝反射程度属于
   A. −　　　　B. +　　　　C. ++　　　　D. +++　　　　E. ++++

5. 如考虑是坐骨神经疼痛，重要阳性体征是
   A. Kernig 征
   B. Lasegue 征
   C. Brudzinski 征
   D. Babinski 征
   E. Gordon 征

（6~8 题共用题干）

男性，27 岁，因劳累后出现下肢肌力障碍、充盈性尿失禁，以急性脊髓炎入院。体检膝反射消失，Babinski 征阴性。

6. 病人膝反射消失提示受累脊髓包括
   A. 腰髓 1~2 节
   B. 胸髓 11~12 节
   C. 腰髓 2~4 节
   D. 骶髓 1~2 节
   E. 骶髓 4~5 节

7. 根据膝反射消失的检查结果，可能同时出现的浅反射障碍有
   A. 上部腹壁反射
   B. 中部腹壁反射
   C. 下部腹壁反射
   D. 提睾反射
   E. 跖反射

8. 进一步检查自主神经功能时，关于可采用的方法，**错误**的是
   A. 竖毛反射
   B. 眼心反射
   C. 卧立位试验
   D. 指鼻试验
   E. 发汗试验

【B2 型题】

（1~3 题共用备选答案）

   A. Babinski 征
   B. Oppenheim 征
   C. Gordon 征

D. Kernig 征　　　　　　　　　　　E. Brudzinski 征

1. 病人仰卧,一侧下肢髋、膝关节屈曲成直角,检查者将病人小腿抬高伸膝的检查方法是

2. 用拇指及示指沿病人胫骨前缘用力由上向下滑压的检查方法是

3. 用手以一定力量捏压腓肠肌的检查方法是

(4~6 题共用备选答案)

A. 颈髓 5~6 节　　　　　　B. 颈髓 6~7 节　　　　　　C. 腰髓 1~2 节

D. 腰髓 2~4 节　　　　　　E. 骶髓 1~2 节

4. 肱二头肌反射的反射中枢为

5. 肱三头肌反射的反射中枢为

6. 膝反射的反射中枢为

(7~9 题共用备选答案)

A. 肌力 0 级　　　　　　B. 肌力 1 级　　　　　　C. 肌力 2 级

D. 肌力 3 级　　　　　　E. 肌力 4 级

7. 能作抗阻力动作,但较正常差的是

8. 肢体能抬离床面,但不能抗阻力的是

9. 肢体在床面上能水平移动,但不能抬离床面的是

三、问答题

1. 试述嗅神经(olfactory nerve)检查的方法和结果判断。

2. 试述脑神经检查过程中如何确定与眼球运动障碍有关的脑神经受损。

3. 试述三叉神经(trigeminal nerve)检查的方法以及结果的判断。

4. 试述面神经(facial nerve)检查的方法以及结果的判断。

5. 试述舌咽神经(glossopharyngeal nerve)和迷走神经(vagus nerve)检查的方法以及结果的判断。

6. 什么是肌力(muscle strength)? 试述肌力的检查方法、分级以及肌力减退的临床意义。

7. 什么是肌张力? 试述肌张力的检查方法以及临床意义。

8. 什么是不自主运动(involuntary movements)? 有何表现形式以及临床意义?

9. 试述共济失调(ataxia)的检查方法和临床意义。

10. 如何进行浅感觉的检查以及临床意义有哪些?

11. 如何进行深感觉的检查以及临床意义有哪些?

12. 如何进行复合感觉的检查以及临床意义有哪些?

13. 什么是深反射? 深反射的反射程度如何进行分级?

14. 什么是病理反射? 常用的检查方法以及临床意义有哪些?

15. 试述脑膜刺激征的临床意义和常用检查方法。

参考答案

一、名词解释

1. 间接角膜反射:嘱病人睁眼向内侧注视,以捻成细束的棉絮从病人视野外接近并轻触外侧角膜,避免触及睫毛,正常反应为被刺激侧迅速闭眼,称为直接角膜反射。如刺激一侧角膜,对侧也出现眼睑闭合反应,称为间接角膜反射。病侧直接角膜反射消失,对侧间接角膜反射消失见于

三叉神经病变(传入障碍);病侧直接和间接角膜反射均消失,对侧直接和间接角膜反射正常,见于病侧面神经瘫痪(传出障碍)。

2. 单瘫:指单一肢体瘫痪,多见于脊髓灰质炎。

3. 偏瘫:为一侧肢体(上、下肢)瘫痪,常伴有同侧脑神经损害,多见于颅内病变或脑卒中。

4. 交叉性偏瘫:为一侧肢体瘫痪及对侧脑神经损害,多见于脑干病变。

5. 截瘫:是指脊髓横断性损害造成的两侧损害平面以下神经功能丧失,包括双侧肢体感觉、运动、反射等消失,以及膀胱、肛门括约肌功能丧失,常见于脊髓病变及脊柱感染、外伤或肿瘤。

6. 肌张力(muscular tension):是指静息状态下的肌肉紧张度和被动运动时遇到的阻力,其实质是一种牵张反射,即骨骼肌受到外力牵拉时产生的收缩反应,这种收缩是通过反射中枢控制的。检查时根据触摸肌肉的硬度以及伸屈其肢体时感知肌肉对被动伸屈的阻力作判断。

7. 铅管样强直(lead-pipe rigidity):即伸肌和屈肌的肌张力均增高,做被动运动时各个方向的阻力增加是均匀一致的,如果同时伴有震颤,会产生齿轮样肌张力增高,为锥体外系损害现象。

8. 痉挛状态(spasticity):在被动伸屈其肢体时,起始阻力大,终末阻力突然减弱,也称折刀现象,为锥体束损害所致。

9. 不自主运动(involuntary movements):是指在病人意识清楚的情况下,随意肌不自主收缩所产生的一些无目的的异常动作,多为锥体外系损害的表现。

10. 静止性震颤(static tremor):震颤表现为静止时明显,而在运动时减轻,睡眠时消失,常伴肌张力增高,见于帕金森病。

11. 意向性震颤(intentional tremor):又称动作性震颤。震颤在休息时消失,动作时发生,愈近目的物愈明显,见于小脑疾病。

12. 舞蹈样运动(choreic movement):为面部肌肉及肢体的快速、不规则、无目的、不对称的不自主运动,表现为做鬼脸、转颈、耸肩、手指间断性伸屈、摆手和伸臂等舞蹈样动作,睡眠时可减轻或消失,多见于儿童期风湿性舞蹈病、遗传性舞蹈病以及服用抗精神病药物者。

13. 手足徐动(athetosis):为手指或足趾的一种缓慢持续的伸展扭曲动作,见于脑性瘫痪、肝豆状核变性和脑基底节变性。

14. 指鼻试验(finger-to-nose test):嘱病人先以示指接触距其前方 0.5 米检查者的示指,再以示指触自己的鼻尖,由慢到快,先睁眼、后闭眼,重复进行。小脑半球病变时同侧指鼻不准;如睁眼时指鼻准确,闭眼时出现障碍则为感觉性共济失调。

15. 跟-膝-胫试验(heel-knee-shin test):嘱病人仰卧,上抬一侧下肢,将足跟置于另一下肢膝盖下端,再沿胫骨前缘向下移动,先睁眼、后闭眼重复进行。小脑损害时,动作不稳;感觉性共济失调者则闭眼时足跟难以寻到膝盖。

16. 闭目难立征(Romberg's sign):嘱病人双足并拢站立,闭目,双手向前平伸,若出现身体摇晃或倾斜则为阳性,提示小脑病变。如睁眼时能站稳而闭眼时站立不稳,则为感觉性共济失调。

17. 腹壁反射(abdominal reflex):病人仰卧,下肢稍屈曲,使腹壁松弛,然后用钝头竹签分别沿肋缘下(胸髓 7~8 节)、脐平(胸髓 9~10 节)及腹股沟上(胸髓 11~12 节)的方向,由外向内轻划两侧腹壁皮肤。正常反应是上、中或下部局部腹肌收缩。上、中或下部反射消失分别见于上述不同平面的胸髓病损或锥体束受限。双侧上、中、下部反射均消失见于昏迷和急性腹膜炎病人。一侧上、中、下部腹壁反射均消失见于同侧锥体束病损。肥胖、老年及经产妇由于腹壁过于松弛也会出现腹壁反射减弱或消失,应予以注意。

18. 提睾反射(cremasteric reflex):竹签由下而上轻划股内侧上方皮肤,可引起同侧提睾肌收缩,睾丸上提。双侧反射消失为腰髓 1~2 节病损。一侧反射减弱或消失见于锥体束损害。局部病变如腹股沟疝、阴囊水肿等也可影响提睾反射。

19. 跖反射(plantar reflex):病人仰卧,下肢伸直,检查者手持病人踝部,用钝头竹签划足底外侧,由足跟向前至近小趾跖关节处转向蹬趾侧,正常反应为足跖屈曲(即 Babinski 征阴性)。反射消失为骶髓 1~2 节病损。

20. 肛门反射(anal reflex):用大头针轻划肛门周围皮肤,可引起肛门外括约肌收缩。反射障碍为骶髓 4~5 节、锥体束受损或肛尾神经病损。

21. 深反射:刺激骨膜、肌腱经深部感受器完成的反射称深反射,又称腱反射。

22. 肱二头肌反射(biceps tendon reflex):病人前臂屈曲,检查者以左拇指置于病人肘部肱二头肌腱上,然后右手持叩诊锤叩击左拇指,可使肱二头肌收缩,前臂快速屈曲。反射中枢为颈髓 5~6 节。

23. 肱三头肌反射(triceps tendon reflex):病人外展上臂,半屈肘关节,检查者用左手托住其前臂,右手用叩诊锤直接叩击鹰嘴上方的肱三头肌腱,可使肱三头肌收缩,引起前臂伸展。反射中枢为颈髓 6~7 节。

24. 桡骨膜反射(radial periosteal reflex):被检者前臂置于半屈半旋前位,检查者以左手托住其腕部,并使腕关节自然下垂,随即以叩诊锤叩桡骨茎突,可引起肱桡肌收缩,发生屈肘和前臂旋前动作。反射中枢在颈髓 5~8 节。

25. 膝反射(patellar tendon reflex):坐位检查时,病人小腿完全松弛下垂与大腿成直角;卧位检查则病人仰卧,检查者以左手托起其膝关节使之屈曲约 120°,用右手持叩诊锤叩击膝盖髌骨下方股四头肌腱,可引起小腿伸展。反射中枢在腰髓 2~4 节。

26. 踝反射:又称跟腱反射。病人仰卧,髋及膝关节稍屈曲,下肢取外旋外展位。检查者左手将病人足部背屈成直角,以叩诊锤叩击跟腱,反应为腓肠肌收缩,足向跖面屈曲。反射中枢为骶髓 1~2 节。

27. Hoffmann 征:检查者左手持病人腕部,然后以右手中指与示指夹住病人中指并稍向上提,使腕部处于轻度过伸位。以拇指迅速弹刮病人的中指指甲,引起其余四指掌屈反应则为阳性。反射中枢为颈髓 7 节~胸髓 1 节。

28. 踝阵挛(ankle clonus):病人仰卧,髋与膝关节稍屈,检查者一手持病人小腿,一手持病人足掌前端,突然用力使踝关节背屈并维持之。阳性表现为腓肠肌与比目鱼肌发生连续性节律性收缩而致足部呈现交替性屈伸动作,系腱反射极度亢进,为骶髓 1~2 节以上病变。

29. 髌阵挛(patellar clonus):病人仰卧,下肢伸直,检查者以拇指与示指控住其髌骨上缘,用力向远端快速连续推动数次后维持推力。阳性反应为股四头肌发生节律性收缩使髌骨上下移动,为腰髓 2~4 节以上损害。

30. 病理反射:指锥体束病损时,大脑失去了对脑干和脊髓的抑制作用而出现的异常反射。1 岁半以内的婴幼儿由于神经系统发育未完善,也可出现这种反射,不属于病理性。

31. Babinski 征:取位与检查跖反射一样,用竹签沿病人足底外侧缘,由后向前至小趾跟部并转向内侧,阳性反应为蹬趾背伸,余趾呈扇形展开。

32. Oppenheim 征:检查者弯曲示指及中指,沿病人胫骨前缘用力由上向下滑压,阳性表现同 Babinski 征。

33. Gordon 征:检查时用手以一定力量捏压腓肠肌,阳性表现同 Babinski 征。

34. 颈强直:病人仰卧,检查者以一手托病人枕部,另一只手置于胸前作屈颈动作。如这一被动屈颈检查时感觉到抵抗力增强,即为颈部阻力增高或颈强直。在除外颈椎或颈部肌肉局部病变后,即可认为有脑膜刺激征。

35. Kernig 征:病人仰卧,一侧下肢髋、膝关节屈曲成直角,检查者将病人小腿抬高伸膝。正常人膝关节可伸达135°以上。如伸膝受阻且伴疼痛与屈肌痉挛,则为阳性。

36. Brudzinski 征:病人仰卧,下肢伸直,检查者一手托起病人枕部,另一手按于其胸前。当头部前屈时,双髋与膝关节同时屈曲则为阳性。

37. 眼心反射(oculocardiac reflex):病人仰卧,双眼自然闭合,计数脉率。检查者用左手中指、示指分别置于病人眼球两侧,逐渐加压,以病人不痛为限。加压 20~30 秒后计数脉率,正常可减少 10~12 次/分,超过 12 次/分提示副交感(迷走)神经功能增强,迷走神经麻痹则无反应。如压迫后脉率非但不减慢反而加速,则提示交感神经功能亢进。

38. 卧立位试验:平卧位计数脉率,然后起立站直,再计数脉率。如由卧位到立位脉率增加超过 12 次/分为交感神经兴奋性增高。由立位到卧位,脉率减慢超过 12 次/分则为迷走神经兴奋性增高。

39. 皮肤划痕试验(dermographia test):用钝头竹签在皮肤上适度加压划一条线,数秒后,皮肤先出现白色划痕(血管收缩)高出皮面,以后变红,属正常反应。如白色划痕持续较久,超过 5 分钟,提示交感神经兴奋性增高。如红色划痕迅速出现、持续时间较长、明显增宽甚至隆起,提示副交感神经兴奋性增高或交感神经麻痹。

40. 竖毛反射(pilomotor reflex):竖毛肌由交感神经支配。正常情况下,将冰块置于病人颈后或腋窝,数秒后可见竖毛肌收缩,毛囊处隆起如鸡皮。根据竖毛反射障碍的部位来判断交感神经功能障碍的范围。

41. 发汗试验(diaphoretic test):常用碘淀粉法,即以碘 1.5g,蓖麻油 10ml,与 95% 酒精 100ml 混合成淡碘酊涂布于皮肤,干后再敷以淀粉。皮下注射毛果芸香碱 10mg,作用于交感神经节后纤维而引起出汗,出汗处淀粉变蓝色,无汗处皮肤颜色不变,可协助判断交感神经功能障碍的范围。

42. Valsalva 动作:病人深吸气后,在屏气状态下用力作呼气动作 10~15 秒。计算此期间最长心搏间期与最短心搏间期的比值,正常人大于或等于 1.4,如小于 1.4 则提示压力感受器功能不灵敏或其反射弧的传入纤维或传出纤维损害。

二、选择题
【A1 型题】
1. C　2. A　3. D　4. E　5. E　6. B　7. E　8. B　9. B　10. B
11. B　12. C　13. E　14. E　15. C　16. A　17. E　18. C　19. C　20. C
21. B　22. B　23. E　24. C　25. A　26. B　27. B
【A2 型题】
1. D　2. C　3. A　4. A　5. D　6. D　7. A　8. C　9. D　10. D
11. E　12. C　13. E
【A3 型题】
1. D　2. B　3. C　4. D　5. C　6. E
【A4 型题】
1. A　2. E　3. C　4. B　5. B　6. C　7. E　8. D
【B2 型题】
1. D　2. B　3. C　4. A　5. B　6. D　7. E　8. D　9. C

三、问答题

1. 试述嗅神经（olfactory nerve）检查的方法和结果判断。

答：嗅神经（olfactory nerve）检查前先确定病人是否鼻孔通畅、有无鼻黏膜病变。然后嘱病人闭目，依次检查双侧嗅觉。先压住一侧鼻孔，用病人熟悉的、无刺激性气味的物品（如杏仁、松节油、肉桂油、牙膏、香烟或香皂等）置于另一鼻孔下，让病人辨别嗅到的各种气味。然后，换另一侧鼻孔进行测试，注意双侧比较。根据检查结果可判断病人的一侧或双侧嗅觉状态。嗅觉功能障碍如能排除鼻黏膜病变，常见于同侧嗅神经损害，如嗅沟病变压迫嗅球、嗅束，可引起嗅觉丧失。

2. 试述脑神经检查过程中如何确定与眼球运动障碍有关的脑神经受损。

答：脑神经检查过程中如发现眼球运动向内、向上及向下活动受限，以及上睑下垂、调节反射消失均提示有动眼神经麻痹。如眼球向下及向外运动减弱，提示滑车神经有损害。眼球向外转动障碍则为展神经受损。瞳孔反射异常可由动眼神经或视神经受损所致。另外，眼球运动神经的麻痹可出现相应眼外肌的功能障碍导致麻痹性斜视，眼球运动神经的麻痹可导致复视。

3. 试述三叉神经（trigeminal nerve）检查的方法以及结果的判断。

答：三叉神经（trigeminal nerve）系第Ⅴ对脑神经，是混合性神经。感觉神经纤维分布于面部皮肤、眼、鼻、口腔黏膜；运动神经纤维支配咀嚼肌、颞肌和翼状内外肌。检查时需注意：①面部感觉：嘱病人闭眼，以针刺检查痛觉、棉絮检查触觉和盛有冷水或热水的试管检查温度觉。两侧及内外对比，观察病人的感觉反应是否减退、消失或过敏，同时确定感觉障碍区域。②角膜反射：嘱病人睁眼向内侧注视，以捻成细束的棉絮从病人视野外接近并轻触外侧角膜，避免触及睫毛，正常反应为被刺激侧迅速闭眼，称为直接角膜反射。如刺激一侧角膜，对侧也出现眼睑闭合反应，称为间接角膜反射。病侧直接角膜反射消失，对侧间接角膜反射消失见于三叉神经病变（传入障碍）；病侧直接和间接角膜反射均消失，对侧直接和间接角膜反射正常，见于病侧面神经瘫痪（传出障碍）。③运动功能：检查者双手触按病人颞肌、咀嚼肌，嘱病人作咀嚼动作，对比双侧肌力强弱；再嘱病人作张口运动或露齿，观察张口时下颌有无偏斜。当一侧三叉神经运动纤维受损时，病侧咀嚼肌肌力减弱或出现萎缩，张口时翼状肌瘫痪，下颌偏向病侧。

4. 试述面神经（facial nerve）检查的方法以及结果的判断。

答：面神经（facial nerve）系第Ⅶ对脑神经，主要支配面部表情肌和具有舌前 2/3 味觉功能，检查时需注意：①运动功能：检查面部表情肌时，首先观察双侧额纹、鼻唇沟、眼裂及口角是否对称。然后，嘱病人作蹙额、闭眼、露齿、微笑、鼓腮或吹哨动作。面神经受损可分为周围性和中枢性损害两种，一侧面神经周围性（核性或核下性）损害时，病侧额纹减少、眼裂增宽、鼻唇沟变浅，不能蹙额、皱眉、闭眼、微笑或露齿时口角歪向健侧，鼓腮及吹口哨时病变侧漏气。中枢性（核上的皮质脑干束或皮质运动区）损害时，由于上半部面肌受双侧皮质运动区的支配，蹙额、皱眉、闭眼无明显影响，只出现病灶对侧下半部面肌的瘫痪。②味觉检查：嘱病人伸舌，将少量不同味感的物质（食糖、食盐、醋或奎宁溶液）以棉签涂于一侧舌面测试味觉，病人不能讲话、缩舌和吞咽，用手指指出事先写在纸上的甜、咸、酸或苦四个字之一。每种味觉试验完成后，用水漱口，再测试下一种味觉。周围性面神经损害者可能有舌前 2/3 味觉丧失。

5. 试述舌咽神经（glossopharyngeal nerve）和迷走神经（vagus nerve）检查的方法以及结果的判断。

答：舌咽神经（glossopharyngeal nerve）和迷走神经（vagus nerve）系第Ⅸ、第Ⅹ对脑神经，两者在解剖与功能上关系密切，常同时受损。检查时需注意：①运动：注意病人有无发音嘶哑、带鼻音或完全失音，是否呛咳，有无吞咽困难。观察病人张口发"啊"音时悬雍垂是否居中，两侧软腭上抬是否一致。当一侧神经受损时,该侧软腭上抬减弱,悬雍垂偏向健侧;双侧神经麻痹时,悬雍垂虽居中,但双侧软腭上抬受限,甚至完全不能上抬。②咽反射:用压舌板轻触左侧或右侧咽后壁,正常者出现咽部肌肉收缩和舌后缩,并有恶心反应,有第Ⅸ、第Ⅹ对脑神经损害者则反射迟钝或消失。③感觉:可用棉签轻触两侧软腭和咽后壁,观察感觉。另外,舌后 1/3 的味觉减退为舌咽神经损害,检查方法同面神经。

6. 什么是肌力(muscle strength)? 试述肌力的检查方法、分级以及肌力减退的临床意义。

答:肌力是指肌肉运动时的最大收缩力。检查时令病人作肢体伸屈动作,检查者从相反方向给予阻力,测试病人对阻力的克服力量,并注意两侧比较。

肌力的记录采用 0~5 级的六级分级法。

0 级　完全瘫痪,测不到肌肉收缩。

1 级　仅测到肌肉收缩,但不能产生动作。

2 级　肢体在床面上能水平移动,但不能抵抗自身重力,即不能抬离床面。

3 级　肢体能抬离床面,但不能抗阻力。

4 级　能作抗阻力动作,但不完全。

5 级　正常肌力。

肌力减退的临床意义:不同程度的肌力减退可分别称为完全性瘫痪和不完全性瘫痪(轻瘫)。不同部位或不同组合的瘫痪可分别命名为:①单瘫:单一肢体瘫痪,多见于脊髓灰质炎;②偏瘫:为一侧肢体(上、下肢)瘫痪,常伴有同侧脑神经损害,多见于颅内病变或脑卒中;③交叉性偏瘫:为一侧肢体瘫痪及对侧脑神经损害,多见于脑干病变;④截瘫:是指脊髓横断性损害造成的两侧损害平面以下神经功能丧失,包括双侧肢体感觉、运动、反射等消失,以及膀胱、肛门括约肌功能丧失,常见于脊髓病变及脊柱感染、外伤或肿瘤。

7. 什么是肌张力? 试述肌张力的检查方法以及临床意义。

答:肌张力是指静息状态下的肌肉紧张度和被动运动时遇到的阻力,其实质是一种牵张反射,即骨骼肌受到外力牵拉时产生的收缩反应,这种收缩是通过反射中枢控制的。检查时根据触摸肌肉的硬度以及伸屈其肢体时感知肌肉对被动伸屈的阻力作判断。肌张力异常有:①肌张力增高:触摸肌肉,坚实感,伸屈肢体时阻力增加。可表现为痉挛状态,在被动伸屈其肢体时,起始阻力大,终末阻力突然减弱,也称折刀现象,为锥体束损害现象;也可表现为铅管样强直,即伸肌和屈肌的肌张力均增高,做被动运动时各个方向的阻力增加是均匀一致的,如果同时伴有震颤,会产生齿轮样肌张力增高,为锥体外系损害现象。②肌张力降低:肌肉松软,伸屈其肢体时阻力低,关节运动范围扩大,见于周围神经炎、脊髓前角灰质炎和小脑病变等。

8. 什么是不自主运动(involuntary movements)? 有何表现形式以及临床意义?

答:不自主运动(involuntary movements)是指病人在意识清楚的情况下,随意肌不自主收缩所产生的一些无目的的异常动作,多为锥体外系损害的表现。可表现为:①震颤(tremor):为两组拮抗肌交替收缩引起的不自主动作。可有静止性震颤(static tremor),表现为静止时明显,而在运动时减轻,睡眠时消失,常伴肌张力增高,见于帕金森病;也可有意向性震颤(intentional tremor),表现为震颤在休息时消失,动作时发生,愈近目的物愈明显,见于小脑疾病。②舞蹈样运动(choreic movement):为面部肌肉及肢体的快速、不规则、无目的、不对称的不自主运动,表现为做鬼脸、转颈、耸肩、手指间断性伸屈、摆手和伸臂等舞蹈样动作,睡眠时可减轻或消失,多见于儿童期风湿性舞蹈病、遗传性舞蹈病以及服用抗精神病药物者。③手足徐动(athetosis):为手指或足趾的一种缓慢持续的伸展扭曲动作,见于脑性瘫痪、肝豆状核变性和脑基底节变性。

9. 试述共济失调（ataxia）的检查方法和临床意义。

答：共济失调（ataxia）的检查方法有：①指鼻试验：嘱病人先以示指接触距其前方 0.5 米检查者的示指，再以示指触自己的鼻尖，由慢到快，先睁眼、后闭眼，重复进行。小脑半球病变时同侧指鼻不准；如睁眼时指鼻准确，闭眼时出现障碍则为感觉性共济失调。②跟-膝-胫试验：嘱病人仰卧，上抬一侧下肢，将足跟置于另一下肢膝盖下端，再沿胫骨前缘向下移动，先睁眼、后闭眼重复进行。小脑损害时，动作不稳；感觉性共济失调者则闭眼时足跟难以寻到膝盖。③快速轮替动作：嘱病人伸直手掌并以前臂作快速旋前旋后动作，或一手用手掌、手背连续拍打对侧手掌，共济失调者动作缓慢、不协调。④闭目难立征（Romberg's sign）：嘱病人双足并拢站立，闭目，双手向前平伸，若出现身体摇晃或倾斜则为阳性，提示小脑病变。如睁眼时能站稳而闭眼时站立不稳，则为感觉性共济失调。

10. 如何进行浅感觉的检查以及临床意义有哪些？

答：浅感觉的检查方法有：①痛觉：用别针的针尖均匀地轻刺病人皮肤以检查痛觉，为避免病人将触觉与痛觉混淆，应交替使用别针的针尖和针帽进行检查比较。注意两侧对称比较，同时记录痛感障碍类型（正常、过敏、减退或消失）与范围。痛觉障碍见于脊髓丘脑侧束损害。②触觉：用棉签轻触病人的皮肤或黏膜。触觉障碍见于脊髓丘脑前束和后索病损。③温度觉：用盛有热水（40~50℃）或冷水（5~10℃）的玻璃试管交替接触病人皮肤。温度觉障碍见于脊髓丘脑侧束损害。

11. 如何进行深感觉的检查以及临床意义有哪些？

答：深感觉的检查方法有：①运动觉：检查者轻轻夹住病人的手指或足趾两侧，向上或向下移动，令病人根据感觉说出"向上"或"向下"。运动觉障碍见于后索病损。②位置觉：检查者将病人的肢体摆成某一姿势，请病人描述该姿势或用对侧肢体模仿，位置觉障碍见于后索病损。③振动觉：用振动着的音叉（128Hz）柄置于骨突起处（如内、外踝，手指、桡尺骨茎突、胫骨、膝盖等），询问有无振动感觉，判断两侧有无差别，障碍见于后索病损。

12. 如何进行复合感觉的检查以及临床意义有哪些？

答：复合感觉是大脑综合分析的结果，也称皮质感觉。复合感觉的检查方法有：①皮肤定位觉：检查者以手指或棉签轻触病人皮肤某处，让病人指出被触部位。该功能障碍见于皮质病变。②两点辨别觉：以钝脚分规轻轻刺激皮肤上的两点（小心不要造成疼痛），检测病人辨别两点的能力，再逐渐缩小双脚间距，直到病人感觉为一点时，测其实际间距，两侧比较。正常情况下，手指的辨别间距是 2mm，舌是 1mm，脚趾是 3~8mm，手掌是 8~12mm，后背是 40~60mm。当触觉正常而两点辨别觉障碍时则为顶叶病变。③实体觉：嘱病人用单手触摸熟悉的物体，如钢笔、钥匙、硬币等，并说出物体的名称。先测功能差的一侧，再测另一手。该功能障碍见于皮质病变。④体表图形觉：病人闭目，在其皮肤上画图形（方形、圆形、三角形等）或写简单的字（一、二、十等），观察其能否识别，须双侧对照。如有障碍，常为丘脑水平以上病变。

13. 什么是深反射？深反射的反射程度如何进行分级？

答：刺激骨膜、肌腱经深部感受器完成的反射称深反射，又称腱反射。检查时病人要合作，肢体肌肉应放松。检查者叩击力量要均等，两侧要对比。

反射强度通常分为以下几级：

-：反射消失。

+：肌肉收缩存在，但无相应关节活动，为反射减弱。

++：肌肉收缩并导致关节活动，为正常反射。

+++：反射增强，可为正常或病理状况。

++++:反射亢进并伴有阵挛,为病理状况。

14. 什么是病理反射?常用的检查方法以及临床意义有哪些?

答:病理反射指锥体束病损时,大脑失去了对脑干和脊髓的抑制作用而出现的异常反射。1 岁半以内的婴幼儿由于神经系统发育未完善,也可出现这种反射,不属于病理性。常用的检查方法有:①Babinski 征:取位与检查跖反射一样,用竹签沿病人足底外侧缘,由后向前至小趾近跟部并转向内侧,阳性反应为蹬趾背伸,余趾呈扇形展开。②Oppenheim 征:检查者弯曲示指及中指,沿病人胫骨前缘用力由上向下滑压,阳性表现同 Babinski 征。③Gordon 征:检查时用手以一定力量捏压腓肠肌,阳性表现同 Babinski 征。以上 3 种体征临床意义相同,其中 Babinski 征是最典型的病理反射。④Hoffmann 征:通常认为是病理反射,但也有认为是深反射亢进的表现,反射中枢为颈髓 7 节~胸髓 1 节。检查者左手持病人腕部,然后以右手中指与示指夹住病人中指并稍向上提,使腕部处于轻度过伸位。以拇指迅速弹刮病人的中指指甲,引起其余四指掌屈反应则为阳性。

15. 试述脑膜刺激征的临床意义和常用检查方法。

答:脑膜刺激征为脑膜受激惹的体征,见于脑膜炎、蛛网膜下腔出血和颅内压增高等。常用的检查方法有:①颈强直:病人仰卧,检查者以一手托病人枕部,另一只手置于胸前作屈颈动作。如这一被动屈颈检查时感觉到抵抗力增强,即为颈部阻力增高或颈强直。在除外颈椎或颈部肌肉局部病变后即可认为有脑膜刺激征。②Kernig 征:病人仰卧,一侧下肢髋、膝关节屈曲成直角,检查者将病人小腿抬高伸膝。正常人膝关节可达 135°以上。如伸膝受阻且伴疼痛与屈肌痉挛,则为阳性。③Brudzinski 征:病人仰卧,下肢伸直,检查者一手托起病人枕部,另一手按于其胸前。当头部前屈时,双髋与膝关节同时屈曲则为阳性。

(关秀茹)

第四篇　实验诊断

第一章　概　论

学习目标

1. **掌握**　实验诊断的内容,实验诊断项目的临床应用和评价,危急值的定义和临床意义。
2. **熟悉**　实验诊断的应用范围。
3. **了解**　实验诊断的质量体系和影响因素。

习题

一、名词解释

1. 实验诊断
2. 参考区间
3. 危急值

二、问答题

1. 选择实验室检查项目应遵循什么原则?
2. 诊断性实验项目的常用评价指标有哪些?

参考答案

一、名词解释

1. 实验诊断:是基于实验室检测方法和技术,通过对人体样本进行分析和测试,以确定疾病的存在、类型、程度和相关特征,为医学诊断提供科学依据的过程。

2. 参考区间:是指在健康人群中,针对特定的生物学或临床检测项目所设定的正常数值范围。这个范围基于健康人群的测试结果,并表示了大部分(通常约 95%)健康人群的结果应落入此范围。

3. 危急值:是指在医疗检查中,当某项结果超出事先设定的阈值范围,并且可能对病人的健康状况产生严重影响时,需要立即通知医生或相关医疗团队的数值。危急值通常表示潜在的危险或急迫性情况,需要立即采取行动。出现危急值必须立即报告临床并做详尽记录。

二、问答题

1. 选择实验室检查项目应遵循什么原则?

答:选择实验室检查项目须遵循以下原则:①针对性:选择针对病人不同疾病阶段的最佳检查

项目是临床诊疗的基础;②有效性:选择检查项目时应考虑假阴性和假阳性的存在;③经济性:检查项目要合理选择,防止过度医疗;④及时性。

2. 诊断性实验项目的常用评价指标有哪些?

答:评价诊断性实验项目的指标主要有诊断灵敏度、诊断特异度和诊断准确度。①诊断灵敏度指某检验项目对某种疾病具有鉴别、确认的能力。诊断灵敏度的数学式为所有病人中获得真阳性结果的百分数。②诊断特异度指某检验项目确认无某种疾病的能力,它的数学式为所有非病人中获得真阴性结果的百分数。③诊断准确度指某检验项目在实际使用中,所有检验结果中诊断准确结果的百分比。

第二章 临床血液学检测

学习目标

1. **掌握** 外周血细胞形态的特征,红细胞、白细胞、血小板计数、白细胞分类、血沉、血细胞比容的参考区间及其临床意义。

2. **熟悉** 外周血细胞的直方图和散点图、溶血性贫血相关实验室检测、细胞化学染色指标的临床意义,骨髓造血细胞的形态学特征。

3. **了解** 常见血液肿瘤的免疫表型、染色体和基因特征、ABO 和 Rh 血型的鉴定及交叉配血试验的方法及临床意义。

习题

一、名词解释

1. 红细胞大小不均

2. 靶形红细胞

3. 镰形红细胞

4. 泪滴形红细胞

5. 棘形红细胞

6. 裂红细胞

7. 红细胞缗钱状排列

8. 嗜多色性红细胞

9. 嗜碱性点彩红细胞

10. 染色质小体

11. 卡波环

12. 中性粒细胞核左移

13. 中性粒细胞核右移

14. 杜勒小体

15. 类白血病反应

16. 网织红细胞

17. 网织红细胞生成指数

18. 血小板平均容积

19. 血小板分布宽度

20. 红细胞沉降率

21. 血细胞比容

22. 平均红细胞容积

23. 平均红细胞血红蛋白量

24. 平均红细胞血红蛋白浓度

25. 溶血性贫血

26. 白细胞减少

27. 细胞外铁

28. 铁粒幼红细胞

29. 红细胞酶病

30. 骨髓增生程度

二、选择题

【A1 型题】

1. 成年男性红细胞及血红蛋白增多是指

    A. 红细胞>5.8×10^{12}/L,血红蛋白>150g/L
    B. 红细胞>5.5×10^{12}/L,血红蛋白>150g/L
    C. 红细胞>5.5×10^{12}/L,血红蛋白>160g/L
    D. 红细胞>6.0×10^{12}/L,血红蛋白>160g/L
    E. 红细胞>5.8×10^{12}/L,血红蛋白>175g/L

2. 可引起原发性红细胞绝对增多的是

    A. 肺源性心脏病
    B. 尿崩症
    C. 真性红细胞增多症
    D. 发绀型先天性心脏病
    E. 肾上腺皮质腺瘤

3. 下列疾病病人外周血涂片中不会见到有核红细胞的是

    A. 纯红白血病
    B. 再生障碍性贫血
    C. 骨髓纤维化
    D. 骨髓转移癌
    E. 自身免疫性溶血性贫血

4. 遗传性球形红细胞增多症病人的外周血涂片中球形红细胞常大于

    A. 10%　　　B. 15%　　　C. 20%　　　D. 25%　　　E. 50%

5. 骨髓纤维化病人外周血涂片中常见的红细胞形态异常是

    A. 泪滴形红细胞
    B. 棘形红细胞
    C. 靶形红细胞
    D. 口形红细胞
    E. 球形红细胞

6. 外周血涂片中可见有核红细胞,除了

    A. 新生儿
    B. 白血病
    C. 溶血性贫血
    D. 正常成人
    E. 骨髓纤维化

7. 嗜多色性红细胞最常见于

    A. 缺铁性贫血
    B. 巨幼细胞贫血
    C. 白血病
    D. 铁粒幼细胞贫血
    E. 溶血性贫血

8. 粒细胞缺乏症是指中性粒细胞绝对值低于

    A. 4.0×10^9/L　　B. 2.0×10^9/L　　C. 1.5×10^9/L　　D. 1.0×10^9/L　　E. 0.5×10^9/L

9. 可导致中性粒细胞减少的是

    A. 脾功能亢进
    B. 金黄色葡萄球菌感染
    C. 急性心肌梗死
    D. 大面积烧伤
    E. 糖尿病酮症酸中毒

10. 核右移是指外周血中出现 5 叶核以上的中性粒细胞超过

    A. 2%　　　B. 3%　　　C. 4%　　　D. 5%　　　E. 10%

11. **不属于**中性粒细胞中毒性改变的是
    A. 中毒颗粒　　　　　　　B. 空泡变性　　　　　　　C. 核固缩
    D. 棒状小体　　　　　　　E. 细胞大小不均

12. 发生移植物抗宿主反应(GVHR)时,外周血中增多的白细胞主要是
    A. 中性粒细胞　　　　　　B. 嗜碱性粒细胞　　　　　C. 嗜酸性粒细胞
    D. 单核细胞　　　　　　　E. 淋巴细胞

13. 嗜酸性粒细胞减少的原因是
    A. 伤寒初期　　　　　　　B. 猩红热　　　　　　　　C. 支气管哮喘
    D. 银屑病　　　　　　　　E. 钩虫病

14. 符合淋巴细胞型类白血病反应特点的是
    A. 血片中主要是幼稚淋巴细胞　　　　　　B. 常伴有嗜酸性和嗜碱性粒细胞增多
    C. 早期病例常有贫血　　　　　　　　　　D. 血片中可见反应性淋巴细胞
    E. 以急性化脓菌感染最常见

15. 外周血网织红细胞百分数为 10%,首先可**排除**的是
    A. 再生障碍性贫血　　　　B. 缺铁性贫血　　　　　　C. 急性失血性贫血
    D. 溶血性贫血　　　　　　E. 巨幼细胞贫血

16. 主要因血小板破坏增多导致血小板减少的疾病是
    A. 急性白血病　　　　　　B. 肝硬化脾肿大
    C. 免疫性血小板减少症　　D. 巨幼细胞贫血
    E. 骨髓纤维化

17. 有诊断价值的外周血异常血小板比值应大于
    A. 2%　　　B. 5%　　　　C. 7%　　　　D. 10%　　　　E. 15%

18. 正常细胞性贫血常见于
    A. 巨幼细胞贫血　　　　　B. 再生障碍性贫血　　　　C. 缺铁性贫血
    D. 慢性感染　　　　　　　E. 尿毒症

19. MCV 减低、RDW 正常,最可能的病因是
    A. 再生障碍性贫血　　　　B. 巨幼细胞贫血　　　　　C. 急性失血性贫血
    D. 缺铁性贫血　　　　　　E. 珠蛋白生成障碍性贫血

20. 白细胞散点图中,下列说法正确的是
    A. X 轴,SSC:前向散射光的信号强度,反映了细胞内部颗粒和细胞核结构的复杂程度
    B. Y 轴,FL:荧光的信号强度,与细胞内 DNA/RNA 的含量无关
    C. Z 轴:FS:前向散射光信号强度,不能反映细胞的大小和体积
    D. X 轴,SSC:侧向散射光的信号强度,反映了细胞内部颗粒和细胞核结构的复杂程度
    E. 白细胞散点图中,利用 SSC、FL 和 FSC 信号不能将外周血正常白细胞分成五类

21. 发生溶血性贫血时,红细胞的半衰期常小于
    A. 10 天　　　B. 15 天　　　C. 20 天　　　D. 25 天　　　E. 32 天

22. **不属于**溶血性贫血筛查试验的是
    A. 血清结合珠蛋白　　　　　　　　B. 血浆游离血红蛋白
    C. 血浆高铁血红素清蛋白　　　　　D. 红细胞渗透脆性试验
    E. 含铁血黄素尿试验

23. 常用于鉴别遗传性球形红细胞增多症与先天性非球形红细胞溶血性贫血的试验是

    A. 自身溶血试验及纠正试验

    B. 含铁血黄素尿试验

    C. 酸化溶血试验

    D. 高铁血红蛋白还原试验

    E. 抗球蛋白试验

24. 用于葡萄糖-6-磷酸脱氢酶(G6PD)活性检测的试验,**除了**

    A. 高铁血红蛋白还原试验　　　　　　B. 氰化物-维生素 C 试验

    C. 血红蛋白电泳　　　　　　　　　　D. 变性珠蛋白小体生成试验

    E. G6PD 荧光斑点试验

25. 阵发性睡眠性血红蛋白尿症的常用筛选试验是

    A. 红细胞渗透脆性试验　　　　　　　B. 自身溶血试验及纠正试验

    C. 酸化溶血试验　　　　　　　　　　D. 蔗糖溶血试验

    E. 抗球蛋白试验

26. 符合血细胞发育过程中形态学演变一般规律的是

    A. 一般原始粒细胞体积比早幼粒细胞体积大

    B. 由原始到成熟,细胞质的量由多逐渐减少

    C. 由原始到成熟,染色质由细致疏松逐渐变为粗糙致密

    D. 由原始到成熟,核膜由明显变为不明显

    E. 由原始到成熟,巨核细胞的细胞核/细胞质比例由大变小

27. 早期诊断急性大出血的血液学指标为

    A. 血红蛋白降低　　　　B. 红细胞增多　　　　C. 白细胞增多

    D. 血小板减少　　　　　E. 网织红细胞增多

28. 外周血单核细胞百分数>8% 时**不支持**下列哪种疾病的诊断或病程状态

    A. 感染性心内膜炎　　　　B. 严重感染恢复期　　　　C. 猩红热

    D. 单核细胞白血病　　　　E. 肺结核

29. 根据 MCV、RDW 的贫血形态学分类,缺铁性贫血属于

    A. 小细胞均一性贫血　　　　　　B. 小细胞非均一性贫血

    C. 正常细胞均一性贫血　　　　　D. 大细胞均一性贫血

    E. 大细胞非均一性贫血

30. 导致骨髓中淋巴细胞相对性增多的是

    A. 再生障碍性贫血　　　　　　B. 急性淋巴细胞白血病

    C. 慢性淋巴细胞白血病　　　　D. 传染性单核细胞增多症

    E. 淋巴细胞型类白血病反应

31. 中性粒细胞碱性磷酸酶(NAP)活性减低可见于

    A. 类白血病反应　　　　B. 急性粒细胞白血病　　　　C. 再生障碍性贫血

    D. 应用肾上腺皮质激素　　　　E. 恶性淋巴瘤

32. 符合急性淋巴细胞白血病细胞化学染色结果的是

    A. 中性粒细胞碱性磷酸酶(NAP)活性减低

    B. α-醋酸萘酚酯酶染色阳性

C. 糖原染色阳性

D. 过氧化物酶染色（POX）阳性

E. 苏丹黑 B 染色阳性

33. 常用于识别巨核细胞和血小板的抗体是

A. CD3　　　B. CD19　　　C. CD33　　　D. CD34　　　E. CD41

34. $CD34^+/CD19^+$ 细胞主要见于

A. 全能造血干细胞　　　　　　　　　B. B 淋巴细胞系祖细胞

C. T 淋巴细胞系祖细胞　　　　　　　D. 髓系造血干细胞

E. 粒-单核系祖细胞

35. 染色体异常 t(15;17) 常见于

A. AML-M1　　B. AML-M2　　C. APL　　　D. AML-M4　　E. AML-M5

36. ABO 血型系统中的 A 型血是指

A. 红细胞表面有 A 抗原　　　　　　　B. 白细胞表面有 A 抗原

C. 血小板表面有 A 抗原　　　　　　　D. 血清中有 A 抗原

E. 血清中有抗 A 抗体

37. Rh 血型系统中抗原性最强的是

A. C　　　　B. c　　　　C. D　　　　D. d　　　　E. E

38. 符合慢性再生障碍性贫血骨髓象特点的是

A. 粒/红比例减低　　　　　　　　　　B. 淋巴细胞相对性减低

C. 可出现中性粒细胞核左移　　　　　D. 巨核细胞减少,治疗有效时恢复最快

E. 穿刺部位为代偿性造血灶,则骨髓增生活跃,粒系增高

39. **不符合**慢性髓系白血病特点的是

A. 骨髓中粒细胞系增生,以原始粒细胞和早幼粒细胞为主

B. 嗜碱性粒细胞增高

C. 90% 以上的病例可出现 Ph 染色体

D. 巨核细胞早期增多

E. 大多数病例最终发展为急性粒细胞白血病

40. 白细胞中出现何种物质可**除外**急性淋巴细胞白血病

A. 杜勒小体　　　　　　B. 染色质小体　　　　　　C. Auer 小体

D. Howell-Jolly 小体　　E. 卡波环

【A2型题】

1. 女性,25 岁。面黄、乏力半年余。Hb 90g/L,网织红细胞生成指数（RPI）为 1。最可能的诊断是

A. 溶血性贫血　　　　　　B. 急性失血性贫血　　　　　　C. 慢性失血性贫血

D. 再生障碍性贫血　　　　E. 缺铁性贫血

2. 男性,45 岁。食欲减退、乏力 1 年。Hb 90g/L,红细胞体积分布直方图示峰底增宽的双峰图形。最可能的病因是

A. 典型缺铁性贫血　　　　　　　　　B. 缺铁性贫血治疗无效

C. 缺铁性贫血治疗有效　　　　　　　D. 轻型 β-珠蛋白生成障碍性贫血

E. 典型巨幼细胞贫血

3. 男性,40岁。反复发热3个月余。骨髓细胞学检查示有核细胞与成熟红细胞比例为1:100。最可能的病因是

    A. 再生障碍性贫血   B. 溶血性贫血   C. 急性白血病

    D. 慢性白血病   E. 真性红细胞增多症

4. 男性,50岁。发热、面色苍白2个月。骨髓细胞学检查示原始细胞占有核细胞的50%。细胞免疫表型检查结果:CD13+、CD14+、CD15+、CD33+。最可能的诊断是

    A. B-ALL   B. T-ALL   C. AML-M2   D. AML-M5   E. AML-M7

5. 女性,20岁。乏力、食欲减退半年。骨髓象示增生明显活跃,红细胞系统明显增生,幼红细胞占40%,细胞体积增大,染色质疏松,细胞质量丰富,细胞核发育落后于细胞质。最可能的病因是

    A. 溶血性贫血   B. 巨幼细胞贫血   C. 缺铁性贫血

    D. 急性失血性贫血   E. 慢性再生障碍性贫血

6. 男性,60岁。发热、消瘦1年。骨髓象示粒细胞系增生明显活跃,以多颗粒的异常早幼粒细胞为主,占有核细胞的38%。最可能的诊断是

    A. AML-M1   B. AML-M2   C. APL

    D. AML-M4   E. AML-M5

7. 女性,40岁。反复双下肢瘀点30天。骨髓象示红系细胞增生占40%,幼红细胞可见多核及核质发育不平衡。粒细胞系增生,原始粒细胞占15%,部分细胞可见核分叶过多及胞质中颗粒减少,未见Auer小体。巨核细胞增生,可见小圆巨核细胞及明显畸形的巨核细胞。最可能的诊断是

    A. MDS-LB   B. MDS-h   C. MDS-IB1

    D. MDS-IB2   E. MDS-5q

8. 女性,30岁。月经量多2年余,Hb 90g/L,骨髓象示红细胞系增生活跃,幼红细胞占35%,以中幼及晚幼红细胞为主。骨髓铁染色示细胞外铁(−),铁粒幼红细胞占15%。最可能的诊断是

    A. 铁粒幼细胞贫血   B. 溶血性贫血   C. 巨幼细胞贫血

    D. 珠蛋白生成障碍性贫血   E. 缺铁性贫血

9. 女性,35岁。乏力、巩膜黄染1年。含铁血黄素尿试验阳性,自身溶血试验示自身溶血增强,加入葡萄糖孵育后溶血不能纠正,加入ATP后溶血纠正。最可能的病因是

    A. 遗传性球形红细胞增多症   B. 丙酮酸激酶缺乏症

    C. 葡萄糖-6-磷酸脱氢酶缺乏症   D. 阵发性睡眠性血红蛋白尿症

    E. 自身免疫性溶血性贫血

【A3/A4型题】

(1~2题共用题干)

男性,30岁。乏力、食欲减退1年。Hb 90g/L,MCV 110fl,MCH 36pg,MCHC 330g/L。

1. 贫血的形态学分类是

    A. 正常细胞性贫血   B. 大细胞性贫血

    C. 大细胞高色素性贫血   D. 单纯小细胞性贫血

    E. 小细胞低色素性贫血

2. 最可能的病因是

    A. 急性失血性贫血   B. 缺铁性贫血   C. 尿毒症

    D. 再生障碍性贫血   E. 巨幼细胞贫血

(3~5 题共用题干)

女性,25 岁。面黄、乏力、尿色深 30 天。Hb 100g/L,MCV 90fl。血清结合珠蛋白减低,血浆高铁血红素清蛋白阳性。

3. 最可能的病因是
    A. 急性白血病　　　　　　　　B. 缺铁性贫血　　　　　　　C. 溶血性贫血
    D. 巨幼细胞贫血　　　　　　　E. 再生障碍性贫血

4. 如果该病人酸化溶血试验阳性,蔗糖溶血试验阳性,则诊断为
    A. 阵发性睡眠性血红蛋白尿症　　　　B. 遗传性球形红细胞增多症
    C. 自身免疫性溶血性贫血　　　　　　D. β-珠蛋白生成障碍性贫血
    E. 缺铁性贫血

5. 如果该病人自身溶血试验示溶血明显增强,加入葡萄糖及 ATP 后孵育,溶血明显纠正。则诊断为
    A. 阵发性睡眠性血红蛋白尿症　　　　B. 遗传性球形红细胞增多症
    C. 自身免疫性溶血性贫血　　　　　　D. β-珠蛋白生成障碍性贫血
    E. 缺铁性贫血

(6~7 题共用题干)

男性,50 岁。反复发热、乏力 1 个月。Hb 100g/L,WBC 3.0×10^9/L,PLT 80×10^9/L。

6. 为明确诊断,首选
    A. 网织红细胞计数　　　　　　　　　B. MCV、MCH、MCHC
    C. 外周血涂片观察细胞形态　　　　　D. MCV、RDW
    E. 骨髓细胞学检查

7. 若该病人 ESR 70mm/h,外周血涂片示红细胞呈缗钱状排列,可见有核红细胞。最可能的病因是
    A. 再生障碍性贫血　　　　　　B. 骨髓增生异常性肿瘤　　　C. 多发性骨髓瘤
    D. 纯红白血病　　　　　　　　E. 溶血性贫血

(8~9 题共用题干)

男性,23 岁。因发热、皮肤出血点伴乏力 7 天就诊,血常规检查示:Hb 100g/L,WBC 23.5×10^9/L,PLT 15×10^9/L,有幼稚细胞。

8. 为明确诊断,最重要的辅助检查是
    A. 腹腔 CT　　　　　　　　B. 肝胆 B 超　　　　　　　C. 血培养
    D. 骨髓检查　　　　　　　　E. 出凝血常规检测

9. B 超检查显示肝脾肿大,骨髓细胞学检查原始+幼稚细胞占 90%,胞质内有 Auer 小体,血培养有大肠埃希菌生长,除哪项外诊断均有可能
    A. 急性淋巴细胞白血病　　　　　　　B. 急性单核细胞白血病
    C. 急性早幼粒细胞白血病　　　　　　D. 急性粒-单核细胞白血病
    E. 急性粒细胞白血病

【B1 型题】

(1~5 题共用备选答案)
    A. 红细胞体积分布直方图示波峰左移,波峰基底增宽
    B. 红细胞体积分布直方图示波峰左移,波峰基底变窄

  C. 红细胞体积分布直方图示波峰左移,峰底增宽的双峰

  D. 红细胞体积分布直方图示波峰右移,波峰基底增宽

  E. 红细胞体积分布直方图示波峰右移,波峰基底变窄

  F. 红细胞体积分布直方图示波峰右移,峰底增宽的双峰

1. 典型缺铁性贫血

2. 典型巨幼细胞贫血

3. 铁粒幼细胞贫血

4. 轻型 β-珠蛋白生成障碍性贫血

5. 巨幼细胞贫血治疗有效

【B2 型题】

(1~4 题共用备选答案)

  A. 6μm   B. 7.5μm   C. 9μm   D. 10μm   E. 15μm

1. 正常红细胞直径平均为

2. 小红细胞直径小于

3. 大红细胞直径大于

4. 巨红细胞直径大于

(5~10 题共用备选答案)

  A. 球形红细胞   B. 泪滴形红细胞

  C. 棘形红细胞   D. 裂红细胞

  E. 红细胞缗钱状形成

5. DIC

6. 脾切除后

7. 自身免疫性溶血性贫血

8. 骨髓纤维化

9. 巨球蛋白血症

10. 严重烧伤

(11~20 题共用备选答案)

  A. 中性粒细胞增多   B. 淋巴细胞增多

  C. 嗜酸性粒细胞增多   D. 嗜碱性粒细胞增多

  E. 单核细胞增多

11. 蛔虫病

12. 急性心肌梗死

13. 疟疾

14. 类风湿关节炎

15. 传染性单核细胞增多症

16. 支气管哮喘

17. 麻疹

18. 急性内出血

19. 活动性肺结核

20. 湿疹

（21~27 题共用备选答案）

　　A. MCV 增高,RDW 正常　　　　　　　B. MCV 增高,RDW 增高

　　C. MCV 正常,RDW 正常　　　　　　　D. MCV 正常,RDW 增高

　　E. MCV 减低,RDW 增高

21. 大细胞均一性贫血

22. 正常细胞非均一性贫血

23. 小细胞非均一性贫血

24. 急性失血性贫血

25. 巨幼细胞贫血

26. 缺铁性贫血

27. 阵发性睡眠性血红蛋白尿症

（28~33 题共用备选答案）

　　A. 溶血性贫血的筛查试验　　　　　　B. 红细胞膜缺陷的检测

　　C. 珠蛋白生成异常的检测　　　　　　D. 自身免疫性溶血性贫血的检测

　　E. 阵发性睡眠性血红蛋白尿症的检测

28. 冷凝集素试验

29. 红细胞寿命测定

30. 自身溶血试验及纠正试验

31. 蛇毒因子溶血试验

32. 血红蛋白电泳

33. 含铁血黄素尿试验

三、问答题

1. 红细胞及血红蛋白增多的临床意义有哪些?

2. 简述红细胞染色反应的异常表现及临床意义。

3. 简述红细胞中常见的异常结构及其临床意义。

4. 病理性中性粒细胞增多的常见原因是什么?

5. 中性粒细胞减少的常见原因有哪些?

6. 病理情况下中性粒细胞可发生哪些中毒性变化? 其临床意义是什么?

7. 嗜酸性粒细胞增多的常见原因有哪些?

8. 嗜碱性粒细胞增多的常见原因有哪些?

9. 病理性淋巴细胞增多的常见原因有哪些?

10. 反应性淋巴细胞增多的临床意义是什么?

11. 单核细胞增多见于哪些情况?

12. 简述类白血病反应的分类。

13. 血小板减少的常见原因有哪些?

14. MPV 的临床意义是什么?

15. 病理性血沉增快的临床意义是什么?

16. 试述抗球蛋白试验(Coombs 试验)检测的临床意义。

17. 简述血细胞发育过程中形态演变的一般规律。

18. 中性粒细胞碱性磷酸酶染色的临床意义是什么?

19. 糖原染色的临床意义是什么？

20. 骨髓铁染色的临床意义是什么？

21. 细胞免疫分型的临床应用有哪些？

22. 简述缺铁性贫血的骨髓象特点。

23. 简述巨幼细胞贫血的骨髓象特点。

24. 简述急性再生障碍性贫血的骨髓象特点。

25. 简述急性白血病的骨髓象特点。

参考答案

一、名词解释

1. 红细胞大小不均：红细胞大小不均（anisocytosis）是指红细胞大小悬殊，直径可相差 1 倍以上。这种现象见于病理造血，在增生性贫血中可见，如缺铁性贫血、部分类型的溶血性贫血、慢性失血性贫血等。当贫血达中度以上时，均可见某种程度的红细胞大小不均。在巨幼细胞贫血时红细胞大小不等尤为明显。

2. 靶形红细胞：靶形红细胞（target cell）的中央淡染区扩大，中心部位又有血红蛋白存留而深染，形状似射击之靶。有的靶形红细胞的中央深染区延伸到边缘呈半岛状或柄状。见于珠蛋白生成障碍性贫血、异常血红蛋白病。少量靶形红细胞也可见于缺铁性贫血、其他类型的溶血性贫血以及黄疸或脾切除后的病例。

3. 镰形红细胞：镰形红细胞（sickle cell）指红细胞形如镰刀状，见于镰状细胞贫血（HbS 病）。

4. 泪滴形红细胞：泪滴形红细胞（dacryocyte，teardrop cell）指细胞呈泪滴状或手镜状。见于骨髓纤维化，也可见于珠蛋白生成障碍性贫血、溶血性贫血等。

5. 棘形红细胞：棘形红细胞（acanthocyte）或刺突红细胞（spur cell）指细胞膜外呈长短不一致、间隔分布不匀称的棘形、刺状突起。见于棘形红细胞增多症（先天性无 β 脂蛋白血症），也可见于脂质代谢异常、脂肪吸收不良、脾切除后、色素性视网膜炎等。

6. 裂红细胞：裂红细胞（schistocyte）指红细胞碎裂产生的碎片，形态呈非规律性改变，如梨形、新月形、长圆形、哑铃形、逗点形、三角形、盔形等。见于红细胞因机械或物理因素所致的破坏，如微血管病性溶血、心脏瓣膜溶血、弥散性血管内凝血及严重烧伤。

7. 红细胞缗钱状排列：红细胞缗钱状排列（rouleaux formation）指涂片中红细胞连在一起呈串条状，如古代铜钱串，称缗钱状排列。常见于多发性骨髓瘤、淋巴浆细胞淋巴瘤的特殊类型巨球蛋白血症。输液中若存在能降低红细胞表面负电荷的低分子药物也可引起红细胞缗钱状排列。

8. 嗜多色性红细胞：嗜多色性红细胞（polychromatic erythrocyte）指 Wright-Giemsa 染色后红细胞呈淡灰蓝或灰红色，实为刚脱去细胞核的网织红细胞，体积较正常红细胞稍大。其增多反映骨髓造血功能活跃、红细胞系增生旺盛、红细胞释放量增加。见于增生性贫血，尤以溶血性贫血时最为多见。

9. 嗜碱性点彩红细胞：嗜碱性点彩红细胞（basophilic stippling erythrocyte）指红细胞内含有细小的蓝色点状物质，有时与嗜多色性并存，也可发现于有核红细胞胞质内，产生机制目前还不太明确，可见于骨髓增生旺盛的其他贫血如巨幼细胞贫血等。铅中毒时出现量增多并呈粗颗粒状点彩，因此可用于铅中毒的筛查。

10. 染色质小体：染色质小体（Howell-Jolly body）指红细胞内含有圆形紫红色小体，直径约

$1~2\mu m$，可呈 1 个或数个，是核碎裂的残余物或染色质的断裂、丢失，也可出现于晚幼红细胞中。此小体多见于溶血性贫血、巨幼细胞贫血、纯红白血病及其他增生性贫血。

11. 卡波环：卡波环(Cabot ring)指成熟红细胞内出现一条很细的淡紫红色线状体呈环形或"8"字形。目前认为可能是纺锤体的残余物。见于严重贫血、溶血性贫血、巨幼细胞贫血、铅中毒及白血病等。

12. 中性粒细胞核左移：外周血的非分叶核中性粒细胞(包括中性杆状核粒细胞、晚幼粒、中幼粒，甚至早幼粒细胞等)的百分率增高(超过 5%)时，称为核左移。常见于细菌性感染，特别是急性化脓性感染、急性失血、急性中毒及急性溶血反应等。粒细胞白血病可出现病理性中性粒细胞核左移现象，与细胞分化、成熟紊乱有关。细菌性感染相关的粒细胞类白血病反应，可出现极度核左移现象，与机体大量需求中性粒细胞及粒细胞释放有关。

13. 中性粒细胞核右移：外周血中性粒细胞的细胞核出现 5 叶或更多分叶，且其百分率超过 3% 时，称为核右移。主要见于巨幼细胞贫血及造血功能衰退，也可见于应用抗代谢药物，如阿糖胞苷或 6-巯基嘌呤等。在炎症的恢复期，可出现一过性中性粒细胞核右移。如在疾病进展期突然出现中性粒细胞核右移的现象，则提示预后不良。

14. 杜勒小体：杜勒小体(Döhle body)是中性粒细胞质因毒性变化而出现局部发育不良而保留的嗜碱性区域。外形为圆形或梨形呈云雾状，Wright-Giemsa 染色呈天蓝色或蓝黑色，直径 $1~2\mu m$。Döhle 小体亦可在单核细胞质中出现。

15. 类白血病反应：类白血病反应(leukemoid reaction)是指机体对某些刺激因素所产生的类似白血病表现的血象反应。外周血中白细胞数大多明显增高，并可有数量不等的幼稚细胞出现。当病因去除后，类白血病反应也逐渐消失。引起类白血病反应的病因很多，以感染及恶性肿瘤最多见，其次还有急性中毒、外伤、休克、急性溶血或出血、大面积烧伤、过敏及电离辐射等。

16. 网织红细胞：网织红细胞(reticulocyte)是晚幼红细胞脱核后的红细胞阶段，由于胞质内还残存核糖体(内含有 mRNA)等嗜碱性物质，煌焦油蓝或新亚甲蓝染色后呈现浅蓝或深蓝色的网织状细胞而得名。

17. 网织红细胞生成指数：网织红细胞生成指数(reticulocyte production index, RPI)代表网织红细胞的生成相当于健康人的倍数。健康人 RPI 为 2，RPI>2 提示骨髓造血正常，增生活跃；RPI>3 提示为溶血性贫血或急性失血性贫血；RPI<2 提示为骨髓增生低下或红细胞系成熟障碍所致的贫血。

18. 血小板平均容积：血小板平均容积(mean platelet volume, MPV)表示单个血小板的平均容积。参考区间为 7~11fl。

19. 血小板分布宽度：血小板分布宽度(platelet distribution width, PDW)反映血小板容积大小的离散度，用单个血小板容积大小的变异数(CV%)表示。参考区间为 15%~17%。

20. 红细胞沉降率：红细胞沉降率(erythrocyte sedimentation rate, ESR)是指红细胞在特定条件下一段时间内下降的距离，简称"血沉"。参考区间：男性：0~15mm/h；女性：0~20mm/h。

21. 血细胞比容：血细胞比容(hematocrit, HCT)又称血细胞压积(packed cell volume, PCV)，是指红细胞在血液中所占容积的比值。

22. 平均红细胞容积：平均红细胞容积(mean corpuscular volume, MCV)是指每个红细胞的平均体积。参考区间：82~100fl。

23. 平均红细胞血红蛋白量：平均红细胞血红蛋白量(mean corpuscular hemoglobin, MCH)是指每个红细胞内所含血红蛋白的平均量。参考区间：27~34pg。

24. 平均红细胞血红蛋白浓度：平均红细胞血红蛋白浓度(mean corpuscular hemoglobin

concentration，MCHC)是指每升纯红细胞所含血红蛋白的浓度(g)。参考区间:316~354g/L。

25. 溶血性贫血:溶血性贫血(hemolytic anemia)是指各种原因导致红细胞生存时间缩短、破坏增多或加速，而骨髓造血功能不能相应代偿而发生的一类贫血。

26. 白细胞减少:白细胞减少(leukopenia)指白细胞总数低于参考区间下限。

27. 细胞外铁:骨髓小粒中贮存在单核巨噬细胞系统内的铁。

28. 铁粒幼红细胞:含有铁颗粒的幼红细胞称为铁粒幼红细胞。

29. 红细胞酶病:红细胞酶缺陷所致溶血性贫血又称为红细胞酶病(erythrocyte enzymopathy)，是指参与红细胞代谢(主要是糖代谢)的酶由于基因缺陷，导致活性改变而发生溶血的一组疾病。

30. 骨髓增生程度:是指在低倍镜(10×)下观察，骨髓中成熟红细胞与有核细胞的大致比例，也可采用高倍镜(40×)下观察几个视野，得出平均每个高倍视野的有核细胞数来判断。正常为骨髓增生活跃，即骨髓中成熟红细胞与有核细胞的比例为20∶1。

二、选择题

【A1 型题 】

1. E	2. C	3. B	4. D	5. A	6. D	7. E	8. E	9. A	10. B
11. D	12. E	13. A	14. D	15. A	16. C	17. D	18. B	19. E	20. D
21. B	22. D	23. A	24. C	25. D	26. C	27. C	28. C	29. D	30. A
31. B	32. C	33. E	34. B	35. C	36. A	37. C	38. E	39. A	40. C

【A2 型题 】

| 1. D | 2. C | 3. A | 4. D | 5. B | 6. C | 7. D | 8. E | 9. B |

【A3/A4 型题 】

| 1. B | 2. E | 3. C | 4. A | 5. B | 6. E | 7. C | 8. D | 9. A |

【B1 型题 】

| 1. A | 2. D | 3. C | 4. B | 5. F |

【B2 型题 】

1. B	2. A	3. D	4. E	5. D	6. C	7. A	8. B	9. E	10. D
11. C	12. A	13. E	14. D	15. B	16. C	17. B	18. A	19. E	20. C
21. A	22. D	23. E	24. C	25. B	26. E	27. D	28. D	29. A	30. B
31. E	32. C	33. A

三、问答题

1. 红细胞及血红蛋白增多的临床意义有哪些?

答:红细胞及血红蛋白增多分为相对性增多和绝对性增多两类。

(1) 相对性增多:是因血浆容量减少，使红细胞容量相对增加。见于严重呕吐、腹泻、大量出汗、大面积烧伤、慢性肾上腺皮质功能减退、尿崩症、甲状腺功能亢进危象、糖尿病酮症酸中毒等。

(2) 绝对性增多:临床上称为红细胞增多症，按发病原因可分为继发性和原发性两类，后者称为真性红细胞增多症。

1) 继发性红细胞增多症:是血中红细胞生成素增多所致。①红细胞生成素代偿性增加:因血氧饱和度减低所引起。红细胞增多的程度与缺氧程度成正比。生理性红细胞生成素代偿性增加见于胎儿及新生儿、高原地区居民。病理性增加则见于严重的慢性心、肺疾患如阻塞性肺气肿、肺源性心脏病、发绀型先天性心脏病，以及携氧能力低的异常血红蛋白病等。②红细胞生成素非代偿性增加:与某些肿瘤或肾脏疾病有关，如肾癌、肝细胞癌、卵巢癌、肾胚胎瘤、肾上腺皮质腺瘤、子宫肌瘤以及肾盂积水、多囊肾等。

2)真性红细胞增多症:是一种以红细胞数量增多为主的骨髓增殖性肿瘤,其特点为红细胞持续性显著增多,可高达$(7\sim10)\times10^{12}$/L,血红蛋白浓度达 180~240g/L,白细胞和血小板也有不同程度增多,全身总血容量增加。

2. 简述红细胞染色反应的异常表现及临床意义。

答:红细胞染色反应的异常表现有:

(1) 低色素性:Wright-Giemsa 染色后红细胞的橙红色染色过浅,中央苍白区扩大,提示血红蛋白含量明显减少。常见于缺铁性贫血、珠蛋白生成障碍性贫血、铁粒幼细胞贫血,也可见于某些血红蛋白病。

(2) 高色素性:Wright-Giemsa 染色后红细胞的橙红色着色深,中央淡染区消失,其平均血红蛋白含量增高。常见于巨幼细胞贫血,球形红细胞也呈高色素性。

(3) 嗜多色性:Wright-Giemsa 染色后红细胞呈淡灰蓝或灰红色,实为刚脱去细胞核的网织红细胞,体积较正常红细胞稍大,称嗜多色性红细胞或多染性红细胞。其增多反映骨髓造血功能活跃、红细胞系增生旺盛、红细胞释放量增加。见于增生性贫血,尤以溶血性贫血时最为多见。

3. 简述红细胞中常见的异常结构及其临床意义。

答:红细胞中常见的异常结构及其临床意义有:

(1) 嗜碱性点彩:红细胞内含有细小的蓝色点状物质,有时与嗜多色性并存,也可发现于有核红细胞胞质内,产生机制目前还不太明确,可见于骨髓增生旺盛的贫血,如巨幼细胞贫血等。铅中毒时出现量增多并呈粗颗粒状点彩,因此可用于铅中毒的筛查。

(2) 染色质小体:红细胞内含有圆形紫红色小体,直径约 $1\sim2\mu m$,可呈 1 个或数个,是核碎裂的残余物或染色质的断裂、丢失,亦可出现于晚幼红细胞中。多见于溶血性贫血、巨幼细胞贫血、纯红白血病及其他增生性贫血。

(3) 卡波环:成熟红细胞内出现一条很细的淡紫红色线状体呈环形或"8"字形。目前认为可能是纺锤体的残余物。见于严重贫血、溶血性贫血、巨幼细胞贫血、铅中毒及白血病等。

(4) 有核红细胞:外周血涂片中除新生儿可见到有核红细胞外,成人若出现均属病理现象,提示红细胞需求量、释放量明显增加或血髓屏障破坏。主要见于:①各种溶血性贫血;②白血病;③髓外造血,如骨髓纤维化;④骨髓转移癌;⑤脾切除后的滤血、清除功能丧失。

4. 病理性中性粒细胞增多的常见原因是什么?

答:病理性中性粒细胞增多的常见病因有:

(1) 急性感染:特别是化脓性球菌(如金黄色葡萄球菌、溶血性链球菌、肺炎链球菌等)感染为最常见的原因。在某些极重度感染时,白细胞总数不但不高,反而会减低。

(2) 严重的组织损伤及大量血细胞破坏:严重外伤,较大手术后、大面积烧伤、急性心肌梗死及严重的血管内溶血后 12~36 小时,白细胞总数及中性粒细胞可增多。

(3) 急性大出血:在急性大出血后 1~2 小时内,白细胞数及中性粒细胞数会明显增多,特别是内出血,白细胞可高达 20×10^9/L。

(4) 急性中毒:代谢紊乱所致的代谢性中毒,如糖尿病酮症酸中毒、尿毒症和妊娠中毒症;急性化学物中毒,如急性铅、汞中毒及安眠药中毒等;生物毒素如昆虫毒、蛇毒、毒蕈中毒等白细胞及中性粒细胞均可增多。

(5) 白血病、骨髓增殖性肿瘤及一些恶性实体瘤:大多数白血病类型外周血中白细胞数量呈不同程度的增多,可达数万甚至数十万。慢性髓系白血病的外周血成熟中性粒细胞会增多,实为病理性中性粒细胞。真性红细胞增多症、原发性血小板增多症和骨髓纤维化等骨髓增殖性肿瘤均可有中性粒细胞增多。各类恶性肿瘤,特别是消化道恶性肿瘤,如肝癌、胃癌等可引起中性粒细胞增多,导致白细胞计数增高。

5. 中性粒细胞减少的常见原因有哪些?

答:中性粒细胞减少的原因有:

(1) 感染:特别是革兰氏阴性杆菌感染,如伤寒、副伤寒杆菌感染时,白细胞总数与中性粒细胞均减少。某些病毒感染性疾病,如流感、病毒性肝炎、水痘、风疹、巨细胞病毒感染时,白细胞亦常减低。某些原虫感染,如疟疾、黑热病时白细胞亦可减少。

(2) 血液系统疾病:再生障碍性贫血、噬血细胞综合征、部分巨幼细胞贫血、严重缺铁性贫血、阵发性睡眠性血红蛋白尿症以及骨髓转移癌等,中性粒细胞减少(白细胞减少)同时常伴血小板及红细胞减少。

(3) 物理、化学因素损伤:X线、γ射线、放射性核素等物理因素,化学物质如苯、铅、汞等,以及化学药物如氯霉素、磺胺类药、抗肿瘤药、抗糖尿病及抗甲状腺药物等均可引起白细胞及中性粒细胞减少。

(4) 单核巨噬细胞系统功能亢进:各种原因引起的脾脏肿大及其功能亢进,如门脉性肝硬化、部分淋巴瘤、噬血细胞综合征、Gaucher病、Niemann-Pick病常见中性粒细胞及白细胞减少。

(5) 自身免疫性疾病:如系统性红斑狼疮等,产生自身抗体导致中性粒细胞及白细胞减少。

6. 病理情况下中性粒细胞可发生哪些中毒性变化? 其临床意义是什么?

答:病理情况下中性粒细胞发生的中毒性变化有:

(1) 细胞大小不均:表现为部分中性粒细胞胞体增大,大小相差悬殊,见于病程较长的化脓性炎症或慢性感染,可能是骨髓中性粒细胞发育过程中受内毒素等影响所致。

(2) 中毒颗粒:中性粒细胞胞质中出现粗大、大小不等、分布不均、染色呈深紫红色或紫黑色中性颗粒,称中毒颗粒。

(3) 空泡变性:中性粒细胞胞质或胞核中可见单个或多个大小不等的空泡,可能是细胞质发生脂肪变性所致。

(4) 杜勒小体:是中性粒细胞胞质因毒性变化而出现局部发育不良而保留的嗜碱性区域。外形为圆形或梨形呈云雾状,Wright-Giemsa染色呈天蓝色或蓝黑色,直径 $1\sim2\mu m$。杜勒小体亦可在单核细胞胞质中出现。

(5) 核变性:是中性粒细胞胞核出现固缩、溶解及碎裂的现象。

7. 嗜酸性粒细胞增多的常见原因有哪些?

答:嗜酸性粒细胞增多的常见原因有:

(1) 过敏性疾病:支气管哮喘、药物过敏、荨麻疹、食物过敏、血管神经性水肿、血清病等可增多,外周血嗜酸性粒细胞可达 10% 以上。

(2) 寄生虫病:血吸虫病、蛔虫病、钩虫病等可增多,外周血嗜酸性粒细胞常达 10% 或更多。某些寄生虫感染病人嗜酸性粒细胞明显增多,导致白细胞总数高达数万,90% 以上为嗜酸性粒细胞,为嗜酸性粒细胞型类白血病反应。

(3) 皮肤病:如湿疹、剥脱性皮炎、天疱疮、银屑病等可见外周血中嗜酸性粒细胞轻、中度增高。

(4) 血液病:如慢性髓系白血病、慢性嗜酸性粒细胞白血病-非特指型、高嗜酸性粒细胞综合征、嗜酸性粒细胞肉芽肿等,外周血嗜酸性粒细胞可有不同程度的增高,有的可伴幼稚嗜酸性粒细胞增多。

（5）某些恶性肿瘤：某些上皮系肿瘤如肺癌、部分淋巴瘤和多发性骨髓瘤可引起嗜酸性粒细胞增高。

（6）某些传染病：传染病急性期，血中嗜酸性粒细胞大多减少，但猩红热感染期可引起嗜酸性粒细胞增多。

（7）其他：风湿性疾病、脑腺垂体功能减退症、肾上腺皮质功能减退症、过敏性间质性肾炎等也常伴有嗜酸性粒细胞增多。

8. 嗜碱性粒细胞增多的常见原因有哪些？

答：嗜碱性粒细胞增多的常见病因有：

（1）过敏性疾病：如过敏性结肠炎、药物、食物、吸入物超敏反应、红斑及类风湿关节炎等。

（2）血液病：如慢性髓系白血病、嗜碱性粒细胞白血病以及骨髓纤维化等。

（3）恶性肿瘤：特别是转移癌时嗜碱性粒细胞可增多，其机制目前不清楚。

（4）其他：如糖尿病，传染病如水痘、流感、天花、结核病等。

9. 病理性淋巴细胞增多的常见原因有哪些？

答：病理性淋巴细胞增多的常见原因有：

（1）感染性疾病：主要为病毒感染，如麻疹、风疹、水痘、流行性腮腺炎、传染性单核细胞增多症、病毒性肝炎、流行性出血热，以及柯萨奇病毒、腺病毒、巨细胞病毒等感染，也可见于百日咳杆菌、结核分枝杆菌、布鲁氏菌、梅毒螺旋体、弓形虫等感染。

（2）成熟淋巴细胞肿瘤：包括成熟淋巴细胞的白血病和部分淋巴瘤，后者在病程中会浸润骨髓和外周血。

（3）急性传染病的恢复期。

（4）移植排斥反应：见于移植物抗宿主反应或移植物抗宿主病。

（5）淋巴细胞比值相对增高的疾病：再生障碍性贫血、粒细胞减少症和粒细胞缺乏症时中性粒细胞减少，淋巴细胞比例相对增高，但淋巴细胞的绝对值并不增高。

10. 反应性淋巴细胞增多的临床意义是什么？

答：反应性淋巴细胞增多常见于：

（1）感染性疾病：引起淋巴细胞增多的病毒性疾病均可出现反应性淋巴细胞，尤其是 EB 病毒感染引起的传染性单核细胞增多症和流行性出血热等疾病，可高达 10% 以上。疾病恢复后反应性淋巴细胞仍可在外周血中持续数周、数月才逐渐消失。也可见于某些细菌性感染、螺旋体病、立克次体病或原虫感染（如疟疾）等疾病。

（2）药物过敏。

（3）输血、血液透析或体外循环术后，可能与巨细胞病毒感染有关。

（4）其他疾病：如免疫性疾病、粒细胞缺乏症等。放射治疗也可导致反应性淋巴细胞的出现。

11. 单核细胞增多见于哪些情况？

答：单核细胞增多分为生理性和病理性两种：

（1）婴幼儿及儿童单核细胞可略多，属生理性增多。

（2）病理性增多见于：①某些感染：如感染性心内膜炎、疟疾、黑热病、急性感染的恢复期、活动性肺结核等，单核细胞明显增多。②某些血液病：如急性单核细胞白血病、粒细胞缺乏症恢复期、慢性粒-单核细胞白血病等可见单核细胞增多。

12. 简述类白血病反应的分类。

答:类白血病反应的分类:

(1) 按外周血白细胞总数的多少可分为白细胞增多和白细胞不增多两型,以前者多见。

(2) 按增多的细胞类型则可分为以下几种类型:①中性粒细胞型;②嗜酸性粒细胞型;③淋巴细胞型;④单核细胞型。

13. 血小板减少的常见原因有哪些?

答:血小板减少的常见原因有:

(1) 血小板生成障碍:见于再生障碍性贫血、放射性损伤、急性白血病、巨幼细胞贫血、骨髓纤维化晚期等。

(2) 血小板破坏或消耗增多:见于原发免疫性血小板减少症、SLE、淋巴瘤、上呼吸道感染、风疹、新生儿血小板减少症、输血后血小板减少症、DIC、TTP、先天性血小板减少症等。

(3) 血小板分布异常:如脾肿大(肝硬化、Banti 综合征)、血液被稀释(输入大量库存血或大量血浆)等。

14. MPV 的临床意义是什么?

答:MPV 是血小板平均容积,代表单个血小板的平均容积。

(1) 增加见于:①血小板破坏增加而骨髓代偿功能良好者;②造血功能抑制解除后,MPV 增加是造血功能恢复的首先征兆。

(2) 减低见于:①骨髓造血功能不良,血小板生成减少;②有半数白血病病人 MPV 减低;③MPV 随血小板数量减少而持续下降,是骨髓造血功能衰竭的指标之一。

15. 病理性血沉增快的临床意义是什么?

答:病理性血沉增快的临床意义是:

(1) 各种炎症性疾病:急性细菌性炎症时,炎症发生后 2~3 天即可见血沉增快。风湿热、结核病时,因纤维蛋白原及免疫球蛋白增加,血沉明显加快。

(2) 组织损伤及坏死:如急性心肌梗死时血沉增快,而心绞痛时则无改变。

(3) 恶性肿瘤:增长迅速的恶性肿瘤血沉增快,可能与肿瘤细胞分泌糖蛋白类产物、肿瘤组织坏死、继发感染或贫血等因素有关。

(4) 各种原因导致血浆球蛋白相对或绝对增高时,血沉均可增快,如慢性肾炎、肝硬化、多发性骨髓瘤、巨球蛋白血症、一些 B 细胞淋巴瘤、系统性红斑狼疮、亚急性感染性心内膜炎、黑热病等。

(5) 其他:部分贫血病人,血沉可轻度增快。动脉粥样硬化、糖尿病、肾病综合征等病人,血中胆固醇高,血沉亦见增快。

16. 试述抗球蛋白试验(Coombs 试验)检测的临床意义。

答:抗球蛋白试验检测的临床意义是:

(1) 抗球蛋白试验阳性主要见于新生儿溶血病、自身免疫性溶血性贫血(AIHA)、系统性红斑狼疮(SLE)、类风湿关节炎、一些淋巴瘤、甲基多巴及青霉素型等药物性溶血反应。

(2) 自身免疫性溶血性贫血(AIHA)大多属于温抗体型(即于 37℃ 条件下作用最强,主要为 IgG),也有少部分属于冷抗体型(主要为 IgM),故必要时应于 4℃ 条件下进行试验,排除假阴性反应。

(3) 自身免疫性溶血性贫血(AIHA)大多为 IgG 型抗体,还有 IgG+C3 型、C3 型、IgA 型、IgM 型、极少数 IgG 亚型,故应使用广谱的抗球蛋白血清进行试验,必要时须加用上述各种单价抗血清,以提高检出阳性率。

(4) 间接抗球蛋白试验主要用于 Rh 或 ABO 血型不合妊娠、免疫性新生儿溶血病的母体血清中不完全抗体的检测。

17. 简述血细胞发育过程中形态演变的一般规律。

答：血细胞发育过程中形态演变的一般规律是：

(1) 细胞体积：随着血细胞的发育成熟，胞体逐渐由大变小。但巨核细胞体积通常由小变大，早幼粒细胞较原始粒细胞稍大。胞体大小变化的同时常发生形态变化如巨核细胞、单核细胞，从圆形或椭圆形变为不规则形。

(2) 细胞质：①量：由少逐渐增多，但淋巴细胞变化不大；②染色：由深蓝变浅蓝，甚至淡红，红细胞系最终变为橙红色；③颗粒：从无颗粒（原始细胞）到嗜天青颗粒（早幼粒细胞）到特异性颗粒（中性、嗜酸性和嗜碱性颗粒）；单核细胞类似。但幼红细胞胞质内无颗粒，淋巴细胞除 NK 细胞外也无颗粒。

(3) 细胞核：①大小：由大变小，由规则变为不规则，甚至分叶，但巨核细胞核由小变大，红细胞系核变小，核形规则，成熟以后脱核。②染色质：由细致疏松逐渐变为粗糙、致密或凝集成块，着色由浅变深；③核仁：由有到无，经清晰、模糊不清至消失；④核膜：由不明显变为明显。

(4) 细胞核/细胞质比例：由大变小，即由核大质少到核小质多。巨核细胞则相反。

18. 中性粒细胞碱性磷酸酶染色的临床意义是什么？

答：中性粒细胞碱性磷酸酶活性的变化有助于某些疾病的诊断和鉴别诊断。

(1) 慢性髓系白血病的 NAP 活性明显减低，积分值常为 0。细菌感染引起类白血病反应时 NAP 活性极度增高，故可作为与慢性髓系白血病鉴别的一个重要指标。

(2) 急性粒细胞白血病时 NAP 积分值减低；急性淋巴细胞白血病的 NAP 积分值多增高；急性单核细胞白血病时一般正常或减低。

(3) 再生障碍性贫血时 NAP 活性增高；阵发性睡眠性血红蛋白尿症时活性减低，因此也可作为两者鉴别的参考。

(4) 其他血液病：一些成熟淋巴细胞的肿瘤如慢性淋巴细胞白血病、骨髓增殖性肿瘤如真性红细胞增多症、原发性血小板增多症、骨髓纤维化等 NAP 活性中度增高。

(5) 垂体或肾上腺皮质功能亢进，应用肾上腺皮质激素、ACTH、雌激素等 NAP 积分值可增高。

19. 糖原染色的临床意义是什么？

答：糖原染色的临床意义是：

(1) 纯红白血病时病理性幼红细胞呈强阳性反应，有助于与其他良性红细胞疾病的鉴别，严重缺铁性贫血、重型地中海贫血及巨幼细胞贫血，部分病例的个别幼红细胞可呈阳性反应。

(2) 急性粒细胞白血病原始粒细胞呈阴性或弱阳性反应，阳性反应物质呈细颗粒状或均匀淡红色；急性淋巴细胞白血病原始和幼稚淋巴细胞常呈阳性反应，阳性反应物质呈粗颗粒状或块状；急性单核细胞白血病原始、幼稚单核细胞大多为阳性反应，呈弥散均匀红色或细颗粒状，有时在胞质边缘处颗粒较粗大。因此，PAS 反应对三种急性白血病类型的鉴别有一定参考价值。

(3) 其他：巨核细胞 PAS 染色呈阳性反应，有助于识别不典型巨核细胞，如急性巨核细胞白血病和 MDS 中的小巨核细胞；Gaucher 细胞 PAS 染色呈强阳性反应，有助于与 Niemann-Pick 细胞鉴别；骨髓转移的腺癌细胞 PAS 呈强阳性反应。

20. 骨髓铁染色的临床意义是什么？

答：骨髓铁染色的临床意义是：

(1) 缺铁性贫血时，早期骨髓中贮存铁就已耗尽，细胞外铁呈"–"。铁粒幼细胞百分率减低，常<15%，甚至为"0"。铁染色是诊断缺铁性贫血及指导铁剂治疗的一项可靠和实用的方法。

(2) 非缺铁性贫血，如慢性炎症性贫血、珠蛋白生成障碍性贫血、铁粒幼细胞贫血、溶血性贫血、巨幼细胞贫血、再生障碍性贫血及骨髓病性贫血等,细胞外铁多增加,常 +++~++++。

(3) 铁粒幼细胞贫血时,亚铁血红素合成障碍,铁利用不良,铁粒幼红细胞增多,可见到环形铁粒幼红细胞。骨髓增生异常性肿瘤可伴环形铁粒幼红细胞,环形铁粒幼红细胞常>15%。

21. 细胞免疫分型的临床应用有哪些?

答:细胞免疫分型的临床应用有:

(1) 识别不同系列的细胞:当不能确定细胞所属系列时,可用单克隆抗体的不同组合识别细胞系列,如:①识别髓系细胞的抗体:CD11b、CD11c、CD13、CD14、CD15、CD33、CD64、CD117 等;②识别 T 细胞系列的抗体:CD1、CD2、CD3、CD4、CD5、CD7、CD8、CD57;③识别 B 细胞系列的抗体:CD10、CD19、CD20、CD22、CD23、FMC7、CD79a、IgM、Kappa 和 Lambda 轻链等;④识别 NK 细胞的抗体:CD16、CD56 等;⑤识别巨核细胞和血小板的抗体:CD41、CD42、CD61 等;⑥识别幼稚红细胞的抗体:血型糖蛋白 A(CD235a)、CD36、CD71。

(2) 检测淋巴细胞亚群:临床上常用 CD3、CD4、CD8、CD19、CD56 荧光抗体检测外周血淋巴细胞亚群构成并进行定量。T 细胞可再分为 Th 和 Ts 两个主要亚群,计算 Th/Ts 比值了解机体免疫状态。

(3) 识别不同分化阶段的细胞:如检测细胞表达 CD34、CD38、HLA-DR、TdT 可了解细胞的分化阶段。

(4) 识别不同功能态的细胞:如记忆 T 细胞高表达 CD45RO、不表达 CD45RA,活化 T 细胞不表达 CD45RA。

(5) 血液肿瘤的免疫表型分析:见"急性白血病细胞免疫表型特征"部分。

(6) 血液肿瘤微小残留病的监测:血液肿瘤微小残留病是疾病复发和耐药的根源,细胞免疫分型监测微小残留病的灵敏度可达 $10^{-5}\sim10^{-4}$ 水平。

(7) 造血干细胞计数:FCM 技术可以精确测定移植物供体中 $CD34^+$ 造血干细胞数量,对于选择 G-CSF 等动员外周血干细胞的采集时间和判断移植后的植活评估有重要指导意义。

(8) 红细胞表面相关免疫球蛋白及膜带 3 蛋白测定:用荧光素标记的抗不同免疫球蛋白亚类的抗体染色红细胞,流式细胞术计数阳性细胞百分率,适用于 IgG、IgM 及 IgA 等抗体的检测,红细胞表面相关免疫球蛋白的检测对于诊断溶血性贫血、监测新生儿溶血性疾病起着重要作用。红细胞膜带 3 蛋白测定可快速筛查遗传性红细胞膜缺陷性溶血,尤其是遗传性球形红细胞增多症。

(9) 血小板抗原、受体分子、活化状态和自身抗体测定:对临床遗传性与获得性血小板功能缺陷病诊断与治疗,免疫性血小板减少症、血小板输注治疗、血栓前状态与血栓性疾病的诊断、治疗、预防、抗血小板活化药物的研究、评价及治疗监测等有重要的临床意义和研究价值。

(10) DNA 倍体、细胞周期分析:骨髓、外周血、实体瘤标本、穿刺标本、体腔液、活检组织中鉴别可疑恶性肿瘤。根据化疗过程中肿瘤细胞 DNA 倍体变化,了解细胞动力学,以此评估药物疗效。

22. 简述缺铁性贫血的骨髓象特点。

答:缺铁性贫血的骨髓象特点有:

(1) 骨髓增生明显活跃。

(2) 红细胞系统增生明显活跃,幼红细胞百分率>30%,使粒红比例明显降低。红系以中幼及晚幼红细胞为主,贫血严重时,中幼红较晚幼红细胞更多。

(3) 贫血程度较轻时,幼红细胞形态无明显异常。中度以上贫血时,细胞体积减小,胞质量少,着色偏碱性。有时细胞边缘可见不规则突起,核畸形,晚幼红细胞的核固缩呈小而致密的紫黑色"炭核"。

(4) 粒细胞系相对减少,但各阶段细胞的比例及形态大致正常。

(5) 巨核细胞系正常。

23. 简述巨幼细胞贫血的骨髓象特点。

答:巨幼细胞贫血的骨髓象特点是:

(1) 骨髓增生明显活跃。

(2) 红细胞系统明显增生,幼红细胞常在 40%~50%,并出现巨幼红细胞系列,与正常幼红细胞系列并存。贫血越严重,红细胞的比例及巨幼红细胞的比例越高,早期阶段的巨幼红细胞所占比例也越高。巨幼红细胞系列的形态特征为胞体及胞核增大,核染色质纤细疏松呈细网状,胞质量丰富,细胞核发育落后于胞质。分裂型细胞多见。易见 Howell-Jolly 小体及点彩红细胞等。

(3) 粒细胞系相对减少。本病早期巨粒细胞先于巨幼红细胞出现,以巨晚幼粒细胞及巨杆状核粒细胞为多见,分叶核粒细胞有分叶过多现象,具有早期诊断意义。

(4) 巨核细胞数大致正常或增多,也可出现胞体巨大,核分叶过多,核质发育不平衡现象。

24. 简述急性再生障碍性贫血的骨髓象特点。

答:急性再生障碍性贫血的骨髓象特点是:

(1) 骨髓增生明显减低。骨髓小粒呈粗网结构空架状,细胞稀少,造血细胞罕见,大多为非造血细胞。

(2) 粒、红两系细胞极度减少,淋巴细胞相对增高,可达 80% 以上。

(3) 巨核细胞显著减少,多数病例常无巨核细胞。

(4) 浆细胞比值增高。有时还可有肥大细胞(组织嗜碱性细胞)、网状细胞增高。

25. 简述急性白血病的骨髓象特点。

答:急性白血病的骨髓象特点是:

(1) 骨髓增生明显活跃或极度活跃。

(2) 原始细胞(急性髓系白血病时包括等同细胞)明显增多。

(3) 其他系列血细胞受抑制而比值减少。

(4) 涂片中分裂型细胞和退化细胞增多。在急性淋巴细胞白血病中,"篮细胞"较其他类型白血病中多见;在急性粒细胞白血病和急性单核细胞白血病中,可见到 Auer 小体;急性纯红白血病时,可见幼红细胞呈巨幼样变。

(岳保红)

第三章 | 血栓与止血检测

学习目标

1. **掌握** 血管壁、血小板、凝血因子、抗凝系统和纤溶活性检测筛检和诊断试验的选择及应用;DIC 的诊断指标以及肝素(uFH、LMWH)、口服抗凝剂(华法林)的临床监测指标。

2. **熟悉** PAgT、P-选择素、FⅧ:C、FⅨ:C、Fg、3P 试验、FDP 和 D-二聚体等的临床意义;一期和二期止血缺陷的实验诊断程序以及 ITP、血友病、肝病出血和血栓前状态的实验诊断方法。

3. **了解** vWF:Ag、TM:Ag、TXB_2、sFMC、PC 和 PS 测定及临床意义,t-PA 和 PAI-1 测定及临床意义,PAP 测定的临床意义;易栓症和动静脉血栓的检测项目和临床意义。

习题

一、名词解释

1. 硫酸鱼精蛋白副凝试验(3P 试验)
2. D-二聚体(D-D)
3. 凝血酶时间(TT)
4. 纤溶酶

二、选择题

【A1 型题】

1. 凝血酶时间(TT)延长时,加入硫酸鱼精蛋白可使其明显缩短,提示血浆中增高的是

    A. 肝素或类肝素物质   B. 纤维蛋白降解产物

    C. 狼疮抗凝物   D. 纤维蛋白原

    E. 抗心磷脂抗体

2. 血浆 FDP 升高最显著的疾病是

    A. 恶性肿瘤   B. 肝脏疾病   C. 肾脏疾病

    D. DIC   E. 外伤及外科手术后

3. 诊断弥散性血管内凝血(DIC)最有意义的试验是

    A. 凝血酶原时间   B. 血小板计数

    C. 血浆 FDP 和 D-D 测定   D. 纤维蛋白原定量

    E. APTT 测定

4. 经醋酸溶液沉淀的血浆优球蛋白组合中**不包含**的物质是

    A. 纤溶酶   B. 纤溶酶原

    C. 纤维蛋白原   D. 纤溶抑制物

    E. 组织纤溶酶原激活剂

5. **不被**用于血管性血友病(vWD)诊断及分型的试验是

    A. vWF 多聚体分析　　　　　　B. 血浆 vWF 抗原　　　　　C. 血浆 vWF 活性

    D. 血浆 FⅧ∶C 水平　　　　　　E. 血浆 PS、PC 水平

6. 下列各项中反映外源性凝血途径的指标是

    A. APTT(活化部分凝血活酶时间)　　　　B. ACT(活化凝血时间)

    C. BT(出血时间)　　　　　　　　　　　D. CT(凝血时间)

    E. PT(凝血酶原时间)

7. PT 正常,APTT 延长,最可能出现异常的凝血因子是

    A. FⅧ、FⅨ、FⅪ　　　　　　B. FⅦ、FⅫ、FⅪ　　　　　C. FⅡ、FⅤ、FⅢ(TF)

    D. FⅤ、FⅦ、FⅧ　　　　　　E. FⅡ、FⅤ、FⅦ

8. 血浆凝血酶原时间(PT)明显延长时最可能缺乏的凝血因子是

    A. Ⅰ、Ⅱ、Ⅴ、Ⅶ、Ⅷ　　　　B. Ⅰ、Ⅱ、Ⅴ、Ⅶ、Ⅸ　　　　C. Ⅰ、Ⅱ、Ⅴ、Ⅶ、Ⅹ

    D. Ⅰ、Ⅱ、Ⅴ、Ⅶ、Ⅺ　　　　E. Ⅰ、Ⅱ、Ⅴ、Ⅶ、Ⅻ

9. 关于出血性疾病的描述正确的是

    A. 血管壁功能异常均为获得性

    B. 血小板功能异常均为遗传性

    C. 获得性凝血因子缺乏常为单一凝血因子减少

    D. 遗传性凝血因子缺乏一般是多种凝血因子同时缺乏

    E. 先天性凝血因子缺乏症中的血友病 A 和血管性血友病最常见

10. 肝病并发 DIC 时,下列最有诊断意义的实验结果是

    A. FⅧ∶C 降低,vWF∶Ag 增高,vWF∶Ag/Ⅷ∶C 比值增高

    B. APTT、PT、TT 均延长

    C. AT、PC、纤溶酶原降低

    D. 血小板 P-选择素增高和 PAgT 减低

    E. 3P 试验阳性,FDP 和 D-D 含量增高

11. 血小板聚集试验反映了

    A. 血小板数量　　　　　　　　　　B. 血小板膜磷脂的水平

    C. 血小板 GPⅠb-Ⅸ复合物的活性　　D. 血小板 GPⅡb/Ⅲa 复合物活性

    E. 血小板的释放功能

12. PAgT 减低,见于

    A. 糖尿病　　　　　　　B. 口服避孕药物　　　　　C. 高凝状态

    D. 血小板无力症　　　　E. 吸烟者

13. PAgT 增高,见于

    A. 血小板无力症　　　　B. 巨血小板综合征　　　　C. 肝硬化

    D. 维生素 B_{12} 缺乏症　　E. 糖尿病

14. TXB_2 减少见于

    A. 血栓前状态　　　　　B. 糖尿病　　　　　C. 心肌梗死

    D. 脑血栓形成　　　　　E. 服用阿司匹林类药物

15. TXB_2 来自 TXA_2,其血浆水平反映了

    A. 内皮细胞的功能状态　　　　　B. 血小板活化状态

C. 凝血因子的活化状态 D. 纤溶系统的状态

E. 抗凝系统的状态

16. 能较好地反映血栓性疾病的诊断和疗效评价结果的是

A. TXB_2 增高 B. TXB_2 减低

C. 6-keto-$PGF_{1\alpha}$ 水平增高 D. 6-keto-$PGF_{1\alpha}$ 水平下降

E. TXB_2 与 6-keto -$PGF_{1\alpha}$ 比值增高

17. **不符合**原发免疫性血小板减少症(ITP)的描述是

A. 血小板减少和血小板生存时间缩短

B. 发病机制可能与血小板抗体和细胞免疫有关

C. 实验室检查示:血小板数减少伴 PT、APTT 异常

D. 血小板自身抗体检测阳性

E. 骨髓细胞学见巨核细胞增生伴成熟障碍

18. 血小板无力症病人表现为有缺陷的物质成分是

A. GPⅡb/Ⅲa 复合物 B. β-TG 和 PF_4

C. 血小板第 3 因子(PF_3) D. GPⅠb/Ⅸ-Ⅴ 复合物

E. P-选择素

19. 以皮肤紫癜和黏膜出血为主要临床表现的疾病,可选用的筛检试验是

A. 血小板计数、凝血酶原时间、纤维蛋白原定量

B. 活化部分凝血活酶时间、凝血酶原时间、凝血酶时间

C. 血小板计数、出血时间、凝血时间

D. 束臂试验、出血时间、血小板计数

E. 凝血酶时间、纤维蛋白原定量、D-二聚体测定

20. 诊断 DIC 的筛检试验包括

A. PLT、BT 和 CT B. PLT、PT 和纤维蛋白原测定

C. TT、3P 试验和 FDP 测定 D. 优球蛋白溶解时间、3P 试验和 D-D 测定

E. PLT、TT 和 D-D 测定

21. 有关 DIC 病人的实验室检查结果**错误**的是

A. BT 延长 B. CT 延长 C. PT 延长

D. APTT 延长 E. ELT 延长

22. 出血时间延长可见于下列疾病,但**除外**

A. 原发免疫性血小板减少症 B. 血小板无力症

C. 遗传性毛细血管扩张症 D. 血友病 A

E. 血管性血友病

23. 多**不出现**血浆纤维蛋白原含量增高的情况是

A. 糖尿病 B. 多发性骨髓瘤 C. 急性感染

D. 原发性纤溶亢进 E. 急性心肌梗死

24. 诊断血小板无力症的最简便的试验是

A. 血涂片上血小板分散不出现聚集成堆

B. 血小板聚集试验减低,但对瑞斯托霉素有反应

C. 血块收缩不良

D. 出血时间延长

E. 流式细胞术检测血小板缺乏 GPⅡb/Ⅲa

25. 关于凝血酶时间(TT)及 TT 延长的纠正试验,下列叙述**不正确**的是

A. 凝血酶时间测定是体外提供凝血酶试剂

B. 纤维蛋白原的量或质有异常时可使 TT 延长

C. 若循环抗凝血酶类物质存在,TT 延长

D. 甲苯胺蓝可中和肝素与肝素类抗凝物质

E. 在 TT 延长的血浆中,加甲苯胺蓝后 TT 较前缩短 5 秒,提示该血浆中存在肝素或类肝素物质

26. 一般**不出现**血小板数减少的疾病是

A. 急性白血病　　　　　　B. 再生障碍性贫血　　　　C. 急性溶血

D. DIC　　　　　　　　　E. 肝硬化

27. **不会**有出血时间延长的疾病是

A. 原发免疫性血小板减少症　　　B. 肺栓塞　　　　　　C. DIC

D. 血管性血友病　　　　　　　　E. 遗传性毛细血管扩张症

28. **不能**用出血时间测定评估的情况是

A. 凝血因子活性下降的判断　　　　　B. 外科手术的出血筛选试验

C. 抗血小板药物的监控　　　　　　　D. 一期止血缺陷的筛检

E. 诊断血管性血友病

29. **不会**出现血块收缩不良的是

A. 血小板减少症　　　　　　B. 血小板增多症　　　　C. 血小板无力症

D. 低纤维蛋白原血症　　　　E. 血栓性疾病

30. 表现为血小板黏附试验(PAdT)的黏附率增高的疾病是

A. 血管性血友病　　　　　　B. 肝硬化　　　　　　C. 巨血小板综合征

D. 骨髓增生性疾病　　　　　E. 血栓性疾病

31. 表现为血小板聚集试验(PAgT)的聚集率减低的疾病是

A. 口服避孕药　　　　　　　B. 心肌梗死　　　　　　C. 糖尿病

D. 高脂血症　　　　　　　　E. 纤维蛋白原缺乏

32. 血浆和血小板内的 P 选择素含量增高**不会**见于

A. 巨血小板综合征　　　　　B. 肝硬化　　　　　　C. 急性心肌梗死

D. 脑梗死　　　　　　　　　E. 自身免疫性疾病

33. **不能**反映血管壁内皮细胞功能的检测是

A. PAgT　　　　　　　　　B. vWF:Ag　　　　　C. 6-keto-PGF$_{1\alpha}$

D. 凝血酶调节蛋白(TM)　　E. 可溶性细胞间黏附分子

34. **不能**反映纤溶活性亢进的是

A. ELT 缩短　　　　　　　　　　B. PAgT 聚集率增高

C. 组织型纤溶酶原激活物含量增高　　D. FDP 增高

E. D-二聚体阳性

35. 弥散性血管内凝血(DIC)的病理生理特点**不包括**

A. 血小板聚集率减低　　　　　　　B. 病理性凝血酶生成

C. 纤维蛋白在微血管内沉积　　　　　D. 微血栓形成

E. 原发性纤溶亢进

36. 急性淋巴细胞白血病出血的发生机制最可能是

A. 纤维蛋白原缺乏　　　　　　　　　B. 血小板生成减少

C. 脾脏破坏血细胞　　　　　　　　　D. 自身抗凝物质增多

E. 毛细血管功能缺陷

37. 与血小板功能异常有关的出血性疾病是

A. ITP　　　　　　　　B. 血友病 A　　　　　　　C. 过敏性紫癜

D. 血小板无力症　　　　E. 遗传性毛细血管扩张症

38. FDP 升高最常见于

A. 过敏性紫癜　　　　　B. ITP　　　　　　　　　C. DIC

D. 肝硬化　　　　　　　E. 血友病

39. D-二聚体升高最常见于

A. 过敏性紫癜　　　　　B. ITP　　　　　　　　　C. DIC

D. 肝硬化　　　　　　　E. 血友病

40. PT 延长,APTT 正常,最可能是

A. 内源性凝血途径缺陷　　　　　　　B. FⅧ、FⅫ或 FⅪ缺陷症

C. 遗传性 FXⅢ缺陷症　　　　　　　　D. 获得性凝血酶原缺陷症

E. 获得性 FⅦ缺陷症

【A2 型题】

1. 女性,14 岁,月经初潮量多就诊。病人 2 岁开始反复有鼻出血、牙龈出血和皮肤瘀斑。实验室检查:出血时间 20 分钟,阿司匹林耐量试验阳性,PLT 120×10⁹/L,APTT 比正常对照值延长 13 秒,FⅧ:C 40%。最可能的诊断是

A. 血管性血友病　　　　B. 血友病 A　　　　　　　C. 因子Ⅺ缺乏症

D. 血友病 B　　　　　　E. 遗传性毛细血管扩张症

2. 男性,24 岁,左下肢肿胀 1 周。1 周前不慎跌倒。查体:左膝关节及皮下肿胀,疼痛,皮温正常,关节活动受限。最有助于明确诊断的检查是

A. PT、APTT　　　　　　　　　　　　B. 血小板计数和出血时间

C. 凝血酶时间和纤维蛋白定量　　　　D. FDP 和 D-D

E. 凝血时间(试管法)

3. 男性,18 岁。踢足球后左膝关节肿胀疼痛就诊。查体:左膝关节局部肿胀,压痛明显,膝关节及其周围有大片瘀斑,其兄有血友病 A 病史。首选的检查是

A. APTT　　　　　　　　B. 纤维蛋白原测定　　　C. PLT 计数

D. BT　　　　　　　　　E. vWF:Ag 测定

4. 女性,30 岁,月经量增多半年,皮肤瘀点、瘀斑 2 个月就诊。实验室检查:RBC 3.05×10¹²/L,Hb 90g/L,WBC 8.9×10⁹/L,PLT 22×10⁹/L,网织红细胞 0.02,血小板自身抗体阳性,骨髓细胞学:增生活跃,全片见巨核细胞 204 个,以颗粒型为主。该病人最可能的诊断是

A. 溶血性贫血　　　　　　　　　　　B. 原发免疫性血小板减少症伴缺铁性贫血

C. 血栓性血小板减少性紫癜　　　　　D. Evans 综合征

E. 急性白血病

5. 男性,45 岁,反复牙龈出血、鼻出血及皮肤紫癜半年,确诊慢性乙型肝炎 10 年。查体:面色灰暗,四肢皮肤散在瘀点、瘀斑,可见肝掌及蜘蛛痣,肝肋下未及,脾肋下 4cm,移动性浊音(−)。**不会**出现的检测结果是

    A. 因子Ⅱ、Ⅶ、Ⅸ、Ⅹ的血浆水平减低

    B. 因子Ⅱ、Ⅻ、Ⅺ的血浆水平减低

    C. 因子Ⅰ、Ⅱ、Ⅴ的血浆水平减低

    D. 因子Ⅸ、Ⅹ、Ⅴ、Ⅶ的血浆水平减低

    E. 因子Ⅷ、vWF 的血浆水平减低

6. 男性,19 岁,出现皮肤紫癜 2 天,以下肢为主,两侧对称,颜色鲜红,高出皮肤表面,伴有关节痛及腹痛,既往无出血病史,该病可能的病因是

    A. 变态反应导致毛细血管脆性及通透性增加

    B. 抗凝物质过多

    C. 维生素 K 缺乏

    D. 凝血因子减少

    E. 血小板功能异常

7. 女性,15 岁,发热、咽痛、乏力 2 周,双下肢可见大小不等、对称分布的深红色紫癜,按之不褪色。该病人最可能出现的检查结果是

    A. PT 延长   B. APTT 延长   C. TT 延长   D. CT 延长   E. BT 延长

8. 女性,30 岁,反复牙龈出血及月经增多 2 年。查体:轻度贫血,肝、脾未触及,Hb 80g/L,白细胞计数及分类正常,血小板 30×10⁹/L,出血时间延长,凝血时间正常,骨髓细胞学见巨核细胞明显增多。该病人发病机制应考虑

    A. 过敏反应导致血管通透性增加   B. 凝血因子缺乏

    C. 存在血小板自身抗体   D. 慢性肝病

    E. 维生素 K 缺乏

9. 女性,30 岁,诊断为急性髓系白血病 M₃ 型 1 周,治疗期间突发全身皮肤、黏膜广泛出血点,持续性血压下降,其出血的机制最可能是

    A. 血管壁异常   B. 血小板数量异常   C. 血小板功能异常

    D. 先天性凝血因子缺乏   E. 消耗性凝血因子缺乏

10. 女性,27 岁,分娩一正常女婴后,突发胸闷、气促,阴道出血不止。查体:P 120 次/分,R 28 次/分,BP 80/60mmHg,神志恍惚,烦躁,阴道流出大量不凝血。紧急检查应**除外**

    A. BT   B. 血常规   C. PT、APTT

    D. FDP、D-二聚体   E. 3P 试验

11. 患儿男,10 岁,双下肢出血点,关节肿胀,关于该疾病的诊断,下列说法**错误**的是

    A. 观察出血点特征及是否两侧对称   B. 发病前有无相关诱因

    C. 有无出血性疾病家族史   D. 以前有无类似疾病发生

    E. 诊断明确后才能开始治疗

12. 男性,18 岁。左下肢碰伤后肿胀 2 天。查体:左下肢皮肤可见大片瘀斑,局部肿胀,疼痛,左膝关节活动受限,心肺及腹部无异常。实验室检查:Hb 113g/L,WBC 9.2×10⁹/L,PLT 236×10⁹/L,PT 13 秒,APTT 86 秒。病人最可能缺乏的凝血因子是

    A. 因子Ⅰ   B. 因子Ⅴ   C. 因子Ⅶ   D. 因子Ⅸ   E. 因子Ⅹ

13. 男性,19 岁。双下肢紫癜 1 周。伴双膝关节疼痛,无发热。查体:四肢见散在出血点和紫癜,心肺及腹部无异常,四肢关节活动自如。实验室检查:Hb 143g/L,WBC 7.9×10⁹/L,PLT 220×10⁹/L,PT 12 秒,APTT 36 秒。病人紫癜的发生机制最可能是

    A. 毛细血管壁功能异常   B. 血小板功能异常   C. 血小板破坏过多

    D. 凝血因子缺乏   E. 循环中抗凝物质增多

【A3/A4 型题】

(1~3 题共用题干)

女性,30 岁,月经量增多半年,皮肤瘀点、瘀斑 2 个月。实验室检查:Hb 75g/L,WBC 8.9×10⁹/L,PLT 42×10⁹/L,PAIg(+),骨髓象示巨核细胞增生明显活跃,以幼稚巨核细胞为主。

1. 该例最可能的诊断是

    A. 血栓性血小板减少性紫癜   B. ITP   C. 巨血小板综合征

    D. 血友病 A   E. DIC

2. 最可能出现的实验室结果是

    A. BT 延长,CT 正常,血块退缩不佳,TT 正常

    B. BT 正常,CT 延长,血块退缩正常,TT 延长

    C. BT 延长,CT 延长,血块退缩不佳,TT 延长

    D. BT 延长,CT 正常,血块退缩正常,TT 正常

    E. BT 正常,CT 正常,血块退缩不佳,TT 延长

3. 该例病人外周血红细胞形态最有可能是

    A. 大细胞高色素性   B. 正细胞正色素性   C. 小细胞低色素性

    D. 大细胞低色素性   E. 小细胞高色素性

(4~6 题共用题干)

男性,15 岁,反复双膝关节肿胀,疼痛。查体:双膝关节局部肿胀,左侧压痛明显,关节活动受限。其兄有血友病 A 病史。

4. **不会**出现异常结果的实验室检查是

    A. CT   B. RT   C. PT   D. ACT   E. APTT

5. 下列能诊断血友病 A 的纠正试验结果是

    A. 正常新鲜血浆能纠正

    B. 正常新鲜血浆不能纠正

    C. 正常血清能纠正,正常新鲜血浆能纠正

    D. 正常血清不能纠正,正常吸附血浆能纠正

    E. 正常血清能纠正,正常吸附血浆不能纠正

6. 若病人诊断明确,Ⅷ因子水平最可能是

    A. 100%   B. 70%   C. 50%   D. 30%   E. 10%

(7~10 题共用题干)

男性,17 岁,出现皮肤紫癜 3 天,1 周前曾患感冒,紫癜以下肢为主,两侧对称,颜色鲜红,实验室检查:血小板 150×10⁹/L,BT 正常。

7. 关于该病的发病机制,正确的是

    A. 体内存在抗血小板抗体

    B. 血小板生成减少

C. 抗原抗体反应导致血管壁通透性升高

D. 凝血因子消耗过度

E. 血小板消耗过度

8. 关于该病的说法，**不正确**的是

A. 实验室检查 PT 延长

B. 是机体对某些致敏物质发生的变态反应性疾病

C. 感染、食物、药物均可导致该病

D. 单纯型为最常见的类型

E. 发病前 1~3 周常有低热、乏力或上呼吸道感染史

9. 该病**不可能**出现的症状是

A. 腹痛

B. 血尿

C. 视神经萎缩

D. 皮肤水肿、荨麻疹

E. 关节肿胀、遗留关节畸形

10. 该病人的实验室检查，**不可能**出现的是

A. 血小板计数减少

B. 束臂试验阳性

C. BT 延长

D. 尿蛋白(++)

E. PT 正常

（11~13 题共用题干）

男性，18 岁，牙龈出血，两下肢紫癜 1 周，肝脾未及。实验室检查：白细胞 4.2×10^9/L，血红蛋白 100g/L，血小板 20×10^9/L，白细胞镜下分类未见异常。

11. 该病的发病机制为

A. 骨髓巨核细胞生成减少

B. 性激素抑制血小板生成

C. 存在血小板抗体

D. 巨核细胞生成血小板减少

E. 脾脏吞噬血小板增多

12. 关于该病的特征，下列说法**不正确**的是

A. 广泛皮肤黏膜出血及内脏出血

B. 骨髓巨核细胞发育成熟障碍

C. 血小板生存时间缩短

D. 血小板消耗性减少

E. 抗血小板自身抗体出现

13. 该病的骨髓检查结果正确的是

A. 急性型骨髓巨核细胞数量减少

B. 慢性型骨髓巨核细胞数量正常

C. 巨核细胞体积变大

D. 由血小板形成的巨核细胞显著减少(<30%)

E. 红系及粒、单核系也有明显变化

（14~17 题共用题干）

女性，45 岁，乏力、月经过多 3 年，四肢紫癜 5 天，查体：面色苍白，肝脾不大。实验室检查：Hb 90g/L，WBC 8.0×10^9/L，血小板 50×10^9/L，BT 延长，PT 正常。

14. 该病人最可能的诊断是

A. ITP

B. 肝病

C. DIC

D. 过敏性紫癜

E. 白血病

15. 该病还需要的检查可**除外**

A. 骨髓检查

B. 凝血因子检查

C. 尿常规

D. 大便常规

E. 核素扫描

16. 病人行骨髓检查可见
    A. 巨核细胞体积变大
    B. 急性型骨髓巨核细胞数量减少
    C. 慢性型骨髓巨核细胞数量正常
    D. 红系及粒、单核系相应减少
    E. 由血小板形成的巨核细胞显著减少（<30%）

17. 病人行骨髓检查的目的是
    A. 证明有血小板减少
    B. 了解骨髓增生程度
    C. 了解有无合并缺铁性贫血
    D. 了解巨核细胞数量及有无成熟障碍
    E. 证明有血小板抗体存在

（18~21 题共用题干）

男性,68 岁,发热伴咳嗽 1 周,表情淡漠,气急,近 2 天全身散在出血点及瘀斑,测血压 60/40mmHg,实验室检查:血红蛋白 120g/L,白细胞 12×10⁹/L,血小板 30×10⁹/L,血涂片可见少量红细胞碎片,凝血酶原时间 18 秒(对照 13 秒),骨髓细胞学见增生活跃,巨核细胞增多。

18. 病人最可能的诊断是
    A. 再生障碍性贫血
    B. 急性白血病
    C. Evans 综合征
    D. DIC
    E. 过敏性紫癜

19. 关于该病的临床表现,下列说法错误的是
    A. 多发性出血倾向
    B. 不易用原发病解释的微循环衰竭或休克
    C. 黄疸重且常见
    D. 多发性微血管栓塞的症状、体征
    E. 抗凝治疗有效

20. 下一步的检查应首选
    A. 血小板功能测定
    B. D-二聚体测定或 3P 试验
    C. 造血祖细胞培养
    D. 染色体
    E. 束臂试验

21. 关于该病的实验室检查结果,下列说法错误的是
    A. 血小板 <100×10⁹/L 或进行性下降
    B. 3P 试验阳性
    C. PT 缩短或延长 3 秒以上
    D. APTT 缩短或延长 10 秒以上
    E. BT 延长(>4min)

（22~23 题共用题干）

男性,66 岁。发热、咳痰伴皮肤瘀斑 1 周。查体:T 38.5℃,P 102 次/分,R 27 次/分,BP 110/56mmHg。全身皮肤散在出血点及瘀斑,双肺呼吸音粗,左下肺可闻及湿啰音,心脏无异常,腹软,无压痛,肝脾肋下未触及。实验室检查:Hb 93g/L,WBC 13.4×10⁹/L,PLT 87×10⁹/L,PT 19 秒,APTT 55 秒。

22. 病人皮肤黏膜出血最可能的病因是
    A. 贫血
    B. 血小板减少
    C. 感染
    D. 血友病 A
    E. 循环中抗凝物质增多

23. 用于鉴别病人是否出现 DIC 与原发性纤溶亢进的指标应首选
    A. 血小板计数
    B. PT、APTT
    C. 纤维蛋白原
    D. FDP
    E. D-二聚体

【B1 型题】

（1~2 题共用备选答案）

    A. FⅫ
    B. FⅧ
    C. FⅩ
    D. FⅦ
    E. FⅤ

1. 内源性凝血途径的始动因子是
2. 依赖维生素 K 的凝血因子是

(3~5 题共用备选答案)

    A. 血小板计数正常   B. 血小板自身抗体阳性   C. PT 延长

    D. APTT 延长   E. FDP 含量增加

3. ITP 病人常见
4. 血友病 B 病人常见
5. 原发性纤溶亢进症病人常见

三、问答题

1. 何为血栓前状态？
2. 简述血小板自身抗体检测的临床意义。
3. 试述血浆凝血酶原时间测定的临床意义。
4. PT 与 APTT 有何区别？其临床意义是什么？

参考答案

一、名词解释

1. 硫酸鱼精蛋白副凝试验(3P 试验):它是可溶性纤维蛋白单体与 FDP 所形成复合物的体外检测方法。阳性提示继发性纤溶症(如 DIC 的早期、中期)。阴性见于健康人、原发性纤溶症等。DIC 晚期由于凝血相关因子耗竭也可出现阴性。

2. D-二聚体:纤溶酶溶解纤维蛋白凝块而形成的小分子,是最简单的纤维蛋白降解产物。D-二聚体测定正常可排除深静脉血栓和肺血栓栓塞,测定值升高见于 DIC、恶性肿瘤、急性早幼粒细胞白血病、肺血栓栓塞、深静脉血栓形成等。

3. 凝血酶时间:凝血酶时间是测定在受检血浆中加入"标准化"凝血酶溶液到开始出现纤维蛋白丝所需的时间。其参考区间为:16~18 秒;也可用血液凝固分析仪检测。本实验需设正常对照值。受检者 TT 值超过正常对照值 3 秒以上为延长。TT 延长见于低(无)纤维蛋白原血症和异常纤维蛋白原血症;血中纤维蛋白(原)降解产物(FDPs)增高;血中有肝素或类肝素物质存在(如肝素治疗中、系统性红斑狼疮和肝脏疾病等)。

4. 纤溶酶:纤溶酶是一种具有降解纤维蛋白(原)功能的蛋白水解酶,它可将已形成的血凝块加以溶解,产生纤维蛋白(原)的降解产物,从而反映纤溶活性。纤溶活性增强可致出血,纤溶活性减低可致血栓形成。

二、选择题

【A1 型题】

1. A	2. D	3. C	4. D	5. E	6. E	7. A	8. C	9. E	10. A
11. D	12. D	13. E	14. E	15. B	16. E	17. C	18. A	19. D	20. B
21. E	22. A	23. D	24. A	25. E	26. C	27. B	28. A	29. C	30. E
31. E	32. A	33. A	34. B	35. E	36. B	37. D	38. C	39. C	40. E

【A2 型题】

1. A	2. A	3. A	4. B	5. E	6. A	7. E	8. C	9. E	10. A
11. E	12. D	13. A							

【A3/A4 型题】

1. B　　2. A　　3. C　　4. C　　5. D　　6. E　　7. C　　8. B　　9. E　　10. A

11. C　　12. D　　13. D　　14. A　　15. B　　16. E　　17. C　　18. D　　19. C　　20. B

21. E　　22. C　　23. E

【B1 型题】

1. A　　2. C　　3. B　　4. D　　5. E

三、问答题

1. 何为血栓前状态?

答:血栓前状态也称为血栓前期,是指血液有形成分和无形成分的生物化学和流变学发生某些病理变化,这些变化可以反映:①血管内皮细胞受损或受刺激;②血小板和白细胞被激活或功能亢进;③凝血因子含量增高或被活化;④抗凝蛋白含量减少或结构异常;⑤纤溶成分含量减低或活性减弱;⑥血液黏度增高或血流减慢等一系列的病理状态。

2. 简述血小板自身抗体检测的临床意义。

答:对血小板减少病人进行血小板或血清自身抗体检测的主要目的是发现病人血液循环中存在的可以与血小板结合的血小板自身抗体,尤其是抗血小板膜蛋白的特异性自身抗体,可以作为免疫学诊断及鉴别诊断的依据。在 ITP 治疗过程中,可以选择适当的方法对血小板自身抗体水平进行持续监测,了解疗效和复发情况。当治疗有效时,病人血小板自身抗体水平可下降,完全治愈的病人甚至可呈阴性;而病情复发时,血小板自身抗体水平常常回升。

3. 试述血浆凝血酶原时间测定的临床意义。

答:在被检血浆中加入 Ca^{2+} 和组织因子(tissue factor,TF)或组织凝血活酶(tissue thromboplastin),观测血浆的凝固时间,称为血浆凝血酶原时间(prothrombin time,PT)。PT 测定是外源凝血系统常用的筛选试验。PT 的临床意义有:

(1) PT 延长:PT 超过正常对照值 3 秒以上作为延长。主要见于:①先天性凝血因子Ⅱ、Ⅴ、Ⅶ、Ⅹ减少及纤维蛋白原的缺乏(低或无纤维蛋白原血症);②获得性凝血因子缺乏,如 DIC、纤溶亢进、严重肝病、阻塞性黄疸和维生素 K 缺乏;③血液循环中抗凝物质增多等。

(2) PT 缩短:见于血液高凝状态(DIC 早期)及血栓性疾病,如心肌梗死、脑梗死、深静脉血栓形成等。

(3) PTR 及 INR 是监测口服抗凝剂的首选指标:国人的 INR 值以 2.0~2.5 为宜。

4. PT 与 APTT 有何区别? 其临床意义是什么?

(1) 在被检血浆中加入 Ca^{2+} 和组织因子或组织凝血活酶,观测血浆的凝固时间,称为血浆凝血酶原时间(PT)。它是外源性凝血系统较为灵敏和最为常用的筛选试验。参考区间为 11~14 秒。测定值超过正常对照值 3 秒以上为异常。其临床意义是:①PT 延长:见于先天性凝血因子Ⅰ(纤维蛋白原)、Ⅱ(凝血酶原)、Ⅴ、Ⅶ、Ⅹ缺乏;获得性凝血因子缺乏,如严重肝病、维生素 K 缺乏、纤溶亢进、DIC、使用抗凝药物(如口服抗凝剂)等。②PT 缩短:血液高凝状态,如 DIC 早期、心肌梗死、脑梗死、深静脉血栓形成、多发性骨髓瘤等,但灵敏度和特异度差。③PTR 及 INR 是监测口服抗凝剂的首选指标:WHO 推荐用 INR,国人的 INR 以 2.0~2.5 为宜,一般升高不要>3.0。

(2) 活化部分凝血活酶时间(APTT)是内源性凝血系统较为灵敏和最为常用的筛选试验,APTT 延长见于因子Ⅻ、Ⅺ、Ⅸ、Ⅷ、Ⅹ、Ⅴ、Ⅱ、PK(激肽释放酶原)、HMWK(高分子量激肽原)和纤维蛋白原缺乏,尤其多见于因子Ⅷ、Ⅸ、Ⅺ缺乏以及它们的抗凝物质增多的情况。

(李芳邻　陆楠)

第四章 排泄物、分泌物及体液检测

第一节 尿液检测

学习目标

1. **掌握** 尿液一般性状、化学检查的临床意义;尿液显微镜检查内容及临床意义。
2. **熟悉** 尿液标本采集方法、应用以及尿液标本保存。

习题

一、名词解释

1. 闪光细胞
2. 溢出性蛋白尿
3. 血尿
4. 肉眼血尿
5. 镜下血尿
6. 镜下脓尿
7. 肾性糖尿
8. 假性蛋白尿
9. 酮血症
10. 蛋白尿
11. 糖尿
12. 红细胞淡影
13. 脂肪颗粒细胞
14. 管型

二、选择题

【A1 型题 】

1. 细菌培养采集最佳的尿液标本是
   A. 空腹尿
   B. 随机尿
   C. 餐后尿
   D. 清洁中段尿
   E. 晨尿

2. 适用于有形成分、化学成分和早孕检查的是
   A. 随机尿
   B. 晨尿
   C. 3 小时尿
   D. 中段尿
   E. 耻骨上膀胱穿刺尿

3. 适合于门诊、急诊的检查是
　A. 随机尿　　　　　　　　　B. 晨尿　　　　　　　　　C. 3 小时尿
　D. 中段尿　　　　　　　　　E. 耻骨上膀胱穿刺尿

4. 适用于尿液管型、细胞检查的防腐剂是
　A. 甲醛　　　B. 硼酸　　　C. 甲苯　　　D. 麝香草酚　　　E. 碳酸钠

5. 适用于检查病理性蛋白尿、尿胆原和尿糖的是
　A. 随机尿　　　B. 晨尿　　　C. 12 小时尿　D. 中段尿　　　E. 餐后尿

6. 检查价值最大的是
　A. 随机尿　　　B. 晨尿　　　C. 12 小时尿　D. 中段尿　　　E. 餐后尿

7. 成人多尿是指 24 小时尿量(ml)大于
　A. 1 000　　　B. 1 500　　　C. 3 000　　　D. 2 500　　　E. 3 500

8. 尿量受多种因素影响,但主要取决于
　A. 环境温度　　B. 饮水量　　　C. 活动量　　D. 肾功能　　　E. 精神因素

9. 成人无尿是指 24 小时尿量小于
　A. 17ml　　　B. 100ml　　　C. 200ml　　　D. 400ml　　　E. 500ml

10. 由于尿液中葡萄糖增多导致的溶质性利尿的是
　A. 中枢性尿崩症　　　　　　B. 原发性醛固酮增多症　　　C. 急性肾衰竭
　D. 糖尿病　　　　　　　　　E. 慢性肾盂肾炎

11. 肾性少尿的原因**不包括**
　A. 急性肾小球肾炎　　　　　　　　B. 慢性肾炎急性发作
　C. 急性肾衰竭少尿期　　　　　　　D. 急性间质性肾炎
　E. 肾动脉栓塞

12. 有关肉眼血尿,**不正确**的是
　A. 每升尿内液含有血液超过 1ml　　　B. 尿液外观淡红色
　C. 尿液可呈洗肉水样　　　　　　　D. 尿镜检中有红细胞
　E. 尿液呈淡红色云雾状

13. **不是**肾前性少尿原因的是
　A. 休克　　　　　　　　　B. 心力衰竭　　　　　　　C. 剧烈呕吐
　D. 血容量不足　　　　　　E. 尿毒症

14. **不见于**血红蛋白尿的是
　A. 蚕豆病　　　　　　　　　　　B. 阵发性睡眠性血红蛋白尿症
　C. 血型不合的输血反应　　　　　　D. 大面积烧伤
　E. 免疫性溶血性贫血

15. 尿液外观呈深黄色豆油样改变,振荡尿液后泡沫仍呈黄色见于
　A. 重症血尿　　　　　　　B. 胆汁淤积性黄疸　　　　　C. 蓝尿布综合征
　D. 铜绿假单胞菌感染　　　E. 血友病

16. 尿液比重增高的是
　A. 慢性肾小球肾炎　　　　　　　　B. 急性肾小球肾炎
　C. 肾小管间质性疾病　　　　　　　D. 慢性肾衰竭
　E. 尿崩症

17. 镜下血尿的判断依据是尿液中
    A. 红细胞>3 个/HPF
    B. 红细胞≥3 个/LPF
    C. 红细胞>5 个/LPF
    D. 红细胞 3~5 个/LPF
    E. 细胞 3~5 个/HPF

18. 血红蛋白尿见于
    A. 血型不合的输血反应
    B. 肝细胞黄疸
    C. 胆汁淤积性黄疸
    D. 缺铁性贫血
    E. 血小板减少症

19. 尿胆红素呈阳性见于
    A. 巨幼细胞贫血
    B. 珠蛋白生成障碍性贫血
    C. 溶血性贫血
    D. 胆汁淤积性黄疸
    E. 难治性贫血

20. 尿比密降低的临床意义,**不正确**的是
    A. 慢性肾小管肾炎
    B. 肾病综合征
    C. 肾小管间质性疾病
    D. 尿崩症
    E. 肾衰竭

21. 一般**不会**出现血尿的是
    A. 肾结石
    B. 肾结核
    C. 急性肾小球肾炎
    D. 输尿管结石
    E. 肾动脉狭窄

22. 溢出性蛋白尿**不见于**
    A. 溶血性贫血
    B. 挤压综合征
    C. 多发性骨髓瘤
    D. 糖尿病肾病
    E. 浆细胞病

23. 急性肾炎可出现
    A. 肾小球性蛋白尿
    B. 肾小管性蛋白尿
    C. 溢出性蛋白尿
    D. 组织性蛋白尿
    E. 假性蛋白尿

24. 与肾小管性蛋白尿**无关**的是
    A. β_2-微球蛋白（MG）
    B. 视黄醇结合蛋白
    C. 前白蛋白
    D. α_1-MG
    E. 胱抑素 C

25. 与肾小球性蛋白尿**无关**的是
    A. 糖尿病
    B. 高血压
    C. 药物中毒
    D. 妊娠高血压综合征
    E. 系统性红斑狼疮

26. **不引起**溢出性蛋白尿的是
    A. 多发性骨髓瘤
    B. 溶血性贫血
    C. 浆细胞病
    D. 糖尿病
    E. 轻链病

27. 属于肾性蛋白尿的是
    A. 假性蛋白尿
    B. 混合性蛋白尿
    C. 组织性蛋白尿
    D. 溢出性蛋白尿
    E. 肾血管痉挛

28. 肾小管受炎症或药物刺激等可产生
    A. 肾小球性蛋白尿
    B. 肾小管性蛋白尿
    C. 溢出性蛋白尿
    D. 组织性蛋白尿
    E. 假性蛋白尿

29. 组织性蛋白尿的标志性蛋白是
    A. β_2-MG
    B. 血红蛋白
    C. 前白蛋白
    D. 本周蛋白
    E. Tamm-Horsfall 蛋白

30. **不引起**继发性高血糖性糖尿的是
    A. 嗜铬细胞瘤　　　　　　B. 肢端肥大症　　　　　　C. 库欣综合征
    D. 胰岛素分泌相对不足　　E. 甲状腺功能亢进症

31. 尿糖一般是指尿液中的
    A. 葡萄糖　　B. 乳糖　　C. 半乳糖　　D. 果糖　　E. 戊糖

32. 应激性糖尿的原因**不包括**
    A. 脑出血　　　　　　　　B. 肾病综合征　　　　　　C. 急性心肌梗死
    D. 肾上腺素分泌过多　　　E. 颅脑外伤

33. 可引起尿糖假阴性的是
    A. 维生素 C　　　　　　　B. 水杨酸　　　　　　　　C. 葡萄糖醛酸
    D. 左旋多巴　　　　　　　E. 青霉素

34. 血糖正常性糖尿的原因**不包括**
    A. 慢性肾炎　　　　　　　B. 肾病综合征　　　　　　C. 间质性肾炎
    D. 库欣综合征　　　　　　E. 家族性糖尿病

35. 血糖增高性糖尿的原因**不包括**
    A. 嗜铬细胞瘤　　　　　　B. 肢端肥大症　　　　　　C. 肝硬化
    D. 库欣综合征　　　　　　E. 肾病综合征

36. 关于糖尿的说法，**错误**的是
    A. 代谢性糖尿是因内分泌激素分泌失常引起
    B. 妊娠期糖尿因内分泌激素增多引起
    C. 内分泌性糖尿是由于激素分泌增多引起
    D. 应激性糖尿是由于胰高血糖素增高引起
    E. 血糖正常性糖尿又称为肾性糖尿

37. 尿胆红素增高可见于
    A. 缺铁性贫血　　　　　　B. 巨幼细胞贫血　　　　　C. 阻塞性黄疸
    D. 再生障碍性贫血　　　　E. 难治性贫血

38. 符合溶血性黄疸诊断的是
    A. 尿胆原增高，血非结合胆红素增高　　B. 尿胆原增高，血结合胆红素降低
    C. 尿胆红素增高，血结合胆红素增高　　D. 尿胆红素增高，血非结合胆红素增高
    E. 粪胆原增高，血结合胆红素增高

39. 符合胆汁淤积性黄疸的是
    A. 尿胆原增高，血非结合胆红素增高　　B. 尿胆原增高，血结合胆红素增高
    C. 尿胆红素增高，血结合胆红素增高　　D. 尿胆红素增高，血非结合胆红素降低
    E. 粪便胆原增高，血非结合胆红素增高

40. **不符合**肾小球疾病的是
    A. 尿 IgG、IgM 增高　　　B. 尿微量白蛋白增高　　　C. 尿 FDP 增高
    D. 补体 C3 增高　　　　　E. β_2-MG 增高

41. 有关酮体，**错误**的是
    A. 脂肪氧化代谢过程中的中间代谢产物
    B. 健康人血液中无酮体

C. 主要用于判断与评价糖代谢障碍和脂肪不完全氧化

D. 诊断糖尿病酸中毒或昏迷有极高的价值

E. 服用降糖药可使尿酮体呈阳性

42. 尿液中的非均一性红细胞的原因,**不包括**

  A. 肾小球肾炎   B. 尿路结石   C. 肾盂肾炎

  D. 肾结核   E. 肾病综合征

43. 闪光细胞主要见于

  A. 肾移植排斥反应   B. 膀胱炎   C. 肾盂肾炎

  D. 药物性急性间质性肾炎   E. 阴道炎和宫颈炎

44. 尿液中肾小管上皮细胞增多常提示

  A. 膀胱炎   B. 肾盂肾炎   C. 尿道炎

  D. 急性肾小球肾炎   E. 阴道炎

45. 管型形成的条件,**错误**的是

  A. 原尿中有白蛋白、T-H 蛋白   B. 肾小管有浓缩和碱化尿液能力

  C. 尿流缓慢   D. 有局部性尿液淤积

  E. 具有可供交替使用的肾单位

46. 关于管型,**错误**的是

  A. 管型体积越大越宽表明肾脏损伤越严重

  B. 管型的消失提示病情好

  C. 细胞管型提示病变在急性期

  D. 颗粒管型提示肾单位淤滞

  E. 脂肪管型提示肾小管上皮细胞脂肪变性

47. 多见于急性肾衰竭多尿期,出现于慢性肾衰竭提示预后不良的是

  A. 细胞管型   B. 颗粒管型   C. 肾衰竭管型

  D. 脂肪管型   E. 蜡样管型

48. 偶见于健康人晨尿的是

  A. 细胞管型   B. 颗粒管型   C. 肾衰竭管型

  D. 透明管型   E. 蜡样管型

49. 提示肾单位长期阻塞、肾小管有严重病变、预后差的是

  A. 细胞管型   B. 颗粒管型   C. 肾衰竭管型

  D. 脂肪管型   E. 蜡样管型

50. 属于尿液中生理性结晶的是

  A. 胆红素结晶   B. 草酸钙结晶   C. 胱氨酸结晶

  D. 亮氨酸结晶   E. 酪氨酸结晶

51. 属于尿液中病理性结晶的是

  A. 胆固醇结晶   B. 磷酸盐结晶   C. 马尿酸结晶

  D. 尿酸结晶   E. 非结晶型尿酸盐

52. HCG 呈阴性的是

  A. 早期妊娠   B. 异位妊娠   C. 消化性溃疡穿孔

  D. 不完全流产   E. 葡萄胎

53. HCG 检查的目的**不包括**
    A. 诊断早孕　　　　　　　B. 监测流产早期反应　　　　C. 诊断急性阑尾炎
    D. 监测滋养层肿瘤　　　　E. 监测异位妊娠早期反应

54. 本周蛋白阳性可见于的疾病，**除外**
    A. 多发性骨髓瘤　　　　　　　　　　B. 原发性淀粉样变
    C. 再生障碍性贫血　　　　　　　　　D. 恶性淋巴瘤
    E. 巨球蛋白血症

55. 尿液检测的局限性**不包括**
    A. 检查结果易受饮食影响　　　　　　B. 尿液各种成分变异和波动范围大
    C. 尿液易被污染　　　　　　　　　　D. 与其他成分相互干扰
    E. 可作为观察疗效的指标

56. 关于生理性蛋白尿，**不正确**的是
    A. 常见于年轻人　　　　　　　　　　B. 多数为肾小球性蛋白尿
    C. 诱因解除后即消失　　　　　　　　D. 常在剧烈运动、冷热刺激后出现
    E. 出现时间短

57. 引起肾小球蛋白尿的疾病，但**除了**
    A. 肾小球肾炎　　　　　　B. 肾盂肾炎　　　　　　　　C. 肾病综合征
    D. 高血压　　　　　　　　E. 糖尿病

58. 对肾脏实质性严重病变有诊断意义的是
    A. 细胞管型　　　　　　　B. 脂肪管型　　　　　　　　C. 透明管型
    D. 颗粒管型　　　　　　　E. 蜡样管型

59. 健康男性尿液中可见到少量的
    A. 新月形红细胞　　　　　B. 中性粒细胞　　　　　　　C. 嗜酸性粒细胞
    D. 单核细胞　　　　　　　E. 小圆上皮细胞

60. 健康人清晨尿液可见到的是
    A. 上皮细胞管型　　　　　B. 透明管型　　　　　　　　C. 颗粒管型
    D. 细菌管型　　　　　　　E. 蜡样管型

61. 碱性尿中易出现的是
    A. 尿酸钙结晶　　　　　　B. 亮氨酸结晶　　　　　　　C. 尿钠结晶
    D. 胱氨酸结晶　　　　　　E. 磺胺结晶

62. 尿镜检白细胞明显多于红细胞，可见白细胞管型，蛋白质增高不明显，常见于
    A. 肾病综合征　　　　　　B. 肾小球肾炎　　　　　　　C. 肾盂肾炎
    D. 膀胱炎　　　　　　　　E. 肾结石

63. 慢性肾炎晚期病人尿中容易见到
    A. 红细胞管型　　　　　　B. 白细胞管型　　　　　　　C. 颗粒管型
    D. 蜡样管型　　　　　　　E. 透明管型

64. **不是**管型形成的必要条件的是
    A. 尿液浓缩，T-H 蛋白浓度增高　　　B. 尿流缓慢
    C. 肾小管内环境碱化　　　　　　　　D. 交替使用的肾单位
    E. 肾小管内环境酸化

65. **不会**引起肾性血尿红细胞形态变化的是

  A. 通过肾小球基底膜的挤压　　　　　　B. 酸碱度变化

  C. 渗透压变化　　　　　　　　　　　　D. 介质张力

  E. 尿酸代谢产物

66. 尿液中红细胞的多形性变化大于 50%,应首先考虑为

  A. 急性膀胱炎　　　　　　B. 血友病　　　　　　C. 肾小球肾炎

  D. 肾结石　　　　　　　　E. 肾肿瘤

67. 提示肾实质有细菌感染性病变的是

  A. 红细胞管型　　　　　　B. 透明管型　　　　　　C. 白细胞管型

  D. 颗粒管型　　　　　　　E. 脂肪管型

68. 尿液中肾上皮细胞管型增多主要见于

  A. 肾小管病变　　　　　　B. 急性肾盂肾炎　　　　　　C. 急性肾小球肾炎

  D. 膀胱炎　　　　　　　　E. 尿路感染

69. 多见于肾病综合征的是

  A. 颗粒管型　　B. 透明管型　　C. 细胞管型　　D. 蜡样管型　　E. 脂肪管型

70. 诊断肾源性血尿的指标是

  A. 非均一性红细胞 <80%　　　　　　B. 非均一性红细胞>50%

  C. 均一性红细胞>80%　　　　　　　　D. 非均一性红细胞>80%

  E. 均一性红细胞 <80%

71. 红细胞管型可出现于

  A. 急性肾小球肾炎　　　　B. 肾小管坏死　　　　　　C. 肾病综合征

  D. 肾衰竭　　　　　　　　E. 间质性肾炎

72. 红细胞在低渗尿中常发生

  A. 凝固　　　　B. 皱缩　　　　C. 溶解　　　　D. 肿胀　　　　E. 淡影

73. **不符合**肾盂肾炎诊断的尿液变化是

  A. 红细胞多于白细胞　　　　B. 可见闪光细胞　　　　C. 尿蛋白(++)

  D. 肾小管上皮细胞　　　　　E. 小圆细胞较多

74. **不符合**膀胱炎的尿液变化的是

  A. 可见大圆上皮细胞　　　　B. 颗粒管型(++)　　　　C. 脓细胞(+++)

  D. 可见闪光细胞　　　　　　E. 三杯试验,脓细胞见于第三杯

75. 蜡样管型主要见于

  A. 急性肾盂肾炎　　　　　　B. 急性肾小球肾炎　　　　　　C. 间质性肾炎

  D. 慢性肾小球肾炎晚期　　　E. 中毒性肾炎

【A2 型题】

1. 男性,16 岁。突然血尿,面色苍白,疲倦、精神差,无发热、咳嗽等,主诉 2 天前进食过蚕豆,血液检查:WBC 7.3×10^9/L,Hb 78g/L,RBC 2.65×10^{12}/L,PLT 256×10^9/L,尿液检查:尿蛋白(+),RBC 0~3 个/HPF,WBC 0~5 个/HPF。尿隐血试验阳性。其最可能的诊断是

  A. 血型不合输血引起血红蛋白尿

  B. 新生儿溶血引起血红蛋白尿

  C. 剧烈运动引起血红蛋白尿

  D. 葡萄糖-6-磷酸脱氢酶缺陷引起血红蛋白尿

  E. 急性尿毒症引起血红蛋白尿

2. 男性,65 岁。近期有尿频现象,多食、多汗、疲倦、消瘦,无发热,甲状腺无肿大,血压正常,心电图、X 线等检查正常。血常规检查正常,尿液检查:尿糖(++++),血液生化检查、肝功能无异常,空腹血糖 12.6mmol/L,血脂检查:胆固醇 6.2mmol/L,其他无异常。此病人糖尿最可能是

  A. 应激性糖尿　　　　　　　B. 代谢性糖尿　　　　　　　C. 摄入性糖尿

  D. 内分泌性糖尿　　　　　　E. 其他糖尿

3. 女性,32 岁。体温 37.6~38.5℃,无咳嗽,生化检查:肝功能、血糖、血脂、肾功能正常,尿素 9.6mmol/L,肌酐 163μmol/L,血尿酸 563μmol/L,血液检查:WBC 12.6×10⁹/L,中性粒细胞 82%,尿液检查:尿蛋白(+++),红细胞 +/HPF,白细胞(+~++)/HPF,管型 3~8 个/LPF,该管型质地厚、有切迹和扭曲,灰色,折光性较强,该管型最可能是

  A. 细胞管型　　B. 颗粒管型　　C. 蜡样管型　　D. 脂肪管型　　E. 细菌管型

4. 男性,36 岁。主诉浑浊白色小便 10 多天,偶有发热,腹股沟淋巴结稍大,其他体征无明显异常。血液检查:WBC 10.3×10⁹/L,中性粒细胞 62%,嗜酸性粒细胞 12%,单核细胞 6%,淋巴细胞 20%,Hb、PLT 等正常,生化检查基本正常,尿液所见乳白色、浑浊,离心后未变清,加热后浑浊度更明显,尿液可见脂肪微粒,该尿液浑浊的原因可能是

  A. 草酸钙结晶　　　　　　　B. 磷酸盐结晶　　　　　　　C. 蛋白质

  D. 脓细胞　　　　　　　　　E. 乳糜尿

5. 男性,18 岁。因发热 1 周后出现眼睑及双下肢水肿,尿少,尿常规检查:WBC(++)/HPF。RBC+/HPF,尿蛋白(+++),可见颗粒管型,该病人的蛋白尿类型是

  A. 生理性蛋白尿　　　　　　B. 假性蛋白尿　　　　　　　C. 病理性蛋白尿

  D. 体位性蛋白尿　　　　　　E. 肾前性蛋白尿

6. 女性,35 岁。因发热 3 天来院就诊,主诉有尿频、尿急症状,皮肤黏膜无水肿。尿液检查:WBC(+++)/HPF,RBC(++)/HPF,尿蛋白(+),未见管型,最可能的诊断是

  A. 慢性肾炎　　　　　　　　B. 急性尿道炎　　　　　　　C. 肾病综合征

  D. 糖尿病性肾病　　　　　　E. 狼疮性肾病

7. 女性,26 岁。近日发现"红色尿"来医院就诊,尿液检查:红细胞(++++)/HPF,白细胞 +/HPF,蛋白(++),红细胞形态完整,未见红细胞碎片,未见管型,该病人的血尿可能为

  A. 非肾源性血尿　　　　　　B. 混合性血尿　　　　　　　C. 肾小球性血尿

  D. 非均一性红细胞血尿　　　E. 肾源性血尿

【A3 型题】

(1~2 题共用题干)

患儿男,12 岁。3 天前眼睑水肿,随之颜面及双下肢也见水肿,尿量明显减少。血常规:WBC 12×10⁹/L,N 75%,L 23%,M 2%,Hb 100g/L。尿常规:红细胞(++),尿蛋白(++),颗粒管型 1~3 个/HP。

1. 根据病史分析可考虑

  A. 肾结石　　　　　　　　　B. 急性肾小球肾炎　　　　　C. 慢性肾小球肾炎

  D. 肾盂肾炎　　　　　　　　E. 尿毒症

2. 对诊断最有价值的实验室检查是

  A. 尿比密　　　　　　　　　B. 补体 C3 和 ASO 测定　　　C. HBsAg

  D. 红细胞沉降率　　　　　　E. 尿 β₂-MG

(3~4 题共用题干)

患儿男,6 岁。5 天前眼睑水肿,波及全身,出现全身凹陷性水肿。WBC 9×10^9/L,N 65%,L 35%,Hb 95g/L。尿蛋白(++++),白细胞 0~3 个/HP。补体 C3 正常。

3. 根据病史和实验室检查可初步诊断
   A. 急性肾小球肾炎　　　　　B. 肾病综合征　　　　　C. 肾盂肾炎
   D. 肾结核　　　　　　　　　E. 慢性肾小球肾炎

4. 对明确诊断最有意义的检查是
   A. 血浆蛋白质测定　　　　　B. 免疫球蛋白测定　　　C. 尿蛋白电泳
   D. 尿 β_2-MG　　　　　　　E. 红细胞沉降率

(5~6 题共用题干)

病人女性,32 岁。发热、尿频、尿急、尿痛 1 周。查体:T 39℃。血常规:WBC 13×10^9/L,N 86%,L 14%。尿常规:白细胞(++)、红细胞(+)。

5. 病人最可能的诊断是
   A. 慢性肾小球肾炎　　　　　B. 慢性肾盂肾炎　　　　C. 尿路感染
   D. 肾结核　　　　　　　　　E. 肾盂积液

6. 为明确诊断,最有意义的检查项目是
   A. 血培养　　　　　　　　　B. 中段尿细菌培养　　　C. 肾功能检查
   D. 结核抗体检测　　　　　　E. 肾脏 B 超

(7~10 题共用题干)

患儿女,8 岁,半个月前曾因发热、扁桃体发炎住院。昨天突发肉眼血尿,眼睑和下肢水肿,BP 136/90mmHg。尿常规:RBC 满视野,WBC 20 个/HP,蛋白(++)。

7. 该患儿的诊断考虑
   A. 急性肾小球肾炎　　　　　B. 肾病综合征　　　　　C. 急性肾小管肾炎
   D. 慢性肾小球肾炎　　　　　E. 肾盂肾炎

8. 为进一步进行诊断,需要做的实验室检查有
   A. 血常规和红细胞沉降率　　B. 抗链球菌溶血素 O(ASO)　C. 肾功能检查
   D. 补体 C3 测定　　　　　　E. 以上都是

9. 抗链球菌溶血素 O 800U/ml,红细胞沉降率 82mm/h,血清补体 C3 降低,临床诊断为急性肾小球肾炎,与急性肾小球肾炎发病相关的病原菌是
   A. 金黄色葡萄球菌　　　　　B. A 群链球菌　　　　　C. B 群链球菌
   D. 肺炎链球菌　　　　　　　E. 肠球菌

10. 该病的发病机制最有可能是
    A. Ⅰ型超敏反应　　　　　　B. Ⅱ型超敏反应　　　　C. Ⅲ型超敏反应
    D. Ⅳ型超敏反应　　　　　　E. 迟发型超敏反应

【B1 型题】

(1~2 题共用备选答案)
   A. 清洁中段尿　　　　　　　B. 首次尿　　　　　　　C. 随机尿
   D. 24 小时尿　　　　　　　 E. 餐后尿

1. 尿细菌培养采用

2. 尿糖、蛋白测定采用

（3~4 题共用备选答案）

　　A. 清洁中段尿　　　　　　　　B. 晨尿　　　　　　　　C. 随机尿

　　D. 24 小时尿　　　　　　　　E. 餐后尿

3. 尿沉渣检查采用

4. 尿化学成分定量测定采用

（5~6 题共用备选答案）

　　A. 乳糜尿阳性　　　　　　　　　　B. 尿液胆红素试验阳性

　　C. 尿液隐血试验阳性　　　　　　　D. 尿胆原、尿液胆红素试验阳性

　　E. 尿液本周蛋白阳性

5. 溶血性黄疸

6. 肝细胞性黄疸

（7~8 题共用备选答案）

　　A. 乳糜尿阳性　　　　　B. 尿液胆红素试验阳性　　　C. 尿液隐血试验阳性

　　D. 尿胆原、尿液胆红素试验阳性　　E. 尿液本周蛋白阳性

7. 丝虫病

8. 多发性骨髓瘤

（9~10 题共用备选答案）

　　A. 新鲜尿液呈氨臭味　　　　　B. 蒜臭味　　　　　　　C. 腐烂苹果味

　　D. 尿液有鼠臭味　　　　　　　E. 尿液呈现粪便臭味

9. 慢性膀胱炎

10. 有机磷杀虫剂中毒

（11~12 题共用备选答案）

　　A. 新鲜尿液呈氨臭味　　　　　　　B. 新鲜尿液蒜臭味

　　C. 新鲜尿液有腐烂苹果味　　　　　D. 尿液有鼠臭味

　　E. 尿液呈现粪便臭味

11. 苯丙酮尿症

12. 糖尿病酮症酸中毒

三、问答题

1. 尿管型形成的条件是什么？

2. 尿液 HCG 检查的目的是什么？

3. 尿液检测的目的是什么？其有哪些局限性？

参考答案

一、名词解释

1. 闪光细胞:在低渗条件下可见到中性粒细胞胞质内的颗粒呈布朗分子运动,由于光折射在油镜下可见灰蓝色发光现象,因其运动似星状闪光,故称为闪光细胞,多见于肾盂肾炎。

2. 溢出性蛋白尿:因血浆中出现异常增多的低分子量蛋白质,如血红蛋白尿、肌红蛋白、本周蛋白等,超过肾小管重吸收能力所致的蛋白尿。见于溶血性贫血、挤压综合征、多发性骨髓瘤、浆细胞病、轻链病等。

3. 血尿:尿液内含有一定量的红细胞,称为血尿,血尿又分肉眼血尿和镜下血尿。

4. 肉眼血尿:尿液外观呈淡红色浑浊,如洗肉水样或混有血凝块,每升尿中含血量超过 1ml,即称肉眼血尿。

5. 镜下血尿:尿液外观变化不明显,离心沉淀后,镜检每高倍镜视野红细胞平均大于 3 个,称为镜下血尿。

6. 镜下脓尿:如果尿液白细胞数量增多,超过 5 个/HPF,称为镜下脓尿。

7. 肾性糖尿:血糖浓度正常,但由于肾小管病变导致其重吸收葡萄糖的能力降低,即肾糖阈下降而出现的糖尿,又称为血糖正常性糖尿。

8. 假性蛋白尿:当尿液中混有血液、脓液、黏液等成分而导致的蛋白质定性阳性,称为假性蛋白尿。

9. 酮血症:当肝脏内酮体产生的速度超过肝外组织利用的速度时,血液酮体浓度增高,称为酮血症。

10. 蛋白尿:尿蛋白定性试验阳性或定量试验超过100mg/L 或 150mg/24h 尿液时,称为蛋白尿。

11. 糖尿:尿糖定性试验阳性称为糖尿。

12. 红细胞淡影:在低渗尿液中红细胞胀大,甚至使血红蛋白溢出,形成大小不等的空环形,称为红细胞淡影或影形红细胞。

13. 脂肪颗粒细胞:慢性肾炎、肾梗死的病人,肾小管上皮细胞可发生脂肪变性,胞质内有较多的脂肪颗粒,称为脂肪颗粒细胞。

14. 管型:蛋白质、细胞及其崩解产物在肾小管、集合管内凝固而成的圆柱形蛋白聚体,称为管型。

二、选择题

【A1 型题】

1. D	2. B	3. A	4. A	5. E	6. B	7. D	8. D	9. B	10. D
11. E	12. D	13. E	14. D	15. B	16. B	17. A	18. A	19. D	20. B
21. E	22. D	23. A	24. C	25. C	26. D	27. B	28. D	29. E	30. D
31. A	32. B	33. D	34. D	35. D	36. B	37. C	38. D	39. C	40. E
41. B	42. B	43. C	44. D	45. B	46. B	47. C	48. A	49. E	50. B
51. A	52. D	53. C	54. C	55. B	56. B	57. D	58. C	59. B	60. B
61. A	62. B	63. C	64. C	65. E	66. C	67. B	68. E	69. E	70. D
71. A	72. E	73. A	74. B	75. D					

【A2 型题】

1. D	2. B	3. C	4. E	5. C	6. B	7. A

【A3 型题】

1. B	2. B	3.B	4. A	5. C	6. B	7. A	8. E	9. B	10. C

【B1 型题】

1. A	2. C	3. B	4. D	5. C	6. D	7. A	8. E	9. A	10. B
11. D	12. C								

三、问答题

1. 尿管型形成的条件是什么?

答:管型的形成具有 4 个条件:①原尿中有白蛋白、T-H 蛋白增多,这是构成管型的基质。②肾小管有浓缩和酸化尿液的能力:浓缩可使形成管型的蛋白质浓度增高,而酸化则促进蛋白质进一步变性凝聚。③尿流缓慢,造成局部性尿液淤积:有足够的停留时间使各种成分凝聚。④具有可供交替使用的肾单位:有利于管型的形成与排泄,即处于休息状态肾单位的尿液淤积,有足够的时间形成管型,当该肾单位重新排尿时,已形成的管型可随尿液排出。

2. 尿液 HCG 检查的目的是什么?

答:尿液 HCG 检查的目的是:①诊断早孕。②监测孕早期反应(异位妊娠、流产)。③监测滋养层肿瘤。

3. 尿液检测的目的是什么? 其有哪些局限性?

答:尿液检测的目的是:①协助泌尿系统疾病的诊断、病情和疗效观察。②协助其他系统疾病的诊断。③职业病防治。④用药的监护。⑤健康人群的普查。

尿液检测的局限性包括:①检查结果易受饮食影响。②尿液的各种成分变化和波动范围大。③尿液易被污染。④与其他成分相互干扰。

第二节　粪便检测

学习目标

1. **掌握**　粪便一般性状、显微镜检查和化学检查的意义。
2. **了解**　粪便标本采集方法及注意事项。

习题

一、名词解释

1. 隐血

2. 隐血试验

二、选择题

【A1 型题 】

1. 粪便隐血试验检查前 3 天标本采集**不正确**的是

　　A. 禁食肉类及动物血　　　　B. 禁服铁剂、铋剂　　　　C. 禁服维生素 C

　　D. 禁食生鲜蔬菜　　　　　　E. 多吃水果

2. 蛲虫卵检查的标本采集正确的是

　　A. 选取异常部分的新鲜标本,无异常时可多部位采集

　　B. 采集脓液、血液或黏液处

　　C. 透明薄膜拭子于晚 12 时或清晨排便前自肛门皱襞处拭取

　　D. 3 天的脓血和稀软的粪便标本

　　E. 脂肪膳食 6 天,从第 3 天起采集 72 小时内标本

3. 关于粪便量,**错误**的是

　　A. 细粮和肉食者粪便量较少

　　B. 粗粮和蔬菜为主者粪便量较多

C. 消化吸收功能不良可使排便次数和排便量减少

D. 排便次数少、排便量增多多为肠道上段病变

E. 排便次数增多、每次排便量减少多为肠道下段病变

4. 艾滋病伴肠道隐孢子虫感染的粪便为

A. 脓样,含有膜状物 　　　　B. 洗肉水样 　　　　C. 红豆汤样

D. 稀水样 　　　　E. 白色淘米水样

5. 米泔样便的特点为

A. 脓样,含有膜状物 　　　　B. 洗肉水样

C. 含有黏液片块的白色淘米水样 　　　　D. 黏胨状、膜状或纽带状物

E. 黄白色乳凝块或蛋花样

6. 过敏性肠炎的粪便多为

A. 米泔样便　　B. 黏液便　　C. 鲜血便　　D. 胨状便　　E. 脓血便

7. 阿米巴痢疾、肠套叠等的粪便多为

A. 绿色　　B. 红色　　C. 白陶土色　　D. 果酱色　　E. 柏油色

8. 胆汁淤积性黄疸病人的粪便颜色一般为

A. 绿色　　B. 红色　　C. 柏油色　　D. 果酱色　　E. 白陶土色

9. 上消化道出血病人的粪便颜色一般为

A. 绿色　　B. 红色　　C. 柏油色　　D. 果酱色　　E. 白陶土色

10. 粪便呈恶臭味的原因不包括

A. 慢性肠炎 　　　　B. 胰腺疾病 　　　　C. 消化道大出血

D. 结肠或直肠癌溃烂 　　　　E. 阿米巴肠炎

11. 关于粪便隐血试验(FOBT),错误的是

A. 凡是能引起消化道出血的疾病或损伤都可使 FOBT 呈阳性反应

B. 常作为消化道恶性肿瘤的筛查试验

C. 对消化道恶性肿瘤筛查的特异度为 100%

D. 消化性溃疡 FOBT 呈间断性阳性

E. 消化道恶性肿瘤 FOBT 呈持续性阳性

12. 对于 FOBT 阳性病人首选的检查是

A. 局部视诊 　　　　B. 肿瘤标志物 　　　　C. 结肠镜

D. 胃镜 　　　　E. 小肠镜

13. 霍乱、副霍乱病人的粪便一般为

A. 黏液性粪便 　　　　B. 脓血便 　　　　C. 鲜红色样便

D. 米泔样便 　　　　E. 白陶土样便

14. 细菌性痢疾的粪便一般是

A. 黏液附着于粪便表面 　　　　B. 粪便以红细胞为主

C. 以黏液为主 　　　　D. 以黏液及脓细胞为主

E. 黏液混合于粪便中

15. 鲜血便,血液常滴落于排便之后的是

A. 过敏性肠炎 　　　　B. 慢性细菌性痢疾 　　　　C. 肛裂或痔

D. 阿米巴痢疾 　　　　E. 溃疡性结肠炎

16. 肠炎病人的粪便
    A. 镜下满视野白细胞
    B. 镜下满视野红细胞
    C. 一般白细胞 <15 个/HPF
    D. 镜下红细胞、白细胞混合
    E. 镜下满视野脓细胞

17. 胃蛋白酶缺乏者粪便中常见到
    A. 淀粉颗粒
    B. 结缔组织
    C. 肌肉纤维
    D. 脂肪滴
    E. 植物细胞

18. 健康人粪便中的细菌数量最多的是
    A. 革兰氏阴性菌
    B. 葡萄球菌
    C. 铜绿假单胞菌
    D. 念珠菌
    E. 肠杆菌科细菌

19. 隐血试验的临床意义正确的是
    A. 消化道溃疡持续性阳性
    B. 钩虫病常阴性
    C. 消化道恶性肿瘤呈持续性阳性
    D. 克罗恩病常阴性
    E. 肠结核阴性

20. 粪便常见的虫卵是
    A. 蛔虫卵
    B. 钩虫卵
    C. 蛲虫卵
    D. 血吸虫卵
    E. 鞭虫卵

21. 粪便中不能见到的虫体是
    A. 阿米巴
    B. 隐性孢子虫
    C. 肠滴虫
    D. 丝虫
    E. 线虫

22. 鲜红色粪便可见于
    A. 胃溃疡出血
    B. 痔出血
    C. 胃黏膜病变
    D. 上消化道出血
    E. 十二指肠出血

【A2 型题】

1. 患儿男,8 岁。发热,无咳嗽,腹痛腹泻就诊,血液检查:WBC 15.3×10⁹/L,中性粒细胞 72%,尿液无异常,大便次数增多。粪便检查:黏液脓性便,脓中带血,镜下 WBC(++++),RBC(++)。镜检未发现寄生虫及虫卵,最可能的是
    A. 细菌性痢疾
    B. 阿米巴痢疾
    C. 霍乱
    D. 肠伤寒
    E. 胃肠炎

2. 男性,76 岁。有间歇性低热,无咳嗽,体质衰弱,消瘦,疲乏,食欲正常,有贫血容貌,偶有腹部隐隐疼痛,血液检查:WBC 5.3×10⁹/L,中性粒细胞 62%,Hb 89g/L,RBC 3.05×10¹²/L,血沉增快,生化检查大致正常,尿液无异常;大便次数增多,粪便镜检未发现寄生虫及虫卵,粪便隐血试验长期连续阳性。最可能的是
    A. 消化道溃疡
    B. 胃出血
    C. 十二指肠球部出血
    D. 消化道恶性肿瘤
    E. 痔出血

3. 男性,28 岁。腹泻、便血、腹痛半年,血液检查:WBC 15.3×10⁹/L,中性粒细胞 72%,尿液检查正常,大便次数增多,粪便检查:脓性黏液便,血中带脓,有腥臭味,镜下 WBC(++),RBC(++++),偶见夏科-莱登结晶。镜检未发现寄生虫及虫卵,最可能的是
    A. 细菌性痢疾
    B. 阿米巴痢疾
    C. 霍乱
    D. 肠伤寒
    E. 胃肠炎

4. 病人男性,55 岁。消瘦,食欲欠佳,肚胀气,病人曾有慢性胰腺炎。体格检查未见异常。生

化检查淀粉酶略增高,维生素 A 水平降低,其他大致正常;尿液检查正常;大便次数增多,常规检查可见乳块状,呈酸臭味,镜检可见脂肪滴。最可能的诊断是

    A. 消化道溃疡   B. 脂肪泻   C. 十二指肠球部出血

    D. 消化道恶性肿瘤   E. 痔出血

5. 患儿男,12 岁,因腹泻 1 天来门诊求治。粪常规示:暗红色果酱样,镜检红细胞满视野,少量白细胞。病人可能的诊断是

    A. 溃疡性结肠炎   B. 急性细菌性痢疾

    C. 急性阿米巴痢疾   D. 消化道出血

    E. 肠易激综合征

【A3 型题】

(1~5 题共用题干)

病人男性,55 岁。因上腹不适,常常觉得隐痛、钝痛。隐痛半年伴加重 1 周,呕吐 1 次前来就诊。主诉既往无胃病史,无其他特殊病史,半年前出现不明原因上腹不适,常常觉得隐痛、钝痛,伴食欲减退。近 1 周加重,呕吐 1 次,呕吐物为褐色呕吐物。查体:贫血貌,慢性病容,皮肤及巩膜无黄染,无出血点,双肺呼吸音清,心律齐;左上腹部压痛;四肢活动无受限,未引出病理反射征。体温 36.1℃,心率 90 次/分,呼吸 21 次/分,血压 121/77mmHg。该病人进行呕吐物及粪便隐血检查,结果为阳性。

1. 如果粪便隐血试验持续阳性应怀疑

    A. 消化道恶性肿瘤   B. 消化性溃疡   C. 急性胃黏膜病变

    D. 溃疡性结肠炎   E. 肠结核

2. 在免疫法隐血试验中,可导致结果出现假阴性的为

    A. 维生素 C   B. 含过氧化物酶的新鲜蔬菜   C. 动物血

    D. 粪便中血红蛋白浓度过高   E. 铁剂

3. 血液分析结果:RBC $3.60×10^{12}$/L, Hb 70g/L, HCT 0.238, PLT $235×10^9$/L, WBC $9.87×10^9$/L, N 63.5%, L 25.8%, M 8.5%, F 1.6%, B 0.6%, RDW 18.9%。病人其他结果不包括

    A. 铁蛋白浓度减低   B. 血清铁浓度减低

    C. 总铁结合力减低   D. 粒红比例减低

    E. 平均红细胞体积减低

4. 病人血液分析表明该病人贫血类型可能为

    A. 珠蛋白生成障碍性贫血   B. 缺铁性贫血   C. 巨幼细胞贫血

    D. 肾性贫血   E. 慢性病引起的贫血

5. 病人 B 超检查显示少量腹腔积液,在超声引导下进行穿刺,抽取腹腔积液进行细胞学检查,同时对病人进行胃镜检查,显示胃小弯幽门部有溃疡,对溃疡部进行尼龙细胞刷摩擦取样后涂片镜检,均发现细胞呈腺体样或管状结构有圆形聚集现象,单个细胞呈柱状,细胞质可见空泡。以下说法正确的是

    A. 细胞学检查特点符合鳞癌的特征

    B. 腹腔积液中癌细胞多为原发性的

    C. 腹腔积液中如果出现巨噬细胞可辅助诊断癌细胞

    D. 如果出现朗格汉斯细胞可确诊为结核性积液

    E. 积液中发现三维桑葚样乳头状堆积细胞,如果无原发性肿瘤应考虑癌性间皮瘤

【B1 型题 】

（1~2 题共用备选答案）

  A. 鲜红色血便   B. 黑色粪便   C. 柏油样粪便

  D. 白陶土样便   E. 米泔水样粪便

1. 胃出血可出现

2. 直肠息肉可出现

（3~4 题共用备选答案）

  A. 鲜红色血便   B. 黑色粪便   C. 柏油样粪便

  D. 白陶土样便   E. 米泔水样粪便

3. 胆管梗阻可出现

4. 霍乱可出现

（5~6 题共用备选答案）

  A. 粪便有恶臭味   B. 粪便有酸臭味   C. 粪便有氨味

  D. 粪便有血腥臭味   E. 粪便有腐烂苹果味

5. 慢性胃炎

6. 脂肪泻

（7~8 题共用备选答案）

  A. 粪便红细胞多于白细胞

  B. 粪便白细胞多于红细胞

  C. 粪便可见大量肠黏膜上皮细胞

  D. 粪便表面附黏液

  E. 粪便混有果酱样黏液

7. 直肠炎

8. 细菌性痢疾

（9~10 题共用备选答案）

  A. 隐血试验持续性阳性   B. 隐血试验间断性阳性   C. 粪胆原定量增高

  D. 粪胆原定量降低   E. 粪胰蛋白酶降低

9. 胆汁淤积性黄疸

10. 十二指肠球部出血

（11~12 题共用备选答案）

  A. 隐血试验持续性阳性   B. 隐血试验间断性阳性

  C. 粪胆原定量增高   D. 粪胆原定量降低

  E. 粪胰蛋白酶降低

11. 大肠癌

12. 溶血性黄疸

三、问答题

1. 简述粪便隐血试验的临床意义。

2. 当 FOBT 呈阳性时,应采取哪些方法进一步诊断,其意义是什么?

3. 粪便标本采集的注意事项有哪些?

参考答案

一、名词解释

1. 隐血:当消化道出血量较少时红细胞已被消化分解,粪便外观无血色,且显微镜检查也未发现红细胞者为隐血。

2. 隐血试验:采用化学方法或免疫学方法检查粪便微量出血的试验称为粪便隐血试验。

二、选择题

【A1 型题】

1. E　　2. C　　3. C　　4. D　　5. C　　6. D　　7. D　　8. E　　9. C　　10. E

11. C　　12. A　　13. D　　14. D　　15. C　　16. C　　17. B　　18. E　　19. C　　20. A

21. D　　22. B

【A2 型题】

1. A　　2. D　　3. B　　4. B　　5. C

【A3 型题】

1. A　　2. D　　3. C　　4. B　　5. E

【B1 型题】

1. B　　2. A　　3. D　　4. E　　5. A　　6. B　　7. D　　8. B　　9. D　　10. B

11. A　　12. C

三、问答题

1. 简述粪便隐血试验的临床意义。

答:粪便隐血试验的临床意义是:

(1) FOBT 是粪便检查最常用的筛查项目,可作为消化道恶性肿瘤普查的一个筛查指标,其连续检查对早期发现结肠癌、胃癌等恶性肿瘤有重要的价值。

(2) 当 FOBT 阳性时,应及时检查出血源。如果未能查到出血源,则有可能为假阳性,应该在 3~6 个月之后再重新检查 FOBT,直至检查到出血源或排除出血为止。

(3) 由于 FOBT 简便、价廉、对病人无危害,美国临床生物化学学会(National Academy of Clinical Biochemistry,NACB)建议对 50 岁以上的人群,每年或 2 年进行 1 次愈创木脂法 FOBT 筛查。但有些胃肠道出血是间歇性的,为了降低误诊率,必须对同一病人的不同标本检查 3~6 次。

2. 当 FOBT 呈阳性时,应采取哪些方法进一步诊断,其意义是什么?

答:FOBT 阳性的临床诊断方法与意义见下表。

诊断方法	项目	临床意义
体格检查	局部视诊	寻找痔、肛门周围组织或局部疾病
	肛门指诊	检查是否有息肉
实验室检查	肿瘤标志物	筛查消化道肿瘤
器械检查	结肠镜	检查良性、恶性肿瘤,感染性疾病、憩室炎和血管发育异常等
	胃镜	检查胃十二指肠溃疡、肿瘤裂孔疝或食管静脉曲张
	小肠镜	检查腹部疾病、Meckel 憩室炎、血管发育异常等

3. 粪便标本采集的注意事项有哪些?

答:粪便标本采集的注意事项有:

（1）标本要新鲜，不得混有尿液、消毒剂和污水等，以免破坏其有形成分和病原体等。

（2）应选取含有黏液、脓液和血液等病理成分的部分，外观无异常的粪便可于其表面和深处多部位采集标本。

（3）采集标本后及时送检，并于标本采集后 1 小时内完成检查，否则可因消化酶、酸碱度变化以及细菌的作用等因素的影响，导致粪便有形成分的破坏。

（4）采集标本的容器应清洁、干燥、有盖，不吸水和渗漏；细菌学检查要采用灭菌有盖的容器采集标本。

（5）任何标本都应视为潜在的高危病原菌感染源，采集标本时要特别小心。务必使用合适的器具移取标本，避免被感染或污染环境。

第三节　痰液检测

学习目标

1. **掌握**　痰液一般性状和显微镜检查的意义。
2. **了解**　痰液标本采集方法。

习题

一、选择题

【A1 型题】

1. 痰液量较少的是
    A. 急性支气管炎 　　　　　　　　B. 支气管扩张 　　　　　　　　C. 慢性支气管炎
    D. 肺水肿 　　　　　　　　　　　E. 肺脓肿

2. 铁锈样痰主要是由于
    A. 出血 　　　　　　　　　　　　B. 脓细胞增多 　　　　　　　　C. 血红蛋白变性
    D. 肺淤血、肺水肿 　　　　　　　E. 肺组织坏死

3. 粉红色泡沫样痰是由于
    A. 出血 　　　　　　　　　　　　B. 脓细胞增多 　　　　　　　　C. 血红蛋白变性
    D. 肺淤血、肺水肿 　　　　　　　E. 肺组织坏死

4. 烂桃样灰黄色痰液是由于
    A. 出血 　　　　　　　　　　　　B. 脓细胞增多 　　　　　　　　C. 血红蛋白变性
    D. 肺淤血、肺水肿 　　　　　　　E. 肺组织坏死

5. 黄色、黄绿色痰是由于
    A. 出血 　　　　　　　　　　　　B. 脓细胞增多 　　　　　　　　C. 血红蛋白变性
    D. 肺淤血、肺水肿 　　　　　　　E. 肺组织坏死

6. 黄色或黄绿色痰一般不见于
    A. 肺炎 　　　　　　　　　　　　B. 慢性支气管炎 　　　　　　　C. 支气管扩张
    D. 肺癌 　　　　　　　　　　　　E. 肺脓肿

7. 浆液脓性痰一般见于

    A. 肺结核   B. 肺脓肿   C. 肺水肿   D. 肺癌   E. 肺梗死

8. 黏稠、无色透明或灰色、白色、牵拉成丝的痰液一般是

    A. 黏液性   B. 浆液性   C. 浆液脓性

    D. 血性   E. 黏液脓性

9. 急性肺水肿病人痰液的颜色常是

    A. 黄色   B. 黄色或黄绿色   C. 粉红色泡沫样

    D. 铁锈色   E. 棕色

10. 呼吸道化脓性感染病人痰液的颜色常是

    A. 红色   B. 棕褐色   C. 黄色或黄绿色

    D. 灰白色   E. 粉红色

11. 痰液显微镜检查正常的是

    A. 可见少量红细胞   B. 可见少量鳞状上皮细胞

    C. 可见夏科-莱登结晶   D. 可见胆固醇结晶

    E. 可见肺泡巨噬细胞

【A2 型题】

1. 病人男性,32 岁。酗酒后遭雨淋,第 2 天晚上突然起病,寒战、高热,继而胸痛、咳嗽,咳铁锈色痰。听诊左下肺可闻及干湿啰音;触诊语颤增强。病人最可能的诊断是

    A. 大叶性肺炎   B. 支气管肺炎   C. 肺结核

    D. 支气管扩张   E. 肺脓肿

2. 患儿女,12 岁。因咳嗽 1 个月就诊。查体:两肺呼吸音粗,未闻及干湿啰音。胸部 X 线检查两肺纹理增强,可见均匀的片状阴影。冷凝集试验>1:64,周围血白细胞计数正常,中性粒细胞增多,结核菌素试验阴性,红细胞沉降率增快。该病人临床诊断为

    A. 肺结核   B. 支原体肺炎   C. 病毒性肺炎

    D. 真菌性肺炎   E. 嗜酸细胞性肺炎

【A3 型题】

(1~4 题共用题干)

病人男性,67 岁。咳嗽、发热、体重减轻 1 个月入院。自诉抽烟史 40 年,约每天 1 包;近 1 个月来咳嗽、咳痰,有血丝,饮食差,大小便正常。对病人进行痰液细胞学检查。

1. 痰液脱落细胞学检查肺癌最佳的染色方法是

    A. 革兰氏染色   B. 瑞氏染色   C. 巴氏染色

    D. 苏木素-伊红染色   E. 甲苯胺蓝染色

2. 痰液中少见的成分是

    A. 鳞状上皮细胞   B. 肺泡巨噬细胞   C. 中性粒细胞

    D. 尘细胞   E. 肺泡上皮细胞

3. 做痰液脱落细胞检查:细胞单个散在分布,大小较一致,倾向于成堆,呈疏松结构。胞质丰富,淡染,嗜碱性,细胞内偶见小的、红色的细胞质包涵体。核大,边界清楚,染色质粗颗粒状,深染,有 1 个或多个核仁。提示为

    A. 大细胞未分化癌   B. 蝌蚪形癌细胞   C. 纤维形癌细胞

    D. 小细胞未分化癌   E. 腺癌

4. 经过一系列检查,排除了原发性肺癌的可能,那么在痰涂片中,最常见的转移性肿瘤是

　　A. 食管癌　　　B. 结肠癌　　　C. 乳腺癌　　　D. 淋巴瘤　　　E. 白血病

(5~6 题共用题干)

病人男性,24 岁,入院前 1 天突发高热达 39℃,伴寒战,全身乏力,胸痛并放射到肩背部。咳嗽,咳少量铁锈色痰,恶心呕吐。胸部 X 线片示:肺大叶实变。

5. 该病人外周血白细胞计数结果最可能是

　　A. 白细胞增高伴中性粒细胞增高　　　　　B. 白细胞增高伴淋巴细胞增高

　　C. 白细胞无变化　　　　　　　　　　　　D. 白细胞下降伴核左移

　　E. 白细胞下降伴核右移

6. 若符合上述诊断,则可能的致病菌为

　　A. 金黄色葡萄球菌　　　　　B. 肺炎链球菌　　　　　C. 呼吸道病毒

　　D. 支原体感染　　　　　　　E. 结核分枝杆菌

【B1 型题】

(1~2 题共用备选答案)

　　A. 黏稠性痰液呈现灰白色　　　　　B. 浆液性脓痰,静置后分为 4 层

　　C. 黏液脓性痰　　　　　　　　　　D. 血性痰液

　　E. 泡沫痰液

1. 肺梗死

2. 肺脓肿

(3~4 题共用备选答案)

　　A. 黏稠性痰液呈现灰白色　　　　　B. 浆液性脓痰,静置后分为 4 层

　　C. 黏液脓性痰　　　　　　　　　　D. 血性痰液

　　E. 泡沫痰液

3. 慢性支气管炎病人发作时可有

4. 肺癌病人可有

(5~6 题共用备选答案)

　　A. 痰液绿色或黄绿色　　　　　　　B. 痰液抗酸染色发现分枝杆菌

　　C. 痰液肺泡巨噬细胞　　　　　　　D. 铁锈色痰液

　　E. 浆液性痰液

5. 大叶性肺炎病人可有

6. 呼吸道化脓性感染病人可有

(7~8 题共用备选答案)

　　A. 咳痰绿色或黄绿色　　　　　　　B. 痰液抗酸染色发现分枝杆菌

　　C. 痰液肺泡巨噬细胞　　　　　　　D. 铁锈色痰液

　　E. 浆液性痰液

7. 肺结核病人可出现

8. 肺出血病人可出现

二、问答题

1. 简述痰液量变化的临床意义。

2. 痰液气味变化对临床诊断有一定的价值,请简述痰液气味变化的临床意义。

参考答案

一、选择题

【A1型题】

1. A 2. C 3. D 4. E 5. B 6. D 7. B 8. A 9. C 10. C
11. B

【A2型题】

1. A 2. B

【A3型题】

1. C 2. E 3. A 4. A 5. A 6. B

【B1型题】

1. D 2. B 3. C 4. D 5. D 6. A 7. B 8. C

二、问答题

1. 简述痰液量变化的临床意义。

答:痰液量变化的临床意义有:呼吸系统疾病病人痰液量增多,可为50~100ml/24h,且依病种和病情而异。急性呼吸系统感染较慢性炎症的痰液量少,病毒感染较细菌感染痰液量少。痰液量增多常见于支气管扩张、肺脓肿、肺水肿、肺空洞性改变和慢性支气管炎,有时甚至超过100ml/24h。

2. 痰液气味变化对临床诊断有一定的价值,请简述痰液气味变化的临床意义。

答:痰液气味变化对临床诊断有一定的价值。血腥气味见于各种原因所致的呼吸道出血,如肺癌、肺结核等;粪臭味见于膈下脓肿与肺相通时、肠梗阻、腹膜炎等;特殊臭味见于肺脓肿、晚期肺癌、化脓性支气管炎或支气管扩张等;大蒜味见于砷中毒、有机磷杀虫剂中毒等。

第四节　脑脊液检测

学习目标

1. **掌握**　脑脊液一般性状、显微镜检查和常用化学检查的意义。
2. **熟悉**　常见脑及脑膜疾病的脑脊液特点。
3. **了解**　脑脊液标本采集方法及留取标本的要求。

习题

一、名词解释

1. 脑脊液
2. Froin-Nonne 综合征

二、选择题

【A1型题】

1. 脑脊液的主要形成部位是

　　A. 硬脑膜　　　B. 蛛网膜下腔　　C. 软脑膜　　　D. 脑室脉络丛　　E. 中脑水管

2. 健康成人脑脊液量(ml)为
   A. 100~150　　　　　　　　　B. 70~150　　　　　　　　　C. 90~150
   D. 90~160　　　　　　　　　E. 110~160

3. 脑脊液的获得是通过
   A. 骨髓穿刺术　　　　　　　　B. 腰椎穿刺术　　　　　　　　C. 胸腔穿刺术
   D. 腹腔穿刺术　　　　　　　　E. 心包穿刺术

4. 关于脑脊液标本采集,**不正确**的是
   A. 第二管作细菌学检验　　　　　　　　　B. 第一管作细胞学检验
   C. 第一管作免疫化学检验　　　　　　　　D. 第二管作细菌学检查
   E. 怀疑肿瘤时另留一管作脱落细胞学检查

5. 化脓性脑膜炎脑脊液标本采集时机是发病后
   A. 9~10 天　　　B. 7~8 天　　　C. 5~6 天　　　D. 3~4 天　　　E. 1~2 天

6. 结核性脑膜炎脑脊液标本采集时机是发病后
   A. 1~3 周　　　B. 4~5 周　　　C. 5~6 天　　　D. 3~4 天　　　E. 1~3 天

7. 脑脊液检查的适应证**不包括**
   A. 有脑膜刺激征
   B. 脱髓鞘疾病
   C. 颅后窝占位性病变
   D. 可疑颅内出血、脑膜白血病和肿瘤颅内转移
   E. 原因不明的剧烈头痛、昏迷、抽搐或瘫痪

8. 脑脊液检查的禁忌证**不包括**
   A. 颅内高压　　　　　　　　　　　B. 脱髓鞘疾病
   C. 颅后窝占位性病变　　　　　　　D. 处于休克、全身衰竭状态
   E. 穿刺局部有化脓性感染

9. 脑脊液呈绿色提示脓性分泌物增多,主要见于
   A. 脑膜炎球菌性脑膜炎　　　　　　B. 溶血性链球菌性脑膜炎
   C. 铜绿假单胞菌性脑膜炎　　　　　D. 结核性脑膜炎
   E. 病毒性脑膜炎

10. 脑脊液无色的原因,**不包括**
    A. 正常脑脊液　　　　　　　B. 病毒性脑炎　　　　　　　C. 轻型结核性脑膜炎
    D. 急性肺炎双球菌性脑膜炎　　E. 神经梅毒

11. 脑脊液外观呈乳白色浑浊的是
    A. 结核性脑膜炎　　　　　　B. 病毒性脑膜炎　　　　　　C. 化脓性脑膜炎
    D. 流行性乙型脑膜炎　　　　E. 中枢神经系统梅毒

12. 脑脊液外观呈毛玻璃样浑浊的是
    A. 结核性脑膜炎　　　　　　B. 病毒性脑膜炎　　　　　　C. 化脓性脑膜炎
    D. 流行性乙型脑膜炎　　　　E. 中枢神经系统梅毒

13. 脑脊液在采集后 1~2 小时内呈块状凝固的是
    A. 结核性脑膜炎　　　　　　B. 病毒性脑膜炎　　　　　　C. 流行性乙型脑膜炎
    D. 化脓性脑膜炎　　　　　　E. 中枢神经系统梅毒

14. 脑脊液在 12~24 小时内呈薄膜或纤细凝块的是
    A. 化脓性脑膜炎   B. 病毒性脑膜炎   C. 结核性脑膜炎
    D. 流行性乙型脑膜炎   E. 隐球菌性脑膜炎

15. 脑脊液压力增高的原因**不包括**
    A. 化脓性脑膜炎   B. 脑肿瘤   C. 结核性脑膜炎
    D. 脑出血   E. 脑脊液循环受阻

16. 脑脊液蛋白质浓度增高最明显的是
    A. 病毒性脑膜炎   B. 流行性脑炎   C. 结核性脑膜炎
    D. 脊髓灰质炎   E. 化脓性脑膜炎

17. 脑脊液葡萄糖浓度降低最明显的是
    A. 急性化脓性脑膜炎   B. 结核性脑膜炎   C. 真菌性脑膜炎
    D. 病毒性脑膜炎   E. 隐球菌性脑膜炎

18. 正常脑脊液淋巴细胞与单核细胞之比为
    A. 7:3   B. 10:3   C. 17:3   D. 3:7   E. 10:7

19. 脑脊液中性粒细胞数量增多最显著的是
    A. 结核性脑膜炎   B. 化脓性脑膜炎   C. 寄生虫感染
    D. 浆液性脑膜炎   E. 病毒性脑膜炎

20. 脑脊液细胞数量中度增多,且有中性粒细胞、淋巴细胞、浆细胞同时存在的是
    A. 病毒性脑膜炎   B. 化脓性脑膜炎   C. 寄生虫感染
    D. 结核性脑膜炎   E. 浆液性脑膜炎

21. 脑脊液穿刺第一管脑脊液为红色,以后逐渐变清的是
    A. 脑出血   B. 蛛网膜下腔出血   C. 穿刺损伤出血
    D. 血友病   E. 昏迷

22. 脑脊液肌酸激酶(CK)增高最明显的是
    A. 结核性脑膜炎   B. 化脓性脑膜炎   C. 寄生虫感染
    D. 浆液性脑膜炎   E. 病毒性脑膜炎

23. 脑脊液溶菌酶(Lys)增高最明显的是
    A. 结核性脑膜炎   B. 化脓性脑膜炎   C. 寄生虫感染
    D. 浆液性脑膜炎   E. 病毒性脑膜炎

24. 可作为诊断和鉴别诊断结核性脑膜炎的指标是
    A. 磷酸己糖异构酶(PHI)   B. 胆碱酯酶(ChE)
    C. 神经元特异性烯醇化酶(NSE)   D. 醛缩酶(aldolase)
    E. 腺苷脱氨酶(ADA)

25. 脑脊液氯化物浓度降低最明显的是
    A. 急性化脓性脑膜炎   B. 结核性脑膜炎   C. 真菌性脑膜炎
    D. 病毒性脑膜炎   E. 隐球菌性脑膜炎

26. 健康成人脑脊液中的白细胞数($\times 10^6$/L)是
    A. 0~8   B. 0~12   C. 0~10   D. 0~15   E. 0~20

27. 健康成人腰椎穿刺脑脊液氯化物含量(mmol/L)为
    A. 40~60   B. 60~90   C. 80~120   D. 120~130   E. 240~260

28. 健康成人腰椎穿刺脑脊液蛋白含量(mg/L)为
    A. 50~100　　　B. 100~150　　　C. 100~200　　　D. 200~400　　　E. 300~500

29. 关于脑脊液葡萄糖浓度变化,**不正确**的是
    A. 降低可见于化脓性脑膜炎
    B. 化脓性脑膜炎脑脊液葡萄糖降低敏感性为100%
    C. 结核性脑膜炎轻度降低
    D. 脑脊液葡萄糖正常不能除外化脓性脑膜炎
    E. 脑脊液含量约为血的60%

30. 关于脑脊液氯化物浓度变化,**错误**的是
    A. 正常脑脊液氯化物浓度为120~130mmol/L
    B. 化脓性脑膜炎时,脑脊液氯化物浓度减低
    C. 正常脑脊液氯化物浓度高于血浆
    D. 脑脊液氯化物低于95mmol/L时,有可能导致呼吸中枢抑制
    E. 病毒性脑膜炎时,脑脊液氯化物浓度正常

31. 对化脓性脑膜炎病人进行脑脊液细胞检查,主要的细胞是
    A. 淋巴细胞　　　　　　　B. 粒细胞　　　　　　　C. 浆细胞
    D. 红细胞　　　　　　　　E. 巨噬细胞

32. 对病毒性脑膜炎病人进行脑脊液细胞检查,主要的细胞是
    A. 红细胞　　　　　　　　B. 粒细胞　　　　　　　C. 巨噬细胞
    D. 淋巴细胞　　　　　　　E. 浆细胞

33. 确诊新型隐球菌性脑膜炎的依据是
    A. 脑脊液中的细胞数量　　　　　　B. 脑脊液中的蛋白质含量
    C. 脑脊液中的氯化物含量　　　　　　D. 脑脊液中的葡萄糖含量
    E. 找到新型隐球菌

【A2型题】

1. 男性,48岁。头痛,发热入院。脑脊液呈毛玻璃样,蛋白质浓度增高但不明显,葡萄糖减少,氯化物明显减少,ADA明显增高,最可能诊断的是
    A. 结核性脑膜炎　　　　　B. 蛛网膜下腔出血　　　　　C. 化脓性脑膜炎
    D. 新型隐球菌性脑膜炎　　　E. 脑型血吸虫病

2. 男性,39岁。头痛、呕吐、意识障碍入院。脑脊液检查:外观浑浊,蛋白质浓度为1 000mg/L,葡萄糖为0.5mmol/L,细胞总数为3 000×10⁶/L,中性粒细胞占96%,则应考虑的诊断为
    A. 椎管梗阻　　　　　　　B. 蛛网膜下腔出血　　　　C. 病毒性脑膜炎
    D. 化脓性脑膜炎　　　　　E. 结核性脑膜炎

3. 病人,男性,50岁,因不明原因剧烈头痛就医。脑脊液检查示:外观清晰,蛋白质定性(+),葡萄糖3.0mmol/L,氯化物125mmol/ L,白细胞数5×10⁶/L,分类以淋巴细胞为主,未见细菌。此结果最**不符合**以下哪一项
    A. 脑肿瘤　　　　　　　　B. 脑脊髓梅毒　　　　　　C. 流行性乙型脑炎
    D. 病毒性脑膜炎　　　　　E. 化脓性脑膜炎

4. 某病人,男性,35岁,因头痛、呕吐、意识障碍就医。做腰椎穿刺脑脊液压力增高。病人脑脊液呈毛玻璃样浑浊,蛋白质定性(+),但不明显,葡萄糖:3.8mmol/L,Cl:1.5mmol/L,WBC 1.5×10⁶/L,

分类以中性粒细胞为主,在脑脊液沉淀物涂片镜检中发现抗酸杆菌,根据这些实验室检查结果,最可能是

    A. 病毒性脑膜炎   B. 化脓性脑膜炎   C. 结核性脑膜炎

    D. 流行性乙型脑炎   E. 新型链球菌性脑膜炎

5. 男性,26 岁。脑脊液检查:透明或呈毛玻璃样,放置数小时后有白色纤维膜形成,葡萄糖 2.0mmol/L,氯化物 92mmol/L。最可能的诊断是

    A. 化脓性脑膜炎   B. 结核性脑膜炎   C. 病毒性脑膜炎

    D. 真菌性脑膜炎   E. 原发性阿米巴性脑脓肿

【A3 型题】

(1~5 题共用题干)

病人,女性,大学生,主诉发热、寒战、头痛,晨起有恶心、呕吐。检查时有颈项强直和背部疼痛症状。腰椎穿刺取三管脑脊液送至实验室,三管脑脊液均呈浑浊状,但无血性。

1. 脑脊液白细胞检查的正常参考区间为

    A. $(0\sim8)\times10^6/L$ B. $(0\sim15)\times10^6/L$ C. $(0\sim20)\times10^6/L$

    D. $(0\sim30)\times10^6/L$ E. $(10\sim50)\times10^6/L$

2. 脑脊液葡萄糖检查的正常参考区间为

    A. 1.5mmol/L   B. 和血糖一样   C. 2.5~4.4mmol/L

    D. 比血糖浓度略高   E. 5.1mmol/L

3. 若病人脑脊液中性粒细胞数量显著增多,则最有可能的疾病为

    A. 结核性脑膜炎   B. 化脓性脑膜炎   C. 寄生虫感染

    D. 浆液性脑膜炎   E. 病毒性脑膜炎

4. 若脑脊液细胞数量中度增多,且有中性粒细胞、淋巴细胞、浆细胞同时存在,则最有可能的疾病为

    A. 病毒性脑膜炎   B. 化脓性脑膜炎   C. 寄生虫感染

    D. 结核性脑膜炎   E. 浆液性脑膜炎

5. 若脑脊液在采集后 1~2 小时内呈块状凝固,最有可能的疾病为

    A. 结核性脑膜炎   B. 病毒性脑膜炎

    C. 流行性乙型脑膜炎   D. 化脓性脑膜炎

    E. 中枢神经系统梅毒

(6~10 题共用题干)

某 10 岁患儿,近 2 日突然高热、呕吐、嗜睡。查体:心(-)、肺(-),PPD(-),脑膜刺激征(+),巴宾斯基征(+)。实验室检查:脑脊液压力高,外观透明,白细胞 $150\times10^6/L$,单核 77%,多核 28%,蛋白 450mg/L,糖 3.9mmol/L,氯化物 125mmol/L。

6. 该患儿最可能的诊断是

    A. 病毒性脑膜炎   B. 感染性多神经根炎   C. 结核性脑膜炎

    D. 化脓性脑膜炎   E. 新型隐球菌性脑膜炎

7. 如果诊断成立,关于该病以下叙述**不正确**的是

    A. 起病急

    B. 是一种自限性疾病,轻者可自行缓解

    C. 脑脊液蛋白和细胞数轻度升高,糖和氯化物正常

　　D. 多数患儿有后遗症

　　E. 脑脊液中可分离出病原体

8. 脑脊液的主要形成部位是

　　A. 硬脑膜　　　　B. 蛛网膜下腔　　　C. 软脑膜　　　D. 脑室脉络丛　　　E. 中脑水管

9. 脑脊液的获得是通过

　　A. 骨髓穿刺术　　　　　　　　B. 腰椎穿刺术　　　　　　　　C. 胸腔穿刺术

　　D. 腹腔穿刺术　　　　　　　　E. 心包穿刺术

10. 脑脊液检查的禁忌证**不包括**

　　A. 颅内高压　　　　　　　　B. 脱髓鞘疾病　　　　　　　　C. 颅后窝占位性病变

　　D. 处于休克、全身衰竭状态　　E. 穿刺局部有化脓性感染

【B 型题】

(1~4 题共用备选答案)

　　A. 红色　　　　B. 黄色　　　　C. 白色　　　　D. 无色　　　　E. 黑色

1. 健康成人脑脊液的颜色是

2. 蛛网膜下腔出血时,脑脊液的颜色是

3. 化脓性脑膜炎时,脑脊液的颜色是

4. 椎管梗阻时,脑脊液的颜色是

(5~8 题共用备选答案)

　　A. 显著增高　　　　　　　　B. 增高　　　　　　　　C. 轻度增高

　　D. 正常　　　　　　　　　　E. 减少

5. 化脓性脑膜炎时,脑脊液蛋白质浓度

6. 结核性脑膜炎时,脑脊液蛋白质浓度

7. 新型隐球菌性脑膜炎时,脑脊液蛋白质浓度

8. 病毒性脑膜炎时,脑脊液蛋白质浓度

(9~12 题共用备选答案)

　　A. 淋巴细胞　　　　　　　　B. 中性粒细胞　　　　　　　　C. 单核细胞

　　D. 嗜酸性粒细胞　　　　　　E. 嗜碱性粒细胞

9. 健康成人脑脊液中主要的白细胞为

10. 化脓性脑膜炎时,脑脊液中主要的白细胞为

11. 病毒性脑膜炎时,脑脊液中主要的白细胞为

12. 脑型血吸虫病时,脑脊液中主要的白细胞为

(13~14 题共用备选答案)

　　A. 葡萄糖明显减少,氯化物稍低　　　　　　B. 葡萄糖减少,氯化物明显减少

　　C. 葡萄糖正常,氯化物正常　　　　　　　　D. 葡萄糖轻度增加,氯化物正常

　　E. 葡萄糖和氯化物均减少

13. 蛛网膜下腔出血的脑脊液

14. 化脓性脑膜炎的脑脊液

(15~16 题共用备选答案)

　　A. 葡萄糖明显减少,氯化物轻度减少

　　B. 葡萄糖减少,氯化物减少

C. 葡萄糖正常,氯化物正常

D. 葡萄糖轻度增高,氯化物正常

E. 葡萄糖和氯化物均减少

15. 结核性脑膜炎的脑脊液

16. 流行性乙型脑炎的脑脊液

三、问答题

1. 为什么细菌性脑膜炎病人脑脊液氯化物降低?

2. 脑脊液葡萄糖浓度降低的原因是什么?

3. 简述脑脊液的生理作用。

4. 简述脑脊液新鲜性出血与陈旧性出血的鉴别。

参考答案

一、名词解释

1. 脑脊液:是充满各脑室、蛛网膜下腔和脊髓中央管内的无色透明液体,其中大约 70% 来自脑室脉络丛的主动分泌和超滤,其余 30% 由室管膜和蛛网膜下腔产生,通过蛛网膜绒毛回吸收入静脉。

2. Froin-Nonne 综合征:脑脊液同时存在胶样凝固、黄变症和蛋白质-细胞分离(蛋白质明显增高,细胞正常或轻度增高)的现象,称为 Froin-Nonne 综合征,这是蛛网膜下腔梗阻的脑脊液特点。

二、选择题

【A1 型题】

1. D	2. C	3. B	4. B	5. E	6. A	7. C	8. B	9. C	10. D
11. C	12. A	13. D	14. C	15. E	16. E	17. A	18. A	19. B	20. D
21. C	22. B	23. A	24. E	25. B	26. A	27. D	28. D	29. B	30. D
31. B	32. D	33. E							

【A2 型题】

1. A   2. D   3. E   4. D   5. B

【A3 型题】

1. A	2. C	3. B	4. D	5. D	6. A	7. D	8. D	9. B	10. B

【B 型题】

1. D	2. A	3. C	4. B	5. A	6. B	7. C	8. B	9. A	10. B
11. A	12. D	13. D	14. A	15. B	16. C				

三、问答题

1. 为什么细菌性脑膜炎病人脑脊液氯化物降低?

答:细菌性脑膜炎病人脑脊液氯化物降低是因为:

(1)细菌或真菌感染,特别是化脓性、结核性和隐球菌性脑膜炎的急性期、慢性感染的急性发作期,氯化物与葡萄糖同时降低,其中以结核性脑膜炎脑脊液氯化物降低最明显,这是由于细菌或真菌分解葡萄糖产生乳酸,使脑脊液呈酸性,而导致氯化物浓度降低,以及蛋白质增高而导致氯化物减少。

(2)在细菌性脑膜炎的后期,由于脑膜有明显的炎症浸润或粘连,局部有氯化物附着,使脑脊液氯化物降低,并伴有蛋白质明显增高。

2. 脑脊液葡萄糖浓度降低的原因是什么?

答:脑脊液葡萄糖浓度降低的原因是:

(1) 由于细菌或破坏的细胞释放出的葡萄糖分解酶,使糖无氧酵解增强。

(2) 中枢神经系统代谢紊乱,使血糖向脑脊液转送障碍,导致脑脊液葡萄糖降低。

3. 简述脑脊液的生理作用。

答:脑脊液的生理作用包括:

(1) 保护脑和脊髓免受外力的震荡损伤。

(2) 调节颅内压力的变化。

(3) 参与脑组织的物质代谢。

(4) 供给脑、脊髓营养物质和排出代谢产物。

(5) 调节神经系统碱储量,维持正常 pH 等。

4. 简述脑脊液新鲜性出血与陈旧性出血的鉴别。

答:脑脊液新鲜性出血与陈旧性出血的鉴别见下表。

项目	新鲜性出血	陈旧性出血
外观	浑浊	清晰、透明
易凝性	易凝	不易凝
离心后上清液	无色、透明	红色、黄褐色或柠檬色
红细胞形态	无变化	皱缩
上清液隐血试验	多为阴性	阳性
白细胞	不增高	继发性或反应性增高

第五节　浆膜腔积液检测

学习目标

1. 掌握　渗出液与漏出液的鉴别。

2. 了解　浆膜腔积液的产生机制。

习题

一、名词解释

1. 白蛋白梯度

2. 浆膜腔积液

二、选择题

【A1 型题】

1. 漏出液的发生机制,**错误**的是

　　A. 毛细血管流体静压增高　　　　　　B. 化学物质刺激

　　C. 血浆胶体渗透压降低　　　　　　　D. 钠水潴留

　　E. 淋巴回流受阻

2. 渗出液的发生机制,**错误**的是
   A. 微生物的毒素刺激
   B. 缺氧以及炎性介质刺激
   C. 淋巴回流受阻
   D. 血管活性物质增高
   E. 化学物质刺激

3. 可引起渗出液的是
   A. 充血性心力衰竭
   B. 晚期肝硬化
   C. 肾病综合征
   D. 转移性肺癌
   E. 丝虫病晚期

4. 漏出液的一般性状**错误**的是
   A. 淡黄色
   B. 清晰透明
   C. 比重 <1.015
   D. pH 7.4~7.5
   E. 易凝固

5. 有关漏出液的特点,**错误**的是
   A. Rivalta 试验阴性
   B. 蛋白质浓度 <25g/L
   C. 积液蛋白/血清蛋白比值 >0.5
   D. 葡萄糖接近血糖水平
   E. 胸腔积液白蛋白梯度 >12g/L

6. 有关渗出液的特点,**错误**的是
   A. 黏蛋白定性试验阳性
   B. 蛋白质浓度 >30g/L
   C. 积液蛋白/血清蛋白 <0.5
   D. 腹腔积液白蛋白梯度 <11g/L
   E. 积液 LDH/ 血清 LDH>0.6

7. 有关渗出液细胞学特点,**错误**的是
   A. 细胞总数($\times 10^6$/L)>500
   B. 以淋巴细胞和间皮细胞为主
   C. 急性炎症以中性粒细胞为主
   D. 可有肿瘤细胞
   E. 慢性炎症或恶性积液以淋巴细胞为主

8. 有关健康人浆膜腔液,正确的是
   A. 胸腔积液 <50ml
   B. 心包积液 <10ml
   C. 腹腔积液 <20ml
   D. 心包积液 <50ml
   E. 腹腔积液 <50ml

9. 漏出液的蛋白质浓度应低于
   A. 30g/L
   B. 40g/L
   C. 35g/L
   D. 25g/L
   E. 20g/L

10. 引起漏出液的常见疾病,但**除了**
    A. 晚期肝硬化
    B. 肾病综合征
    C. 化脓性胸膜炎
    D. 重度营养不良
    E. 淋巴管阻塞

11. 引起渗出液的常见疾病,但**除了**
    A. 静脉栓塞
    B. 恶性肿瘤
    C. 化脓性胸膜炎
    D. 支原体肺炎
    E. 风湿性心脏病

12. 可能出现血性胸腔积液的疾病,但**除了**
    A. 肺癌
    B. 急性结核性胸膜炎
    C. 纵隔肿瘤
    D. 支气管癌
    E. 支气管哮喘

13. **不是**渗出液特点的是
    A. 脓性
    B. 透明样浆液性
    C. 血性
    D. 乳糜样
    E. 浑浊样

14. **不是**漏出液特点的是

A. 清亮透明样 　　　　　B. 不凝固 　　　　　C. 比重>1.018

D. 蛋白质浓度(g/L)<25 　　　　　E. 非炎症所致

15. 漏出液中的 LDH 与血清 LDH 的比值常

A. <0.6 　　　B. <0.5 　　　C. >0.4 　　　D. >0.3 　　　E. <0.1

16. 漏出液的细胞主要是

A. 中性粒细胞 　　　　　B. 淋巴细胞 　　　　　C. 单核细胞

D. 嗜酸性粒细胞 　　　　　E. 嗜碱性粒细胞

17. 漏出液的白细胞($\times10^6$/L)常

A. >300 　　　B. <100 　　　C. >500 　　　D. >100 　　　E. <500

18. 渗出液的白细胞($\times10^6$/L)常

A. >600 　　　B. <100 　　　C. >100 　　　D. >500 　　　E. <500

19. 漏出液的发生机制,**不正确**的是

A. 非炎性积液 　　　　　B. 血管内胶体渗透压下降

C. 毛细血管流体静脉压升高 　　　　　D. 淋巴管阻塞

E. 恶性肿瘤

20. 渗出液的发生机制,**不正确**的是

A. 炎性积液 　　　　　B. 细菌感染 　　　　　C. 恶性肿瘤

D. 晚期肝硬化 　　　　　E. 风湿热

21. **不符合**渗出液特点的是

A. 积液蛋白/血清蛋白 <0.5 　　　　　B. 黏蛋白定性试验阳性

C. 蛋白质浓度>30g/L 　　　　　D. 比重>1.018

E. 葡萄糖<3.3mmol/L

22. 漏出液形成的原因**不包括**

A. 血浆胶体渗透压下降 　　　　　B. 毛细血管流体静脉压升高

C. 淋巴回流受阻 　　　　　D. 水钠潴留引起细胞外液增多

E. 血管通透性增高

【A2 型题】

1. 男性,56 岁,患严重腹膜炎,胸闷,气急,体检有胸腔积液,积液检查结果为:蛋白质定量 18.5g/L,细胞数 280×10^6/L,以淋巴细胞、单核细胞为主,中性粒细胞少见。若疑伴有心力衰竭,则下列积液检测结果中符合诊断的选项是

A. 乳酸脱氢酶 150U/L 　　　　　B. 葡萄糖 2.0mmol/L

C. 积液 LDH/血清 LDH 比值 0.8 　　　　　D. 积液蛋白/血清蛋白比值 0.6

E. 积液见革兰氏阳性球菌

2. 病人,女性,35 岁,有消化道溃疡病史,因腹部剧烈疼痛住院,体检疑有腹腔积液,行腹腔穿刺,积液呈黄色,浑浊,比重 1.038,查蛋白质定量 32g/L,积液蛋白/血清蛋白比值 0.7,葡萄糖 3.2mmol/L,乳酸脱氢酶 286U/L,积液 LDH/血清 LDH 比值 0.7,细胞总数 625×10^6/L,有核细胞分类以中性粒细胞为主。可疑发生下列疾病,但最**不可能**的是

A. 胃溃疡穿孔 　　　　　B. 十二指肠溃疡穿孔 　　　　　C. 肠穿孔

D. 胆囊破裂 　　　　　E. 肝硬化

3. 病人男性,65 岁。腹腔积液呈黄色,比重 1.013,黏蛋白定性试验呈阴性,蛋白质定量 16g/L,细胞计数 300×10^6/L,主要为淋巴细胞。该病人可能的疾病是

  A. 肝硬化腹腔积液   B. 结核性腹膜炎

  C. 恶性肿瘤性腹腔积液   D. 化脓性腹膜炎

  E. 胰腺炎

4. 病人男性,52 岁。1 周前低热,夜间盗汗,腹胀,体温 38.1℃。B 超示有腹腔积液。腹腔积液浑浊,比重 1.035,Rivalta 试验阳性,细胞计数 $5\,800 \times 10^6$/L,以淋巴细胞为主,蛋白质定量 48g/L。该病人最可能的诊断是

  A. 肝硬化腹腔积液   B. 结核性腹膜炎

  C. 恶性肿瘤性腹腔积液   D. 化脓性腹膜炎

  E. 胰腺炎

5. 胸腔积液病人胸腔积液比重 1.017,蛋白质定量 25g/L,Rivalta 试验阳性,LDH 200IU/L,细胞数 100×10^6/L,细菌(−),首先考虑积液的种类是

  A. 漏出液   B. 渗出液   C. 癌性积液

  D. 乳糜性积液   E. 血性积液

【A3 型题】

(1~2 题共用题干)

病人,中年男性,有咳嗽、发热、体重减轻。查体有左锁骨上淋巴结肿大,伴胸腔积液。行积液检查。

1. 若积液 CEA/血清 CEA>4.3,多提示的疾病是

  A. 癌性积液   B. 结核性积液   C. 胸膜炎

  D. 风湿性积液   E. 充血性心力衰竭

2. 若积液 LDH/血清 LDH 为 0.9,可提示下列何种疾病

  A. 肾病综合征   B. 充血性心力衰竭   C. 急性肺不张

  D. 支气管肺癌   E. 肝硬化

(3~5 题共用题干)

病人,男性,60 岁,肺炎,伴有胸腔积液,疑发展为充血性心力衰竭。胸腔积液检查结果为:蛋白质定量 18g/L,细胞数 98×10^6/L,淋巴细胞为主,可见间皮细胞。

3. 渗出性积液中蛋白质含量可为

  A. <10g/L   B. <20g/L   C. <25g/L   D. >25g/L   E. >30g/L

4. 漏出液中细胞数为

  A. $<100 \times 10^6$/L   B. $<100 \times 10^9$/L   C. $<500 \times 10^9$/L

  D. $<500 \times 10^6$/L   E. $>500 \times 10^6$/L

5. 若上述疑伴有充血性心力衰竭,除上述指标外,下列指标亦可异常的是

  A. 积液 LDH/血清 LDH>0.6   B. 乳酸脱氢酶(LDH,U/L)>200

  C. 积液蛋白/血清蛋白 <0.5   D. Rivalta 试验阳性

  E. 有细菌

(6~8 题共用题干)

病人男性,63 岁。咳嗽、胸痛伴体重减轻 1 个月。查体:胸腔有积液。并进行胸腔穿刺,胸腔积液检查。

6. 若胸腔积液呈黄色,积液蛋白/血清蛋白比值为 1.0,比重 1.020,多提示的疾病是

　　A. 充血性心力衰竭　　　　　　B. 肝硬化伴胸腹腔积液　　　　　C. 恶性胸腔积液

　　D. 渗出性胸膜炎　　　　　　　E. 黏液性水肿

7. 若积液 LDH/ 血清 LDH 比值为 0.9,ADA 60U/L,溶菌酶 45mg/L,提示

　　A. 低蛋白血症　　　　　　　　B. 充血性心力衰竭　　　　　　　C. 结核性积液

　　D. 恶性积液　　　　　　　　　E. 肝硬化伴胸腹腔积液

8. 若胸腔积液为淡红色,CEA 32μg/L,提示

　　A. 癌性积液　　　　　　　　　B. 结核性积液　　　　　　　　　C. 化脓性积液

　　D. 风湿性积液　　　　　　　　E. 外伤性积液

(9~10 题共用题干)

病人女性,55 岁。因气闷、精神差前来就诊。检查发现左侧胸腔积液,行胸腔穿刺术取液体进行检查。

9. 下列叙述正确的是

　　A. 浆膜腔积液中多数癌细胞是原发的

　　B. 肿瘤性胸腔积液最常见于原发性中央型肺癌

　　C. 浆膜腔积液中分化差的肿瘤常容易判断

　　D. 间皮瘤是良性的

　　E. 恶性胸腔积液细胞学检查最常见的细胞学类型是角化型鳞癌

10. 胸腔积液细胞学检查发现癌细胞,导致女性胸腔积液最常见的恶性肿瘤是

　　A. 乳腺癌　　　　　　　　　　B. 周围型肺癌　　　　　　　　　C. 中央型肺癌

　　D. 胃癌　　　　　　　　　　　E. 恶性间皮瘤

【B 型题】

(1~5 题共用备选答案)

　　A. 红色积液　　　B. 白色积液　　　C. 棕色积液　　　D. 黑色积液　　　E. 绿色积液

1. 铜绿假单胞菌感染所致

2. 阿米巴脓肿破溃进入胸腔或腹腔所致

3. 化脓性积液

4. 曲霉菌感染引起

5. 穿刺损伤、结核、肿瘤、内脏损伤、出血性疾病等所致

三、问答题

1. 什么是中间型积液?其形成的原因有哪些?

2. 简述不同浆膜腔积液的主要病因。

3. 浆膜腔积液检查的适应证有哪些?

参考答案

一、名词解释

1. 白蛋白梯度:血清白蛋白与积液白蛋白之差称为白蛋白梯度。

2. 浆膜腔积液:当浆膜腔发生炎症、恶性肿瘤浸润或低蛋白血症、循环障碍等病变时,浆膜腔内液体生成增多并积聚而形成浆膜腔积液。

二、选择题

【A1 型题】

1. B　　2. C　　3. D　　4. E　　5. C　　6. C　　7. B　　8. E　　9. D　　10. C

11. A　　12. E　　13. B　　14. C　　15. A　　16. B　　17. B　　18. D　　19. E　　20. D

21. A　　22. E

【A2 型题】

1. A　　2. E　　3. A　　4. B　　5. A

【A3 型题】

1. A　　2. D　　3. E　　4. A　　5. C　　6. D　　7. C　　8. A　　9. C　　10. A

【B 型题】

1. E　　2. C　　3. B　　4. D　　5. A

三、问答题

1. 什么是中间型积液？其形成的原因有哪些？

答：有些浆膜腔积液既有渗出液特点，又有漏出液性质，这些积液称为"中间型积液"。其形成的原因包括：①漏出液继发感染。②漏出液长期滞留在浆膜腔，致使积液浓缩。③漏出液混有大量血液。

2. 简述不同浆膜腔积液的主要病因。

答：胸腔积液的主要病因为结核性胸膜炎和恶性肿瘤，且有向以恶性肿瘤发展为主的趋势；腹腔积液的主要病因有肝硬化、肿瘤和结核性腹膜炎等，占 90% 以上；心包积液的主要病因为结核性、非特异性和肿瘤性，结核性仍占首位，但呈逐年降低趋势，而肿瘤性则呈逐年上升趋势。

3. 浆膜腔积液检查的适应证有哪些？

答：浆膜腔积液检查的适应证有：

(1) 新发生的浆膜腔积液。

(2) 已有浆膜腔积液且有突然增多或伴有发热的病人。

(3) 需进行诊断或治疗性穿刺的病人。

第六节　生殖系统体液检测

一、阴道分泌物检测

学习目标

1. **掌握**　阴道分泌物一般性状检查及意义。

2. **了解**　阴道分泌物标本的采集方法。

习题

(一) 名词解释

1. 线索细胞

2. 阴道分泌物

（二）选择题

【A1 型题】

1. 有关阴道分泌物的量，**错误**的是
   - A. 排卵期阴道分泌物增多
   - B. 排卵期 5~6 天后的分泌物减少
   - C. 行经前的分泌物量增多
   - D. 妊娠期分泌物的量较多
   - E. 绝经期后的分泌物量减少

2. 奶油样阴道分泌物见于
   - A. 慢性子宫颈炎
   - B. 萎缩性阴道炎
   - C. 子宫内膜炎
   - D. 阴道加德纳菌感染性阴道炎
   - E. 假丝酵母样真菌性阴道炎

3. 泡沫样脓性阴道分泌物主要见于
   - A. 滴虫性阴道炎
   - B. 萎缩性阴道炎
   - C. 子宫内膜炎
   - D. 阴道加德纳菌感染性阴道炎
   - E. 假丝酵母样真菌性阴道炎

4. 阴道清洁度划分的依据中**不包括**阴道分泌物的
   - A. 白细胞（脓细胞）
   - B. 上皮细胞
   - C. 阴道杆菌
   - D. 杂菌
   - E. 颜色

5. 有关阴道清洁度的评价，**错误**的是
   - A. 白细胞数量是反映阴道炎症程度的主要指标
   - B. 杂菌增多则阴道杆菌相对也增多
   - C. 阴道杆菌增多则杂菌相对减少
   - D. 上皮细胞和阴道杆菌是非恒定的指标
   - E. 阴道分泌物中无大量的白细胞和杂菌，清洁度仍属正常

6. 细菌性阴道病的诊断标准中**不包括**
   - A. 阴道分泌物稀薄、均匀
   - B. 分泌物 pH 大于 4.5
   - C. 白细胞增多
   - D. 胺试验阳性
   - E. 线索细胞阳性

7. 阴道清洁度检查结果Ⅱ度，则其上皮细胞应为
   - A. +
   - B. ++
   - C. +++
   - D. ++++
   - E. −

8. 阴道分泌物外观呈豆腐渣样，提示为
   - A. 萎缩性阴道炎
   - B. 滴虫性阴道炎
   - C. 念珠菌性阴道炎
   - D. 宫颈息肉
   - E. 子宫内膜炎

9. 有利于诊断细菌性阴道炎的检查指标，但**除外**
   - A. 阴道加德纳菌
   - B. 线索细胞
   - C. 阴道分泌物 pH 降低
   - D. 胺试验阳性
   - E. 乳酸杆菌减少

10. 阴道清洁度检查结果Ⅲ度的是
    - A. 上皮细胞 ++++，白细胞 0~5 个/HPF
    - B. 上皮细胞 +++，白细胞 5~15 个/HPF
    - C. 上皮细胞 −，白细胞 15~30 个/HPF
    - D. 上皮细胞 −，白细胞>30 个/HPF
    - E. 上皮细胞 ++，白细胞 15~30 个/HPF

11. **不符合**正常阴道分泌物特征的是

    A. 白色稀糊状,无臭味

    B. 排卵期增多,稀薄呈蛋清样

    C. 弱酸性

    D. 行经前减少

    E. 排卵后分泌物减少,黏液浑浊黏稠

12. 卵巢颗粒细胞瘤的阴道分泌物是

    A. 大量浑浊黏稠分泌物   B. 分泌增多,清澈透明样

    C. 黄色脓性分泌物   D. 大量黏稠分泌物

    E. 分泌物减少,黏液浑浊黏稠样

13. 滴虫性阴道炎的阴道分泌物多为

    A. 分泌增多,清澈透明样   B. 大量浑浊黏稠分泌物

    C. 分泌物减少   D. 黄色脓性分泌物

    E. 泡沫样脓性分泌物

14. 宫颈癌的阴道分泌物是

    A. 大量脓性分泌物   B. 血性分泌物

    C. 泡沫样脓性分泌物   D. 黄色或黄绿色分泌物

    E. 黏液黏稠分泌物

【A2 型题】

1. 女性,38 岁,阴道分泌物增多 6 日,外阴瘙痒,查外阴黏膜充血并有皲裂,阴道弥漫性充血,分泌物呈白色豆腐渣样。病人有糖尿病史。若阴道分泌物湿片检查未发现病原微生物,最应采取的进一步检查是

    A. 阴道分泌物滴虫培养   B. 阴道分泌物真菌培养

    C. 阴道分泌物细菌培养   D. 检查尿糖

    E. 阴道脱落细胞学检查

2. 病人,女性,24 岁。阴道分泌物增多 1 个月,无阴道瘙痒。体格检查:阴道壁覆有较多米糊状分泌物,阴道黏膜无潮红,宫颈口见少量透明分泌物。下列实验室检查结果支持初步诊断的是

    A. 阴道分泌物发现革兰氏阴性双球菌

    B. 阴道分泌物涂片发现少量白细胞

    C. 阴道分泌物涂片发现较多线索细胞

    D. 阴道分泌物涂片发现少量孢子

    E. 阴道分泌物涂片发现较多革兰氏阳性杆菌

3. 病人,女性,45 岁,已婚,4 天前曾到浴池盆浴,现感外阴瘙痒,白带多。检查:白带稀薄,泡沫样,阴道壁充血,宫颈光滑。可能的诊断为

    A. 滴虫性阴道炎   B. 霉菌性阴道炎   C. 萎缩性阴道炎

    D. 阿米巴阴道炎   E. 非特异性阴道炎

4. 病人,女性,40 岁,近 3 日白带多,伴外阴瘙痒就诊。检查外阴黏膜充血,阴道壁充血,分泌物黄色,中等量,呈稀薄泡沫状,宫颈充血,此病人确切的诊断是

    A. 霉菌性阴道炎   B. 滴虫性阴道炎   C. 萎缩性阴道炎

    D. 阿米巴阴道炎   E. 外阴瘙痒症

5. 病人,女性,28 岁,外阴反复瘙痒,有鱼腥异味,检查:奶油样阴道分泌物,阴道清洁度检查结果为Ⅳ度,可见

    A. 上皮细胞(++++)   B. 杆菌(−)

    C. 白(脓)细胞 15~30 个/HPF   D. 杂菌(++)

    E. 吞噬细胞

【A3 型题】

(1~5 题共用题干)

病人女性,32 岁。外阴瘙痒、白带增多、恶臭 1 周就诊。无不洁性交史。妇科检查:白带多,余未见异常。白带常规:鳞状上皮细胞间可见大量短小的杆菌和线索细胞。

1. 病人可能感染的微生物是

    A. 杜克雷嗜血杆菌   B. 白念珠菌   C. 阴道加德纳菌

    D. 乳酸杆菌   E. 淋病奈瑟菌

2. 病人白带性状是

    A. 泡沫状白带   B. 黄色脓性白带   C. 豆腐渣样白带

    D. 血性白带   E. 奶油状白带

3. 白带常规:镜下见少量阴道杆菌和上皮细胞,白细胞 15~30 个/HPF,其清洁度分级是

    A. Ⅰ度   B. Ⅱ度   C. Ⅲ度   D. Ⅳ度   E. Ⅴ度

4. 下列**不是**诊断加德纳菌性阴道炎的指标的是

    A. 阴道分泌物稀薄均匀   B. 细菌革兰氏染色阳性   C. 分泌物 pH>4

    D. 胺试验阳性   E. 检出线索细胞

5. 有关阴道分泌物的量,**错误**的是

    A. 排卵期阴道分泌物增多   B. 排卵期 5~6 天后的分泌物减少

    C. 行经前的分泌物量增多   D. 妊娠期分泌物的量较多

    E. 绝经期后的分泌物量减少

【B2 型题】

(1~3 题共用备选答案)

    A. 宫颈息肉   B. 滴虫性阴道炎   C. 念珠菌性阴道炎

    D. 萎缩性阴道炎   E. 细菌性阴道炎

1. 外观呈豆腐渣样的阴道分泌物,提示为

2. 外观呈脓性泡沫状的阴道分泌物,提示为

3. 外观呈奶油样的阴道分泌物,提示为

(4~5 题共用备选答案)

    A. 直接涂片法   B. 浓集法   C. 细胞学检查

    D. 培养分离法   E. 荧光定量 PCR 法

4. 检查阴道滴虫最常用的方法为

5. 检查支原体最敏感、最可靠的方法为

(三) 问答题

1. 简述子宫颈(阴道)脱落细胞学检查的目的。

2. 简述阴道清洁度的临床意义。

参考答案

(一) 名词解释

1. 线索细胞:是黏附有大量加德纳菌及其他短小杆菌的鳞状上皮细胞,细胞边缘呈锯齿状,表面毛糙,有斑点和大量细小颗粒,核模糊不清。

2. 阴道分泌物:是女性生殖系统分泌的液体,主要由子宫颈腺体、前庭大腺、子宫内膜和阴道黏膜的分泌物组成。

(二) 选择题

【A1 型题】

1. B　　2. D　　3. A　　4. E　　5. B　　6. C　　7. B　　8. C　　9. C　　10. C

11. D　　12. D　　13. E　　14. B

【A2 型题】

1. B　　2. C　　3. A　　4. B　　5. B

【A3 型题】

1. C　　2. E　　3. C　　4. B　　5. B

【B2 型题】

1. C　　2. B　　3. E　　4. A　　5. E

(三) 问答题

1. 简述子宫颈(阴道)脱落细胞学检查的目的。

答:子宫颈(阴道)脱落细胞学检查的目的是:

(1) 子宫颈癌的筛查、早期诊断、疗效观察和预后判断。

(2) 良性病变的诊断与鉴别诊断。

(3) 了解卵巢功能,评估雌激素水平。

2. 简述阴道清洁度的临床意义。

答:阴道清洁度是判断阴道炎症和生育期妇女卵巢功能的指标,其临床意义是:

(1) 阴道清洁度与女性激素的周期变化有关:排卵前期雌激素水平逐渐增高,阴道上皮增生,糖原增多,阴道杆菌随之繁殖,pH 下降,杂菌消失,阴道趋于清洁。当卵巢功能不足(如经前及绝经后)时,则出现与排卵前期相反的结果,易感染杂菌,导致阴道不清洁。

(2) 用于诊断阴道炎:Ⅲ度提示阴道炎、子宫颈炎等;Ⅳ度提示炎症加重,如滴虫性阴道炎、淋球菌性阴道炎、细菌性阴道病等。

二、精液检测

学习目标

1. **掌握**　精液一般性状检查和显微镜检查的意义。

2. **熟悉**　精液标本的采集方法。

习题

(一) 名词解释

1. 血性精液
2. 精液液化时间
3. 精液延迟液化症
4. 无精子症
5. 精子活动率
6. 精子活动力

(二) 选择题

【A1 型题】

1. 精液标本采集最妥善的方法是
   A. 手淫法　　　　　　B. 安全套法　　　　　　C. 体外射精法
   D. 电震动法　　　　　E. 前列腺按摩法

2. 精液液化不完全主要见于
   A. 尿道炎　　　　　　B. 前列腺炎　　　　　　C. 膀胱炎
   D. 肾炎　　　　　　　E. 阴道炎

3. 与精液液化有关的是
   A. 转氨酶　　　　　　B. 溶菌酶　　　　　　　C. 凝固酶
   D. 纤溶酶　　　　　　E. 淀粉酶

4. 健康男性射精 30~60 分钟内精子活动率(%)至少大于
   A. 30　　　B. 40　　　C. 50　　　D. 60　　　E. 70

5. 异常形态精子数量增多的常见原因不包括
   A. 精索静脉曲张　　　B. 睾丸、附睾功能异常　　C. 应用雌激素
   D. 放射线损伤　　　　E. 尿道炎

6. WHO 精液常规检查的常规参数不包括
   A. 精液量　　　　　　B. 精浆锌　　　　　　　C. 总精子数
   D. 精子计数　　　　　E. 前向运动力

7. 有关精液标本的采集,不正确的是
   A. 最妥善的方法为手淫法　　　　B. 标本采集后立即送检
   C. 标本采集前应禁欲 2~7 天　　　D. 温度应稳定在 20~37℃
   E. 精子生成较稳定,一次检查结果可确诊

8. 一般不会造成少精症的是
   A. 精索静脉曲张　　　　　　　　B. 睾丸炎症、畸形、萎缩
   C. 理化因素损伤　　　　　　　　D. 弓形虫感染
   E. 输精管、精囊缺陷

9. 精液中提供精子能量的是
   A. 蔗糖　　　　　　　B. 葡萄糖　　　　　　　C. 果糖
   D. 麦芽糖　　　　　　E. 糖原

10. 精液中出现较多的未成熟生殖细胞可能是

    A. 阴囊炎   B. 精囊阻塞

    C. 睾丸曲细精管受影响   D. 睾丸炎

    E. 前列腺炎

11. 精浆液中最主要的成分是

    A. 前列腺液   B. 尿道旁腺液   C. 尿道球腺液

    D. 精囊腺液   E. 输精管液

【A2 型题】

1. 病人,男性,28 岁,婚后三年,未育,疑为男性不育而就诊。精液检查结果如下,则提示病人不育的是

    A. 外观淡黄色   B. 精液离体后 7.5 分钟开始液化

    C. 排精后 55 分钟,精子活动率 52%   D. a 和 b 级精子之和为 51%

    E. 精子总数为 $40×10^6$/次

2. 某男性不育症病人,精液常规检查结果为:精液灰白色,pH7.5,精子密度 6 000 万/ml,活动精子 80%,a 级精子占 30%,b 级精子占 45%,精浆中果糖、L-肉毒碱、α-葡糖苷酶正常,酸性磷酸酶和锌低于正常,应考虑

    A. 精囊腺疾病   B. 前列腺疾病

    C. 睾丸疾病   D. 附睾疾病

    E. 输精管疾病

3. 男性,38 岁。精液检查显示:精子存活率为 75%,精子活力 a 级和 b 级精子占 58%,精子计数 $50×10^6$/L,异常形态的精子占 25%,白细胞数为 3 个/HPF。此病人精液检查异常的是

    A. 精子存活率   B. 精子活力

    C. 精子计数   D. 精子形态

    E. 白细胞数

【A3 型题】

(1~2 题共用题干)

病人男性,32 岁。婚后 3 年不育,做精液常规检查。

1. 病人精液常规结果中,不正常的是

    A. 精液量 3.5ml   B. 精液液化时间 30 分钟

    C. 精子浓度 $30×10^6$/L   D. 具有前向运动的精子占 72%

    E. 精子存活率 76%

2. 病人精液生化检查结果中,不正常的是

    A. 精浆果糖 11.5mmol/L   B. 精浆乳酸脱氢酶 -X 相对活性 26.8%

    C. 精子顶体酶活性 38.4U/L   D. 精浆酸性磷酸酶 232U/ml

    E. 精浆锌 186μg/ml

【B2 型题】

(1~2 题共用备选答案)

    A. 果糖   B. 酸性磷酸酶   C. 葡萄糖   D. 锌   E. 糖原

1. 精浆中有助于前列腺疾病诊断的成分是

2. 精液中精子能量的主要来源是

(3~5 题共用备选答案)

    A. 阴囊   B. 附睾   C. 睾丸

    D. 输精管壶腹部   E. 精浆

3. 精子生成的部位是

4. 精子发育成熟的部位是

5. 精液的组成之一是

(三) 问答题

1. 精液检查的目的是什么?

2. 简述受精与精子活动率及活动力的关系,精子活动率和活动力降低的常见原因有哪些?

参考答案

(一) 名词解释

1. 血性精液:凡是呈鲜红色、淡红色、暗红色或酱油色,并含有大量红细胞的精液称为血性精液。

2. 精液液化时间:精液由胶冻状转变为流动状的过程称为液化,这个过程所需时间称为精液液化时间。

3. 精液延迟液化症:超过 1 小时或数小时精液不液化称为精液延迟液化症。

4. 无精子症:精液液化后,先于显微镜下观察有无精子。若无精子,将精液离心后再检查,若仍无精子,则为无精子症。

5. 精子活动率:是指活动精子占精子总数的百分率。

6. 精子活动力:是指精子前向运动的能力。

(二) 选择题

【A1 型题】

1. A   2. B   3. D   4. D   5. E   6. B   7. E   8. D   9. C   10. C

11. D

【A2 型题】

1. C   2. B   3. D

【A3 型题】

1. C   2. B

【B2 型题】

1. B   2. A   3. C   4. B   5. E

(三) 问答题

1. 精液检查的目的是什么?

答:精液检查的目的是:①评价男性生殖力,检查男性不育症的原因及其疗效观察。②辅助诊断男性生殖系统疾病,如炎症、结核、肿瘤等。③法医学鉴定。④婚前检查。⑤为人类精子库和人工授精筛选优质精子。

2. 简述受精与精子活动率及活动力的关系,精子活动率和活动力降低的常见原因有哪些?

答:受精与精子活动率和精子活动力有密切关系。活动力低下的精子难以抵达输卵管与卵子结合而完成受精过程,且精子活动率降低常伴有活动力低下。精子活动率小于40%,且活动力低下,为男性不育症的主要原因之一。常见原因为:①精索静脉曲张,由于血流不畅,导致阴囊温度增高及睾丸组织缺 O_2 和 CO_2 蓄积,使精子活动力降低。②生殖系统感染。③应用某些抗代谢药物、抗疟药、雌激素等。

三、前列腺液检测

学习目标

1. **掌握** 前列腺液一般性状和显微镜检查的意义。
2. **了解** 前列腺液标本的采集方法。

习题

(一) 选择题

【A1 型题】

1. 前列腺液磷脂酰胆碱小体减少或消失见于

    A. 前列腺炎   B. 前列腺癌   C. 精囊腺炎

    D. 前列腺脓肿   E. 前列腺良性增生

2. 正常前列腺液镜检时可见大量

    A. 草酸钙结晶   B. 磷脂酰胆碱小体   C. 上皮细胞

    D. 中性粒细胞   E. 夏科-莱登结晶

3. 磷脂酰胆碱小体减少常见于

    A. 精囊炎   B. 附睾炎   C. 前列腺炎

    D. 尿道旁腺炎   E. 尿道球腺炎

4. 属于前列腺癌的肿瘤标志物是

    A. CEA   B. β_2-MG   C. AFP   D. PSA   E. LDH

5. 关于前列腺液正确的说法是

    A. 卵磷脂小体在炎症时增多

    B. 前列腺颗粒细胞是巨噬细胞吞噬了大量脂滴

    C. 标本中无细菌

    D. 标本中可见精子

    E. 镜检见到畸形的异常细胞,即可诊断为前列腺癌

【A3 型题】

(1~3 题共用题干)

病人男性,51 岁。尿频、尿痛间断发作 2 年,下腹隐痛、肛门坠胀 1 年。查体:肛门指诊双侧前列腺明显增大、压痛、质偏硬,中央沟变浅,肛门括约肌无松弛。前列腺液生化检查锌含量为 1.76mmol/L。B 超:前列腺增大。

1. 病人最可能的诊断是

    A. 急性前列腺炎   B. 慢性前列腺炎   C. 前列腺癌

    D. 良性前列腺增生   E. 前列腺结核

2. 下列**不是**该疾病前列腺液的特征的是
    A. 白细胞增多,成簇分布　　　　　B. 红细胞增多
    C. 卵磷脂小体增多,分布不均　　　D. 前列腺液减少
    E. 前列腺液黄色、浑浊、黏稠
3. 为进一步排除前列腺癌的可能性,可考虑检查的肿瘤标志物是
    A. PSA　　　B. CEA　　　C. SCC　　　D. CA125　　　E. CA199

(二) 问答题

1. 前列腺液检查的主要目的是什么?
2. 前列腺炎的前列腺液有什么变化?

参考答案

(一) 选择题

【A1 型题】

1. A　　2. B　　3. C　　4. D　　5. D

【A3 型题】

1. B　　2. C　　3. A

(二) 问答题

1. 前列腺液检查的主要目的是什么?

答:前列腺液检查主要用于前列腺的炎症、结石、结核和肿瘤的辅助诊断,也可用于性传播疾病的诊断等。

2. 前列腺炎的前列腺液有什么变化?

答:前列腺炎的诊断依靠前列腺液的显微镜检查和微生物学检查。白细胞增多、前列腺颗粒细胞增多和磷脂酰胆碱小体减少是前列腺炎的特点。细菌性前列腺炎可有特异性 IgA、IgG 抗体增高,可维持 6~12 个月。急性或慢性细菌性前列腺炎可见大肠埃希菌,但非细菌性前列腺炎的发生率为细菌性前列腺炎的 8 倍。前列腺液 pH 增高(如增高至 7.7~8.0,甚至 8.0 以上)对诊断慢性前列腺炎有参考价值,而且前列腺炎病人经治疗好转后,前列腺液 pH 也恢复正常。

(应春妹)

第五章　常用肾脏功能实验室检测

学习目标

1. **掌握**　血清肌酐测定、肾小球滤过率测定、血尿素测定、血清胱抑素 C 测定及意义；尿 β_2-微球蛋白测定、昼夜尿比密试验及意义；血尿酸测定及意义。

2. **熟悉**　内生肌酐清除率测定。

3. **了解**　α_1-微球蛋白测定、视黄醇结合蛋白测定、氯化铵负荷（酸负荷）试验、碳酸氢根离子重吸收排泄试验（碱负荷试验）、肾功能检测项目的选择和应用。

习题

一、名词解释

1. 肾血浆清除率

2. 肾小管性酸中毒

3. 内生肌酐清除率（endogenous creatinine clearance rate，Ccr）

4. 尿渗量（osmolality，Osm）

5. 肾小球滤过率

二、选择题

【A1 型题】

1. 关于肾功能检测的叙述，下列正确的是

　　A. 氯化铵负荷试验检测远端肾单位浓缩功能

　　B. 尿 β_2-MG 是检测近端肾小管受损的灵敏指标

　　C. 血清 pH 可准确反映肾小管酸碱平衡功能

　　D. 对氨马尿酸盐清除试验反映近端肾小管的排泄功能

　　E. 尿比密比尿渗量更能反映肾浓缩功能

2. 氯化铵负荷试验主要用于诊断

　　A. 近端肾小管酸中毒　　　　B. 高钾性酸中毒　　　　C. 远端肾小管酸中毒

　　D. 混合性酸中毒　　　　　　E. 以上都不是

3. 尿渗量测定是检测

　　A. 肾小球滤过功能

　　B. 近端肾小管排泌功能

　　C. 远端肾小管浓缩稀释功能

　　D. 远端肾小管排泌功能

　　E. 近端肾单位最大吸收功能

4. 下列**除哪项外**只有血清尿素增高而血清肌酐可正常
   - A. 上消化道出血
   - B. 大面积烧伤
   - C. 甲状腺功能亢进
   - D. 慢性肾衰竭代偿期
   - E. 高蛋白饮食

5. 等渗尿是指尿渗量为
   - A. 100mOsm/(kg·H$_2$O)
   - B. 300mOsm/(kg·H$_2$O)
   - C. 500mOsm/(kg·H$_2$O)
   - D. 700mOsm/(kg·H$_2$O)
   - E. 1 000mOsm/(kg·H$_2$O)

6. 内生肌酐清除率的正常值为
   - A. 50~70ml/min
   - B. 60~90ml/min
   - C. 80~120ml/min
   - D. 120~150ml/min
   - E. 150~170ml/min

7. 各种肾炎中肾功能损害最早见于下列哪项检查
   - A. 酚排泄试验
   - B. 尿比密
   - C. 血肌酐
   - D. 内生肌酐清除率
   - E. 自由水清除率

8. 慢性肾功能不全尿毒症期,肌酐(Cr)应为
   - A. >445μmol/L
   - B. >178μmol/L
   - C. >1 800μmol/L
   - D. >278μmol/L
   - E. >470μmol/L

9. 正常成人尿/血浆渗量比值为
   - A. (2~3.5):1
   - B. (4~6.5):1
   - C. (3~4.5):1
   - D. (5~7.5):1
   - E. (6~8.5):1

10. 正常人禁水 8 小时后尿渗量 <600mOsm/(kg·H$_2$O),表明
    - A. 肾小球滤过功能受损
    - B. 肾浓缩功能障碍
    - C. 肾脏内分泌功能受损
    - D. 肾小管酸中毒
    - E. 肾失代偿期

11. 对血尿酸的临床意义描述正确的是
    - A. 血尿酸升高,表明肾小管重吸收功能受损
    - B. 血尿酸升高,表明肝功能严重受损
    - C. 血尿酸升高,见于使用大剂量糖皮质激素
    - D. 血尿酸降低,见于肾小球滤过功能受损
    - E. 血尿酸比血肌酐和尿素更能反映早期肾小球滤过功能损伤

12. 莫氏试验主要观察的指标是
    - A. 尿量和尿比密
    - B. 尿渗量和尿比密
    - C. 尿量和尿渗量
    - D. 尿渗量和尿 Na
    - E. 尿比密和尿 Na

13. 正常人 24 小时夜尿量**不应**超过
    - A. 450ml
    - B. 550ml
    - C. 650ml
    - D. 750ml
    - E. 850ml

14. 正常人昼尿量与夜尿量之比为
    - A. (2~3):1
    - B. (3~4):1
    - C. (4~5):1
    - D. (5~6):1
    - E. (6~7):1

15. 肾功能衰竭,GFR 一般应为
    - A. 60~89ml/(min·1.73m^2)
    - B. 30~59ml/(min·1.73m^2)
    - C. 15~29ml/(min·1.73m^2)
    - D. >120ml/(min·1.73m^2)
    - E. <15ml/(min·1.73m^2)

16. 尿液哪种蛋白是肾病早期最敏感、最可靠的诊断指标
    A. 白蛋白测定   B. 总蛋白测定   C. 免疫球蛋白测定
    D. 转铁蛋白测定   E. 巨球蛋白测定

17. 尿中哪种物质测定是反映早期近端肾小管损伤的指标
    A. 视黄醇结合蛋白测定   B. 昼夜尿比密测定
    C. 尿渗量(尿渗透压)测定   D. 尿酸测定
    E. 酚排泄试验

【A2 型题】

1. 病人水肿伴有恶心、呕吐。经检查, Hb 80g/L, BP 156/110mmHg, 尿蛋白(++), 颗粒管型 2~3 个/HPF, 尿比密 1.010~1.012, 若病人血肌酐 900μmol/L, 24 小时尿量 600ml, 则肾功能状况是
    A. 肾脏可代偿   B. 肾小球滤过功能轻度受损
    C. 肾小球滤过功能明显受损   D. 肾小管排泌功能受损
    E. 肾小管重吸收功能受损

【B2 型题】

(1~3 题共用备选答案)
    A. 氯化铵负荷试验   B. Ccr   C. 菊粉清除率
    D. 昼夜尿比密试验   E. 对氨基马尿酸盐清除试验

1. 作为肾小球滤过率检测的金标准是
2. 测定远端肾小管浓缩与稀释功能的是
3. 判定远端肾小管酸中毒的是

三、问答题

1. 简述血尿素升高的临床意义。
2. 常见的远端肾功能试验有哪些?
3. 测定肾小球滤过功能的试验有哪些?
4. 常用 GFR 作为慢性肾脏病的分期, 将慢性肾脏病分为几期?
5. 根据血尿素增高的程度将慢性肾衰竭分为几期?

参考答案

一、名词解释

1. 肾血浆清除率: 系指双肾于单位时间内, 能将若干毫升血浆中所含的某物质全部加以清除。

2. 肾小管性酸中毒: 是由于肾小管分泌氢离子或重吸收碳酸氢根离子的功能减退, 使尿酸化功能失常, 而产生的一种慢性酸中毒。

3. 内生肌酐清除率(endogenous creatinine clearance rate, Ccr): 肾脏在单位时间内把若干毫升血液中的内在肌酐全部清除出去, 称为内生肌酐清除率。

4. 尿渗量(osmolality, Osm): 指尿液中具有渗透活性的全部溶质微粒总数量, 与颗粒大小及所带电荷无关, 反映溶质和水的相对排出速度, 蛋白质和葡萄糖等大分子物质对其影响较小, 是评价肾脏浓缩功能较好的指标。

5. 肾小球滤过率: 单位时间内(分钟)经肾小球滤过的血浆液体量, 称为肾小球滤过率。

二、选择题

【A1 型题】

1. B　　2. C　　3. C　　4. C　　5. B　　6. C　　7. D　　8. C　　9. C　　10. B

11. E　　12. A　　13. D　　14. B　　15. E　　16. A　　17. A

【A2 型题】

1. C

【B2 型题】

1. C　　2. D　　3. A

三、问答题

1. 试述血尿素升高的临床意义。

答:血中尿素增高见于:

(1) 器质性肾功能损害:①各种原发性肾小球肾炎、肾盂肾炎、间质性肾炎、肾肿瘤、多囊肾等所致的慢性肾衰竭;②急性肾衰竭肾功能轻度受损时,GFR 下降至 50% 以下时,BUN 升高。

(2) 肾前性少尿:如严重脱水、大量腹腔积液、心脏循环功能衰竭、肝肾综合征等导致的血容量不足,肾血流量减少灌注不足致少尿。

(3) 蛋白质分解或摄入过多:如急性传染病、高热、上消化道大出血、大面积烧伤、严重创伤、大手术后和甲状腺功能亢进、高蛋白饮食等,但血肌酐一般不升高。

(4) 血 BU 作为肾衰竭透析充分性指标。

2. 常见的远端肾功能试验有哪些?

答:常见的远端肾功能试验有:昼夜尿比密试验、3 小时尿比密试验、尿渗量(尿渗透压)测定。

3. 测定肾小球滤过功能的试验有哪些?

答:测定肾小球滤过功能的试验有:血肌酐测定、内生肌酐清除率测定、血尿素测定、肾小球滤过率测定、血清胱抑素 C 测定、血 β_2-微球蛋白测定、尿液总蛋白检测、尿白蛋白检测。

4. 常用 GFR 作为慢性肾脏病的分期,将慢性肾脏病分为几期?

答:根据 GFR 作为慢性肾脏病的分期,将慢性肾脏病分为五期。

1 期:肾损害,GFR 正常或升高,GFR≥90ml/(min·1.73m²),临床宜诊断和治疗合并症,延缓肾病的进展,控制心血管疾病发生的危险因素。

2 期:肾损害,GFR 轻度下降,GFR 在 60~89ml/(min·1.73m²),临床宜估计肾病进展的快慢。

3 期:肾损害,GFR 中度下降,GFR 在 30~59ml/(min·1.73m²),临床应评估和治疗并发症。

4 期:GFR 严重下降,GFR 在 15~29ml/(min·1.73m²),临床应为肾脏替代治疗做准备。

5 期:肾衰竭,GFR<15ml/(min·1.73m²)或透析,如果存在尿毒症,进行肾脏替代治疗。

5. 根据血尿素增高的程度将慢性肾衰竭分为几期?

答:根据血尿素增高的程度将慢性肾衰竭分为肾衰竭代偿期、肾衰竭失代偿期和肾衰竭期。肾衰竭代偿期,血 BU<9mmol/L;肾衰竭失代偿期,血 BU>9mmol/L;肾衰竭期,血 BU>20mmol/L。

(徐元宏)

第六章 常用肝脏功能实验室检测

学习目标

1. **掌握** 常用的肝功能检测项目的临床意义。

2. **熟悉** 不同肝脏病的实验室指标的变化特征,不同类型黄疸的实验室鉴别诊断要点,以及常用肝功能检测项目的选用原则。

3. **了解** 各项肝功能检测项目的参考范围以及肝脏的基本功能。

习题

一、名词解释

1. 前白蛋白

2. 结合胆红素

3. A/G 倒置

4. 丙氨酸转氨酶(ALT)

5. 尿胆原

6. M 蛋白血症

7. 胆汁酸

8. 同工酶

二、选择题

【A1 型题】

1. 梗阻性黄疸时尿中胆红素

    A. 阴性   B. 正常   C. 减少   D. 增加   E. 不定

2. 溶血性黄疸时尿中胆红素

    A. 增多   B. 正常或稍增加   C. 轻度增多

    D. 阴性   E. 明显增多

3. 溶血性黄疸的特点是

    A. 血中非结合胆红素含量增高   B. 血中结合胆红素剧减

    C. 尿中胆红素增加   D. 尿胆原明显减少

    E. 粪便颜色变浅

4. 与溶血性黄疸诊断**不符**的实验结果是

    A. 血中非结合胆红素增加   B. 结合胆红素轻度增加

    C. 尿胆红素正常   D. 尿胆原降低

    E. 粪胆素原增加

5. 下列关于尿胆原的叙述**错误**的是
  A. 尿胆原在回肠末段形成   B. 尿胆原在肠管下端氧化成尿胆素
  C. 10%~20% 的尿胆原被重吸收入肝   D. 溶血性黄疸尿胆原减少
  E. 梗阻性黄疸尿胆原阴性

6. 当尿中尿胆原完全阴性时,应考虑为
  A. 肝细胞性黄疸   B. 梗阻性黄疸   C. 溶血性黄疸
  D. 药物性黄疸   E. 肠梗阻

7. 以下**未**在肝脏合成的是
  A. γ 球蛋白   B. 白蛋白   C. 抗凝因子   D. 纤溶因子   E. 转运蛋白

8. **不正确**的组合是
  A. 肾病——白蛋白下降   B. 肝硬化——γ 球蛋白升高
  C. 妊娠——白蛋白下降   D. 慢性炎症——球蛋白下降
  E. 多发性骨髓瘤——γ 球蛋白升高

9. 胆红素在血液中主要与哪些蛋白结合,以复合物形式存在、运输的是
  A. 白蛋白   B. α-球蛋白   C. β-球蛋白
  D. γ 球蛋白   E. 纤维蛋白原

10. 肝中含量最少的酶是
  A. 天冬氨酸转氨酶   B. 乳酸脱氢酶   C. 肌酸激酶
  D. 丙氨酸转氨酶   E. γ-谷氨酰转移酶

11. 胆道梗阻时血清中显著增加的物质是
  A. 三酰甘油   B. 单胺氧化酶   C. 碱性磷酸酶
  D. 天冬氨酸转氨酶   E. 肌酸激酶

12. 肝功能损伤对蛋白质合成影响较少的是
  A. 白蛋白   B. 纤维蛋白原   C. 凝血酶原
  D. 免疫球蛋白   E. 急性时相蛋白

13. 男孩出生 1 天后,出现皮肤黄染,尿液颜色加深,其母亲血型为 O 型,男婴为 A 型,最可能的原因是
  A. 先天性胆道闭锁   B. ABO 溶血   C. 肌细胞损伤
  D. 梗阻性黄疸   E. 新生儿肝炎

14. 肝脏严重受损时,血中蛋白质的主要改变是
  A. 白蛋白含量升高
  B. 球蛋白含量下降
  C. 白蛋白含量升高,球蛋白含量下降
  D. 白蛋白含量下降,球蛋白含量升高或相对升高
  E. 白蛋白和球蛋白含量都正常

15. 血液中胆红素来源**不包括**
  A. 血红蛋白   B. 胆汁酸   C. 肌红蛋白
  D. 细胞色素   E. 过氧化物酶

16. **不能**反映肝内或肝外胆汁淤积的指标是
  A. 血清 γ-谷氨酰转移酶   B. 血清碱性磷酸酶及其同工酶

C. 血清总胆红素测定   D. 血清 1 分钟胆红素测定

E. 血清 5′-核苷酸酶

17. 白蛋白合成减少的疾病是

    A. 慢性肝炎   B. 营养不良   C. 糖尿病

    D. 大面积烧伤   E. 肾病综合征

18. A/G 倒置可见于

    A. 肝硬化   B. 胆结石症   C. 急性肝炎

    D. 营养不良   E. 大出血

19. 诊断急性肝炎最敏感的指标是

    A. 血清总蛋白   B. 血清总胆红素   C. 丙氨酸转氨酶

    D. 碱性磷酸酶   E. 血清蛋白电泳

20. 梗阻性黄疸和肝癌时,活性明显升高的酶是

    A. 丙氨酸转氨酶   B. γ-谷氨酰转移酶   C. 天冬氨酸转氨酶

    D. 单胺氧化酶   E. 脯氨酰羟化酶

21. 急性黄疸肝炎时,活性下降的酶是

    A. 天冬氨酸转氨酶   B. 丙氨酸转氨酶   C. 胆碱酯酶

    D. 碱性磷酸酶   E. γ-谷氨酰转移酶

22. 下列关于白蛋白的描述**错误**的是

    A. 在 pH8.6 的环境中带负电荷   B. 正常情况下可完全从肾小球滤过

    C. 是血浆中含量最多的蛋白质   D. 当血浆中浓度低于 28g/L 时可出现水肿

    E. 正常情况下电泳图谱中白蛋白为比例最高的蛋白

23. 天冬氨酸转氨酶同工酶 ASTm 升高常见于

    A. 肝硬化   B. 慢性肝炎   C. 重症肝炎、肝坏死

    D. 肝癌   E. 梗阻性黄疸

24. 血清白蛋白降低、球蛋白升高主要见于

    A. 急性病毒性肝炎   B. 急性肾小球肾炎   C. 胆囊炎

    D. 肝硬化   E. 十二指肠溃疡

25. 在酒精性肝损伤时升高最明显的是

    A. 丙氨酸转氨酶   B. 天冬氨酸转氨酶

    C. γ-谷氨酸转移酶   D. 碱性磷酸酶

    E. 乳酸脱氢酶

26. 病理性胆汁酸增高**不见于**

    A. 肝细胞损害   B. 进食后一过性增高   C. 胆道梗阻

    D. 门脉分流   E. 肝癌

27. 下列有关血清丙氨酸转氨酶的描述,**错误**的是

    A. 急性病毒性肝炎时 ALT 明显增高

    B. ALT 升高是病毒性肝炎的特异性指标

    C. ALT 是反映肝细胞损伤最敏感的指标

    D. 慢性病毒性肝炎活动期 ALT 可轻度升高

    E. 肝硬化若有转氨酶异常,以 AST>ALT 居多

28. ALT 及 AST 明显升高见于
    A. 酒精性肝炎　　　　　　　B. 肝硬化　　　　　　　　　C. 胆汁淤积
    D. 肝癌　　　　　　　　　　E. 急性肝炎

29. 对肝损伤预后最不具预测价值的指标是
    A. 肝促凝血酶原试验　　　　　　　B. 活化部分凝血活酶时间
    C. 凝血酶时间　　　　　　　　　　D. 凝血酶原时间
    E. 抗凝血酶Ⅲ

30. 慢性肝炎尤其是肝硬化时,肝功能检查显示的是
    A. AST 上升幅度大
    B. ALT 上升幅度大
    C. AST、ALT 同时上升
    D. ALT 上升幅度高于 AST
    E. AST 上升幅度高于 ALT

【A2 型题】

1. 男性,慢性乙型肝炎病史 10 年,近来乏力、牙龈出血、食欲缺乏、腹胀加重、黄疸、肝区隐痛,皮肤上可见蜘蛛痣,肝、脾大且有腹腔积液征。实验室检查:AFP 25μg/L,ALT 216U/L。此病人最可能的诊断是
    A. 原发性肝癌　　　　　　　B. 慢性肝炎　　　　　　　　C. 溶血性黄疸
    D. 肝细胞性黄疸　　　　　　E. 肝硬化

2. 女性,43 岁。黄疸、弥漫性上腹痛和全身性瘙痒 3 周。尿液为暗褐色,粪便为灰白色,并有恶臭。有黄疸,右季肋部有触痛,肝大。血浆胆红素 144μmol/L,ALP 205U/L,AST 276U/L;尿液尿胆素原阴性,胆红素(++)。根据上述资料,下列正确的是
    A. 血浆结合胆红素增高　　　　　　B. 红细胞寿命降低
    C. 粪中胆素原增高　　　　　　　　D. 尿中胆素原增高
    E. 血中非结合胆红素正常或降低

3. 患儿女,13 岁。近日乏力、消瘦、尿液呈深黄色,无输血史。肝区有触痛,巩膜皮肤黄染。为进行黄疸鉴别,下列哪项不是必需的检查
    A. 血清总胆红素　　　　　　B. 血清结合胆红素　　　　　C. 血清胆汁酸
    D. 尿胆红素　　　　　　　　E. 尿胆原

4. 病人男性,60 岁。腰痛半年伴面色苍白就诊。前期检验结果提示贫血,肾功能异常,白蛋白降低,γ 球蛋白升高。血清蛋白电泳显示 M 蛋白强阳性,约占 42%。病人最可能的诊断为
    A. 慢性肾衰竭　　　　　　　B. 慢性肝炎　　　　　　　　C. 肾性贫血
    D. 多发性骨髓瘤　　　　　　E. 肝硬化

【B2 型题】

(1~4 题共用备选答案)
    A. γ 球蛋白明显增多　　　　B. 尿胆原强阳性　　　　　　C. AFP 升高明显
    D. GGT、ALP 均明显升高　　E. ALT 明显升高

1. 肝硬化时
2. 溶血性黄疸时
3. 肝内、外胆管堵塞时

4. 原发性肝癌时

(5~8 题共用备选答案)

    A. 急性肝炎　　　　　　　　B. M 蛋白血症　　　　　　　　C. Wilson 病

    D. 肾病综合征　　　　　　　E. 肝硬化先兆

5. 白蛋白降低,γ 球蛋白持续升高

6. 血清蛋白电泳 M 蛋白阳性

7. 铜蓝蛋白降低

8. 白蛋白和 γ 球蛋白降低,α_2 和 β 球蛋白升高

三、问答题

1. 简述急性肝炎时实验诊断指标的变化特征。

2. 简述不同类型黄疸的实验室鉴别诊断要点。

3. 为什么出现"胆酶分离"现象?

4. 怎样合理选择肝功能实验指标?

5. 血清 ALP 增高的常见原因有哪些?

6. 总胆汁酸升高的常见原因有哪些?

参考答案

一、名词解释

1. 前白蛋白:由肝细胞合成,分子量比白蛋白小,电泳中向正极的泳动速度较白蛋白快,在电泳图谱上位于白蛋白前方,可以看到一条染色很浅的区带,故称为前白蛋白。前白蛋白半衰期较其他血浆蛋白短,因此它比白蛋白更能早期反映肝细胞损害。前白蛋白降低主要见于:营养不良、慢性感染、晚期恶性肿瘤;肝炎、肝硬化、肝癌及梗阻性黄疸。

2. 结合胆红素:在肝细胞内的光面内质网,胆红素在葡萄糖醛酸转移酶存在时,与胆红素尿苷二磷酸葡萄糖醛酸作用,形成单葡萄糖醛酸胆红素和双葡萄糖醛酸胆红素,即为结合胆红素。根据结合胆红素与总胆红素比值,可协助鉴别黄疸类型,如 CB/STB<20% 提示为溶血性黄疸,CB/STB 在 20%~50% 常为肝细胞性黄疸,CB/STB>50% 为梗阻性黄疸。

3. A/G 倒置:白蛋白降低和/或球蛋白增高均可引起 A/G 降低甚至倒置,见于严重肝功能损伤及 M 蛋白血症,如慢性中度以上持续性肝炎、肝硬化、原发性肝癌、多发性骨髓瘤、原发性巨球蛋白血症等。

4. 丙氨酸转氨酶(ALT):它催化 L-丙氨酸与 α-酮戊二酸之间的氨基转移反应,生成 L-谷氨酸和丙酮酸。主要分布在肝脏,其次是骨骼肌、肾脏、心肌等组织中。正常时血清的含量很低,但当肝细胞受损时,肝细胞膜通透性增加,胞质内的 ALT 与 AST 释放入血浆,致使血清 ALT 与 AST 的酶活性升高。急性病毒性肝炎时 ALT 显著升高,慢性病毒性肝炎时转氨酶轻度上升或正常。

5. 尿胆原:结合胆红素进入胆小管后,便随胆汁排入肠道,在肠道细菌作用下进行水解、还原反应,脱去葡萄糖醛酸和加氢,生成尿胆原。约 20% 的尿胆原被肠道重吸收,经门静脉入肝,重新转变为结合胆红素,再随胆汁排入肠腔,这就是胆红素的肠肝循环,在肠肝循环过程中仅有极少量尿胆原溢入体循环,从尿中排出。

6. M 蛋白血症:如骨髓瘤、原发性巨球蛋白血症等,白蛋白浓度降低,单克隆 γ 球蛋白明显升高,亦有 β 球蛋白升高,偶有 α 球蛋白升高。大部分病人在 γ 区带、β 区带或与 γ 区带之间可见结

构均一、基底窄、峰高尖的 M 蛋白。

7. 胆汁酸:胆汁酸在肝脏中由胆固醇合成,随胆汁分泌入肠道,经肠道细菌分解后由小肠重吸收,经门静脉入肝,被肝细胞摄取,少量进入血液循环,因此胆汁酸测定能反映肝细胞合成、摄取及分泌功能,并与胆道排泄功能相关。

8. 同工酶:是指具有相同催化活性,但分子结构、理化性质及免疫学反应等不相同的一组酶,因此又称同工异构酶。这些酶存在于人体不同组织,或在同一组织、同一细胞的不同亚细胞结构内。

二、选择题

【A1 型题】

1. D	2. D	3. A	4. D	5. D	6. B	7. A	8. D	9. A	10. C
11. C	12. D	13. B	14. D	15. B	16. C	17. A	18. A	19. C	20. B
21. C	22. B	23. D	24. D	25. D	26. B	27. B	28. E	29. A	30. E

【A2 型题】

1. E　　2. A　　3. C　　4. D

【B2 型题】

1. A　　2. B　　3. D　　4. C　　5. E　　6. B　　7. C　　8. D

三、问答题

1. 简述急性肝炎时实验诊断指标的变化特征。

答:急性肝炎主要包括各种急性病毒性肝炎、急性缺血性肝损伤及急性毒性肝损伤。急性肝损伤的主要实验室检测变化特征是转氨酶的显著升高,AST>200U/L,ALT>300U/L,通常超过正常参考区间上限 8 倍以上,常常伴有血清胆红素的升高。50% 以上的急性肝损伤病人血清 AST 超过正常参考区间上限 10 倍以上。急性肝缺血性损伤及毒性损伤时血清 AST 或 ALT 常超过其正常参考区间上限 100 倍以上,AST 峰值常>3 000U/L。在无并发症的酒精性肝炎,ALT 及 AST 升高一般都在正常参考区间上限 10 倍以下。蛋白合成代谢变化不大,但在急性缺血性肝损伤及急性毒性肝损伤时则可发生改变。ALP 可升高,但一般不会超过其正常参考区间上限的 3 倍。儿童急性病毒性肝炎极少发生黄疸,仅有 1% 的急性肝炎儿童血清总胆红素峰值超过 171μmol/L。

PT 是急性肝炎预后的最重要的预测指标。在急性病毒性肝炎病人,如果血清总胆红素>257μmol/L,PT 延长在 4 秒以上,预示严重肝损伤的发生。应警惕肝衰竭发生的可能性;如果 PT 延长在 20 秒以上,则预示病人具有死亡的高度危险性。

2. 简述不同类型黄疸的实验室鉴别诊断要点。

答:不同类型黄疸的实验室鉴别诊断要点见下表。

	血清胆红素			尿内胆色素	
	CB	UCB	CB/STB	尿胆红素	尿胆原
正常人	0~6.8μmol/L	1.7~10.2μmol/L	0.2~0.4	阴性	0.84~4.2μmol/L
梗阻性黄疸	明显增加	轻度增加	>0.5	强阳性	减少或缺如
溶血性黄疸	轻度增加	明显增加	<0.2	阴性	明显增加
肝细胞性黄疸	中度增加	中度增加	>0.2~<0.5	阳性	正常或轻度增加

3. 为什么出现“胆酶分离”现象?

答:急性重症肝炎时,病程初期转氨酶升高,以 AST 升高显著,如在症状恶化时,黄疸进行性加深,酶活性反而降低,即出现"胆酶分离"现象,提示肝细胞严重坏死,预后不佳。

4. 怎样合理选择肝功能实验指标?

答:由于肝脏功能复杂,再生和代偿能力很强,因此根据某一代谢功能所设计的检查方法,只能反映肝功能的一个侧面,而且往往须肝脏损害到相当严重的程度时才能反映出来,因而肝功能检查正常也不能排除肝脏病变。血清酶学指标的测定虽然在反映肝细胞损伤及坏死时敏感度很高,但均缺乏特异性。另外,当肝功能试验异常时,也要注意有无肝外影响因素。目前尚无一种理想的肝功能检查方法能够完整地和特异地反映肝脏功能全貌。在临床工作中,临床医生必须具有科学的临床思维,合理选择肝脏功能检查项目,并从检验结果中正确判断肝脏功能状况,必要时可选择肝脏影像学、血清肝炎病毒标志物及肝癌标志物等检测技术,并结合病人临床症状和体征,从而对肝脏功能作出正确而全面的评价。肝脏病检查项目选择原则如下:

(1) 健康体格检查时:可选择 ALT、AST、γ-GT、A/G 比值及肝炎病毒标志物。必要时可增加 ALP、STP 及血清蛋白电泳。

(2) 怀疑为无黄疸性肝病时:对急性病人可查 ALT、胆汁酸、尿内尿胆原及肝炎病毒标志物。对慢性病人加查 AST、ALP、γ-GT、STP、A/G 比值及血清蛋白电泳。

(3) 对黄疸病人的诊断与鉴别诊断时:应查 STB、CB、尿液尿胆原与胆红素、ALP、γ-GT、胆汁酸。

(4) 怀疑为原发性肝癌时:除查一般肝功能(如 ALT、AST、STB、CB)外,应加查 AFP、γ-GT 及其同工酶,ALP 及其同工酶。

(5) 怀疑为肝脏纤维化或肝硬化时:ALT、AST、STB、A/G、蛋白电泳为筛检检查,此外应查 MAO 及 PH 等。

(6) 疗效判断及病情随访:急性肝炎可查 ALT、AST、前白蛋白、STB、CB、尿液尿胆原及胆红素。慢性肝病可查 ALT、AST、STB、CB、PT、血清总蛋白、A/G 比值及蛋白电泳等,必要时查 MAO、PH。原发性肝癌应随访 AFP、γ-GT、ALP 及其同工酶等。

5. 血清 ALP 增高的常见原因有哪些?

答:血清 ALP 增高的常见原因见下表。

肝胆疾病	骨骼疾病	其他
梗阻性黄疸↑↑↑	纤维性骨炎↑↑↑	愈合性骨折↑
胆汁性肝硬化↑↑↑	骨肉瘤↑↑↑	生长中儿童↑
肝内胆汁淤积↑↑↑	佝偻病↑↑	后期妊娠↑
占位性病变(肉芽肿、脓肿、转移癌)↑↑	骨软化症↑↑	
传染性单核细胞增多症↑↑	骨转移癌↑↑	
病毒性肝炎↑	甲状旁腺功能亢进↑↑	
酒精性肝硬化↑		

6. 总胆汁酸升高的常见原因有哪些?

答:总胆汁酸升高的常见原因有:①肝细胞损害,如急性肝炎、慢性活动性肝炎、肝硬化、肝癌、酒精肝及中毒性肝病;②胆道梗阻,如肝内、肝外的胆管梗阻;③门脉分流,肠道中次级胆汁酸经分流的门脉系统直接进入体循环;④进食后血清胆汁酸可一过性增高,此为生理现象。

(杨 翔)

学习目标

1. **掌握** 血糖及其代谢产物检测的临床意义,血清脂质和脂蛋白检测的临床意义,血钾检测的临床意义,血清铁及其代谢产物检测的临床意义,心肌损伤志物检测的临床意义,常用内分泌激素检测的临床意义。

2. **熟悉** 血清其他血清电解质和其他酶学检测的临床意义。

3. **了解** 临床常用生化指标检测的方法,最新的临床生化检测指标进展。

习题

一、名词解释

1. 空腹血糖受损

2. 低血糖症

3. 糖耐量受损

4. 口服葡萄糖耐量试验(OGTT)

5. C-肽

6. 总铁结合力

7. 糖化血红蛋白

8. 糖化白蛋白

二、选择题

【A1 型题】

1. 高血糖症的空腹血浆葡萄糖应大于

    A. 3.9mmol/L   B. 6.1mmol/L   C. 7.0mmol/L

    D. 8.4mmol/L   E. 11.1mmol/L

2. 引起尿糖阳性的 FBG 应大于

    A. 11.1mmol/L   B. 9.0mmol/L   C. 8.4mmol/L

    D. 7.0mmol/L   E. 6.1mmol/L

3. FBG 低于 3.9mmol/L 称为

    A. 血糖减低   B. 低血糖症   C. 糖耐量受损

    D. 耐糖现象   E. 功能性低血糖

4. OGTT 参考区间**不正确**的是

    A. FPG 为 3.9~6.1mmol/L

    B. 口服葡萄糖后 0.5~1 小时,血糖达高峰

C. 2 小时血糖>7.8mmol/L

D. 3 小时血糖恢复至空腹水平

E. 各检测时间点的尿糖均为阴性

5. 平坦型糖耐量曲线常见于

   A. 2 型糖尿病   B. 肢端肥大症   C. 甲状腺功能亢进症

   D. 胰岛 β 细胞瘤   E. 皮质醇增多症

6. 储存延迟型糖耐量曲线常见于

   A. 胃切除   B. 肢端肥大症

   C. 肾上腺皮质功能亢进症   D. 皮质醇增多症

   E. 2 型糖尿病

7. 可作为观察糖尿病血糖水平长期控制良好的指标是

   A. FPG   B. HbA1c   C. OGTT   D. C-肽   E. 胰岛素

8. 空腹血糖及糖耐量正常,尿糖阳性,应考虑为

   A. 药物性糖尿   B. 甲状腺功能亢进症   C. 肝病性糖尿

   D. 应激性糖尿   E. 肾性糖尿

9. OGTT 主要用于

   A. 诊断是否有糖尿病酮症酸中毒   B. 判断糖尿病预后

   C. 确诊可疑的隐匿性糖尿病   D. 了解糖尿病是否得到控制

   E. 指导临床用药

10. 引起血糖减低的疾病主要是

   A. 嗜铬细胞瘤   B. 甲状腺功能亢进症   C. 心肌梗死

   D. 胰岛 β 细胞瘤   E. 肢端肥大症

11. 糖尿病诊断标准中,空腹血糖需大于

   A. 7.0mmol/L   B. 7.8mmol/L   C. 8.4mmol/L

   D. 10.1mmol/L   E. 11.1mmol/L

12. 可用于了解糖尿病控制程度的是

   A. 空腹血糖   B. 空腹尿糖   C. 糖耐量试验

   D. 糖化血红蛋白   E. C-肽

13. 可以反映糖尿病测定前 2~3 周血糖平均水平的检测指标是

   A. FPG   B. GA   C. C-肽   D. HbA1c   E. 胰岛素

14. 提示糖尿病病情严重,预后差的 HbA1c 应大于

   A. 4%   B. 5%   C. 6%   D. 8%   E. 10%

15. 对血糖和尿糖波动较大的病人有特殊诊断价值的是

   A. FPG   B. C-肽   C. OGTT   D. HbA1c   E. 胰岛素

16. **不是**动脉粥样硬化的危险因素的是

   A. CHO   B. TG   C. HDL-C   D. Lp(a)   E. LDL-C

17. 血清中颗粒密度最大的是

   A. CM   B. HDL-C   C. LDL-C   D. Lp(a)   E. VLDL

18. 抗动脉粥样硬化因子是

   A. VLDL   B. Lp(a)   C. LDL-C   D. HDL-C   E. TG

19. 主要由遗传因素决定的是
    A. TG   B. LDL   C. HDL   D. Lp(a)   E. VLDL

20. 血清 apoAⅠ水平可以直接反映
    A. TG   B. Lp(a)   C. VLDL   D. HDL   E. VDL

21. 血清 apoB 可以直接反映
    A. TG   B. Lp(a)   C. VLDL   D. HDL   E. LDL

22. 血清总胆固醇降低见于
    A. 甲状腺功能亢进症   B. 甲状腺功能减退症   C. 甲状腺硬化
    D. 肾病综合征   E. 糖尿病

23. 血清总胆固醇增高见于
    A. 肝硬化   B. 溶血性贫血   C. 肾病综合征
    D. 恶性肿瘤   E. 严重营养不良

24. 甘油三酯降低见于
    A. 肾病综合征   B. 阻塞性黄疸   C. 糖尿病
    D. 肾上腺皮质功能减退症   E. 冠心病

25. 可作为动脉粥样硬化独立的危险因素的是
    A. TG   B. HDL   C. VLDL   D. Lp(a)   E. LDL

26. 有关 apoAⅠ错误的是
    A. 是 HDL 的主要结构蛋白   B. 组织浓度最高
    C. 可直接反映 HDL 水平   D. 与冠心病发病率呈正相关
    E. 与 apoAⅡ之比为 3∶1

27. 诊断冠心病的危险性,较血清 TC、TG、HDL、LDL 更有价值的 apoAⅠ/apoB 比值应小于
    A. 5   B. 4   C. 3   D. 2   E. 1

28. 有关 apoB 错误的是
    A. 是 LDL 中含量最多的蛋白质   B. 其作用成分是 apoB-100
    C. 可直接反映 HDL 水平   D. 与冠心病发病率呈正相关
    E. 可用于评价降脂治疗效果

29. 富含胆固醇的是
    A. TG   B. HDL   C. LDL   D. Lp(a)   E. VLDL

30. 低钾血症主要见于
    A. 输入大量库存血液   B. 胃肠引流   C. 严重溶血
    D. 缺氧和酸中毒   E. 肾上腺皮质功能减退症

31. 轻度低钾血症是指血清钾为
    A. 2.5mmol/L   B. 2.5~3.0mmol/L   C. 3.0~3.5mmol/L
    D. 3.5~4.0mmol/L   E. 4.0~4.5mmol/L

32. 高钾血症见于
    A. 组织损伤   B. 营养不良   C. 长期腹泻
    D. 心功能不全   E. 碱中毒

33. 细胞外液的主要阳离子是
    A. K^+ B. Na^+ C. Ca^{2+} D. Fe^{2+} E. Cu^{2+}

34. 细胞内液的主要阳离子是

    A. K^+ B. Na^+ C. Ca^{2+} D. Fe^{2+} E. Cu^{2+}

35. 低钠血症常见于

    A. 大量出汗   B. 糖尿病性多尿   C. 垂体肿瘤

    D. 肾上腺皮质功能亢进症   E. 尿崩症

36. 高钠血症常见于

    A. 尿崩症   B. 醛固酮增多症

    C. 肾上腺皮质功能减退症   D. 营养不良

    E. 肺结核

37. 血液的钙含量仅占人体钙含量的

    A. 5%   B. 4%   C. 3%   D. 2%   E. 1%

38. 人体含量最多的金属宏量元素是

    A. 铁   B. 钙   C. 铜   D. 锌   E. 钠

39. 血钙增高常见于

    A. 佝偻病   B. 甲状腺功能减退症

    C. 原发性甲状旁腺功能亢进症   D. 小肠吸收不良综合征

    E. 阻塞性黄疸

40. 血钙减低见于

    A. 多发性骨髓瘤   B. 急性肾功能不全   C. 骨肉瘤

    D. 肾病综合征   E. 甲状旁腺功能亢进症

41. 血氯增高见于

    A. 库欣综合征   B. 慢性肾功能不全   C. 糖尿病

    D. 呼吸性酸中毒   E. 严重呕吐

42. 血氯减低见于

    A. 呼吸性碱中毒   B. 库欣综合征   C. 低蛋白血症

    D. 胃肠引流   E. 慢性肾功能不全少尿期

43. 正常人的钙、磷浓度（mg/dl）乘积为

    A. 16~20   B. 26~30   C. 36~40   D. 46~50   E. 56~60

44. 血磷减低见于

    A. Fanconi 综合征   B. 甲状旁腺功能减退症   C. 维生素 D 过多

    D. 肢端肥大症   E. Addison 病

45. 血磷增高见于

    A. 甲状旁腺功能亢进症   B. 维生素 D 抵抗性佝偻病

    C. 肾小管酸中毒   D. 肾功能不全

    E. 血液透析

46. 人体内钙的主要存在形式为

    A. 离子钙   B. 蛋白结合钙   C. 磷酸钙

    D. 碳酸钙   E. 枸橼酸结合钙

47. 与机体酸碱平衡有密切关系的是

    A. Na^+ B. K^+ C. Ca^{2+} D. Cl^- E. HCO_3^-

48. 血清铁减低主要见于
    A. 铁利用障碍　　　　　　　B. 铁释放增多　　　　　　　C. 铁蛋白吸收增多
    D. 慢性失血　　　　　　　　E. 铁摄入过多

49. 血清铁增高主要见于
    A. 溶血性贫血　　　　　　　B. 缺铁性贫血　　　　　　　C. 消化性溃疡
    D. 慢性炎症　　　　　　　　E. 妊娠期

50. 有关转铁蛋白,错误的是
    A. 是一种能与 Fe^{3+} 结合的球蛋白　　　B. 是一种急性时相反应蛋白
    C. 可作为判断肝脏合成功能的指标　　　D. 参考区间 28.6~51.9μmol/L
    E. 其减低见于缺铁性贫血

51. 关于血清铁蛋白,错误的是
    A. 是脱铁铁蛋白和 Fe^{3+} 形成的复合物　　　B. 是铁的贮存形式
    C. 是判断是否缺铁或铁负荷过量的指标　　　D. 减低见于溶血性贫血
    E. 可作为营养不良的调查指标

52. 诊断铁缺乏最准确的指标是
    A. TF　　　　B. TIBC　　　　C. SF　　　　D. FEP　　　　E. ZPP

53. 血清铁蛋白减低见于
    A. 炎症　　　　　　　　　　B. 肿瘤　　　　　　　　　　C. 白血病
    D. 恶性贫血　　　　　　　　E. 营养不良

54. 胆碱酯酶减低见于
    A. 肾脏疾病　　　　　　　　　　B. 脂肪肝
    C. 甲状腺功能亢进症　　　　　　D. 有机磷中毒
    E. 肥胖

55. 机体内最多的铁是
    A. 血红蛋白铁　　　　　　　B. 贮存铁　　　　　　　　　C. 组织内铁
    D. 转运铁　　　　　　　　　E. 游离铁

56. 铁蛋白减低见于
    A. 缺铁性贫血　　　　　　　　　　B. 巨幼细胞贫血
    C. 铁粒幼细胞贫血　　　　　　　　D. 阵发性睡眠性血红蛋白尿
    E. 铅中毒

57. 符合缺铁性贫血的是
    A. 血清铁减少,未饱和铁结合力增高　　　B. 血清铁减少,未饱和铁结合力减少
    C. 血清铁减少,总铁结合力正常　　　　　D. 血清铁减少,总铁结合力减低
    E. 血清铁正常,未饱和铁结合力减少

58. 运输铁的蛋白质主要为
    A. 白蛋白　　　　　　　　　B. 转铁蛋白　　　　　　　　C. 铁蛋白
    D. 铜蓝蛋白　　　　　　　　E. 血红蛋白

59. TIBC 可用于间接检测
    A. 血清铁　　　　　　　　　B. 血清铁蛋白　　　　　　　C. 游离原卟啉
    D. 转铁蛋白　　　　　　　　E. 铁饱和度

60. 有关肌酸激酶(CK),**错误**的是
    A. 主要存在于胞质和线粒体内
    B. 以骨骼肌和心肌含量最多
    C. 男性 CK 活性高于女性
    D. 不受性别、年龄、种族和生理状态的影响
    E. 红细胞内 CK 含量极少

61. AMI 病人 CK-MB 变化**不正确**的是
    A. 发病 3~8 小时即明显增高
    B. 峰值在 10~36 小时
    C. 3~4 天恢复正常
    D. 发病 8 小时内 CK-MB 不增高可排除 AMI
    E. 病程中 CK-MB 再次升高提示再梗死

62. CK 减低见于
    A. 急性心肌梗死
    B. 心肌炎
    C. 多发性肌炎
    D. 溶栓治疗
    E. 甲状腺功能亢进症

63. 有关 CK-MB,**错误**的是
    A. 主要存在于心肌组织中
    B. 对 AMI 诊断的灵敏度高于总 CK
    C. 高峰时间与预后有一定关系
    D. 高峰出现早者预后差
    E. 其增高也可见于肌肉疾病及手术

64. 有关乳酸脱氢酶,**不正确**的是
    A. 以心肌、骨骼肌、肾脏含量最丰富
    B. 红细胞内含量也极为丰富
    C. AMI 时其增高较 CK、CK-MB 增高出现早
    D. 肝脏疾病时其活性也增高
    E. 对诊断 AMI 具有较高的灵敏度,但特异性较差

65. 乳酸脱氢酶同工酶的意义,**不正确**的是
    A. LDH_1、LDH_2 主要来自心肌
    B. 其检测结果具有病变组织的定位作用
    C. LDH_1/LDH_2 增高伴有 LDH_5 增高的 AMI 病人预后差
    D. 肝脏疾病者 LDH_3 增高
    E. 肿瘤生长速度与 LDH 增高程度有一定关系

66. 血清乳酸脱氢酶**不增高**的是
    A. 急性心肌梗死
    B. 恶性肿瘤
    C. 慢性支气管炎
    D. 肝硬化
    E. 骨骼肌损伤

67. AMI 病人升高最明显的是
    A. LDH_1
    B. LDH_2
    C. LDH_3
    D. LDH_4
    E. LDH_5

68. 诊断 AMI 的最佳心肌损伤标志物是
    A. AST
    B. ALT
    C. LDH_1
    D. hs-cTn
    E. CK-MB

69. **不用于**诊断 AMI 的是
    A. hs-TNI
    B. ALP
    C. CK-MB
    D. AST
    E. LDH

70. 根据亚基组合不同,LDH 的同工酶有
    A. 1 种
    B. 2 种
    C. 3 种
    D. 4 种
    E. 5 种

71. 肌酸激酶含量最多的是
    A. 心肌
    B. 骨骼肌
    C. 肝脏
    D. 胰腺
    E. 脑

72. AMI 病人 hs-TNI 水平增高,其增高的时间为发病后
    A. 3~6 小时升高,12~24 小时达到峰值　　　　　B. 3~8 小时升高,10~36 小时达到峰值
    C. 1~4 小时升高,4~8 小时达到峰值　　　　　　D. 3~6 小时升高,10~24 小时达到峰值
    E. 3~6 小时升高,14~20 小时达到峰值

73. AMI 病人 CK-MB 增高,其增高的时间为发病后
    A. 3~8 小时升高,12~24 小时达到峰值　　　　　B. 3~8 小时升高,9~30 小时达到峰值
    C. 1~4 小时升高,4~8 小时达到峰值　　　　　　D. 3~6 小时升高,10~24 小时达到峰值
    E. 0.5~2.0 小时升高,5~12 小时达到峰值

74. 诊断 AMI 特异性最高和敏感性最好的标志物是
    A. Mb　　　　　B. CK-MM　　　　　C. CK-BB　　　　　D. CK-MB　　　　　E. cTn

75. AMI 发生后,升高并超过参考区间上限最快的标志物是
    A. CK-MB　　　　　B. Mb　　　　　C. LDH　　　　　D. cTnT　　　　　E. cTnI

76. 早期诊断 AMI 价值最大的标志物是
    A. CK-MB　　　　　B. cTnT　　　　　C. Mb　　　　　D. FABP　　　　　E. LDH

77. 诊断 AMI 的最特异的标志物是
    A. LDH　　　　　B. Mb　　　　　C. FABP　　　　　D. cTnT　　　　　E. CK-MB

78. 对微小心肌损伤具有确定性诊断价值的是
    A. cTnI　　　　　B. cTnT　　　　　C. LD　　　　　D. FABP　　　　　E. Mb

79. 血 hCG 升高常见于以下情况,但除外
    A. 葡萄胎　　　　　　　　　B. 绒癌　　　　　　　　　C. 完全流产
    D. 妊娠 4 周　　　　　　　　E. 异位妊娠

80. 淀粉酶增高最常见的原因是
    A. 急性胰腺炎　　　　　　　B. 胰腺癌　　　　　　　　C. 腮腺炎
    D. 慢性胰腺炎　　　　　　　E. 急性胆囊炎

81. 淀粉酶活性减低见于
    A. 腮腺炎　　　　　　　　　B. 消化性溃疡　　　　　　C. 机械性肠梗阻
    D. 慢性胰腺炎　　　　　　　E. 急性胰腺炎

82. 脂肪酶活性增高最常见于
    A. 急性胆囊炎　　　　　　　B. 急性胰腺炎　　　　　　C. 肠梗阻
    D. 胰腺癌　　　　　　　　　E. 胰腺囊性纤维化

83. 中度有机磷中毒时的胆碱酯酶活性低于参考区间低限的
    A. 80%~90%　　　　　　　B. 70%~80%　　　　　　C. 50%~70%
    D. 30%~50%　　　　　　　E. 20%~30%

84. 有关胆碱酯酶,错误的是
    A. PChE 是一种糖蛋白　　　　　　　　　B. AChE 的主要作用是水解乙酰胆碱
    C. ChE 活性增高见于有机磷中毒　　　　　D. 肝脏疾病 ChE 活性减低
    E. ChE 活性可作为有机磷中毒的诊断和监测指标

85. 血钙减低可导致
    A. 多发性骨髓瘤　　　　　　B. 肺癌　　　　　　　　　C. 淋巴瘤
    D. 婴幼儿手足搐搦症　　　　E. 急性肾功能不全

86. 关于血钠,**错误**的是
    A. 多以氯化钠形式存在　　　　　　　　B. 维持血液酸碱平衡
    C. 维持神经、肌肉正常应激性　　　　　D. 主要存在于细胞内
    E. 主要来源于食物中的钠盐

87. 导致血磷增高和血钙减低的是
    A. 多发性骨髓瘤　　　　　　　　　　　B. 急性心肌梗死
    C. 甲状旁腺功能减退症　　　　　　　　D. 维生素 D 抵抗性佝偻病
    E. 肾小管性酸中毒

88. 与动脉粥样硬化发生最密切的是
    A. 高密度脂蛋白升高　　　　B. 血清铜升高　　　　C. 甘油三酯升高
    D. α-脂蛋白升高　　　　　　E. 胆固醇升高

89. 运输外源性甘油三酯的是
    A. CM　　　　B. HDL　　　　C. LDL　　　　D. VLDL　　　　E. Lp(a)

90. 病毒性肝炎病人血清增高的乳酸脱氢酶的同工酶为
    A. LDH_1　　　　B. LDH_2　　　　C. LDH_3　　　　D. LDH_4　　　　E. LDH_5

91. 判断甲状腺功能状态最基本的体外筛检指标是
    A. TT_3　　　　B. TT_4　　　　C. rT_3　　　　D. FT_4　　　　E. FT_3

92. 诊断 T_3 型甲亢的特异性指标是
    A. TT_3　　　　B. TT_4　　　　C. rT_3　　　　D. TBG　　　　E. T_3RUR

93. 诊断甲亢最灵敏的指标是
    A. TT_3　　　　B. TT_4　　　　C. FT_3　　　　D. FT_4　　　　E. TBG

94. 某病人尿糖检查为阳性(+),诊断糖尿病最有价值的指标为
    A. FPG 6.1mmol/L　　　　B. 2 小时 PG 7.8mmol/L　　　　C. OGTT 减低
    D. 血清胰岛素为 14mU/L　　　E. 空腹 C-肽为 1.0nmol/L

95. 诊断 IGT,最适当的检查是
    A. 尿糖　　　　　　　　　　　B. 空腹血糖　　　　　　　　C. 葡萄糖耐量试验
    D. 皮质醇葡萄糖耐量试验　　　E. 空腹胰岛素测定

96. 鉴别原发性和继发性甲状腺功能减退最好的是
    A. TSH　　　　　　　　B. TT_3、TT_4　　　　　　C. FT_3、FT_4
    D. TGA、MCA　　　　　E. 甲状腺 ^{131}I 吸收

97. 诊断甲状腺髓样癌最好的指标是
    A. TT_4　　　　B. TT_3　　　　C. CT　　　　D. PTH　　　　E. rT_3

98. 诊断甲状旁腺功能亢进症的主要依据是
    A. TT_4　　　　B. TT_3　　　　C. rT_3　　　　D. PTH　　　　E. CT

99. 尿 17-KS 降低见于
    A. 肾上腺皮质功能亢进症　　　B. Addison 病　　　　　　C. 睾丸癌
    D. 异源性 ACTH 综合征　　　　E. 女性多毛症

100. 尿 17-OHCS 水平可以反映
    A. 肾上腺皮质功能　　　　　　B. 肾上腺髓质功能　　　　C. 甲状腺素水平
    D. 雄激素水平　　　　　　　　E. 雌激素水平

101. 筛检肾上腺皮质功能的首选指标是
　　A. FC、ALD　　　　　　　　B. 24 小时 UFC、FC　　　　　C. 24 小时 UFC、ALD
　　D. CT、VMA　　　　　　　　E. CA、VMA

102. 具有昼夜分泌规律的是
　　A. 降钙素　　　　　　　　B. 皮质醇　　　　　　　　C. 儿茶酚胺
　　D. 孕酮　　　　　　　　　E. 促甲状腺素

103. 无昼夜分泌节律性变化的是
　　A. 皮质醇　　　　　　　　B. 醛固酮　　　　　　　　C. 睾酮
　　D. 促肾上腺皮质激素　　　　E. 降钙素

104. 儿茶酚胺减低见于
　　A. 嗜铬细胞瘤　　　　　　B. Addison 病　　　　　　C. 交感神经母细胞瘤
　　D. 甲状腺功能亢进症　　　　E. 高血压

105. 其分泌与体位变化有关的是
　　A. 醛固酮　　　　　　　　B. 皮质醇　　　　　　　　C. 促甲状腺素
　　D. 甲状腺素　　　　　　　E. 肾上腺素

106. 诊断甲状腺疾病时,除 T_3、T_4 外,还经常检查
　　A. TSH　　　B. rT_3　　　C. PTH　　　D. CT　　　E. 24 小时 UFC

107. 既有 CK-MB 升高时间早,又有 LDH 窗口期时间长的优点的是
　　A. Mb　　　B. FABP　　　C. ALT　　　D. AST　　　E. cTn

108. 心肌梗死时不升高的是
　　A. AST　　　B. ALP　　　C. LDH　　　D. CK　　　E. CK-MB

109. 病理性血糖增高不见于
　　A. 糖尿病　　　　　　　　B. 嗜铬细胞瘤　　　　　　C. 肢端肥大症
　　D. 甲状腺功能减退症　　　　E. 脑出血

110. 电泳法可将脂蛋白分为几类,但应除外
　　A. 乳糜微粒　　　　　　　B. 前 β-脂蛋白　　　　　　C. β-脂蛋白
　　D. α-脂蛋白　　　　　　　E. 三酰甘油

111. 高速离心法可将脂蛋白分为不同类型,但应除外
　　A. TG　　　B. CM　　　C. HDL　　　D. LDL　　　E. VLDL

112. 糖化血红蛋白检测的意义不正确的是
　　A. 评价糖尿病控制程度　　　　　　B. 评价胰岛 β 细胞分泌功能
　　C. 筛检糖尿病　　　　　　　　　　D. 预测血管并发症
　　E. 鉴别高血糖

113. 可以反映近 2~3 个月的平均血糖水平的是
　　A. C-肽　　　　　　　　　B. 糖化血红蛋白　　　　　C. 空腹血糖
　　D. 空腹胰岛素　　　　　　E. 尿糖

114. 有关 OGTT 不正确的是
　　A. 诊断糖尿病　　　　　　B. 判断 IGT
　　C. 鉴别尿糖和低血糖　　　　D. 用于胰岛素和 C-肽释放试验
　　E. 用于检测 GHb

115. 诊断甲状腺功能亢进症符合率最高的是

    A. FT_3 B. TT_3 C. rT_3 D. TT_4 E. FT_4

116. 低血糖症的空腹血浆葡萄糖应小于

    A. 3.9mmol/L   B. 6.1mmol/L   C. 7.0mmol/L

    D. 2.8mmol/L   E. 2.0mmol/L

【A2型题】

1. 女性,55岁,2小时前上楼突感胸骨后疼痛,伴大汗淋漓,不能自行缓解,既往无特殊病史,入院后急诊检查诊断为急性心肌梗死,其最先恢复的是

    A. AST   B. LDH   C. ALT

    D. CK-MB   E. α-HBDH

2. 男性,59岁。患糖尿病应用胰岛素治疗2年,平均每天40U,3天前饭后突然出现腹泻、嗜睡、大汗淋漓,急诊入院。查体:脱水貌,BP 140/80mmHg,心率120次/分。对诊断最有价值的检查是

    A. 大便常规   B. 血常规   C. 血糖,酮体

    D. ECG   E. 头颅CT

3. 男性,45岁,近2个月来,常于餐后出现饥饿感、手抖、心悸、出汗,为确诊糖尿病,最有价值的检查为

    A. 症状发作时的胰岛素水平   B. 24小时尿糖测定

    C. 空腹血糖   D. 胰岛素释放试验

    E. 糖化血红蛋白

4. 尿17-OHCS增高见于

    A. 库欣综合征   B. Addison病

    C. 腺垂体功能减退症   D. 肝硬化

    E. 甲状腺功能减退症

5. 男性,32岁,尿17-OHCS、17-KS、皮质醇均增高,血浆ACTH减低,ACTH兴奋试验呈弱阳性反应,该病人皮质醇增多的可能原因是

    A. 下丘脑垂体性   B. 肾上腺皮质腺瘤

    C. 肾上腺皮质腺癌   D. 异位ACTH

    E. 医源性皮质醇增多症

6. 男性,47岁。渐进性乏力,体重减轻,食欲减退,皮肤呈铜色。实验室检查:血清 Na^+ 152mmol/L,血清 K^+ 6.2mmol/L,血清皮质醇(8:00am)130mmol/L,尿17-OHCS降低,血清ACTH增高,ACTH刺激试验无反应,此病人最可能的诊断为

    A. 尿崩症   B. 库欣综合征

    C. Addison病   D. 异位ACTH综合征

    E. 继发性垂体的肾上腺皮质功能减退

7. 女性,49岁。查网织红细胞正常,血清铁蛋白、转铁蛋白饱和度正常,总铁结合力降低,其最可能的诊断是

    A. 缺铁性贫血   B. 铁粒幼细胞贫血

    C. 珠蛋白生成障碍性贫血   D. 慢性炎症性贫血

    E. 溶血性贫血

8. 男性,64 岁。查 OGTT 显示,FPG 低于正常,口服葡萄糖后血糖高峰提前并高于正常,但 2 小时 PG 仍处于高水平,且尿糖阳性,见于

    A. 隐匿性糖尿病   B. 肝源性低血糖   C. 功能性低血糖

    D. 胰岛 β 细胞瘤   E. 皮质醇增多症

【B2 型题】

(1~4 题共用备选答案)

    A. FBG>7.0mmol/L   B. FBG 7.0~8.4mmol/L   C. FBG>10.1mmol/L

    D. FBG<3.9mmol/L   E. FBG<2.8mmol/L

1. 高血糖症

2. 重度高血糖症

3. 血糖减低

4. 低血糖症

(5~8 题共用备选答案)

    A. 口服葡萄糖后血糖急剧升高,提早出现峰值,且>11.1mmol/L,2 小时 PG 低于空腹水平

    B. FPG 降低,口服葡萄糖后血糖上升也不明显,2 小时 PG 仍处于低水平状态

    C. FPG<7.0mmol/L,2 小时 PG 为 7.8~11.1mmol/L,峰值延迟至 1 小时,恢复正常的时间延长至 2~3 小时,伴尿糖阳性

    D. FPG>7.0mmol/L,OGTT 峰值>11.1mmol/L,2 小时 PG>11.1mmol/L

    E. FPG 正常,口服葡萄糖后高峰时间及峰值均正常,但 2~3 小时出现低血糖

5. 糖尿病

6. 特发性低血糖症

7. 储存延迟型糖耐量曲线

8. 平坦型糖耐量曲线

(9~12 题共用备选答案)

    A. FPG 增高,HbA1c 增高不明显   B. FPG 增高,HbA1c 增高

    C. FPG 正常,HbA1c 增高   D. FPG 正常,HbA1c 正常

    E. FPG 正常,HbA1c 减低

9. 非糖尿病

10. 糖尿病未控制

11. 糖尿病已控制

12. 早期糖尿病

(13~16 题共用备选答案)

    A. 空腹血清 C-肽增高,C-肽释放试验呈高水平曲线

    B. 空腹血清 C-肽增高,C-肽/胰岛素比值降低

    C. 空腹血清 C-肽降低,C-肽释放曲线低平

    D. 空腹血清 C-肽降低,C-肽释放曲线释放延迟或呈低水平

    E. C-肽水平不升高,而胰岛素增高

13. 肝硬化

14. 胰岛 β 细胞瘤

15. 1 型糖尿病

16. 2 型糖尿病

(17~20 题共用备选答案)

    A. 乳糜微粒   B. 高密度脂蛋白   C. 低密度脂蛋白

    D. 脂蛋白(a)   E. 极低密度脂蛋白

17. 抗动脉粥样硬化的因子是

18. 富含胆固醇的是

19. 致动脉粥样硬化的因子是

20. 与纤溶酶原有同源性的是

(21~24 题共用备选答案)

    A. apoA   B. apoB   C. apoC   D. apoE   E. apo(a)

21. HDL 的主要结构蛋白是

22. LDL 中含量最多的是

23. 具有清除组织脂质和抗动脉粥样硬化作用的是

24. 可直接反映 LDL 水平的是

(25~28 题共用备选答案)

    A. 组织损伤和血细胞破坏   B. 禁食和厌食

    C. 长期使用潴钾利尿剂   D. 输入大量库存血

    E. 胃肠引流

25. 细胞内钾外移增多见于

26. 钾离子排出减少见于

27. 钾离子摄入过多见于

28. 钾离子摄入不足见于

(29~32 题共用备选答案)

    A. 大面积烧伤时血浆外渗   B. 尿崩症   C. 肿瘤

    D. 营养不良   E. 脑外伤

29. 钠离子丢失过多见于

30. 钠离子摄入不足见于

31. 水钠潴留见于

32. 消耗性低钠见于

(33~36 题共用备选答案)

    A. 原发性甲状旁腺功能亢进症   B. 溃疡病长期应用碱性药物

    C. 甲状旁腺功能减退症   D. 佝偻病

    E. 急性坏死性胰腺炎

33. 溶骨作用增强见于

34. 钙吸收减少见于

35. 钙吸收增加见于

36. 成骨作用增强见于

(37~40 题共用备选答案)

    A. 血清钾增高   B. 血清钠增高   C. 血清钙增高

    D. 血清磷增高   E. 血清氯增高

37. 原发性甲状腺功能减退症

38. 库欣综合征

39. 多发性骨髓瘤

40. 糖尿病性多尿

(41~44 题共用备选答案)

    A. 血清钾减低　　　　　　　B. 血清钠减低　　　　　　　C. 血清钙减低

    D. 血清磷减低　　　　　　　E. 血清氯减低

41. 尿崩症

42. 大量应用呋塞米

43. 阻塞性黄疸

44. Fanconi 综合征

(45~48 题共用备选答案)

    A. 铁粒幼细胞贫血　　　　　B. 溶血性贫血　　　　　　　C. 白血病

    D. 铁剂治疗过量　　　　　　E. 月经过多

45. 铁摄入过多

46. 铁利用障碍

47. 铁释放增多

48. 铁蛋白吸收增加

(49~52 题共用备选答案)

    A. 血清铁蛋白降低　　　　　B. HbA_2 增高　　　　　　　C. 总铁结合力降低

    D. 转铁蛋白饱和度正常　　　E. 细胞外铁正常

49. 缺铁性贫血

50. 铁粒幼细胞贫血

51. 海洋性贫血

52. 慢性病性贫血

(53~54 题共用备选答案)

    A. 血清铁减低,TIBC 增高　　　　　　B. 血清铁增高,TIBC 减低

    C. 血清铁、TIBC 均增高　　　　　　　D. 血清铁、TIBC 均减低

    E. 血清铁增高,TIBC 正常

53. 缺铁性贫血

54. 急性肝炎

(55~58 题共用备选答案)

    A. 与转铁蛋白结合的铁

    B. 与 Fe^{3+} 结合的球蛋白

    C. 血清铁与未饱和铁结合力之和

    D. 达到饱和铁结合力的 TF 所结合的铁量

    E. 脱铁铁蛋白与 Fe^{3+} 形成的复合物

55. 铁蛋白

56. 转铁蛋白

57. 总铁结合力

58. 转铁蛋白饱和度

（59~60题共用备选答案）

    A. CK-MB   B. cTnT   C. Mb   D. LD   E. FABP

59. 早期诊断 AMI 最有价值的是

60. 诊断 AMI 确定性的标志物是

（61~64题共用备选答案）

    A. TT_4 B. FT_4 C. TT_3 D. rT_3 E. T_3RUR

61. 诊断甲亢的符合率为 100% 的是

62. 可间接反映 TT_4 及 TBG 浓度的是

63. 判断甲状腺功能状态最基本的体外筛检指标是

64. 诊断甲亢的灵敏度明显高于 TT_4 的是

（65~68题共用备选答案）

    A. 甲状腺 C 细胞分泌的激素

    B. 甲状旁腺主细胞分泌的激素

    C. 肾上腺皮质束状带及网状带分泌的激素

    D. 肾上腺皮质球状带分泌的激素

    E. 腺垂体分泌的激素

65. 促肾上腺皮质激素是

66. 醛固酮是

67. 皮质醇是

68. 降钙素是

（69~70题共用备选答案）

    A. 17-OHCS   B. 17-KS   C. 24 小时 UFC

    D. FC   E. ALD

69. 反映肾上腺皮质分泌功能的最佳指标是

70. 其浓度受体位影响的是

（71~74题共用备选答案）

    A. 皮质醇增高，ACTH 减低，ACTH 兴奋试验弱反应

    B. 皮质醇明显增高，ACTH 减低，ACTH 兴奋试验无反应

    C. 皮质醇和 ACTH 均明显增高，ACTH 兴奋试验多无反应

    D. 皮质醇减低，ACTH 增高，ACTH 兴奋试验无反应

    E. 皮质醇减低，ACTH 减低，ACTH 兴奋试验延迟反应

71. 肾上腺皮质腺瘤

72. 肾上腺皮质腺癌

73. 异源性 ACTH 综合征

74. 原发性肾上腺皮质功能减退症

（75~76题共用备选答案）

    A. 地高辛   B. 茶碱   C. 他克莫司

    D. 苯妥英钠   E. 丙戊酸

75. 肝移植后选用免疫抑制剂通常需要监测的药物是

76. 心力衰竭选用强心剂通常需要监测的药物是

（77~78 题共用备选答案）

　　A. GH 减少　　　　　　　B. GH 升高　　　　　　C. PTH 升高

　　D. ADH 增加　　　　　　E. hCG 升高

77. 肢端肥大症

78. 尿崩症

（79~80 题共用备选答案）

　　A. 血清 hCG<5IU/L

　　B. 尿妊娠试验由阴性变为阳性

　　C. 血清 hCG 逐渐升高，尿妊娠试验阳性

　　D. 血清 hCG 异常升高>500 000IU/L

　　E. 诊断早孕后，血清 hCG 升高后并呈逐渐下降趋势

79. 先兆流产

80. 产后 4 周

（81~82 题共用备选答案）

　　A. 血浆肾素降低、醛固酮升高　　　　B. 血浆肾素升高、醛固酮降低

　　C. 血浆肾素和醛固酮均降低　　　　　D. 血浆肾素和醛固酮均升高

　　E. 皮质醇升高、醛固酮降低

81. 原发性醛固酮增多症

82. 肾性高血压

三、问答题

1. OGTT 的适应证有哪些？

2. OGTT 诊断糖尿病的标准是什么？

3. 病理性 FBG 增高常见于哪些疾病？

4. 病理性 FBG 减低常见于哪些疾病？

5. 简述糖化血红蛋白检测的临床意义。

6. 简述糖化白蛋白检测的临床意义。

7. CHO 检测的适应证有哪些？

8. 简述 TC 增高的临床意义。

9. 简述 TG 增高的临床意义。

10. 如何以实验室指标鉴别小细胞低色素性贫血？

11. 反映心肌缺血损伤的理想生物化学指标应具有哪些特点？

12. 简述 cTnT 的临床意义。

参考答案

一、名词解释

1. 空腹血糖受损：FBG 增高而又未达到诊断糖尿病的标准时，称为空腹血糖受损（impaired fasting glucose，IFG）。

2. 低血糖症：对非糖尿病人群，当 FBG 低于 2.8mmol/L 时称为低血糖症（hypoglycemia）。

3. 糖耐量受损：当糖代谢紊乱时，口服一定量的葡萄糖后血糖急剧升高或升高不明显，但短时间内不能降至空腹血葡萄糖水平（或原来水平），此为糖耐量受损或糖耐量减低（impaired glucose tolerance,IGT）。

4. 口服葡萄糖耐量试验（OGTT）：现多采用 WHO 推荐的 75g 葡萄糖标准 OGTT,分别检测 FPG 和口服葡萄糖后 0.5 小时、1 小时、2 小时、3 小时的血糖。

5. C-肽：C-肽（connective peptide）是胰岛素原（proinsulin）在蛋白水解酶的作用下分裂而成的与胰岛素等分子的肽类物。

6. 总铁结合力：每升血清中的转铁蛋白所能结合的最大铁量称为总铁结合力（total iron binding capacity,TIBC）。

7. 糖化血红蛋白：糖化血红蛋白（glycosylated hemoglobin,GHb）是在红细胞生存期间,血红蛋白 A（HbA）与己糖（主要是葡萄糖）缓慢、连续的非酶促反应的产物。

8. 糖化白蛋白：糖化白蛋白（glycated albumin,GA）是人体葡萄糖与白蛋白发生非酶促反应的产物,由于白蛋白的半衰期为 17~19 天,所以 GA 可以反映糖尿病病人测定前 2~3 周血糖的平均水平。

二、选择题

【A1 型题】

1. C	2. B	3. A	4. C	5. D	6. A	7. B	8. E	9. C	10. D
11. A	12. D	13. B	14. E	15. D	16. C	17. B	18. C	19. D	20. D
21. E	22. A	23. C	24. D	25. D	26. D	27. E	28. C	29. C	30. B
31. C	32. A	33. B	34. A	35. E	36. B	37. C	38. E	39. C	40. D
41. A	42. D	43. C	44. A	45. D	46. C	47. E	48. D	49. A	50. E
51. D	52. E	53. E	54. D	55. A	56. A	57. B	58. E	59. B	60. D
61. D	62. E	63. D	64. C	65. D	66. C	67. A	68. E	69. B	70. E
71. B	72. E	73. C	74. E	75. B	76. D	77. B	78. E	79. C	80. A
81. D	82. B	83. D	84. C	85. E	86. D	87. C	88. C	89. A	90. E
91. C	92. A	93. A	94. C	95. C	96. A	97. C	98. D	99. B	100. A
101. B	102. B	103. E	104. B	105. A	106. B	107. E	108. A	109. D	110. E
111. A	112. D	113. B	114. E	115. D	116. D				

【A2 型题】

1. D	2. C	3. D	4. A	5. B	6. C	7. E	8. B

【B2 型题】

1. A	2. C	3. D	4. E	5. D	6. E	7. A	8. C	9. D	10. B
11. C	12. A	13. B	14. A	15. C	16. C	17. B	18. C	19. C	20. D
21. A	22. B	23. A	24. B	25. A	26. C	27. D	28. C	29. A	30. D
31. B	32. C	33. A	34. D	35. C	36. C	37. D	38. E	39. C	40. B
41. B	42. C	43. C	44. C	45. D	46. A	47. C	48. C	49. A	50. C
51. C	52. B	53. A	54. C	55. E	56. A	57. C	58. D	59. E	60. B
61. B	62. E	63. A	64. B	65. D	66. C	67. C	68. A	69. C	70. E
71. B	72. B	73. C	74. D	75. C	76. A	77. B	78. D	79. E	80. A
81. A	82. D								

三、问答题

1. OGTT 的适应证有哪些？

答：OGTT 的适应证有：

（1）无糖尿病症状，随机血糖或 FBG 异常，以及有一过性或持续性糖尿者。

（2）无糖尿病症状，但有明显的糖尿病家族史。

（3）有糖尿病症状，但 FBG 未达到诊断标准者。

（4）妊娠期、甲状腺功能亢进症、肝脏疾病时出现糖尿者。

（5）分娩巨大胎儿或有巨大胎儿史的妇女。

（6）原因不明的肾脏疾病或视网膜病变。

2. OGTT 诊断糖尿病的标准是什么？

答：OGTT 诊断糖尿病的标准：

（1）具有糖尿病症状，FPG>7.0mmol/L。

（2）OGTT 2 小时 PG>11.1mmol/L。

（3）具有临床症状，随机血糖>11.1mmol/L。临床症状不典型者，需要另一天重复检测确诊，但一般不主张做第 3 次 OGTT。

3. 病理性 FBG 增高常见于哪些疾病？

答：病理性 FBG 增高常见于：

（1）各型糖尿病。

（2）内分泌疾病：如甲状腺功能亢进症、巨人症、肢端肥大症、皮质醇增多症、嗜铬细胞瘤和胰高血糖素瘤等。

（3）应激性因素：如颅内压增高、颅脑损伤、中枢神经系统感染、心肌梗死、大面积烧伤、急性脑血管病等。

（4）药物影响：如噻嗪类利尿剂、口服避孕药、激素等。

（5）肝脏和胰腺疾病：如严重的肝病、出血坏死性胰腺炎、胰腺癌等。

（6）其他：如高热、呕吐、腹泻、脱水、麻醉和缺氧等。

4. 病理性 FBG 减低常见于哪些疾病？

答：病理性 FBG 减低常见于：

（1）胰岛素过多：如胰岛素用量过大、口服降糖药、胰岛 β 细胞增生或肿瘤等。

（2）对抗胰岛素的激素分泌不足：如肾上腺皮质激素、生长激素缺乏。

（3）肝糖原贮存缺乏：如急性重型肝炎、急性肝炎、肝癌、肝淤血等。

（4）急性酒精中毒。

（5）先天性糖原代谢酶缺乏：如Ⅰ、Ⅲ型糖原贮积病（glycogen storage disease）等。

（6）消耗性疾病：如严重营养不良、恶病质等。

（7）非降糖药物影响：如磺胺药、水杨酸、吲哚美辛等。

（8）特发性低血糖。

5. 简述糖化血红蛋白检测的临床意义。

答：糖化血红蛋白检测的临床意义：

（1）诊断糖尿病：《中国 2 型糖尿病防治指南（2020 版）》推荐，在采用标准化检测方法且有严格质量控制的医疗机构，可以将 HbA1c>6.5% 作为糖尿病的补充诊断标准。HbA1c 水平在 5.7%~6.4% 为糖尿病高危人群，预示进展到糖尿病前期阶段。

（2）评价糖尿病控制程度：HbA1c<7%说明糖尿病控制良好，HbA1c增高提示近2~3个月的糖尿病控制不良，HbA1c愈高，血糖水平愈高，病情愈重。故HbA1c可作为糖尿病长期控制的良好观察指标。糖尿病控制良好者，每年检测2次，控制欠佳者每3个月检测1次，以便调整用药剂量。

（3）预测血管并发症：由于HbA1c与氧的亲和力强，可导致组织缺氧，故长期HbA1c增高可引起组织缺氧而发生血管并发症。HbA1c>10%，提示并发症严重，预后较差。

（4）鉴别高血糖：糖尿病病人高血糖时HbA1c水平增高，而应激性高血糖时HbA1c正常。

6. 简述糖化白蛋白检测的临床意义。

答：糖化白蛋白（GA）可以反映糖尿病病人测定前2~3周血糖的平均水平，但相对于HbA1c来说，GA反映血糖控制水平的时间较短，且目前尚缺乏有关GA与糖尿病慢性并发症的大样本、前瞻性研究，且GA受白蛋白的更新速度、体重指数（BMI）和甲状腺激素等的影响。因此，临床上对于长期血糖控制水平的监测，应谨慎使用GA。

（1）评价短期糖代谢控制情况：因白蛋白在体内的半衰期较短，且白蛋白与血糖的结合速度比血红蛋白快，所以GA对短期内血糖变化比HbA1c灵敏，是评价短期糖代谢控制情况的良好指标，尤其是对于糖尿病病人治疗方案调整后的疗效评价，GA可能比HbA1c更具有临床参考价值。

（2）辅助鉴别应激性高血糖：急性应激反应，如外伤、感染以及急性心脑血管疾病等也可出现高血糖，但难以与糖尿病鉴别。GA和HbA1c联合测定有助于判断高血糖的持续时间，可作为判断既往是否患有糖尿病的辅助检测方法，从而客观评估糖代谢紊乱发生的时间及严重程度，进一步指导诊断与治疗。

（3）筛检糖尿病：与HbA1c相似，GA同样适用于糖尿病的筛检，GA≥17.1%可以筛检出大部分未经诊断的糖尿病，同时检测空腹血糖和GA可以提高糖尿病筛检率。GA异常是提示糖尿病高危人群须行OGTT检查的重要指征，尤其对于空腹血糖正常者的意义可能更为明显。但是，GA能否作为糖尿病筛检指标仍需进一步研究。

7. CHO检测的适应证有哪些？

答：CHO检测的适应证：

（1）早期识别动脉粥样硬化的危险性。

（2）使用降脂药物治疗后的监测。

8. 简述TC增高的临床意义。

答：TC增高的临床意义：

（1）动脉粥样硬化所致的心、脑血管疾病。

（2）各种高脂蛋白血症、胆汁淤积性黄疸、甲状腺功能减退症、类脂性肾病、肾病综合征、糖尿病等。

（3）长期吸烟、饮酒、精神紧张和血液浓缩等。

（4）应用某些药物，如环孢素、糖皮质激素、阿司匹林、口服避孕药、利尿剂等。

9. 简述TG增高的临床意义。

答：TG增高的临床意义：

（1）冠心病。

（2）原发性高脂血症、动脉粥样硬化症、肥胖症、糖尿病、痛风、甲状腺功能减退症、肾病综合征、高脂饮食和胆汁淤积性黄疸等。

10. 如何以实验室指标鉴别小细胞低色素性贫血？

答：小细胞低色素性贫血的鉴别见下表。

鉴别项目	缺铁性贫血	铁粒幼细胞贫血	珠蛋白生成障碍性贫血	慢性病性贫血
年龄	中、青年	中老年	儿童	不定
性别	女性	不定	不定	不定
病因	缺铁	铁利用障碍	Hb 异常	缺铁或铁利用障碍
网织红细胞	正常或增高	正常或增高	正常或增高	正常
血清铁蛋白	减低	增高	增高	正常或增高
血清铁	减低	增高	增高	减低
总铁结合力	增高	正常或减低	正常	减低
转铁蛋白饱和度	减低	增高	增高	正常或减低
细胞外铁	减低	增高	增高	增高
铁粒幼细胞	减低	环形铁粒幼细胞 >15%	增高	减低
HbA_2	减低或正常	减低或正常	增高	减低

11. 反映心肌缺血损伤的理想生物化学指标应具有哪些特点？

答：反映心肌缺血损伤的理想生物化学指标应具有以下特点：

(1) 具有高度的心脏特异性。

(2) 心肌损伤后迅速增高，并持续较长时间。

(3) 检测方法简便快速。

(4) 其应用价值已由临床所证实。

12. 简述 cTnT 的临床意义。

答：cTnT 的临床意义：

(1) 诊断 AMI：cTnT 是诊断 AMI 的确定性标志物。AMI 发病后 3~6 小时，cTnT 即升高，10~24 小时达峰值，其峰值可为参考区间的 30~40 倍，恢复正常需要 10~15 天。其诊断 AMI 的灵敏度为 50%~59%，特异度为 74%~96%，故其特异性明显优于 CK-MB 和 LDH。对非 Q 波性、亚急性心肌梗死或检查 CK-MB 无法诊断的病人更有价值。

(2) 判断微小心肌损伤：不稳定型心绞痛（UAP）病人常发生微小心肌损伤（MMD），这种心肌损伤只有检测 cTnT 才能确诊。因此，cTnT 水平变化对诊断 MMD 和判断 UAP 预后有重要价值。

(3) 预测血液透析病人心血管事件：肾衰竭病人反复血液透析可引起血流动力学和血脂异常，因此所致的心肌缺血性损伤是导致病人死亡的主要原因之一，及时检测血清 cTnT 浓度变化，可预测其心血管事件发生。cTnT 增高提示预后不良或发生猝死的可能性增大。

(4) 其他：①cTnT 也可作为判断 AMI 后溶栓治疗是否出现冠状动脉再灌注，以及评价围手术期和经皮腔内冠状动脉成形术（PTCA）心肌受损程度的较好指标。②钝性心肌外伤、心肌挫伤、甲状腺功能减退症病人的心肌损伤、药物损伤、严重脓毒血症所致的左心衰时 cTnT 也可升高。③患有严重骨骼肌损伤的病人会产生假阳性。

(刘向祎)

第八章 | 临床常用免疫学检测

学习目标

1. **掌握** 免疫球蛋白 IgG、IgM、IgA 及 IgE 检测的临床意义,M 蛋白检测的临床意义,总补体溶血活性检测及其临床意义,淋巴细胞亚群的检测及其临床意义,肿瘤标志物的定义、用途和临床意义,C 反应蛋白检测的意义,自身免疫反应和自身免疫病的定义,抗核抗体检测的临床意义,临床常见细菌和病毒感染免疫的检测方法及意义,循环免疫复合物的分类及临床意义。

2. **熟悉** 类风湿因子的检测,抗组织细胞抗体、抗中性粒细胞胞质抗体的检测及意义,临床常见性传播疾病免疫检测的方法及意义,超敏反应检测的方法及意义。

3. **了解** 冷球蛋白的定义、分型及临床意义,临床常见寄生虫感染免疫检测的方法及意义。

习题

一、名词解释

1. 免疫球蛋白

2. 补体

3. 细胞因子

4. M 蛋白

5. 肿瘤标志物

6. RF

7. 自身免疫性疾病

8. 抗核抗体

9. 肥达反应

10. TORCH 试验

11. C 反应蛋白

二、选择题

【A1 型题】

1. 人体含量最多的免疫球蛋白是

   A. IgA   B. IgG   C. IgM   D. IgD   E. IgE

2. 能够透过胎盘屏障的免疫球蛋白是

   A. IgA   B. IgG   C. IgM   D. IgD   E. IgE

3. 初次免疫应答主要产生的免疫球蛋白是

   A. IgA   B. IgG   C. IgM

   D. IgD   E. IgE

4. 人体血清中含量最少的免疫球蛋白是
   A. IgA　　　　　B. IgG　　　　　C. IgM　　　　　D. IgD　　　　　E. IgE

5. 介导 I 型变态反应的免疫球蛋白是
   A. IgA　　　　　B. IgG　　　　　C. IgM　　　　　D. IgD　　　　　E. IgE

6. 总补体溶血活性实验(CH50 实验)检测的是
   A. 补体经典途径的溶血活性　　　　　　　B. 补体替代途径的溶血活性
   C. 补体 C3 的溶血活性　　　　　　　　　D. 补体 C4 的溶血活性
   E. 补体 C3 及 C4 的溶血活性

7. 体内唯一能产生抗体(免疫球蛋白分子)的细胞是
   A. T 细胞　　　　　　　　B. B 细胞　　　　　　　　C. NK 细胞
   D. LAK 细胞　　　　　　　E. eLAK 细胞

8. 产生 IL-2 的主要细胞是
   A. T 细胞　　　　　　　　B. 巨噬细胞　　　　　　　C. B 细胞
   D. 肝细胞　　　　　　　　E. NK 细胞

9. IgE 抗体主要的效应是
   A. 阻断中和作用　　　　　　B. 调理作用　　　　　　C. 裂解细胞作用
   D. ADCC　　　　　　　　　E. 参与超敏反应

10. 新生儿从母乳中获得的 Ig 是
    A. SIgA 类抗体　　　　　　B. IgM 类抗体　　　　　　C. IgG 类抗体
    D. IgD 类抗体　　　　　　　E. IgA 类抗体

11. 抗体主要存在于血清琼脂电泳的
    A. α 球蛋白区　　　　　　B. β 球蛋白区　　　　　　C. γ 球蛋白区
    D. 巨球蛋白区　　　　　　E. 白蛋白区

12. 母亲怀孕期间,可以为胎儿提供保护作用的是
    A. IgA　　　　　B. IgG　　　　　C. IgM　　　　　D. IgD　　　　　E. IgE

13. 婴儿主要从母乳中获得下列哪种抗体来增强免疫力
    A. IgA　　　　　B. IgG　　　　　C. IgM　　　　　D. IgD　　　　　E. IgE

14. 在 SLE 活动期最有可能增高的是
    A. CH50　　　B. C1q　　　C. C3　　　D. C4　　　E. B 因子

15. 为确定新生儿是否存在宫内感染,需要检测脐血中的
    A. IgA　　　　　B. IgG　　　　　C. IgM　　　　　D. IgD　　　　　E. IgE

16. 下列哪种方法**不能**用来反映 T 细胞免疫功能状态
    A. 花结形成试验　　　　　　　　B. 细胞转化试验
    C. 细胞因子的检测　　　　　　　D. CD 分子的检测
    E. 抗体依赖细胞介导的细胞毒试验

17. 下列哪种方法可以用来反映 NK 细胞免疫功能状态
    A. 花结形成试验　　　　　B. 细胞转化试验　　　　　C. 细胞因子的检测
    D. CD 分子的检测　　　　　E. 抗体依赖细胞介导的细胞毒试验

18. 冷凝集试验检测的对象是
    A. IgA　　　　　B. IgG　　　　　C. IgM　　　　　D. IgD　　　　　E. IgE

19. 属于 B 细胞分化抗原的是

  A. CD3   B. CD4   C. CD19   D. CD34   E. CD38

20. 比例最高的 T 细胞分化抗原是

  A. CD3   B. CD4   C. CD19   D. CD34   E. CD38

21. 血液中下列哪种组合的细胞最少

  A. $CD3^+$ B. $CD3^+CD4^+$ C. $CD3^+CD8^+$ D. $CD4^+CD8^+$ B. $CD19^+$

22. 补体系统各成分中含量最多的是

  A. C1   B. C3   C. C4   D. B 因子   E. C5

23. 巨球蛋白血症是指血液中哪种成分增多

  A. IgA   B. IgG   C. IgM   D. IgD   E. IgE

24. 天然血型抗体属于

  A. IgA   B. IgG   C. IgM   D. IgD   E. IgE

25. 免疫球蛋白中凝集作用最强的是

  A. IgA   B. IgG   C. IgM   D. IgD   E. IgE

26. 关于肿瘤标志物,下列说法正确的是

  A. 仅存在于血液中

  B. 主要包括蛋白类和糖类两类肿瘤标志物

  C. 不能反映肿瘤的生长

  D. 可以通过化学、免疫学等方法检测

  E. 仅对肿瘤的诊断有一定价值

27. 关于组织多肽抗原(TPA),下列说法正确的是

  A. 它的增高与肿瘤的发生部位有相关性

  B. 它的增高与组织类型有相关性

  C. 血清中 TPA 水平与肿瘤细胞增殖程度无关

  D. 肺炎时可见 TPA 升高

  E. 不可用于肿瘤的疗效监测

28. AFP 升高见于

  A. 生殖腺胚胎瘤   B. HIV   C. 宫颈癌

  D. 前列腺癌   E. 乳腺癌

29. 下列哪项肿瘤标志物对肿瘤的诊断有器官特异性

  A. CEA   B. CA50   C. PSA   D. TPA   E. CA125

30. 关于 CA199,下列说法正确的是

  A. 属于糖基化的 Lewis 血型抗原

  B. 是结肠癌的首选肿瘤标志物

  C. 急性胰腺炎时血清 CA199 可出现升高

  D. 对胆管癌不具有诊断价值

  E. 正常人胰腺上皮细胞不存在 CA199

31. 关于 AFP,下述**错误**的是

  A. 在胎儿早期由肝脏和卵黄囊合成

  B. 对诊断肝细胞癌及滋养细胞恶性肿瘤有重要的临床价值

C. 原发性肝细胞癌病人血清 AFP 都增高

D. 胃癌或胰腺癌时,血中 AFP 含量也可升高

E. 妊娠 3~4 个月,孕妇 AFP 开始升高

32. 关于 CEA,下述正确的是

A. 早期胎儿的胃肠道及某些组织均有合成 CEA 的能力

B. 是一种特异性肿瘤标志物

C. 临床上单独检测 CEA 可用于恶性肿瘤的诊断

D. CEA 浓度与病人的病情无关

E. 吸烟的人 CEA 浓度降低

33. 关于 PSA,下述错误的是

A. 仅在前列腺癌的病人中升高

B. f-PSA/t-PSA 比值<0.1 提示前列腺癌

C. 肛门指诊可引起血清 PSA 浓度升高

D. PSA 检测最好在进行前列腺手术数周后进行

E. 血清 PSA 浓度监测有利于前列腺癌病人的病情监测

34. 关于肿瘤标志物下述正确的是

A. 目前主要用于肿瘤的诊断

B. 目前主要用于肿瘤病人监测疗效和复发、判断预后

C. 在同一种肿瘤中不能同时出现两种及两种以上肿瘤标志物阳性

D. 不同的肿瘤中,血清浓度升高的肿瘤标志物一定不同

E. 肿瘤标志血清浓度升高一般与影像学检查异常同时出现

35. 血清 CA125 在下列哪种情况下不会升高

A. 卵巢上皮癌　　　　B. 黏液性卵巢癌　　　　C. 乳腺癌

D. 肺癌　　　　E. 结肠癌

36. 人绒毛膜促性腺激素(hCG)的哪个亚单位常被用于检测

A. α 亚单位　　　　B. β 亚单位　　　　C. γ 亚单位

D. δ 亚单位　　　　E. ε 亚单位

37. 在睾丸母细胞瘤病人中,hCG 应与下列哪个项目联合检测

A. CEA　　B. PSA　　C. CA125　　D. AFP　　E. CA199

38. hCG 异常升高常见于

A. 绒毛膜癌　　　　B. 乳腺癌　　　　C. 食管癌

D. 肺癌　　　　E. 神经母细胞瘤

39. 下列哪个检查项目常用于诊断甲状腺肿瘤

A. 甲状旁腺激素　　　　B. 降钙素　　　　C. 降钙素原

D. 三碘甲状腺原氨酸　　　　E. 促甲状腺激素

40. 降钙素主要是由下列哪个器官分泌的

A. 胰岛　　B. 下丘脑　　C. 甲状腺　　D. 肾脏　　E. 卵巢

41. 血清降钙素升高常见于下列哪种疾病

A. 子宫内膜癌　　　　B. 甲状腺髓样癌　　　　C. 糖尿病

D. 食管癌　　　　E. 葡萄胎

42. 诊断胃癌应选择下列哪组肿瘤标志物进行联合检测
    A. PSA+AFP　　　　　　　　B. CA199+CA153+AFP　　　　C. CA125+NSE
    D. CEA+CA724+CA199　　　　E. CEA+PSA

43. 诊断原发性肝癌应选择下列哪组肿瘤标志物进行联合检测
    A. AFP+CEA　　　　　　　　B. AFP+CEA+CA199　　　　　C. CEA+CA125+SCC
    D. PSA+fPSA　　　　　　　　E. AFP+AFU

44. 诊断前列腺癌应选择下列哪组肿瘤标志物进行联合检测
    A. PSA+p2PAP　　　　　　　B. CEA+PSA　　　　　　　　C. CA199+CA125
    D. SCC+PSA　　　　　　　　E. CEA+CA199

45. 诊断胰腺癌应选择下列哪组肿瘤标志物进行联合检测
    A. CEA+AFP+CA125+CA199　　　　　　B. CEA+AFP+CA724+CA125
    C. CEA+CA199+CA50+CA242　　　　　　D. PSA+PAP+AFP+CA125
    E. AFP+PSA+SCC+CA199

46. 现有的肿瘤标志物不包括
    A. 酶　　　B. 单糖　　　C. 糖蛋白　　　D. 糖脂　　　E. 激素

47. 肿瘤标志物不包括
    A. α-L-岩藻糖苷酶　　　　　　　　B. 前列腺酸性磷酸酶
    C. 神经元特异性烯醇化酶　　　　　D. 脂肪酶
    E. 前列腺特异抗原

48. AFP 是在胎儿早期合成的一种糖蛋白,孕妇血清 AFP 达高峰的时期是
    A. 妊娠 1~2 个月　　　　　B. 妊娠 3~4 个月　　　　　C. 妊娠 5~6 个月
    D. 妊娠 7~8 个月　　　　　E. 分娩后 3 周

49. 血清鳞状细胞癌抗原(SCCA)升高常见于
    A. 宫颈癌　　　　　　　　B. 结肠癌　　　　　　　　C. 前列腺癌
    D. 原发性肝癌　　　　　　E. 胰腺癌

50. 血清中下列哪个检测项目会在肝硬化失代偿期明显升高
    A. CA50　　　　　　　　　B. 癌胚抗原　　　　　　　C. CA125
    D. PSA　　　　　　　　　　E. 神经元特异性烯醇化酶

51. 血清 CA153 检测不适合用于
    A. 预示乳腺癌病人肿瘤复发　　　　　　B. 预示乳腺癌病人肿瘤转移
    C. 乳腺癌早期诊断　　　　　　　　　　D. 乳腺癌病情进展
    E. 乳腺癌治疗监测

52. CA242 升高最常见于
    A. 胃癌　　　　　　　　　B. 胰腺癌　　　　　　　　C. 非恶性肿瘤
    D. 乳腺癌　　　　　　　　E. 原发性肝癌

53. 烯醇化酶的哪种亚基的同工酶被称为神经元特异性烯醇化酶
    A. α 亚基　　　　　　　　B. β 亚基　　　　　　　　C. γ 亚基
    D. δ 亚基　　　　　　　　E. ε 亚基

54. 神经元特异性烯醇化酶对下列哪种疾病的诊断有较高价值
    A. 肺鳞癌　　　B. 肺腺癌　　　C. 肺炎　　　D. 肺结核　　　E. 小细胞肺癌

55. 神经母细胞瘤的首选血清标志物是

    A. CEA   B. SCC   C. NSE   D. AFU   E. PSA

56. 非小细胞肺癌的首选肿瘤标志物是

    A. 癌抗原 125   B. 细胞角蛋白 19 片段

    C. 鳞状细胞癌抗原   D. 神经元特异性烯醇化酶

    E. 癌胚抗原

57. 下列关于细胞角蛋白 19 片段的说法**错误**的是

    A. 细胞角蛋白 19 片段也称 CYFRA21-1

    B. 细胞角蛋白 19 片段可用于辅助肺癌的分型

    C. 细胞角蛋白 19 片段升高也可见于良性疾病

    D. 细胞角蛋白 19 片段可用于肺癌的疗效监测

    E. 细胞角蛋白 19 片段是器官特异性的蛋白

58. SLE 特异性标志的自身抗体是

    A. 抗 Sm 抗体和抗 dsDNA 抗体   B. 抗 dsDNA 抗体和 ANA

    C. 抗 ssDNA 抗体和 ANA   D. 抗 ssDNA 抗体和抗 dsDNA 抗体

    E. 抗核糖体 P 蛋白抗体和 ANA

59. 下列体液中**不含**有 ANA 的是

    A. 血清   B. 关节滑膜液   C. 尿液

    D. 胸腔积液   E. 脑脊液

60. 类风湿关节炎常见的自身抗体**不包括**

    A. IgM-RF   B. 抗组蛋白抗体   C. 抗角蛋白抗体

    D. 抗 dsDNA 抗体   E. 抗核周因子抗体

61. 类风湿因子亚型中占主要成分的是

    A. IgM   B. IgD   C. IgG   D. IgA   E. IgE

62. 类风湿关节炎的血清补体变化规律为

    A. 疾病活动期补体水平下降,病情稳定期补体水平恢复正常

    B. 疾病活动期补体水平下降,病情稳定期补体水平升高

    C. 疾病活动期补体水平升高,病情稳定期补体水平恢复正常

    D. 疾病活动期补体水平升高,病情稳定期补体水平下降

    E. 整个疾病过程中,补体水平均下降

63. 常用于检测 CIC 的方法是

    A. 超速离心法   B. 分子超滤法

    C. PEG 比浊试验   D. 冷球蛋白沉淀

    E. 聚丙烯酰胺凝胶电泳

64. 自身免疫病的基本特征包括

    A. 可检出高滴度的自身抗体或与自身抗原起反应的致敏淋巴细胞

    B. 所有病人血清中均可检测到 ANA

    C. 男性多于女性,青年多于老年

    D. 病程一般较短,且可自愈

    E. 与免疫缺陷病或恶性肿瘤的发生无关

65. 下列有关抗核抗体的说法正确的是
    A. 是一种广泛存在的自身抗体
    B. 其类型主要是 IgA
    C. 具有器官特异性和种属特异性
    D. ELISA 为抗核抗体检测的最佳方法
    E. 抗核抗体可出现于多种自身免疫疾病中

66. 免疫自稳功能低下者易发生
    A. 肿瘤
    B. 病毒感染
    C. 免疫缺陷病
    D. 超敏反应
    E. 自身免疫病

67. 可特异性诊断新月体性肾小球肾炎的试验不包括
    A. 血清抗 GBM 测定
    B. 血清 ANCA 测定
    C. 肾活检组织免疫荧光检测
    D. 循环免疫复合物测定
    E. 血清补体测定

68. 血清中存在何种抗体时发生血栓性疾病的危险性增高,且妇女容易反复发生自然流产
    A. 抗精子抗体
    B. 抗磷脂抗体
    C. 抗子宫内膜抗体
    D. 抗红细胞抗体
    E. 抗血小板抗体

69. 下列是 SLE 的血清标记抗体且与疾病的活动度相关的是
    A. 抗 Scl-70 抗体
    B. 抗 dsDNA 抗体
    C. 抗 Sm 抗体
    D. 抗 ssDNA 抗体
    E. 抗着丝点抗体

70. 弥漫性进行性系统性硬化病的特征抗体是
    A. 抗 Sm 抗体
    B. 抗 U1RNP 抗体
    C. 抗着丝点抗体
    D. 抗 Scl-70 抗体
    E. 抗 Jo-1 抗体

71. 诊断皮肌炎的特异性抗体是
    A. 抗磷脂抗体
    B. 抗 U1RNP 抗体
    C. 抗着丝点抗体
    D. 抗 Scl-70 抗体
    E. 抗 Jo-1 抗体

72. 抗着丝点抗体对下列何种自身免疫病的诊断具有很高的灵敏度和特异度
    A. SS
    B. 弥漫性 PSS
    C. PM
    D. MCTD
    E. 局限性 PSS

73. 下列疾病中,较易在血清中发现抗 SSA 抗体的是
    A. 硬皮病
    B. 类风湿关节炎
    C. 干燥综合征
    D. 混合性结缔组织病
    E. 进行性系统性硬化症

74. 高滴度的抗 RNP 抗体为下列何种疾病所特有
    A. SLE
    B. RA
    C. 干燥综合征
    D. 混合性结缔组织病
    E. 重症肌无力

75. 关于抗核抗体,以下说法错误的是
    A. 是一种广泛存在的自身抗体
    B. 其性质主要是 IgA
    C. 器官特异性和种属特异性
    D. 主要存在于血清中
    E. 抗核抗体可出现于多种自身免疫疾病中

76. 下列疾病属器官特异性自身免疫病的是
    A. SLE
    B. RA
    C. 多发性硬化症
    D. 干燥综合征
    E. 混合性结缔组织病

77. 下列疾病属于器官特异性自身免疫病的是

   A. SLE   B. RA   C. 干燥综合征

   D. 桥本甲状腺炎   E. 混合性结缔组织病

78. Ⅱ型自身免疫性肝炎(AIH)的血清标记性抗体是

   A. 高滴度的抗中性粒细胞胞质抗体   B. 高滴度的抗可溶性肝抗原抗体

   C. 高滴度的 ASMA 抗体   D. 高滴度的抗肝肾微粒体抗体

   E. 高滴度的抗线粒体抗体

79. 怀疑免疫缺陷病的病人进行体液免疫功能检查,主要检查的 Ig 类型包括

   A. IgA,IgD,IgG   B. IgA,IgE,IgM   C. IgA,IgD,IgM

   D. IgA,IgG,IgM   E. IgD,IgE,IgG

80. 检测自身抗体的经典实验是

   A. 酶联免疫吸附试验   B. 间接免疫荧光法   C. 放射免疫实验

   D. 免疫印迹法   E. 冷凝集试验

81. 以下物质在机体中异位后,**不会**刺激机体产生自身抗体的是

   A. 晶状体蛋白   B. 甲状腺球蛋白   C. 精子

   D. 皮肤   E. 以上均不会

82. 下列细胞**不能**用来检测 ANA 的是

   A. 大鼠红细胞   B. 大鼠肝细胞   C. 大鼠肾细胞

   D. 大鼠心肌细胞   E. HEp-2 细胞

83. Ⅰ型自身免疫性肝炎(AIH)的血清标志性抗体是

   A. 高滴度的 ANCA 抗体   B. 高滴度的 ACL 抗体

   C. 高滴度的 ASMA 抗体   D. 高滴度的抗壁细胞(PCA)抗体

   E. 高滴度的抗线粒体抗体

84. Ⅲ型自身免疫性肝炎(AIH)的血清标志性抗体是

   A. 高滴度的抗中性粒细胞胞质抗体   B. 高滴度的抗可溶性肝抗原抗体

   C. 高滴度的 ASMA 抗体   D. 高滴度的抗肝肾微粒体抗体

   E. 高滴度的抗线粒体抗体

85. 原发性胆汁性肝硬化的血清标志性抗体是

   A. 高滴度的抗中性粒细胞胞质抗体   B. 高滴度的抗可溶性肝抗原抗体

   C. 高滴度的 ASMA 抗体   D. 高滴度的抗肝肾微粒体抗体

   E. 高滴度的抗线粒体 2 型抗体

86. 目前检测特异性 ANCA 最常用的方法是

   A. 间接免疫荧光法   B. 双向免疫扩散法   C. 免疫印迹法

   D. 化学发光法   E. 酶联免疫吸附试验

87. 类风湿因子的靶抗原是

   A. IgA   B. IgD   C. 变性的 IgG   D. IgE   E. IgM

88. cANCA 与下列疾病最相关的是

   A. 韦格纳肉芽肿病   B. 结节性多动脉炎

   C. Churg-Strauss 综合征   D. 特发性新月体性肾小球肾炎

   E. 肺-肾综合征

89. 抗中性粒细胞胞质抗体(ANCA)与以下哪种病变有关
    A. 系统性血管炎　　　　　　B. 肌炎相关　　　　　　C. 浆膜炎
    D. 炎性肠病　　　　　　　　E. 滑膜炎

90. 目前临床检测应用较多的抗磷脂抗体有
    A. 抗卵磷脂抗体　　　　　　B. 抗肝磷脂抗体　　　　C. 抗肾磷脂抗体
    D. 抗肺磷脂抗体　　　　　　E. 抗心磷脂抗体

91. 原发性小血管炎的特异性血清标志物主要分核周型、胞质型两类,核周型主要见于系统性血管炎;胞质型主要见于韦格纳肉芽肿病。这一类自身抗体是
    A. 抗中性粒细胞胞质抗体　　B. 抗心磷脂抗体　　　　C. 抗平滑肌抗体
    D. 抗角蛋白抗体　　　　　　E. 抗线粒体抗体

92. 用于检测抗 ENA 抗体的免疫印迹技术属于
    A. 放射免疫技术　　　　　　B. 酶联免疫技术　　　　C. 膜载体酶免疫技术
    D. 对流免疫电泳技术　　　　E. 以上都不是

93. ASO 是下列哪种细菌感染后产生的抗体
    A. A 群溶血性链球菌　　　　　　　　B. B 群溶血性链球菌
    C. C 群溶血性链球菌　　　　　　　　D. 金黄色葡萄球菌
    E. 大肠埃希菌

94. ASO 升高常见于下列哪种疾病
    A. 类风湿关节炎　　　　　　B. 系统性红斑狼疮　　　C. 皮肌炎
    D. 干燥综合征　　　　　　　E. 急性肾小球肾炎

95. 肥达反应的结果为 O 不高、H 高,最有可能是
    A. 早期感染伤寒沙门菌　　　　　　　B. 预防接种
    C. 甲型副伤寒沙门菌感染　　　　　　D. 乙型副伤寒沙门菌感染
    E. 丙型副伤寒沙门菌感染

96. 肥达反应的结果为 O 高、H 不高,最有可能是
    A. 早期感染伤寒沙门菌　　　　　　　B. 预防接种
    C. 甲型副伤寒沙门菌感染　　　　　　D. 乙型副伤寒沙门菌感染
    E. 丙型副伤寒沙门菌感染

97. 肥达反应的参考区间为
    A. 伤寒 H<1:160;O<1:80;副伤寒甲、乙和丙<1:80
    B. 伤寒 H<1:80;O<1:160;副伤寒甲、乙和丙<1:80
    C. 伤寒 H<1:160;O<1:80;副伤寒甲、乙和丙<1:160
    D. 伤寒 H<1:160;O<1:40;副伤寒甲、乙和丙<1:80
    E. 伤寒 H<1:160;O<1:80;副伤寒甲、乙和丙<1:40

98. TORCH 试验包括的项目是
    A. 弓形虫,风疹病毒,巨细胞病毒,单纯疱疹病毒Ⅰ型和Ⅱ型两型的病原抗体检测
    B. 疟原虫,风疹病毒,巨细胞病毒,单纯疱疹病毒Ⅰ型和Ⅱ型两型的病原抗体检测
    C. 弓形虫,麻疹病毒,巨细胞病毒,单纯疱疹病毒Ⅰ型和Ⅱ型两型的病原抗体检测
    D. 麻疹病毒,风疹病毒,巨细胞病毒,单纯疱疹病毒Ⅰ型和Ⅱ型两型的病原抗体检测
    E. 弓形虫,风疹病毒,巨细胞病毒,疱疹病毒Ⅰ型和Ⅱ型两型的病原抗体检测

99. 下列关于 TORCH 试验中单纯疱疹病毒检测说法**错误**的是
    A. 先天感染后影响新生儿神经系统发育
    B. 孕早期感染影响胎儿发育
    C. 抗体检测可分别进行Ⅰ型和Ⅱ型的 IgM 和 IgG 抗体检测
    D. IgG 型多为既往感染
    E. 仅单纯疱疹病毒Ⅰ型有致畸性

100. 人类免疫缺陷病毒(HIV)抗体检测确诊试验的方法是
    A. ELISA 法　　　　　　　　B. 化学发光法　　　　　　　　C. 蛋白印迹试验
    D. 免疫荧光法　　　　　　　　E. 免疫比浊法

101. 关于人类免疫缺陷病毒(HIV)抗体检测的筛选试验,下列说法正确的是
    A. 筛选试验特异度高,灵敏度高
    B. 筛选试验特异度不高,灵敏度不高
    C. 筛选试验特异度不高,灵敏度高
    D. 筛选试验阳性即可确诊艾滋病
    E. 筛选试验不会出现假阳性

102. 下列是梅毒螺旋体抗体检测的确诊试验的是
    A. 快速血浆反应素试验　　　　　　B. 不加热血清反应素试验
    C. 性病研究实验室试验　　　　　　D. 梅毒螺旋体血凝试验
    E. 甲苯胺红不加热血清试验

103. 关于疟原虫抗体和抗原测定,下列说法**错误**的是
    A. 疟原虫抗体阳性提示近期有疟原虫感染
    B. 疟原虫抗体阴性可以排除疟疾
    C. 疟原虫抗体阴性不足以否定疟疾
    D. 疟原虫抗原检测阳性提示疟疾
    E. 外周血涂片找到疟原虫可诊断疟疾

104. 引起性传播疾病常见的病原体是
    A. 肺炎衣原体　　　　　　　　B. 鹦鹉热衣原体　　　　　　　C. 沙眼衣原体
    D. 肺炎支原体　　　　　　　　E. 溶血性链球菌

105. 约 50% 的婴幼儿腹泻是由下列哪种病原体所致
    A. 汉坦病毒　　　　　　　　　B. 柯萨奇病毒　　　　　　　　C. 巨细胞病毒
    D. 风疹病毒　　　　　　　　　E. 轮状病毒

106. 关于梅毒螺旋体抗体检测下列说法正确的是
    A. 仅检测梅毒螺旋体特异性抗体即可诊断
    B. 仅检测梅毒螺旋体非特异性抗体即可诊断
    C. 快速血浆反应素试验阳性仅见于梅毒
    D. 梅毒螺旋体反应素试验阳性,必须再进行确诊试验
    E. 梅毒螺旋体反应素试验阳性,不必再进行确诊试验

107. 艾滋病(AIDS)的病原体是
    A. 汉坦病毒　　　　　　　　　B. 人类免疫缺陷病毒　　　　　　C. 新型布尼亚病毒
    D. 柯萨奇病毒　　　　　　　　E. 单纯疱疹病毒

108. 关于人类免疫缺陷病毒(HIV)抗体检测,下列说法正确的是
    A. 确诊试验阳性时必须用筛选试验证实
    B. 确诊试验阴性时必须用筛选试验证实
    C. 筛选试验阴性时必须用确诊试验证实
    D. 筛选试验阳性时必须用确诊试验证实
    E. 筛选试验阳性即可诊断

109. 关于风疹病毒抗体检测,下列说法**错误**的是
    A. 被检者风疹病毒抗体 IgG 型阳性提示既往感染
    B. 被检者风疹病毒抗体 IgG 型和 IgM 型均阴性,应视为易感者
    C. 被检者风疹病毒抗体 IgM 型阳性应做妇产科咨询
    D. 被检者风疹病毒抗体 IgG 型阳性应注意观察其滴度变化
    E. 被检者风疹病毒抗体 IgG 型和 IgM 型均阴性,可注射疫苗保护

110. 单纯疱疹病毒分为Ⅰ型和Ⅱ型,下列说法正确的是
    A. 仅单纯疱疹病毒Ⅰ型有致畸性
    B. 仅单纯疱疹病毒Ⅱ型有致畸性
    C. 单纯疱疹病毒Ⅰ型和单纯疱疹病毒Ⅱ型均有致畸性
    D. 单纯疱疹病毒Ⅰ型和单纯疱疹病毒Ⅱ型均无致畸性
    E. 单纯疱疹病毒Ⅱ型的 IgM 抗体阳性提示既往感染

111. 下列疾病与 EB 病毒感染有关的是
    A. 结肠癌   B. 前列腺癌   C. 食管癌
    D. 胰腺癌   E. 鼻咽癌

112. 下列试验有助于传染性单核细胞增多症的诊断的是
    A. 幽门螺杆菌抗体测定   B. EB 病毒抗体检测
    C. 抗人球蛋白试验   D. 布鲁氏菌凝集试验
    E. 神经元特异性烯醇化酶测定

113. EB 病毒相关的抗原主要包括
    A. 衣壳抗原、膜抗原和糖类抗原   B. 早期抗原、衣壳抗原和膜抗原
    C. 糖类抗原、早期抗原和核抗原   D. 早期抗原、衣壳抗原和核抗原
    E. 膜抗原、衣壳抗原和核抗原

114. 参与超急排斥反应的抗原主要是
    A. ABO 血型抗原   B. 组织特异性抗原   C. SK 抗原
    D. 种属特异性糖蛋白抗原   E. 血管内皮细胞抗原

115. 在 HLA 配型中,下列哪个位点的匹配最为重要
    A. HLA-A   B. HLA-B   C. HLA-C   D. HLA-DR   D. HLA-DQ

116. 群体反应性抗体是用来
    A. 用于识别受者不可接受的 HLA 基因
    B. 预测移植后是否会出现超急性排斥反应
    C. 用于检测是否存在特殊血型抗体
    D. 用于判断移植物的存活状况
    E. 用于判断移植排斥反应的强弱

117. 下列哪种现象**不会**出现在肾移植后发生急性排斥反应时
    A. CD4/CD8 小于 1.0　　　　　　　　　　B. CD4/CD8 大于 1.2
    C. 血清肌酐值和 IL-2R 同时增高　　　　　D. IL-6 水平增高
    E. IL-4/IFN-γ 水平下降

118. 可作为急性排斥反应病情观察和药效监测的一项指标的是
    A. TNF　　　　　B. IFN　　　　　C. IL-4　　　　　D. IL-10　　　　　E. IL-2R

119. 关于 PEG 比浊法检测循环免疫复合物,说法**不正确**的是
    A. PEG 用于沉淀蛋白,对蛋白生物活性有影响
    B. 标本中蛋白分子量越大,用以沉淀的 PEG 浓度越小
    C. 分离血清免疫球蛋白一般采用的最终浓度为 3%~4%PEG
    D. 操作简便快速
    E. 不能反映小分子循环免疫复合物的情况

120. 下列补体分子血清中含量最低的是
    A. C1　　　　　B. C2　　　　　C. C3　　　　　D. C4　　　　　E. C5

121. 用免疫荧光法检测 ANA 诊断 SLE 时,下列基质片灵敏度最高的是
    A. 小鼠肝细胞　　　　　　B. 绵羊红细胞　　　　　　C. HEp-2 细胞
    D. Hela 细胞　　　　　　E. 小鼠腹腔积液癌细胞

122. 间接免疫荧光法检测 ANA,荧光核型**不包括**
    A. 周边型　　　B. 均质型　　　C. 斑点型　　　D. 核仁型　　　E. 核孔型

123. 可以用作基质来测定抗 dsDNA 的寄生虫是
    A. 血吸虫　　　B. 滴虫　　　C. 丝虫　　　D. 锥虫　　　E. 疟原虫

124. 诊断冷球蛋白血症时选用
    A. 冷凝集试验
    B. 嗜异性凝集试验
    C. 冷球蛋白检测试验
    D. 本周蛋白测定试验
    E. 玫瑰花环试验

125. 冷球蛋白血症是指血中含有
    A. 淀粉样变性蛋白
    B. 在 4℃时自发沉淀,而在 37℃时又可溶解的特殊蛋白
    C. 冷凝集蛋白
    D. 嗜异性凝集蛋白
    E. 本周蛋白

126. 免疫复合物通常被分为
    A. 一种　　　B. 二种　　　C. 三种　　　D. 四种　　　E. 五种

127. 免疫复合物病**不包括**
    A. 系统性红斑狼疮(SLE)　　　B. 类风湿关节炎　　　C. 部分肾小球肾炎
    D. 血管炎　　　　　　　　　　E. 艾滋病

128. 冷球蛋白是指温度低于多少时易自发沉淀,加温后又可溶解的免疫球蛋白
    A. 20℃　　　B. 25℃　　　C. 30℃　　　D. 35℃　　　E. 40℃

129. 冷球蛋白检测时,将受检血清分装于两支试管,分别置于 4℃冰箱和 37℃孵箱,直立 72 小时,阳性反应的是

    A. 4℃冰箱管出现沉淀而 37℃孵箱管无沉淀

    B. 4℃冰箱管不出现沉淀而 37℃孵箱管出现沉淀

    C. 4℃冰箱管和 37℃孵箱管均无沉淀

    D. 4℃冰箱管和 37℃孵箱管均有沉淀

    E. 以上都不是

130. C 反应蛋白增高最常见于

    A. 化脓性感染   B. 组织坏死   C. 恶性肿瘤

    D. 结缔组织病   E. 器官移植急性排斥

131. 小细胞肺癌辅助诊断的理想指标是

    A. SCC   B. CYFRA21-1   C. ProGRP

    D. CEA   E. AFP

132. ROMA 指数是结合哪两个指标的评估模型

    A. CA125+HE4   B. CA125+CA153   C. CA153+HE4

    D. HE4+AFP   E. CA125+CA199

133. 嗜酸性粒细胞增多常见于哪种超敏反应

    A. Ⅰ型   B. Ⅱ型   C. Ⅲ型

    D. Ⅳ型   E. Ⅴ型

134. 抗原非特异性循环免疫复合物检测方法**不包括**

    A. 物理法   B. 补体法   C. 抗球蛋白法

    D. 细胞法   E. 化学法

【A2型题】

1. 男性,30 岁,受到多种细菌感染,发现 C3 成分缺乏。那么在该病人体内,哪些由补体介导的功能将**不会**受到影响

    A. 裂解细菌   B. 对细胞的调理   C. 产生过敏毒素

    D. 产生中性粒细胞趋化因子   E. 调节血小板的功能

2. 28 岁孕妇,怀孕 6 个月时,孕检发现梅毒感染(Ⅰ期)。胎儿分娩后,欲明确其是否存在宫内感染,可以帮助临床医生判断有宫内感染的抗体类型是

    A. IgA   B. IgG   C. IgM   D. IgD   E. IgE

3. 患儿男,8 岁,因高热 3 天、呕吐、昏迷入院。其血常规显示:N63%,L24%,M8%,E5%,B0%。下列哪项指标的检测有利于协助诊断

    A. IgA   B. IgG   C. IgM   D. IgD   E. IgE

4. 男性,53 岁。经常性感冒和腹泻,经检验发现其细胞免疫功能基本正常。推测其症状最有可能和下列哪项指标异常有关

    A. IgA 水平低下   B. IgG 水平异常增高   C. IgM 水平低下

    D. IgD 水平异常增高   E. IgE 水平异常增高

【A3/A4 型题】

(1~3 题共用题干)

男性,45 岁,因腹胀、食欲缺乏 3 个月,右上腹疼痛加剧 1 周入院。查体:颈部有三个蜘蛛痣,

肝肋下 4cm,质硬,移动性浊音阳性。抽出淡红色腹腔积液,腹腔积液乳酸脱氢酶 620U/L。

1. 该病人最可能的诊断是
    A. 胰源性腹腔积液　　　　　B. 结核性腹膜炎　　　　　C. 原发性肝癌
    D. 门静脉血栓形成　　　　　E. 肝硬化

2. 进一步确诊需做的检查是
    A. 自身抗体检查　　　　　　B. CT 检查　　　　　　　C. 细胞免疫检查
    D. 抗原检查　　　　　　　　E. 病原微生物检查

3. 为明确该病人的诊断,应合理选择下列哪项进行检测
    A. 血清透明质酸酶　　　　　B. 结核分枝杆菌抗体　　　C. CEA+PSA
    D. 血清 IgG 定量　　　　　　E. AFP+AFU

(4~6 题共用题干)

45 岁男性,体检发现 IgG 56.9g/L,IgA 1.2g/L,IgM 0.75g/L,肝肾功能正常

4. 下列哪项实验室检查项目有利于明确诊断
    A. CRP　　　　　　　　　　B. PCT　　　　　　　　　C. M 蛋白的检测
    D. 冷凝集试验　　　　　　　E. ESR

5. 该病人的尿液中可以检测出对诊断最有意义的物质是
    A. 白蛋白　　　　　　　　　B. 胆红素　　　　　　　　C. 轻链
    D. 微球蛋白　　　　　　　　E. 视黄醇

6. 以下检测结果哪一项**最不符合**该病人的诊断
    A. ESR>140mm/h　　　　　B. 尿常规 Pro(+++)　　　C. 血清 TP 120.5g/L
    D. 血常规显示三系血细胞减少　E. CRP 17.4mg/L

【B1/B2 型题】

(1~8 题共用备选答案)
    A. IgM　　　　B. IgG　　　　C. SIgA　　　　D. IgD　　　　E. IgE

1. 巨球蛋白为

2. 结构为五聚体的 Ig 分子为

3. 种系进化过程中最早出现的 Ig 是

4. 血清中含量最多的 Ig 是

5. 抗原刺激后最先出现的 Ig 是

6. 存在于分泌液中的 Ig 是

7. 血清中含量最少的 Ig 是

8. 与速发型超敏反应有关的 Ig 是

(9~13 题共用备选答案)
    A. PSA　　　　B. CEA　　　　C. CA125　　　　D. AFP　　　　E. CA153

9. 乳腺癌的首选肿瘤标志物为

10. 前列腺癌的首选肿瘤标志物为

11. 原发性肝细胞癌的首选肿瘤标志物为

12. 卵巢癌的首选肿瘤标志物为

13. 结肠癌的首选肿瘤标志物为

（14~17 题共用备选答案）

    A. 抗线粒体抗体 2 型   B. 抗肝肾微粒体抗体

    C. 抗可溶性肝抗原抗体   D. 抗核抗体

    E. 抗平滑肌抗体

14. Ⅰ型自身免疫性肝炎的标志性抗体是

15. Ⅱ型自身免疫性肝炎的标志性抗体是

16. Ⅲ型自身免疫性肝炎的标志性抗体是

17. 原发性胆汁性肝硬化的标志性抗体是

（18~22 题共用备选答案）

    A. 抗乙酰胆碱受体抗体   B. 抗角蛋白抗体   C. 抗心磷脂抗体

    D. 抗中性粒细胞胞质抗体   E. 抗胰岛细胞抗体

18. 与韦格纳肉芽肿病发病密切相关的抗体是

19. 与血液高凝状态和血栓形成密切相关的抗体是

20. 与类风湿关节炎密切相关的抗体是

21. 与重症肌无力发病密切相关的抗体是

22. 与 1 型糖尿病密切相关的抗体是

（23~27 题共用备选答案）

    A. 胃壁细胞   B. 乙酰胆碱受体   C. 红细胞

    D. 细胞核   E. 血小板

23. 混合性结缔组织病对应的自身抗原主要是

24. 重症肌无力对应的自身抗原是

25. 自身免疫性溶血性贫血对应的自身抗原是

26. 萎缩性胃炎对应的自身抗原是

27. 特发性血小板减少性紫癜对应的自身抗原主要是

三、问答题

1. 简述总补体溶血活性（CH50）检测的基本原理及临床意义。

2. 简述 T 细胞分化抗原测定的临床意义。

3. 简述血清 M 蛋白检测的临床意义。

4. 不同的抗核抗体对应的 HEp-2 细胞的荧光核型特点及临床意义。

5. 简述 TORCH 试验包括的项目和临床意义。

6. 简述肥达反应及其临床意义。

7. 简述 EB 病毒抗体检测包含的项目和临床意义。

8. 病人，男性，39 岁，汉族。因持续发热、盗汗 5 个多月，腹泻 3 个多月入院检查。胸部 X 线检查显示双肺中上结核。病人系建筑业工人，外出打工近 15 年，已婚，其妻为同村农民，在家务农，生育一男孩，自诉在打工期间有冶游史。查体：体温 38.9℃，双侧颈部淋巴结肿大，双侧腹股沟淋巴结肿大，面部、颈部皮肤有黑色结节、斑块隆起。CT 检查：纵隔淋巴结肿大，肝脾肿大。实验室检查：白细胞 $2.2×10^9$/L，红细胞 $4.6×10^{12}$/L，血小板 $280×10^9$/L，痰液检测抗酸杆菌（−）。为明确诊断，可进行哪些实验室检查？HIV 主要侵犯哪种免疫细胞？其确诊实验是哪个？

参考答案

一、名词解释

1. 免疫球蛋白:B细胞经抗原刺激活化为浆细胞分泌的抗体属于免疫球蛋白,广泛分布于机体的血液、体液、外分泌液和部分细胞的膜上。免疫球蛋白因其功能和理化性质不同分为IgG、IgA、IgM、IgD和IgE五大类。

2. 补体:是存在于人和脊椎动物血清及组织液中的一组具有酶样活性的糖蛋白,加上其调节因子和相关膜蛋白共同组成一个补体系统。

3. 细胞因子:是一类由免疫细胞(淋巴细胞、单核巨噬细胞等)和某些非免疫细胞(成纤维细胞、内皮细胞等)产生的调节细胞功能的高活性、多功能、微含量、低分子量的分泌性蛋白质,不包括免疫球蛋白、补体和一般生理性细胞产物。

4. M蛋白:或称单克隆免疫球蛋白,是单克隆浆细胞或B淋巴细胞大量增殖并产生的一种异常免疫球蛋白,其氨基酸组成及排列顺序十分均一,是空间构象、电泳迁移率也完全相同的免疫球蛋白及/或其片段(重链或轻链)。

5. 肿瘤标志物:是由肿瘤细胞本身合成、释放,或是机体对肿瘤细胞反应而产生或升高的一类物质。肿瘤标志物存在于血液、细胞、组织或体液中,反映肿瘤的存在和生长,通过化学、免疫学以及基因组学等方法测定肿瘤标志物,对肿瘤的诊断、疗效和复发的监测、预后的判断具有一定的价值。肿瘤标志物主要包括蛋白质类、糖类、酶类和激素类肿瘤标志物。

6. RF:类风湿因子,是变性IgG刺激机体产生的一种自身抗体,主要存在于类风湿关节炎病人的血清和关节液内。主要为IgM型,也有IgG、IgA、IgD和IgE型。用乳胶凝集法测出的主要是IgM型;速率法敏感但不能分型。

7. 自身免疫性疾病:当某些原因削弱或破坏机体的自身免疫耐受(autoimmune tolerance)时,该机体的免疫系统就会对自身组织或成分产生免疫应答,这种机体免疫系统对自身组织或成分产生的免疫应答称为自身免疫(autoimmunity)反应。由于自身免疫反应而产生的疾病称为自身免疫性疾病(autoimmune disease,AID)。

8. 抗核抗体:广义的抗核抗体的靶抗原不再局限于细胞核内,而是扩展到整个细胞成分,包括细胞核和细胞质。经典的ANA是指针对真核细胞核成分的自身抗体的总称。ANA的类型主要是IgG,也有IgM、IgA。这种抗体无器官和种属的特异性。

9. 肥达反应:是利用伤寒和副伤寒沙门菌菌液为抗原,检测病人血清中有无相应抗体的一种凝集试验。

10. TORCH试验:为妇产科产前的常规检查项目。TORCH缩写包括:弓形虫(T)、风疹病毒(R)、巨细胞病毒(C)、单纯疱疹病毒(H)等其他(O)病原体的病原抗体检测。

11. C反应蛋白:是一种由肝脏合成的,能与肺炎双球菌细胞壁C多糖起反应的急性时相反应蛋白,广泛存在于血清和其他体液中。CRP不仅能结合多种细菌、真菌及原虫等体内的多糖物质,在钙离子存在下,还可以结合卵磷脂和核酸等,有激活补体、促进吞噬和调节免疫的作用。

二、选择题

【A1型题】

1. B	2. B	3. C	4. E	5. E	6. A	7. B	8. A	9. E	10. E
11. C	12. B	13. B	14. E	15. C	16. E	17. E	18. C	19. C	20. A
21. D	22. B	23. C	24. C	25. C	26. D	27. D	28. A	29. C	30. C

31. C   32. A   33. A   34. B   35. B   36. B   37. D   38. A   39. B   40. C
41. B   42. D   43. E   44. A   45. C   46. B   47. D   48. D   49. A   50. C
51. C   52. B   53. C   54. C   55. C   56. B   57. D   58. A   59. E   60. D
61. A   62. B   63. C   64. A   65. E   66. C   67. E   68. B   69. B   70. D
71. E   72. E   73. C   74. D   75. B   76. C   77. D   78. D   79. D   80. B
81. D   82. A   83. C   84. B   85. E   86. E   87. C   88. B   89. A   90. E
91. A   92. C   93. A   94. C   95. B   96. A   97. A   98. C   99. C   100. C
101. C   102. D   103. B   104. C   105. E   106. D   107. B   108. D   109. A   110. C
111. E   112. B   113. D   114. C   115. D   116. B   117. C   118. C   119. D   120. B
121. A   122. E   123. D   124. C   125. C   126. C   127. E   128. C   129. E   130. A
131. C   132. C   133. A   134. E

【A2型题】
1. E   2. C   3. E   4. A

【A3/A4 型题】
1. C   2. B   3. E   4. C   5. C   6. C

【B1/B2 型题】
1. A   2. A   3. A   4. B   5. A   6. C   7. E   8. E   9. E   10. A
11. D   12. C   13. B   14. E   15. B   16. C   17. A   18. D   19. C   20. B
21. A   22. E   23. D   24. C   25. C   26. A   27. E

三、问答题

1. 简述总补体溶血活性(CH50) 检测的基本原理及临床意义。

答:总补体溶血活性(CH50) 检测的基本原理是:补体最主要的活性是溶细胞作用,溶血素(抗体)致敏的绵羊红细胞(抗原抗体复合物)可激活待测血清中的补体 C1,进而引起补体活化的连锁反应,从而导致致敏绵羊红细胞上形成多分子的聚合物,膜表面的结构与功能受到影响,最终导致绵羊红细胞溶解。溶血程度与补体量呈正相关,一般以 50% 溶血作为检测终点(CH50)。临床意义:主要反映补体经典途径(C1~C9) 的综合水平。①CH50 增高:见于急性炎症、组织损伤和某些恶性肿瘤;②CH50 减低:见于各种免疫复合物性疾病(如肾小球肾炎)、自身免疫性疾病活动期(如系统性红斑狼疮、类风湿关节炎、强直性脊柱炎)、感染性心内膜炎、病毒性肝炎、慢性肝病,肝硬化、重症营养不良和遗传性补体成分缺乏症等。

2. 简述 T 细胞分化抗原测定的临床意义。

答:T 细胞分化抗原测定的临床意义:①CD3$^+$ 降低:见于自身免疫性疾病,如 SLE、类风湿关节炎等。②CD3$^+$/CD4$^+$ 降低:见于恶性肿瘤、遗传性免疫缺陷病、艾滋病、应用免疫抑制剂者。③CD3$^+$/CD8$^+$ 减低:见于自身免疫性疾病或超敏反应性疾病。④CD4$^+$/CD8$^+$ 增高:见于自身免疫性疾病、病毒性感染、超敏反应等;⑤CD4$^+$/CD8$^+$ 减低:见于艾滋病(常<0.5),恶性肿瘤进行期和复发时。⑥监测器官移植排斥反应时 CD4$^+$/CD8$^+$ 比值增高预示可能发生排斥反应。⑦CD3$^+$、CD4$^+$、CD8$^+$ 较高且有 CD1$^+$、CD2$^+$、CD5$^+$、CD7$^+$ 增高则可能为 T 细胞型急性淋巴细胞白血病。

3. 简述血清 M 蛋白检测的临床意义。

答:检测到 M 蛋白,提示单克隆免疫球蛋白增殖病。见于:①多发性骨髓瘤:以 IgG 型最常见,其次为 IgA 型,IgD 和 IgE 罕见,也有 IgM 型的报道;②巨球蛋白血症(macroglobulinemia):又名 Waldenström 症,该病血液中存在大量单克隆 IgM;③重链病:出现 Ig 重链(γ、α 和 μ 重链);④轻链病:出现单克隆游离轻链;⑤半分子病:系由一条重链和一条轻链组成的单克隆 Ig 片段;⑥恶性淋巴瘤:血液中可出现 M 蛋白;⑦良性 M 蛋白血症:常指血清或尿中不明原因长期或一过性出现单一免疫球蛋白,长期观察又未发生骨髓瘤或巨球蛋白血症等恶性 M 蛋白血症的病人。

4. 不同的抗核抗体对应的 HEp-2 细胞的荧光核型特点及临床意义。

答:不同的抗核抗体对应的 HEp-2 细胞的荧光核型特点及临床意义见下表。

抗核抗体	荧光核型	HEp-2 细胞特点	临床意义
dsDNA	核均质型	HEp-2 细胞核均质性着色,分裂期细胞浓缩染色体荧光增强	见于活动期 SLE,阳性率 70%~90%
抗组蛋白抗体	核均质型	HEp-2 细胞核质均质性着色,分裂期细胞浓缩染色体荧光增强	见于 50%~70% 的 SLE 及 95% 以上的 DIL 病人
抗核小体抗体	核均质型	HEp-2 细胞核均质性着色,分裂期细胞浓缩染色体荧光增强	诊断 SLE 的特异性指标。灵敏度为 58%~71%,特异度为 97%~99%
抗 Sm 抗体	核粗颗粒型	HEp-2 细胞核质呈粗颗粒荧光,有时伴细小核点,核仁阴性。分裂期细胞浓缩染色体阴性	诊断 SLE 特异度达 99%,但灵敏度仅为 25%~30%,所以,抗 Sm 抗体与病情活动度和脏器损伤无明显相关性
抗 nRNP 抗体	核粗颗粒型	HEp-2 细胞核质呈粗颗粒荧光,核仁阴性。分裂期细胞浓缩染色体阴性	与 MCTD 相关,阳性率为 95%~100%。还见于 30%~40% 的 SLE 病人
抗 SSA(Ro)抗体	核细颗粒型	HEp-2 细胞核质呈细颗粒着色,部分核仁荧光增强。分裂期细胞染色体周围区域呈现颗粒型荧光,染色体区域阴性	见于 SS(灵敏度为 88%~96%)、RA(灵敏度为 3%~10%)、SLE(灵敏度为 24%~60%)。亚急性皮肤性狼疮(灵敏度为 70%~90%)、新生儿狼疮(灵敏度 >90%)、补体 C2/C4 缺乏症(灵敏度为 90%)、PBC(灵敏度为 20%)
抗 SSB(La)抗体	核细颗粒型	HEp-2 细胞核质呈细颗粒着色,部分核仁荧光增强。分裂期细胞染色体周围区域呈现颗粒型荧光,染色体区域阴性	见于 SS(灵敏度为 71%~87%)、新生儿狼疮(灵敏度为 75%)伴先天性心脏传导阻滞(灵敏度为 30%~40%)、SLE(灵敏度为 9%~35%)、单克隆丙种球蛋白病(灵敏度为 15%)
抗 p80 盘曲蛋白抗体	核少点型	HEp-2 细胞间期每个核有 1~5 个大小不同的点状颗粒分布	见于有自身免疫病指征病人
抗 Sp100 抗体	核多点型	HEp-2 细胞间期每个核有 5~20 个大小不同的点状颗粒分布	见于 PBC,偶见于 SS、PSS 和 SLE 病人。线粒体抗体阴性但怀疑 PBC 的病人可检测 Sp100 抗体
抗核孔复合物或板层素抗体	核膜型	细胞核边缘呈线型强着染,核内无或很少着染	抗板层素抗体主要见于同时存在三种临床表现的疾病:肝炎,血细胞减少,且抗磷脂抗体阳性;皮肤白细胞裂解性血管炎或脑血管炎。抗核孔复合物抗体较少见
抗 Scl-70 抗体	核仁型	HEp-2 细胞核仁为荧光加强的均质荧光,分裂间期细胞核呈均匀荧光,分裂期染色体边缘出现荧光	见于 PSS 病人,预后不良

续表

抗核抗体	荧光核型	HEp-2 细胞特点	临床意义
抗原纤维蛋白抗体	核仁型	HEp-2 细胞核仁呈块状荧光,分裂期细胞为染色体周围环形荧光	见于 PSS 病人
抗 PM-Scl 抗体	核仁型	HEp-2 细胞核质呈弱均质型,核仁呈强均匀型荧光	见于重叠综合征:合并 PM、DM、PSS (Scl)
抗增殖期细胞核抗原抗体		HEp-2 细胞 S 期强阳性而 G0 或 G1 期细胞为阴性	见于 3% 的 SLE 病人
抗着丝点抗体	着丝点型	HEp-2 细胞间期细胞核均匀分布大小、数目相同的点状荧光,分裂中期细胞中间位置出现带状浓缩点状荧光	见于局限性 PSS(灵敏度为 80%~95%),PBC

5. 简述 TORCH 试验包括的项目和临床意义。

答:TORCH 试验包括的项目和临床意义:

TORCH 试验为妇产科产前的常规检查项目。TORCH 缩写包括:弓形虫(T)、风疹病毒(R)、巨细胞病毒(C)、单纯疱疹病毒(H)等其他(O)病原体的病原抗体检测。①风疹病毒检测:风疹病毒检测主要查抗体,一般感染后首先出现 IgM 抗体,持续 1~2 个月,IgG 型抗体一般晚于 IgM 一周产生。只有在持续性特殊感染时,偶有使用分离培养或分子生物学检查抗原。如果被检者两种抗体均无,应视为易感者,可注射疫苗保护。有 IgM 抗体出现均应做妇产科咨询后决定是否治疗性流产或继续妊娠。仅有 IgG 抗体应注意观察其滴度变化,如果滴度低且无变化为既往感染,若测定病人急性期和恢复期双份血清,抗体滴度明显升高 4 倍或以上,则具有诊断近期风疹感染的意义。②单纯疱疹病毒(HSV)检测:单纯疱疹病毒按血清型分为Ⅰ型和Ⅱ型,均有一定致畸性。先天感染后影响新生儿神经系统发育,孕早期感染影响胎儿发育,Ⅰ型主要引起生殖道以外的皮肤黏膜和器官感染。Ⅱ型主要引起生殖道疱疹,也与子宫颈癌发生有关。危害略低于风疹病毒,故也作为早孕临床筛查项目。直接检测组织和分泌物中的 HSV 抗原可用于早期诊断。感染 1~2 周出现抗 HSV IgM 阳性反应,可持续 6 个月,新生儿 IgM 阳性反应提示宫内 HSV 感染。急性期和恢复期双份血清 IgG 效价增高 4 倍以上,提示有 HSV 近期感染。③巨细胞病毒(CMV)检测:巨细胞病毒属疱疹类病毒,其先天感染的致畸性仅次于风疹病毒,主要也是造成神经系统及智力的障碍。外周血 CMV 抗原检测有助于活动期感染的早期诊断。IgM 抗体可持续 4~8 个月,新生儿 IgM 阳性反应提示宫内 CMV 感染。急性期和恢复期双份血清 IgG 效价增高 4 倍以上或 IgG 低亲和力,可辅助诊断近期活动性感染。④弓形虫(TOX)检测:弓形虫属原虫,因其有致畸性,故往往与以上病毒联合检测。先天性弓形虫感染可引起胎儿中枢神经系统损伤,特别是生后远期智力障碍。TOX 感染后 7~8 天出现 IgM 抗体,可持续 4~6 个月,新生儿 IgM 阳性反应提示宫内 TOX 感染。急性期和恢复期双份血清 IgG 效价增高 4 倍以上或 IgG 低亲和力,提示近期感染。

6. 简述肥达反应及其临床意义。

答:肥达反应(Widal reaction,WR)是利用伤寒和副伤寒沙门菌菌液为抗原,检测病人血清中有无相应抗体的一种凝集试验。伤寒 H<1:160;O<1:80;副伤寒甲、乙和丙<1:80。单份血清抗体效价 O>1:80 及 H>1:160 者有诊断意义;若动态观察,持续超过参考区间或较原效价升高 4 倍以上更有诊断价值。①O、H 均升高,提示伤寒可能性大,多数病人在病程第 2 周出现阳性;②若 O 不高而 H 升高,可能是预防接种或是非特异性回忆反应;③若 O 升高而 H 不高,则可能是感染早期或与伤寒沙门菌 O 抗原有交叉反应的其他沙门菌感染。

7. 简述 EB 病毒抗体检测包含的项目和临床意义。

答：EB 病毒属于疱疹类病毒，人感染后主要引起传染性单核细胞增多症，此外，还与鼻咽癌及伯基特淋巴瘤有关。EB 病毒主要经唾液和性接触传播。EBV 相关的抗原主要包括早期抗原（early antigen，EA）、衣壳抗原（viral capsid antigen，VCA）、核抗原（nuclear antigen，EBNA），临床上可检测血液中针对这些抗原的抗体（类型包括 IgM、IgG、IgA）来辅助诊断疾病，如传染性单核细胞增多症。

临床意义：抗 VCA-IgM 在 EB 病毒感染初期即可在血清中检测到，灵敏度和特异度高，疾病恢复期抗 VCA-IgM 转阴。抗 VCA-IgG 在出现临床症状时可于血液中检测到，并长期持续存在。抗 EA-IgG 在感染初期也可被检测到，在慢性活动性感染及感染复发时效价增高，感染恢复后效价回落。因此，IgM 类抗体和短期升高的 IgG 类抗体主要用于传染性单核细胞增多症的辅助诊断，主要包括抗 VCA-IgM 和抗 EA-IgG。长期存在的 IgG 类抗体主要用于流行病学调查，主要包括抗 EBNA-IgG 和抗 VCA-IgG。IgG 类 EBNA 抗体在初次感染 6~8 周后出现，并在体内长期存在。IgA 类抗体主要出现于鼻咽癌病人，主要为抗 EA-IgA 和抗 VCA-IgA。

8. 病人，男性，39 岁，汉族。因持续发热、盗汗 5 个多月，腹泻 3 个多月入院检查。胸部 X 线检查显示双肺中上结核。病人系建筑业工人，外出打工近 15 年，已婚，其妻为同村农民，在家务农，生育一男孩，自诉在打工期间有冶游史。查体：体温 38.9℃，双侧颈部淋巴结肿大，双侧腹股沟淋巴结肿大，面部、颈部皮肤有黑色结节、斑块隆起。CT 检查：纵隔淋巴结肿大，肝脾肿大。实验室检查：白细胞 2.2×10^9/L，红细胞 4.6×10^{12}/L，血小板 280×10^9/L，痰液检测抗酸杆菌（-）。为明确诊断，可进行哪些实验室检查？ HIV 主要侵犯哪种免疫细胞？其确诊实验是哪个？

答：为明确诊断，可进行的实验室检查是 HIV 抗体检测、HIV 抗原检测、流式细胞术检测 $CD4^+T$ 细胞数量和比例等。HIV 主要侵犯宿主 $CD4^+T$ 细胞。HIV 的确诊实验主要是蛋白印迹试验和 RT-PCR 法检测 HIV 核酸。

（林锦骠）

第九章 | 临床常见病原体检测

学习目标

1. **掌握** 临床病原体检查常用标本的采集方法、运送和接收拒收原则;各种病原体检查结果的临床意义。

2. **熟悉** 医院感染的概念、传染链、常见临床类型及临床应用;病原体耐药性的概念及临床常见耐药菌;病毒性肝炎的主要病原体,以及乙型肝炎六项检测的临床意义。

3. **了解** 不同病原体感染的检查项目;不同临床感染类型的检测项目及应用。

习题

一、名词解释

1. 尖锐湿疣

2. K-B 纸片琼脂扩散法

3. 最小抑菌浓度(MIC)

4. 获得性免疫缺陷综合征(AIDS)

5. 感染性疾病

6. 医院感染

7. 耐药性变异

8. E 试验

9. HBV YMDD 变异

二、选择题

【A1 型题】

1. 以下**不是**细菌耐药机制的是
   A. 药物渗入细菌增多
   B. 产生灭活抗生素的酶和纯化酶等
   C. 细菌抗生素结合蛋白改变以致不能和抗生素结合
   D. 生物膜的形成
   E. 细菌孔蛋白改变

2. 尿细菌培养中最常用的尿液采集方法是
   A. 初段尿　　B. 中段尿　　　C. 末段尿　　D. 随意采集　　E. 可以不用无菌操作

3. 血液采集时若病人为菌血症,则
   A. 随即采集
   B. 一般在发热初期和高峰期采集

C. 用药后采集

D. 待病情略好转后采集

E. 避开发热期采集

4. 血液采集时,**错误**的是

    A. 一般由肘静脉穿刺采血。   B. 成人每次应采集 2~3 套血培养

    C. 1 套血培养包括需氧瓶和厌氧瓶各 1 瓶   D. 多套血培养从同一穿刺点进行采集

    E. 儿童采血量不应超过患儿总血量的 1%,通常仅采集需氧瓶

5. 为提高大便中副溶血弧菌阳性检出率,最佳运送培养液是

    A. 肉汤培养基   B. 咽拭子运送培养基   C. 大便运送盒

    D. 无菌杯   E. 碱性蛋白胨水

6. 下列标本中哪个为下呼吸道感染病原学诊断的理想标本

    A. 鼻咽拭子   B. 痰   C. 口咽拭子

    D. 支气管镜标本   E. 唾液

7. 若该病人为脑膜炎,则其脑脊液标本**不应**

    A. 立即送检   B. 保温   C. 床边接种

    D. 避免污染   E. 冷冻保藏

8. 胸腔积液、腹腔积液等标本含菌量通常较少,为提高阳性检出率**不可**采用的处理方式是

    A. 接种血培养瓶   B. 离心   C. 过滤浓缩

    D. 采集较大量标本   E. 37℃保存 24 小时后接种培养

9. 性传播疾病采集标本时**不正确**的操作是

    A. 常取尿道口分泌物   B. 尿痛时的尿液

    C. 外阴糜烂面病灶边缘分泌物   D. 阴道宫颈口分泌物

    E. 前列腺液

10. 对创伤组织和脓肿标本的采集正确的是

    A. 对损伤范围较大的创伤,应采集伤口处最典型的位置单一采集鉴定

    B. 若标本过少则可用无菌低渗盐水以防干燥

    C. 封闭性脓肿采集时,应在无菌的环境下切开,小心采集脓液或分泌物

    D. 开放性脓肿的采集,先清除采集部位的污物,消毒皮肤,用无菌拭子采集脓液及病灶深部分泌物

    E. 创伤部位采集标本应先清除污物,但不可用碘酊、75% 乙醇消毒皮肤,以防影响检验结果

11. 对于血清学实验下列说法正确的是

    A. 血清学诊断适用于疾病的早期诊断

    B. 单份血清一般就可以确诊

    C. 血清内若出现 IgG 则表示病人为原发性感染

    D. 在做血清学诊断时一般在病程早期和晚期分别采集血清标本 2~3 份检查

    E. 血清学诊断对于某些病原体不能培养的疾病无法提供诊断依据

12. 血培养采集时皮肤消毒方法**错误**的是

    A. 消毒顺序依次为 75% 乙醇,1%~2% 碘酊或 1% 碘伏,75% 乙醇消毒

    B. 从穿刺点向外画圈消毒

C. 消毒区域直径 5cm 以上

D. 对碘过敏的病人,可使用两次 75% 乙醇消毒,待乙醇挥发干燥后采血

E. 每次消毒作用 10 秒

13. 关于细菌耐药以下说法中**错误**的是

A. 革兰氏阳性菌引起的感染约占三成,以葡萄球菌和链球菌为主

B. 耐万古霉素肠球菌(VRE)是重要的耐药菌之一

C. 产生于肺炎克雷伯菌、大肠埃希菌的超广谱 β-内酰胺酶(extra-spectrum beta lactamase, ESBL)是由质粒介导的

D. 产生于阴沟肠杆菌和产气肠杆菌的 I 类 β-内酰胺酶是由染色体编码产生的

E. 多重耐药的铜绿假单胞菌、嗜麦芽窄食单胞菌和不动杆菌属细菌等都已成为临床上感染性疾病治疗的棘手问题

14. K-B 纸片琼脂扩散法(Kirby-Bauer disc agar diffusion method)的说法中**错误**的是

A. 用游标卡尺量取纸片周围透明抑菌圈的直径来判读结果

B. 检验结果可分为敏感(susceptible,S)、中度敏感(intermediate,I)、耐药(resistant,R)三个等级

C. S 表示测试菌能被测定药物常规剂量给药后在体内达到的血药浓度所抑制或杀灭

D. I 表示测试菌不能被测定药物大剂量给药后在体内达到的血药浓度所抑制,而在测定药物浓集部位的体液(如尿液)中被抑制

E. R 表示测试菌不能被在体内感染部位可能达到的抗菌药物浓度所抑制

15. 下列英文对照中**错误**的是

A. susceptible,敏感 S

B. inhibition,中度敏感 I

C. resistant,耐药 R

D. Kirby-Bauer disc agar diffusion method,K-B 纸片琼脂扩散法

E. communicable diseases,传染性疾病

16. 尿液标本的采集**错误**的是

A. 通常采集清洁中段尿

B. 采集中段尿液约 10ml 置于灭菌容器内

C. 留取中段尿前无须对外阴清洗消毒

D. 如培养厌氧菌,应采用耻骨上膀胱穿刺法

E. 对于排尿困难者可进行导尿

17. 下列**不属于**感染疾病的流行病学特点的是

A. 已证实在一些非感染性疾病中感染因子起着重要作用

B. 疾病谱未发生大的变迁,而这为我们尽快采取行动和有效的治疗提供了可能

C. 已得到控制的传染病死灰复燃,如梅毒、结核病、霍乱、鼠疫

D. 多重耐药株的出现,导致抗感染治疗困难

E. 器官移植、抗肿瘤化疗和放疗,降低了机体的免疫防御功能,造成医院感染及条件性致病菌感染的增加

18. 下列关于病毒检验的说法中**错误**的是

A. 病毒感染的实验室检查包括病毒分离与鉴定、病毒核酸与抗原抗体检测

B. 只能在易感细胞内以复制方式进行增殖,不能在人工培养基生长

C. 病毒的检验程序基本类似于细菌检验程序

D. 化学发光技术检测组织细胞内和胞外游离的病毒抗原,是病毒感染早期的快速诊断手段

E. 检测到病毒核酸并不一定表明是病毒引起的疾病,需结合临床及其他相关检查综合判断

19. 关于真菌感染的检验,下列说法中正确的是

A. 形态学检查是真菌检测的辅助手段之一,随着技术的不断进步现在已经较少使用

B. 血液中的抗原检测适用于浅部真菌感染

C. 疑似侵袭性曲霉病(invasive aspergillosis,IA)时可进行 GM 试验

D. 使用 PCR 或 mNGS 检测方法得到阳性结果即能确定是感染

E. 荚膜组织胞浆菌不可用抗原检测出来

20. 下列由细菌引起的性传播疾病是

A. 艾滋病　　　　　　B. 梅毒　　　　　　C. 生殖器疱疹

D. 尖锐湿疣　　　　　E. 软下疳

21. 下列说法中正确的是

A. 支原体(mycoplasma)无细胞壁,不能通过滤菌器,能在无生命培养基中生长繁殖的最小原核微生物

B. 快速血浆反应素试验(RPR test)可检测梅毒病人血清中的特异性抗体

C. 直接涂片镜检检出革兰氏阴性双球菌为诊断淋病的金标准

D. 沙眼衣原体可在宿主细胞中形成包涵体,直接显微镜检查细胞质内的典型包涵体对衣原体感染诊断有参考价值

E. 生殖器疱疹:是由单纯疱疹病毒(HSV)引起的性传播疾病,主要是 HSV-1 型

22. 临床微生物实验室对感染细菌常用的鉴定到种的方法是

A. 直接涂片镜检　　　B. 细菌培养　　　　C. 抗原检测与分析

D. 抗体检测　　　　　E. 检测细菌遗传物质

23. 我国最常见的医院感染类型是

A. 下呼吸道感染　　　B. 手术切口感染　　C. 尿路感染

D. 胃肠道感染　　　　E. 皮肤和软组织感染

24. 发病率最高的性传播疾病是

A. AIDS　　　　　　　B. 梅毒　　　　　　C. 淋病

D. 非淋菌性尿道炎　　E. 生殖器疱疹

25. 诊断早期梅毒快速、可靠的方法,尤其对已出现硬下疳而梅毒血清反应仍呈阴性者意义更大的检测方法是

A. 暗视野显微镜检查　　　　　　B. 脑脊液检查

C. 快速血浆反应素试验(RPR test)　　D. 荧光螺旋体抗体吸收试验(FTA-ABS test)

E. 梅毒螺旋体血凝试验

26. 下列选项不是病原体初步诊断的是

A. 直接染色镜检

B. 特异性抗原检测

C. 血清学检测特异性 IgG 和/或IgM 抗体

D. 借助分子生物学方法检测病原体核酸

E. 分离鉴定病原体及药敏试验

27. 某病人疑诊为下呼吸道感染，下列标本中其病原学检查最好的标本是

A. 鼻   B. 痰   C. 鼻咽洗液

D. 肺泡灌洗液   E. 咽拭子

28. 下列哪项是病原体核酸检测技术

A. 免疫荧光技术   B. 酶联免疫技术   C. 化学发光技术

D. PCR 技术   E. 对流免疫电泳

29. 生殖器疱疹实验室诊断**不包括**

A. IgM 抗体检测   B. VDRL 试验

C. 核酸检测   D. 抗原检测

E. HSV 特征性的多核巨细胞或核内病毒包涵体

30. 抗菌药物耐药机制**不包括**

A. 细菌水平和垂直传播耐药基因的整合子系统

B. 产生灭活抗生素的水解酶

C. 产生氨基糖苷类钝化酶

D. 外排泵出系统

E. 生物膜的消失

31. 下列**不属于**梅毒血清学试验的是

A. 性病研究实验室试验   B. 快速血浆反应素试验

C. 荧光螺旋体抗体吸收试验   D. 梅毒螺旋体血凝试验

E. 蛋白印迹试验

32. 下列哪种性病是由人乳头瘤病毒引起的

A. AIDS   B. 淋病   C. 非淋菌性尿道炎

D. 尖锐湿疣   E. 生殖器疱疹

33. 下列哪项**不是**医院感染的高危易感人群

A. 陪伴人员   B. 气管插管   C. 多次手术

D. 放疗化疗   E. 老年病人

【B2 型题】

(1~3 题共用备选答案)

A. 第一管   B. 第二管   C. 第三管

D. 冷藏保存送检   E. 保温送检

1. 腰椎穿刺术无菌采集脑脊液进行细菌培养应该选择

2. 核酸检测应该选择

3. 脑脊液细菌培养的送检方式是

(4~7 题共用备选答案)

A. 不同人员操作   B. 严格无菌操作,避免杂菌污染

C. 使用了普通营养琼脂平板   D. 分离培养、生化鉴定、血清学鉴定

E. 细菌镜检

4. 在标本采集与送检中应遵守的原则包括

5. 病原菌鉴定的一般程序为

6. 纸片扩散法药敏试验结果失控的原因有

7. 对无菌体液检查有初步诊断意义的方法为

(8~10 题共用备选答案)

   A. 脑膜炎奈瑟菌　　　　　　B. 肠球菌　　　　　　C. 变异链球菌

   D. 金黄色葡萄球菌　　　　　E. 大肠埃希菌

8. 社区获得性的中枢神经系统感染的主要病原体有

9. 能产生碳青霉烯酶的细菌是

10. 需要考虑是否存在高浓度氨基糖苷类耐药的细菌是

三、问答题

1. 简述细菌感染性疾病主要的检查方法。

2. 试述乙型肝炎病毒表面抗原蛋白前 S1 抗原的临床意义。

3. 简述医院感染的常见类型及感染途径。

4. 临床常见病原体检查标本采集运送和接收拒收基本原则是什么？

5. 简述采用分子生物学方法检测病原菌耐药基因的临床意义。

6. 简述乙型肝炎六项检测的临床意义？

7. 简述非淋菌性尿道炎的实验诊断方法。

参考答案

一、名词解释

1. 尖锐湿疣：是由人乳头瘤病毒（human papillomavirus，HPV）感染所致的以肛门生殖器部位增生性损害为主要表现的性传播疾病。常采用 PCR 法检测 HPV DNA，灵敏度和特异度均较高。目前已确定 HPV 型别有 200 余种，根据有无致癌性，将 HPV 分为高危型和低危型。高危型 HPV 与多种恶性肿瘤相关。

2. K-B 纸片琼脂扩散法：由 Kirby 和 Bauer 建立的纸片扩散法药敏试验。方法是将含有定量抗菌药物的纸片贴在接种有测试菌的 M-H 琼脂平板上置 35℃孵育 16~18 小时。用游标卡尺量取纸片周围透明抑菌圈的直径，抑菌圈的大小反映细菌对药物的敏感程度，抑菌圈越大越敏感，参照临床和实验室标准化委员会（Clinical and Laboratory Standards Institute，CLSI）标准判读结果，按敏感（susceptible，S）、中度敏感（intermediate，I）、耐药（resistant，R）报告。

3. 最小抑菌浓度（MIC）：稀释法所测得的某些抗菌药物抑制检测菌肉眼可见生长的最低浓度称为最小抑菌浓度（minimal inhibitory concentration，MIC），有肉汤稀释法和琼脂稀释法两类，前者为临床实验室常用的一种定量试验。先以水解酪蛋白液体培养基将抗生素作不同浓度稀释，再种入待检菌，置 35℃孵育 24 小时后，以不出现肉眼可见细菌生长的最低药物浓度为该菌的 MIC，参照 CLSI 标准判读，结果按敏感和耐药报告。肉汤稀释法是药敏试验的金标准方法。

4. 获得性免疫缺陷综合征（AIDS）：又称艾滋病，是由人类免疫缺陷病毒（HIV）通过结合细胞表面的 CD4 蛋白受体进入易感细胞引起部分免疫系统破坏，进而导致严重的机会性感染和继发性肿瘤。常采用颗粒凝集实验、酶联免疫吸附试验、免疫荧光和蛋白印迹等方法检测 HIV 抗体和 P24 抗原。

5. 感染性疾病:感染性疾病(infectious diseases,ID)(又称感染病),包括可传播和非传播疾病(communicable and noncommunicable diseases),通常是由各种致病或条件致病的病原体(细菌、病毒、真菌)和寄生虫感染人体,使机体组织细胞受到不同程度的损害并出现一系列的临床症状和体征。具有传染性的感染病称为传染病(communicable diseases)。感染病可根据病原体种类、来源及感染部位进行分类。

6. 医院感染:医院感染(nosocomial infection,NI)或医院获得性感染(hospital-acquired infection,HAI),HAI 是指住院病人在医院内获得的感染,包括在住院期间发生的感染和在医院内获得、出院后发生的感染;但不包括入院前已开始或入院时已处于潜伏期的感染。医院工作人员在医院内获得的感染也属于医院感染。HAI 根据病原体来源不同可分为外源性感染(exogenous infection)和内源性感染(endogenous infection)。内源性感染指引起感染的病原体来源于自身的体表或体内的正常菌群,多为机会致病菌或由多种原因引起的菌群失调症等引起。外源性感染是指由来自宿主体外的病原菌所引起的感染。医院感染的发生包括 3 个重要的环节,即传染源、传播途径和易感人群。

7. 耐药性变异:对某种抗菌药物敏感的细菌变成对该药物耐受的变异称为耐药性变异。细菌耐药性的获得可以通过细菌染色体耐药基因的突变、耐药质粒的转移和转座子的插入,使细菌产生一些酶类(灭活酶或钝化酶)和多肽类物质。

8. E 试验:即浓度梯度纸条扩散法(gradient diffusion method),是结合稀释法和扩散法原理和特点而设计的一种操作简便(如同扩散法)、精确测定 MIC(如同稀释法)的一种方法。在涂布有待测试菌的平板上放置一条内含干化、稳定、浓度由高到低呈连续梯度分布的商品化抗菌药物塑料试条。35℃孵育 16~18 小时后抑菌圈和试条横向相交处的读数刻度即是待测菌的 MIC,参照 CLSI 标准判断耐药或敏感。

9. HBV YMDD 变异:YMDD(酪氨酸-蛋氨酸-天冬氨酸-天冬氨酸)位点是 HBV 反转录酶的活性部分,属高度保守序列。在 HBV 的反转录过程中,YMDD 位点中的 YM 能与模板核苷末端的糖基相作用,影响寡核苷酸与模板链的结合。YMDD 是 HBV 反转录酶发挥催化活性所必需的关键结构。目前临床上广泛使用的胞苷类似物拉米夫定(lamivudine)等抗 HBV 药物,作用靶位主要是 HBV 反转录酶,通过与底物 dNTP 竞争结合以抑制 HBV 的反转录和复制。当病毒 YMDD 中 M 突变为异亮氨酸(I)或缬氨酸(V),就可能引起 HBV 对该类药物的药效丧失,从而产生耐药性

二、选择题
【A1 型题】
1. A 　2. B 　3. B 　4. D 　5. E 　6. D 　7. E 　8. E 　9. B 　10. D
11. D 　12. E 　13. A 　14. D 　15. B 　16. C 　17. B 　18. C 　19. C 　20. E
21. D 　22. B 　23. A 　24. C 　25. A 　26. E 　27. D 　28. D 　29. B 　30. E
31. E 　32. D 　33. A

【B2 型题】
1. B 　2. C 　3. E 　4. B 　5. D 　6. D 　7. E 　8. A 　9. E 　10. B

三、问答题
1. 简述细菌感染性疾病主要的检查方法。
答:除个别因有特殊临床症状(如破伤风引起的典型肌痉挛等)的细菌感染性疾病不需细菌学诊断外,一般需进行细菌学诊断以明确病因。然而自标本中分离到细菌并不一定意味着该菌为疾病的病原,因此应根据病人的临床情况、采集标本的部位、获得的细菌种类进行综合分析。细菌感

染性疾病的检查主要包括三个方面：①镜检及培养：直接涂片显微镜检查观察菌体形态、运动方式及染色性状等；细菌分离培养是诊断细菌感染的"金标准"，绝大多数临床常见感染的细菌可采用此方法。根据细菌形态、菌落特点、生化反应、自动化细菌鉴定系统、质谱及分子生物学鉴定、血清学鉴定等，可将细菌分离并鉴定到种或属的水平，且可进一步进行抗菌药物敏感试验及耐药机制检测，为临床制订抗感染治疗方案提供依据。②抗原抗体检测：适用于人工培养困难或生长慢的细菌。抗原检测可以直接检查临床标本中相应病原体的抗原，如尿液中肺炎链球菌抗原，可辅助肺炎链球菌感染的诊断；可以在病人出现症状后三天的尿中查到嗜肺军团菌抗原等。抗体检测如布病抗体检测，可采用虎红平板试验、试管凝集试验等方法，抗体滴度在 1：100 以上，结合病人的症状及流行病学资料可诊断。③细菌核酸检测：用于检测标本中的病原菌、耐药基因及毒力因子等，主要方法包括基因探针、PCR 和测序等技术。

2. 试述乙型肝炎病毒表面抗原蛋白前 S1 抗原的临床意义。

答：乙型肝炎病毒表面抗原蛋白前 S1 抗原位于病毒颗粒的表面，是乙型肝炎病毒识别肝细胞表面特异性受体的主要成分，是乙型肝炎病毒复制和活动的标志物。血清前 S1 抗原的存在与病毒复制的关系密切，作为病毒复制指标较 HBeAg 敏感，可以反映 HBeAg 阴性乙型肝炎病人体内的病毒活动状况，避免由于 HBeAg 阴性造成的误诊和漏检，对"乙肝两对半"检测起重要的补充作用。前 S1 抗原阴转越早、前 S1 抗体阳转越早，病人病程越短、预后越好。

3. 简述医院感染的常见类型及感染途径。

答：住院病人有气管插管、多次手术或延长手术时间、留置导尿、化疗、放疗、使用免疫抑制剂者，以及老年病人，均应视为预防医院感染的重点对象。医院感染病原体以细菌为主，感染类型主要有七种：①下呼吸道感染：为我国最常见的医院感染类型，当吞咽、咳嗽反射减弱、老年人意识障碍、气管插管或切开时，吸入咽部的定植菌是其主要的发病机制，发生率在医院感染中约占 1/3，对危重病人、免疫抑制病人等的威胁较大，死亡率可达 30%~50%。②尿路感染：住院期间有尿路器械操作史的病人，常由于保留导尿系统造成导管外上行感染，常以大肠埃希菌、变形杆菌和肠球菌为主。据我国统计，尿路感染在医院感染中约占 1/5，其中大部分与使用导尿管有关。③手术切口感染：清洁伤口感染大部分为外源性感染，医务人员的手接触传播起了十分重要的作用。腹部手术、妇科手术等伤口感染的病原体常来源于胃肠道、泌尿生殖道、皮肤等正常菌群，在医院感染中约占 1/4。④胃肠道感染：主要见于使用广谱抗菌药物所致肠炎，如长期应用抗菌药物可引起内源性艰难梭菌感染，艰难梭菌可产生肠毒素和细胞毒素两种毒素。肠毒素能导致肠道大量失水和出血性坏死，细胞毒素能导致局部肠壁细胞坏死，有直接损伤肠壁作用。⑤血液感染：主要为菌血症、败血症，可由静脉内输液、血液透析等引起，也可源于外科手术、下呼吸道感染或皮肤感染。⑥皮肤和软组织感染：主要是压力性损伤和烧伤感染。压力性损伤常见病原体为金黄色葡萄球菌、大肠埃希菌和厌氧菌等。烧伤感染常见的病原体为金黄色葡萄球菌、铜绿假单胞菌、白念珠菌、链球菌和肠杆菌科细菌等。⑦中枢神经系统感染：主要病原体有大肠埃希菌、肺炎克雷伯菌和不动杆菌等医院常见革兰氏阴性杆菌。医院感染传播途径较多，主要有接触传播、空气传播和飞沫传播。血源性传播是近年来较受关注的一种接触传播方式。

4. 临床常见病原体检查标本采集运送和接收拒收基本原则是什么？

答：正确的标本采集、储存和运送是保证临床病原体检测结果准确的重要前提。任一环节处理不当，均有可能导致结果出现误差和错误。采集标本时，必须考虑所选标本的种类和部位。

(1) 标本采集：怀疑感染应尽早在应用抗微生物药物前采集标本，应在无菌操作及防止污染的原则下采集。

(2) 标本运送:标本采集后应尽快送至实验室。在保证生物安全的前提下可采用气动管道传递系统快速传递,若标本不能及时转运到实验室,应采取适宜的方式进行储存后运送。急症或危重病人标本要特别注明,所有标本均应按照相关法律法规要求进行运送和处理。

(3) 标本接收与拒收:实验室应对各种标本信息、采集方式、采集部位、运送方式有明确要求和接收标准,并告知临床相关人员,以确保检测结果的准确性。①标本必须注明病人姓名、年龄、性别、采集部位、标本类型、采集日期、临床诊断、检验项目等基本信息,并有病程及治疗情况的说明。上述信息不全或无标签的标本,不接收。②通常用于细菌学检验的标本应在 2 小时内送至实验室并处理,特殊标本如脑脊液应立即送检并处理。用于病毒检测的标本可于 4℃ 存放 2~3 天。一般不接收延误送检的标本。对于非侵入性操作获取的不合格标本(如尿、痰、咽拭子等标本),应联系临床要求重新采集送检;对于侵入性操作获取的不合格标本(如穿刺液、无菌体液或组织等)需与医师进行协商,可作为让步标本接收,但要在报告上注明情况,并记录存档。③检查送检容器是否完整,有破损或渗漏等情况,不予接收。告知送检者并要求重新送检。④标本储存、运送方式不当,不予接收。如厌氧菌培养的标本接触空气送检,脑膜炎奈瑟菌等对环境温度敏感的病原体未保温送检等。⑤明显被污染的标本不予接收。⑥标本量明显不足的标本,不予接收。因标本量不够会导致假阴性结果。如果是不易取得的标本,量少的标本要在采集后的 15~30 分钟内送检。⑦同一天申请做同一实验的重复送检标本通常不接收,但血培养和其他特殊情况(如手术前后)除外。⑧对于含有高致病微生物标本的采集和送运应严格执行相关规定,要有完善的防护措施,按规定包裹及冷藏,并附有详细的采样及送检记录,由专人护送。

5. 简述采用分子生物学方法检测病原菌耐药基因的临床意义。

答:大部分细菌耐药基因是表达的,因此可以通过检测耐药基因推测被检测细菌的耐药性。细菌耐药基因的检测已在临床应用,采用分子生物学方法检测病原菌耐药基因的临床意义在于:①相较于药敏试验更早检测出病原菌的耐药性,尤其适用于检测生长缓慢病原菌(如结核分枝杆菌),有利于临床早期合理选药治疗;②耐药基因的检出对病原菌的耐药性具有确证意义,特别是当病原菌对某一抗菌药物的耐药表型呈现中介时,如 *mecA* 基因的检出可确证对苯唑西林表现为耐药的 MRSA;③在细菌耐药性及其扩散的流行病学监测中,耐药基因的检测比常规方法检测病原菌的耐药谱更准确;④耐药基因的检测可作为考核其他耐药性检测方法的"金标准"。

6. 简述乙型肝炎六项检测的临床意义?

答:传统乙型肝炎病毒标志物检测常为五项联合检测,包括 HBsAg、抗-HBs、HBeAg、抗-HBe、抗-HBc。随着方法学发展,HBcAg 也被加入检测范围。

临床意义:①HBsAg:阳性见于急性乙型肝炎的潜伏期,发病时达高峰;如果发病后 3 个月不转阴,则易发展成慢性乙型肝炎或肝硬化。携带者 HBsAg 也呈阳性。HBsAg 是 HBV 的外壳,不含 DNA,故 HBsAg 本身不具传染性;但因其常与 HBV 同时存在,常被用来作为传染性标志之一。②抗-HBs:是保护性抗体,可阻止 HBV 穿过细胞膜进入新的肝细胞。抗-HBs 阳性提示机体对乙型肝炎病毒有一定程度的免疫力。抗-HBs 一般在发病后 3~6 个月才出现,可持续多年。注射过乙型肝炎疫苗,抗-HBs 可呈现阳性反应。③HbeAg:阳性表明乙型肝炎处于活动期,并有较强的传染性。孕妇阳性可引起垂直传播,致 90% 以上的新生儿呈 HBeAg 阳性。HBeAg 持续阳性,表明肝细胞损害较重,且可转为慢性乙型肝炎或肝硬化。④抗-Hbe:阳性可见于慢性乙型肝炎、肝硬化、肝癌。乙型肝炎急性期即出现抗-HBe 阳性者,易进展为慢性乙型肝炎;慢性活动性肝炎出现抗-HBe 阳性者可进展为肝硬化;HBeAg 与抗-HBe 均阳性,且 ALT 升高时可进展为原发性肝癌。抗-HBe 阳性表示大部分乙型肝炎病毒被消除,复制减少,传染性减低,但并非无传染性。⑤抗-HBc:可分为 IgM、IgG 和 IgA 三型。目前常检测抗-HBc 总抗体,抗-HBc 总抗体主要反映的是抗-HBcIgG。抗-HBc 比 HBsAg 更敏感,可作为 HBsAg 阴性的 HBV 感染的敏感指标。在 HBsAg 携带者中多为阳性,在 HBsAg 阴性者中仍有 6% 左右的阳性率。此外,抗-HBc 检测也可用作乙型肝炎疫苗和血液制品的安全性鉴定和献血员的筛选。抗-HBcIgG 对机体无保护作用,其阳性可持续数十年甚至终身。⑥HbcAg:存在于 Dane 颗粒的核心部位,是一种核心蛋白,其外面被乙型肝炎表面抗原所包裹,通常血清中不易检测到游离的 HBcAg。HBcAg 阳性,提示病人血清中有感染性的 HBV 存在,含量较多表示复制活跃,传染性强,预后较差。

7. 简述非淋菌性尿道炎的实验诊断方法。

答:非淋菌性尿道炎主要是由解脲脲原体和沙眼衣原体引起的尿道炎症。①解脲脲原体因缺乏细胞壁,呈高度多形性,革兰氏染色不易着色,直接显微镜检测一般无临床意义。分离培养是支原体感染的确诊依据。不同种支原体在培养基中生长速度不一,如解脲脲原体和人型支原体生长较快,利用培养后所见的典型菌落形态可作出初步鉴定,再以特异性抗血清作生物抑制试验或代谢抑制试验即可最终鉴定。DNA 探针技术和荧光定量 PCR 技术目前已用于临床实验室的检测,可用于快速诊断。②沙眼衣原体为专性细胞内寄生物,在宿主细胞内繁殖有特殊生活周期,可观察到两种不同的颗粒结构,衣原体和网状体。直接显微镜检查细胞质内的典型包涵体对衣原体感染诊断有参考价值。衣原体的分离培养与病毒培养一样,在鸡胚卵黄囊内生长良好,还可采用动物接种和细胞培养法。目前应用较多的是荧光标记单克隆抗体的直接荧光抗体法,可快速确定是何种血清型衣原体感染。DNA 探针技术和荧光定量 PCR 技术目前已经应用于衣原体疾病的诊断、流行病学调查和无症状衣原体携带者的诊断。

(年华)

第五篇　辅助检查

第一章 ｜ 心电图

学习目标

1. **掌握**　心脏的特殊传导系统及心电图各波段的组成；常规心电图导联及电极的放置部位；心电图参数的测量方法；正常心电图波形的特点和正常值；临床上常见的异常心电图表现（房室肥大，心肌缺血与心肌梗死，期前收缩，室上性心动过速，室性心动过速，扭转型室速，心房扑动与心房颤动，房室传导阻滞，预激综合征，高血钾与低血钾）。

2. **熟悉**　心电图的分析步骤及临床应用；心律失常分类；窦性心律失常的几种表现；窦房传导阻滞的心电图表现；左、右束支传导阻滞及其分支传导阻滞的心电图表现；逸搏与逸搏心律。

3. **了解**　心电图产生的基本原理；干扰与脱节现象；药物（洋地黄等）对心电图的影响；动态心电图的概念及临床应用范围；心电图运动负荷试验的适应证及阳性判断标准。

习题

一、名词解释

1. 导联（lead）

2. 平均 QRS 心电轴（mean QRS axis）

3. R 峰时间（R peak time）

4. 低电压（low voltage）

5. 肺型 P 波（P-pulmonale）

6. 二尖瓣型 P 波（P-mitrale）

7. P 波终末电势（P-wave terminal force,Ptf）

8. 逆行 P 波（retrograde P wave）

9. 异常 Q 波（abnormal Q wave）

10. 冠状 T 波（coronary T wave）

11. 隐匿性旁路（concealed accessory pathway）

12. 窦性停搏（sinus arrest）

13. 代偿间歇（compensatory pause）

14. 联律间期（coupling interval）

15. 干扰（interference）

16. 逸搏、逸搏心律（escape rhythm）

17. 窦室传导（sinoventricular conduction）

18. 顺钟向转位（clockwise rotation）

19. 变异型心绞痛（prinzmetal angina）

20. 二联律（bigeminy）

二、选择题

【A1 型题】

1. 单极胸导联 V_5 的电极应安放在
    A. 左腋中线第 5 肋间水平
    B. 胸骨右缘第 4 肋间
    C. 胸骨左缘第 4 肋间
    D. 左锁骨中线与第 5 肋间相交点
    E. 左腋前线 V_4 水平处

2. 满足左心室肥厚的电压标准应是
    A. $R_I > 1.2mV$
    B. $R_{aVL} > 0.5mV$
    C. $R_{aVF} > 1.5mV$
    D. $R_{V5} + S_{V1} > 4.0mV$
    E. $R_{V1} + S_{V5} > 1.2mV$

3. 满足左心房肥大的标准应是
    A. P 波时限>0.10 秒
    B. P I、II、aVL 有切迹，P 波时限>0.12 秒
    C. P II、III、aVF 高尖
    D. V_1 的正向 P 波振幅>0.15mV
    E. P 波有切迹

4. 有关右心房肥大的心电图表现正确的是
    A. V_1 导联 Ptf 绝对值>0.04mm·s
    B. P I、II、aVL 呈双峰，峰间距>0.04 秒
    C. P II、III、aVF 有切迹
    D. 电轴左偏
    E. P II、III、aVF 振幅>0.25mV

5. I 导联属标准导联，其正电极应安放在
    A. 右手
    B. 右腿
    C. 左手
    D. 左腿
    E. 胸骨左缘第 4 肋间隙

6. 有关心电图各波段的含义**错误**的是
    A. P 波为心房除极波
    B. QRS 波群为心室除极波
    C. ST 段和 T 波为心室复极波
    D. QT 间期为心室复极时间
    E. T 波为心房复极波

7. 关于小儿心电图特点**错误**的是
    A. 心率较成人快
    B. P 波时限较成人稍短
    C. 右胸导联常 R/S>1
    D. 常为左室电压占优势
    E. 右胸导联常出现 T 波低平、倒置

8. 下壁心肌梗死出现特征性心电图改变的导联是
    A. V_1、V_2、V_3
    B. V_7、V_8、V_9
    C. V_3、V_4、V_5
    D. II、III、aVF
    E. I、aVL、V_5、V_6

9. 急性后壁心肌梗死的心电图表现为
    A. II、III、aVF 导联有异常 Q 波
    B. V_1、V_2 导联出现 R 波增高、ST 段压低及 T 波高耸
    C. I、aVL 导联 ST 段抬高

D. V_1、V_2、V_3 导联出现异常 Q 波或 QS 波

E. V_3、V_4、V_5 导联 ST 段抬高伴异常 Q 波

10. 前壁心肌梗死出现特征性心电图改变的导联是

　　A. V_1、V_2、V_3 　　　　　　B. Ⅱ、Ⅲ、aVF 　　　　　　C. V_3、V_4、V_5

　　D. V_5、V_6 　　　　　　E. Ⅰ、aVL、V_5、V_6

11. 提示病人曾发生心肌梗死的心电图表现为

　　A. QRS 低电压 　　　　　　　　　　B. 电轴显著左偏

　　C. V_3~V_5 导联 Q 波>0.03 秒 　　　D. V_4~V_6 导联 ST 段压低>0.1mV

　　E. V_3~V_5 呈冠状 T 波

12. 急性心肌梗死的特征性心电图表现为

　　A. Q波>0.03 秒 　　　　　　　　　　B. Q 波振幅>同导联 R 波 1/5

　　C. T 波倒置>0.2mV 　　　　　　　　D. 异常 Q 波伴 ST 段弓背抬高

　　E. ST 段压低>0.1mV

13. 变异型心绞痛时的心电图表现为

　　A. 缺血区导联显示 ST 段压低>0.1mV

　　B. 缺血区导联 ST 段抬高伴对应导联 ST 段下移

　　C. T 波倒置>0.2mV

　　D. T 波高耸

　　E. 频发室性期前收缩

14. 心电图检查时,通常采用的走纸速度是

　　A. 10mm/s 　　B. 25mm/s 　　C. 50mm/s 　　D. 100mm/s 　　E. 40mm/s

15. 正常心电轴的范围为

　　A. 0°~+90° 　　　　　　　　B. 0°~+60° 　　　　　　　　C. −30°~+90°

　　D. 0°~+110° 　　　　　　　E. +30°~+90°

16. 心室律绝对不规则的心电图是

　　A. 室性心动过速 　　　　　　　　B. 房性心动过速伴 2:1 传导

　　C. 交界性逸搏心律 　　　　　　　D. 心房颤动

　　E. 心房扑动伴 4:1 传导

17. 心房颤动出现缓慢规整的心室律提示

　　A. 合并一度房室传导阻滞 　　　　B. 合并二度Ⅱ型房室传导阻滞

　　C. 合并三度房室传导阻滞 　　　　D. 合并高度房室传导阻滞

　　E. 干扰现象

18. 心电图上表现为心室律不规则的是

　　A. 阵发性室上性心动过速 　　　　B. 心房扑动伴 2:1 传导

　　C. 一度房室传导阻滞 　　　　　　D. 窦性心动过速

　　E. 二度Ⅰ型房室传导阻滞

19. 有关成人心电图正常值错误的是

　　A. PR 间期 0.12~0.20 秒 　　　　　B. P 波时限<0.12 秒

　　C. V_1、V_2 导联 J 点上抬一般<0.2mV 　　D. QRS 波群时限一般不超过 0.11 秒

　　E. QTc 间期>0.44 秒

20. 下列**不属于**窦性心律失常的是
    A. 窦性心动过速　　　　　　B. 窦性心动过缓　　　　　　C. 窦性心律不齐
    D. 窦性停搏　　　　　　　　E. 房性逸搏心律

21. 下列关于心房颤动的描述**错误**的是
    A. PR 间期不固定　　　　　　B. 心室律绝对不齐　　　　　C. 频率>350 次/分
    D. V₁ 导联的颤动波最明显　　E. QRS 波一般不增宽

22. 下列关于心房扑动的描述**不正确**的是
    A. P 波消失
    B. 典型的房扑可通过射频消融术治疗
    C. 扑动波之间无等电位线
    D. 频率多为 240~350 次/分,大多能全部下传
    E. Ⅱ、Ⅲ、aVF 导联的扑动波最清楚

23. 下列关于二度Ⅰ型房室传导阻滞的描述**不正确**的是
    A. PR 间期逐渐延长　　　　　　　　　B. 可见 QRS 波群脱落
    C. 房室传导比例常为 2∶1~4∶1　　　　D. 漏搏后的 PR 间期又趋缩短
    E. 病变多位于房室结或希氏束的近端

24. 下列关于二度Ⅱ型房室传导阻滞的描述**错误**的是
    A. PR 间期恒定　　　　　　　　　　　B. 部分 P 波后无 QRS 波群
    C. 房室传导比例可为 3∶2 或 4∶3　　　D. 房室传导比例可为 2∶1
    E. 预后较好

25. 下列**不符合**三度房室传导阻滞心电图表现的是
    A. P 波规则出现　　　　　　　　　　　B. QRS 波群规则出现
    C. PR 间期不固定　　　　　　　　　　　D. 心室律快于心房律
    E. 出现交界性或室性逸搏心律

26. 下列**不符合**右心室肥厚心电图表现的是
    A. V₁ 导联 R/S≥1　　　　　B. R_{V5}>2.5mV　　　　　C. QRS 电轴≥90°
    D. R_{aVR}>0.5mV　　　　　E. aVR 导联 R/S≥1

27. 低血钾的典型心电图表现为
    A. QT 间期延长
    B. QRS 波增宽
    C. u 波倒置
    D. ST 段压低,T 波低平及 u 波增高
    E. T 波倒置

28. 符合高血钾心电图表现的是
    A. T 波高耸,基底部狭窄,呈帐篷样 T 波　　B. u 波倒置
    C. 冠状 T 波　　　　　　　　　　　　　　D. ST 段水平型下移
    E. QT 间期缩短

29. 下列**不符合**二度Ⅱ型窦房传导阻滞心电图表现的是
    A. P 波规律出现
    B. PP 间期逐渐缩短至 P 波脱漏

C. 长 PP 间期等于正常窦性 PP 间期的倍数

D. 传出阻滞的比例可为 2：1、3：2、4：3

E. P 波形态一致

30. 下列**不符合**左前分支阻滞心电图表现的是

A. 电轴左偏<-45°　　　　　　　　B. QRS 波群时间延长>0.12 秒

C. Ⅱ、Ⅲ、aVF 导联 QRS 波呈 rS 型　　D. Ⅰ、aVL 导联 QRS 波呈 qR 型

E. 胸导联可出现 R 波递增不良

31. 下列关于左后分支阻滞诊断的描述**错误**的是

A. 临床比较常见　　　　　　　　B. 电轴右偏

C. Ⅰ、aVL 导联 QRS 波呈 rS 型　　D. Ⅲ、aVF 导联呈 qR 型

E. 应排除电轴右偏的其他原因

32. 下列关于完全性右束支阻滞心电图表现的描述**不正确**的是

A. V_1 或 V_2 导联 QRS 呈 rsR′ 型　　B. Ⅰ、V_5、V_6 导联 S 波增宽

C. V_1、V_2 导联 T 波倒置　　　　D. V_1 导联 R 峰时间>0.05 秒

E. Ⅰ、V_5、V_6 导联 T 波与 QRS 主波方向相反

33. 下列关于完全性左束支阻滞心电图表现的描述**不正确**的是

A. QRS 波群时限≥0.12 秒　　　　B. V_1、V_2 导联呈 rS 波或 QS 波

C. Ⅰ、aVL、V_5、V_6 导联 R 波增宽切迹　D. V_5、V_6 导联常出现 q 波

E. ST-T 方向与 QRS 主波方向相反

34. 符合肢体导联低电压的条件是

A. 每个肢体导联的 QRS 正、负振幅的代数和均<0.5mV

B. 每个肢体导联的 QRS 正、负振幅的绝对值的和均<0.5mV

C. 每个肢体导联的 QRS 正、负振幅的代数和均<0.8mV

D. 每个肢体导联的 QRS 正、负振幅的绝对值的和均<0.8mV

E. 每个肢体导联的 QRS 正、负振幅的代数和均<0.3mV

35. 下列关于心绞痛发作时心电图表现的描述**不正确**的是

A. ST 段水平型或下斜型下移≥0.1mV

B. 心电图原有 ST-T 改变,胸痛发作时可转为正常

C. 心绞痛缓解后,ST 段可恢复正常

D. 常出现异常 Q 波

E. 出现 ST 段抬高

36. 急性心肌梗死时,可**不出现**病理性 Q 波的情况是

A. 心肌梗死发生在基底部　　　　B. 心肌梗死发生在前壁

C. 心肌梗死发生在下壁　　　　　D. 梗死的心肌直径>20~30mm

E. 梗死的心肌厚度>5mm

37. 测得心电图 QRS 电轴为 -153°,则为

A. 电轴无偏移　　　B. 电轴轻度左偏　　　C. 电轴显著左偏

D. 电轴右偏　　　　E. 不确定电轴

38. 可粗略判断心电轴左偏的表现是

A. Ⅰ和 aVF 导联 QRS 波群主波均向上

    B. Ⅰ和 aVF 导联 QRS 波群主波均向下

    C. Ⅰ导联 QRS 波群主波向上,aVF 导联 QRS 波群主波向下,Ⅱ导联主波向下

    D. Ⅰ导联 QRS 波群主波向下,aVF 导联 QRS 波群主波向上,Ⅱ导联主波向下

    E. Ⅰ、Ⅱ、aVF 导联 QRS 波群均以负向波为主

39. 窦性 P 波的方向应该是

    A. 除 aVR 导联倒置外,其余导联均应直立

    B. Ⅱ、Ⅲ、aVF 导联倒置,aVR 导联直立

    C. Ⅰ、Ⅱ、aVF、V_4~V_6 导联直立,aVR 导联倒置

    D. V_1 导联正负双向,其余导联均应直立

    E. Ⅰ、aVL、V_1~V_3 导联倒置,aVR 导联直立

40. 窦性 P 波的组成是

    A. 前半部代表窦房结除极,后半部代表心房除极

    B. 前半部代表心房除极,后半部代表心房复极

    C. 前半部代表窦房结除极,后半部代表右心房除极

    D. 前半部代表左心房除极,后半部代表右心房除极

    E. 前半部代表右心房除极,后半部代表左心房除极

41. 正常成人 PR 间期为

    A. 0.10~0.20 秒   B. 0.12~0.20 秒   C. 0.06~0.08 秒

    D. 0.32~0.44 秒   E. 0.08~0.22 秒

42. 心室除极首先从

    A. 左室开始   B. 右室开始   C. 室间隔中部开始

    D. 室间隔上部开始   E. 基底部开始

43. 心室复极的方向是

    A. 心内膜向心外膜方向推进   B. 心内膜与心外膜同步复极

    C. 心外膜向心内膜方向推进   D. 室间隔向心室内膜推进

    E. 右心室向左心室方向推进

44. T 波振幅低平是指

    A. <同导联 R 波 1/10   B. <同导联 R 波 1/4   C. <同导联 R 波 1/5

    D. <0.5mV   E. <0.2mV

45. QTc 的计算公式为

    A. $QTc=QT/\sqrt{RR}$ B. $QTc=QT+\sqrt{RR}$ C. $QTc=QT-\sqrt{RR}$

    D. $QTc=\sqrt{RR}/QT$ E. $QTc=RR/\sqrt{QT}$

46. 关于顺钟向转位的描述正确的是

    A. QRS 电轴向右偏移   B. QRS 电轴向左偏移

    C. 正常过渡区波形出现在 V_1、V_2 导联上   D. 正常过渡区波形出现在 V_5、V_6 导联上

    E. 常见于左心室肥厚

47. 下列关于正常人 Q 波的描述错误的是

    A. Q 波振幅<1/4R   B. Q 波时间<0.03 秒

    C. aVR 导联可见深而宽的 Q 波   D. V_1 导联可呈 QS 波

    E. V_1~V_2 导联应有 q 波

48. 关于肢体导联左、右手电极接反的心电图描述**错误**的是
    A. aVF 和 I 导联图形互换
    B. 胸导联心电图正常
    C. I 导联 P 波、QRS 波群及 T 波颠倒
    D. aVR 和 aVL 导联图形互换
    E. II 与 III 导联图形互换

49. ST 段抬高可见于下列情况,但**除外**
    A. 急性心肌梗死
    B. 急性心包炎
    C. 变异型心绞痛
    D. 低血钾
    E. 早期复极综合征

50. V_1 导联 R/S>1,V_5 导联 R/S<1,常见于
    A. 左心室肥厚
    B. 右心室肥厚
    C. 左束支阻滞
    D. 左前分支阻滞
    E. 左后分支阻滞

51. 正后壁心肌梗死出现特征性心电图改变的导联是
    A. $V_1 \sim V_3$
    B. II、III、aVF
    C. $V_3 \sim V_5$
    D. $V_7 \sim V_9$
    E. I、aVL

52. 窦性心律不齐指同一导联心电图上 PP 间期相差
    A. >0.12 秒
    B. >0.14 秒
    C. >0.16 秒
    D. >0.18 秒
    E. >0.20 秒

53. 关于房性期前收缩的描述**不正确**的是
    A. 异位 P 波形态与窦性 P 波不同
    B. P′R 间期>0.12 秒
    C. 异位 P 波后继以正常或变异的 QRS 波群
    D. 异位 P 波后肯定有 QRS-T 波群
    E. 大多为不完全性代偿间歇

54. 引起不完全性代偿间歇的主要原因是
    A. 节律重整
    B. 房室传导阻滞
    C. 窦房传入阻滞
    D. 异位搏动距窦房结较远
    E. 窦性心律不齐

55. 关于非阵发性心动过速的描述**不正确**的是
    A. 心动过速频率与窦性心律频率相近
    B. 易发生干扰性房室脱节
    C. 易出现各种融合波
    D. 易发生夺获心搏
    E. 多发生在无器质性心脏病病人

56. 诊断室性心动过速最有力的证据是
    A. QRS 波群宽大畸形
    B. 心率 140~200 次/分
    C. QRS 时限>0.12 秒
    D. 房室分离且心室率快于心房率
    E. 节律轻度不齐

57. 下列情况可引起宽 QRS 波(>0.12 秒)心动过速,但**不包括**
    A. 室性心动过速
    B. 室上性心动过速伴室内差异性传导
    C. 室上性心动过速并束支阻滞

D. WPW 综合征

E. 窦性心动过速

58. 有关典型预激综合征的心电图表现**不正确**的是

A. PR 间期<0.12 秒

B. QRS 波增宽≥0.12 秒

C. QRS 起始部有预激波

D. P-J 间期延长

E. 继发性 ST-T 改变

59. 隐匿性旁路是指

A. QRS 起始部无预激波

B. PR 间期<0.12 秒

C. 房室旁路仅有前向传导功能

D. 房室旁路仅有逆向传导功能

E. 既可前向传导,又可逆向传导

60. 下列最易引起阿-斯综合征的情况是

A. 心房扑动伴 2∶1 传导

B. 阵发性室上性心动过速

C. 非阵发性室性心动过速

D. 三度房室传导阻滞

E. 窦性心动过速

61. 运动负荷试验时,极量心率粗略计算法为

A. 190−年龄

B. 200−年龄

C. 210−年龄

D. 220−年龄

E. 250−年龄

62. 运动负荷试验时,亚极量运动的目标心率是指

A. 200−年龄

B. 190−年龄

C. 180−年龄

D. (200−年龄)×75%

E. (220−年龄)×85%

63. 发生下壁心肌梗死时出现 V_1 导联 R 波增高,最可能的原因为

A. 右束支阻滞

B. 右心室肥厚

C. 正常变异

D. 后壁心肌梗死

E. 预激综合征

64. 急性心肌梗死分为“ST 段抬高型”和“非 ST 段抬高型”心肌梗死的临床意义是

A. 有助于判断是单支还是多支冠状动脉病变

B. 有助于判断心功能的状态

C. 有助于早期进行干预治疗并选择正确的治疗方案

D. 有助于判断是心内膜下梗死还是透壁梗死

E. 以上都对

65. 以下提示心肌缺血的心电图改变是

A. V_5 导联 R 波增高

B. T 波和 u 波融合

C. T 波振幅<1/4R

D. V_4~V_6 导联 ST 段水平型或下斜型下移≥0.1mV

E. 心电轴明显左偏

【A2 型题】

1. 病人,男性,59 岁,因心悸持续 1 小时就诊。心电图如图 5-1 所示,应诊断为
   A. 室上性心动过速
   B. 房性心动过速
   C. 心房扑动
   D. 窦性心动过速
   E. 非阵发性交界性心动过速

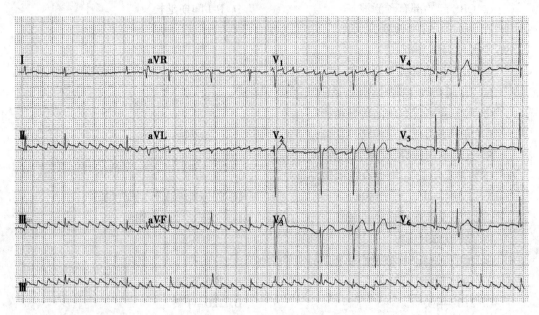

图 5-1

2. 病人,男性,76 岁,因心悸和晕厥到急诊科就诊。心电图如图 5-2 所示,应诊断为
   A. 室性心动过速
   B. 房性心动过速伴室内差异传导
   C. 非阵发性室上性心动过速
   D. 交界性心动过速伴室内差异传导
   E. 旁道相关的室上性心动过速

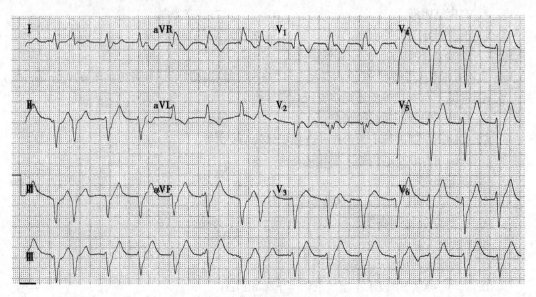

图 5-2

3. 病人,男性,39 岁,因胸痛、咳嗽 7 天就诊。图 5-3 为术后发生的心动过速,应诊断为
    A. 高钾血症   B. 变异型心绞痛
    C. 急性前侧壁心肌梗死   D. 急性心包炎
    E. 急性心内膜心肌缺血

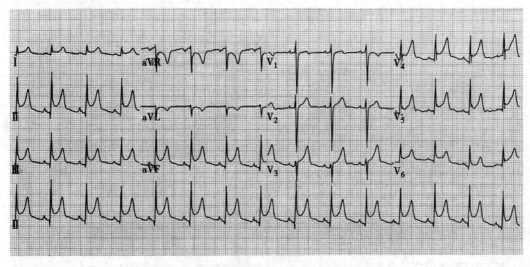

图 5-3

4. 病人,男性,42 岁,患有高脂血症,因突发胸痛不能缓解入院诊治。心电图如图 5-4 所示,应诊断为
    A. 右心室肥厚   B. 左心室肥厚
    C. 不完全性左束支阻滞   D. 急性前壁心肌梗死
    E. 预激综合征

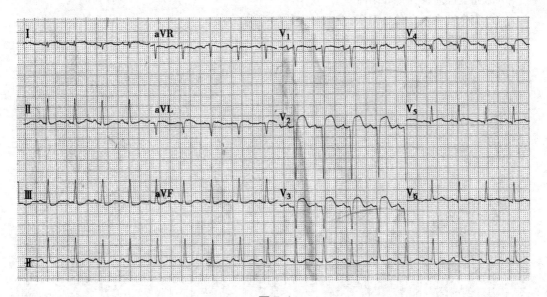

图 5-4

5. 病人,女性,26岁,有阵发性心悸病史。心电图如图 5-5 所示,应诊断为

　　A. 左心室肥厚　　　　　　　　　　　B. 急性前间隔心肌梗死

　　C. 下壁心肌梗死　　　　　　　　　　D. 下、后壁心肌梗死

　　E. WPW 综合征

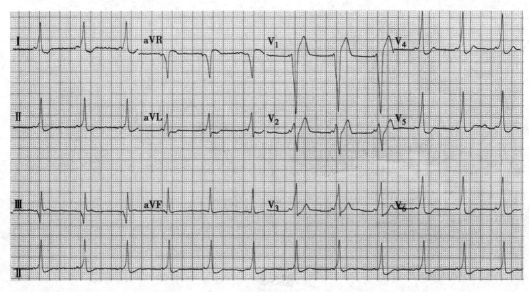

图 5-5

6. 病人,男性,69岁,表现为呼吸困难和下肢水肿。体检时记录到如下心电图(图 5-6),应诊断为

　　A. 正常心电图

　　B. 右心室肥厚

　　C. 完全性左束支传导阻滞

　　D. 完全性右束支传导阻滞,左前分支传导阻滞

　　E. 完全性右束支传导阻滞

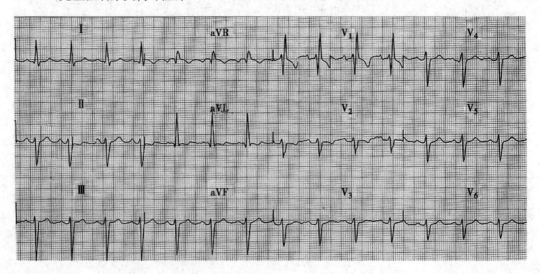

图 5-6

7. 病人,男性,17 岁,体检时记录到如下心电图(图 5-7),应考虑为

A. 窦性停搏
B. 二度 I 型窦房传导阻滞

C. 二度 II 型窦房传导阻滞
D. 窦性心律不齐

E. 房性期前收缩

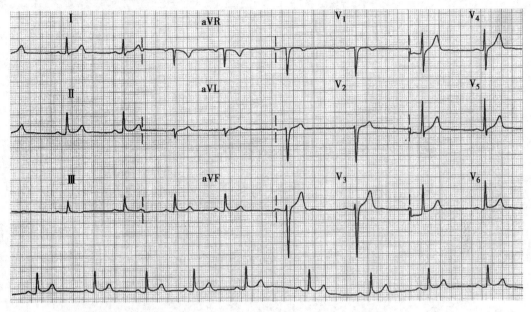

图 5-7

8. 病人,女性,51 岁,有胸闷、心悸症状。心电图如图 5-8 所示,应诊断为

A. 二度 I 型窦房传导阻滞
B. 窦性停搏

C. 二度 II 型窦房传导阻滞
D. 窦性心律不齐

E. 二度 II 型房室传导阻滞

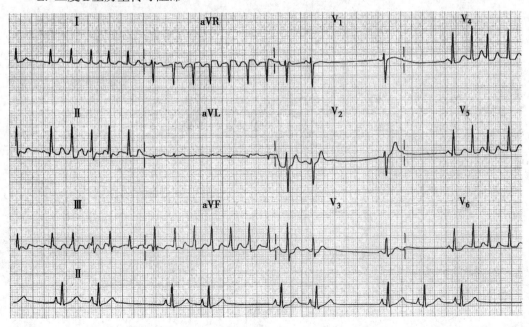

图 5-8

9. 病人,女性,63 岁,突发持续性胸痛入院。心电图如图 5-9 所示,应诊断为
   A. 急性广泛前壁心肌梗死　　　　　B. 心肌病
   C. 急性心包炎　　　　　　　　　　D. 急性前间壁心肌梗死
   E. 急性下壁心肌梗死

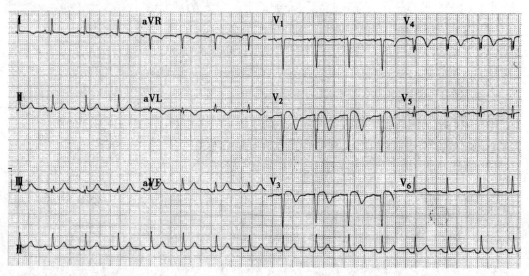

图 5-9

10. 病人,女性,74 岁,因肠梗阻反复呕吐。心电图如图 5-10 所示,应考虑为
    A. 高血钾　　　　　　　　　　　　B. 高血钙
    C. 低血钾　　　　　　　　　　　　D. 低血钙
    E. 心肌缺血

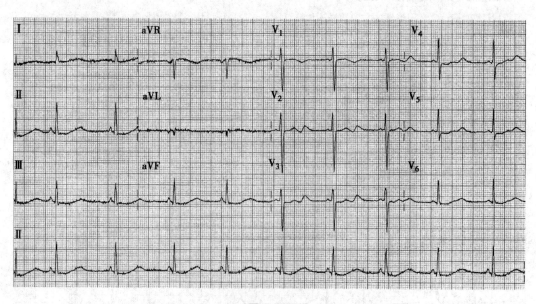

图 5-10

11. 病人,男性,52 岁,高血压病史 20 年,近期活动后出现气喘。心电图如图 5-11 所示,应诊断为

    A. 前间壁心肌梗死　　　　　　　　B. 左束支阻滞

    C. 左心室肥厚,继发性 ST-T 改变　　D. 左前分支阻滞

    E. 双心室肥大

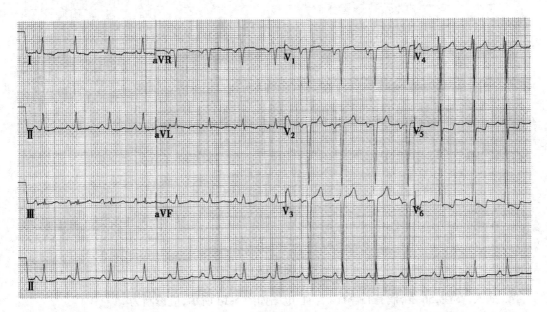

图 5-11

12. 病人,女性,15 岁,有先天性心脏病史。心电图如图 5-12 所示,应诊断为

    A. 完全性右束支阻滞　　　　　　　B. 右心室肥厚,继发性 ST-T 改变

    C. 前间壁心肌梗死　　　　　　　　D. 预激综合征

    E. 左后分支阻滞

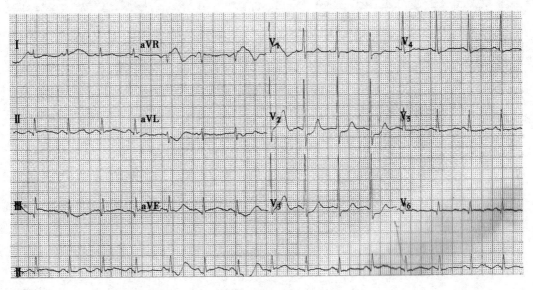

图 5-12

13. 病人,男性,37 岁,偶发心悸。心电图如图 5-13 所示,应诊断为

    A. 二度Ⅱ型窦房传导阻滞   B. 窦性停搏   C. 窦性心律不齐

    D. 交界性期前收缩   E. 房性期前收缩

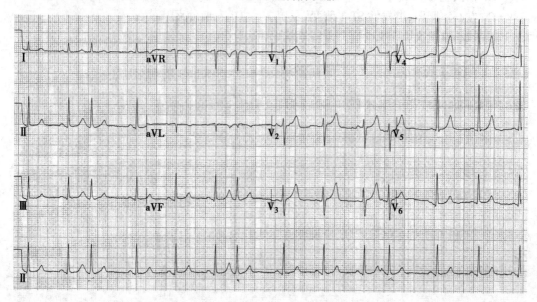

图 5-13

14. 病人,女性,56 岁,偶有心悸症状。心电图如图 5-14 所示,应诊断为

    A. 房性期前收缩

    B. 非阵发性交界性心动过速,不完全性房室干扰脱节

    C. 房性期前收缩伴室内差异传导

    D. 间歇性预激综合征

    E. 三度房室传导阻滞

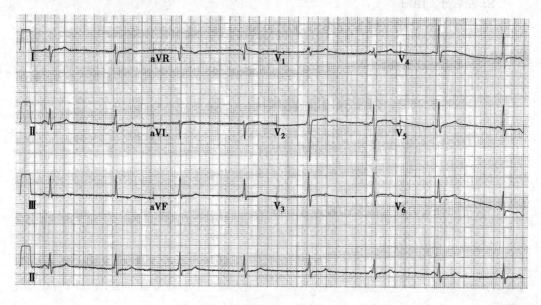

图 5-14

15. 病人,男性,42岁,常常感到胸部不适。体检时记录到如下心电图(图5-15),应诊断为

　　A. 下壁心肌缺血　　　　　　　B. 前壁心肌缺血　　　　　　C. 可疑运动实验阳性

　　D. T波电交替　　　　　　　　E. 预激综合征

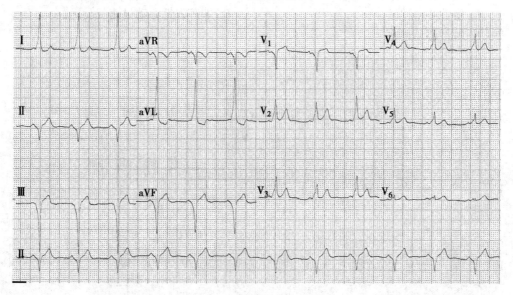

图 5-15

16. 病人,男性,49岁。因心悸、胸闷,晕厥1次就诊。心电图如图5-16所示,应考虑为

　　A. 室性心动过速　　　　　　　　　　B. 预激综合征合并心房颤动

　　C. 室上性心动过速伴室内差异传导　　D. 心房颤动伴室内差异传导

　　E. 非阵发性心动过速

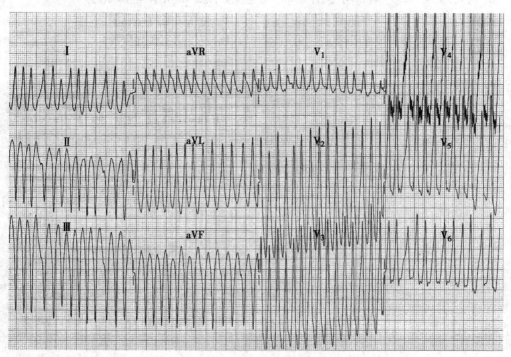

图 5-16

17. 病人,男性,45岁,反复发作心悸2年,每次发作突发突止,持续数分钟至半小时不等,伴胸闷症状。心电图如图5-17所示,应诊断为

    A. 阵发性室上性心动过速　　　　　B. 心房扑动

    C. 窦性心动过速　　　　　　　　　D. 非阵发性心动过速

    E. 室性心动过速

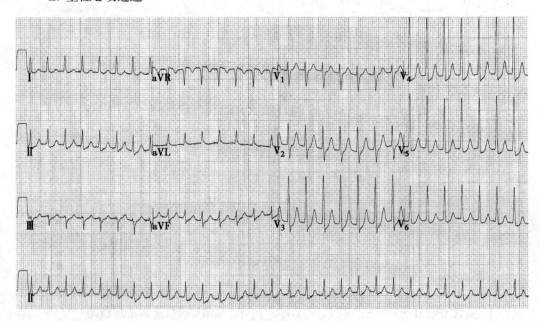

图5-17

18. 病人,女性,32岁,有胸闷、头昏症状。心电图如图5-18所示,应诊断为

    A. 完全性干扰性房室脱节　　　　　B. 高度房室传导阻滞

    C. 二度Ⅱ型窦房传导阻滞　　　　　D. 三度房室传导阻滞

    E. 非阵发性交界性心动过速

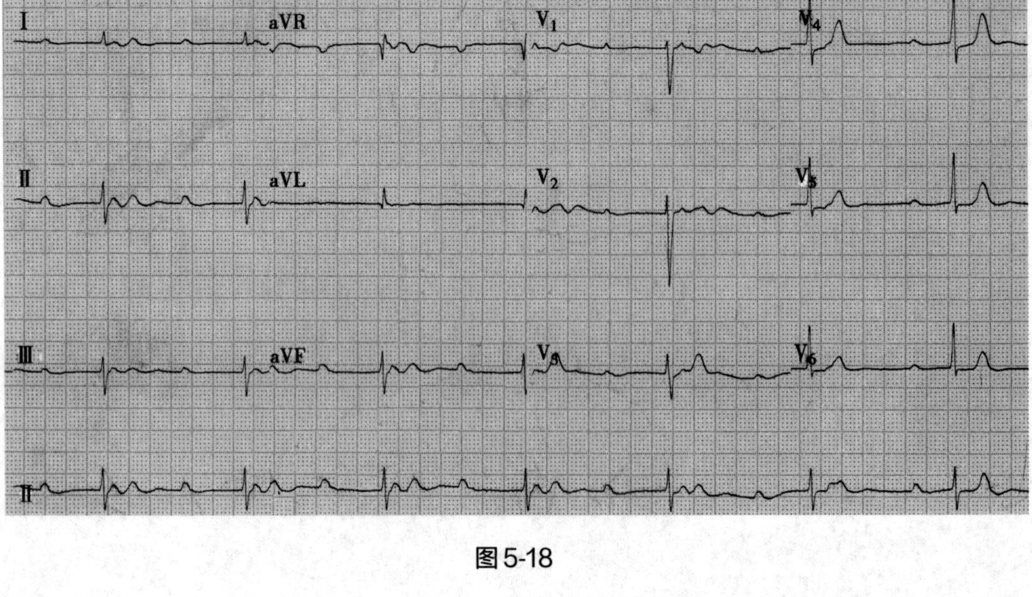

图5-18

19. 病人,男性,72 岁,有急性下壁心肌梗死病史。心电图如图 5-19 所示,应诊断为

    A. 三度房室传导阻滞,交界性逸搏心律　　B. 二度Ⅱ型房室传导阻滞

    C. 高度房室传导阻滞,室性逸搏心律　　D. 三度房室传导阻滞,室性逸搏心律

    E. 二度Ⅱ型窦房传导阻滞

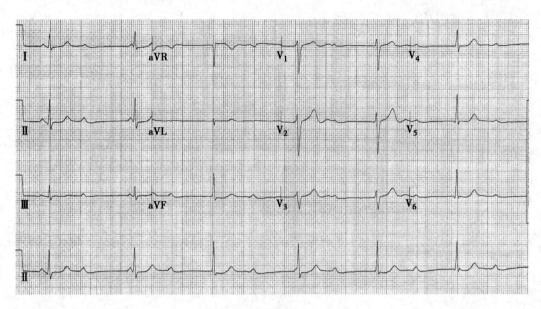

图 5-19

20. 病人,男性,47 岁,无症状。心电图如图 5-20 所示,应诊断为

    A. 右心室肥厚　　　　　　　　　B. 预激综合征

    C. 完全性右束支阻滞　　　　　　D. 完全性左束支阻滞

    E. 后壁心肌梗死

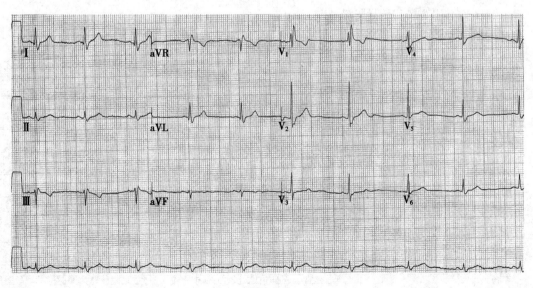

图 5-20

21. 病人,男性,28 岁,患有主动脉狭窄。心电图如图 5-21 所示,应诊断为
    A. 前间壁心肌梗死　　　　　　　　B. 左心室肥厚
    C. 预激综合征　　　　　　　　　　D. 完全性左束支阻滞
    E. 完全性右束支阻滞

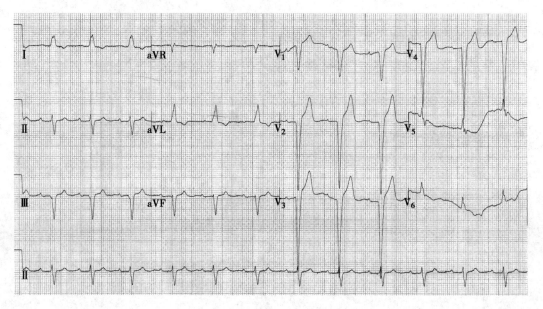

图 5-21

22. 病人,男性,51 岁,因反复晕厥入院,经查无器质性心脏病证据。院外心电图提示完全性右束支传导阻滞。住院期间,病人发生阿-斯综合征。心电图如图 5-22 所示,应诊断为
    A. 二度 I 型房室传导阻滞
    B. 窦性停搏
    C. 三度窦房传导阻滞
    D. 二度 II 型窦房传导阻滞
    E. 高度房室传导阻滞

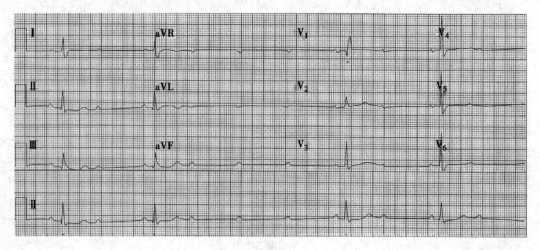

图 5-22

23. 病人,女性,26 岁,偶发胸闷、心悸。心电图如图 5-23 所示,应诊断为
    A. 窦性心律不齐　　　　　　　　　　B. 二度Ⅱ型房室传导阻滞
    C. 二度Ⅰ型房室传导阻滞　　　　　　D. 二度Ⅰ型窦房传导阻滞
    E. 二度Ⅱ型窦房传导阻滞

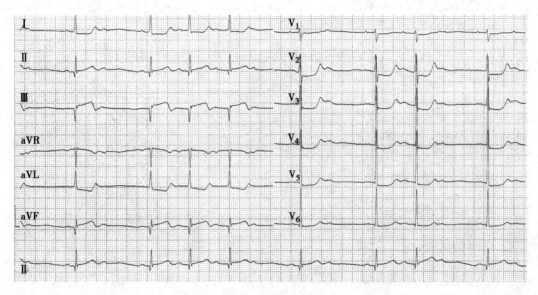

图 5-23

24. 病人,男性,89 岁,突感呼吸困难。心电图如图 5-24 所示,应诊断为
    A. 窦性心律,频发房性期前收缩
    B. 多源性房性心动过速,心肌缺血
    C. 房颤,ST 段抬高型心肌梗死
    D. 房颤,三度房室传导阻滞
    E. 房扑,房室传导比例不同

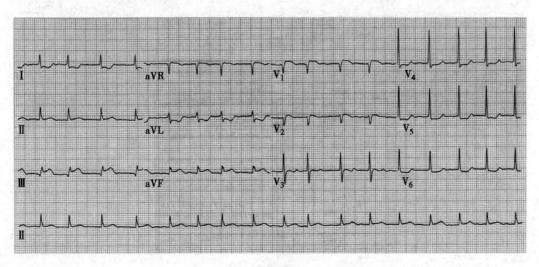

图 5-24

25. 病人,女性,60 岁,有糖尿病史。心电图如图 5-25 所示,应考虑为

    A. 窦性停搏,交界性逸搏心律

    B. 急性心肌梗死(超急性期)

    C. 高血钾,窦室传导

    D. 急性心内膜下心肌缺血

    E. 三度房室传导阻滞,交界性逸搏心律

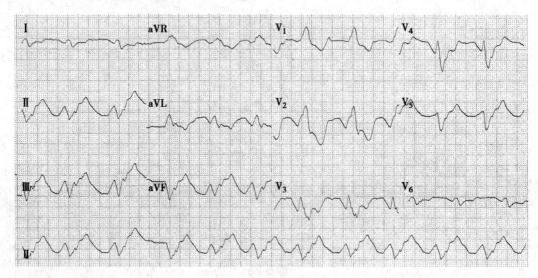

图 5-25

26. 病人,男性,62 岁,有冠心病史,突发胸痛不能缓解入院。图 5-26 系病人胸痛发作后 5 小时的心电图记录,应诊断为

    A. 急性下壁心肌梗死   B. 急性后壁心肌梗死

    C. 变异型心绞痛   D. 急性前间壁心肌梗死

    E. 急性下、后壁心肌梗死

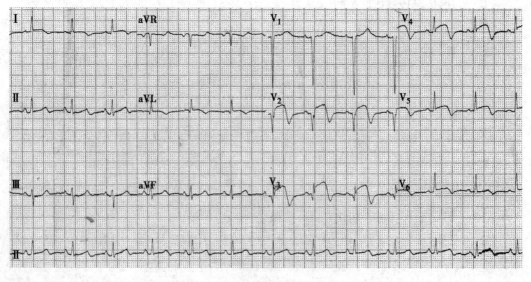

图 5-26

27. 病人,男性,47 岁,突发胸痛 2 小时入院诊治,图 5-27 系病人胸痛发作后 2 小时、24 小时及 1 周的心电图记录,应诊断为

    A. 急性下壁心肌梗死

    B. 急性后壁心肌梗死

    C. 急性前间壁心肌梗死

    D. 变异型心绞痛

    E. 急性下、后壁心肌梗死

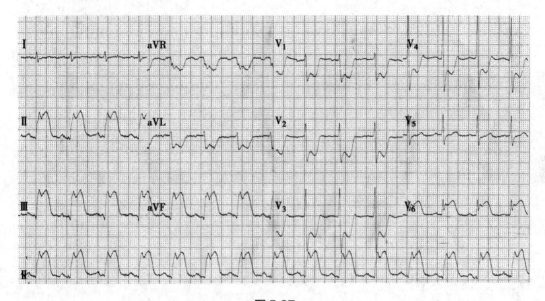

图 5-27

28. 病人,女性,58 岁,反复发作胸痛 1 周,每次持续数分钟自行缓解。病人胸痛时的心电图见图 5-28,应考虑为

    A. 急性前壁心肌梗死

    B. 急性心包炎

    C. 急性心肌缺血

    D. 早期复极综合征

    E. 急性下壁心肌梗死

29. 病人,男性,63 岁,有冠心病史,近来发生晕厥 2 次。住院期间,病人发生阿-斯综合征,并记录到如下心电图(图 5-29),应诊断为

    A. 心室扑动

    B. 心室颤动

    C. 室性心动过速

    D. WPW 综合征

    E. 双向性心动过速

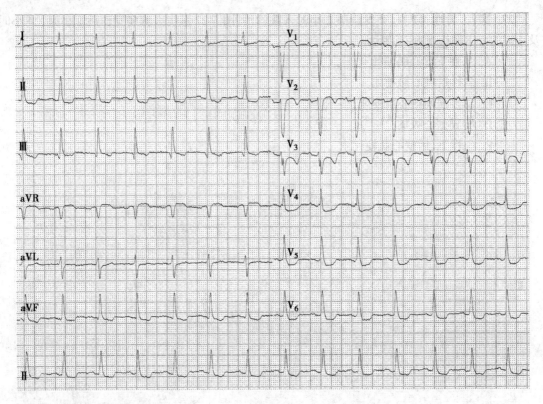

图 5-28

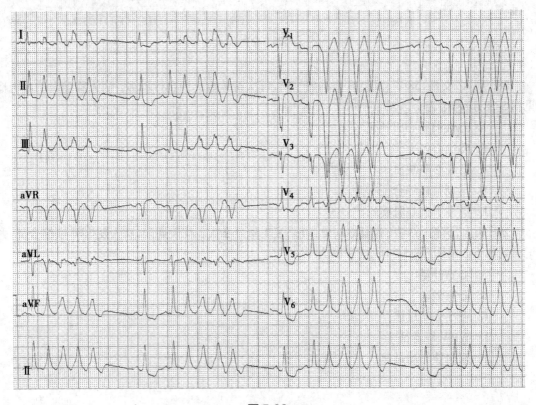

图 5-29

30. 病人,女性,63 岁,有冠心病史,因发作头昏、胸闷入院。心电图如图 5-30 所示,应诊断为
    A. 非阵发性交界性心动过速
    B. 阵发性房性心动过速
    C. 心房颤动,三度房室传导阻滞,交界性逸搏
    D. 心房颤动,三度房室传导阻滞,非阵发性交界性心动过速
    E. 心房扑动,三度房室传导阻滞,交界性逸搏

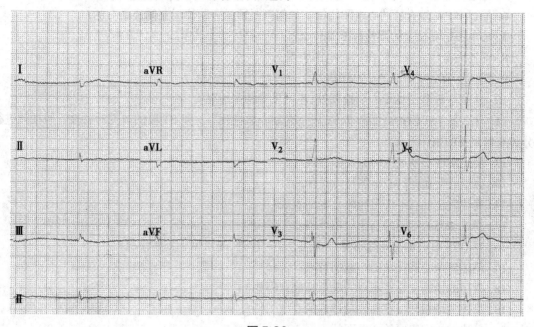

图 5-30

31. 病人,男性,47 岁,患有风湿性心脏病、二尖瓣狭窄。心电图如图 5-31 所示,应诊断为
    A. 右心室肥厚　　　　　B. 左心室肥厚　　　　　C. 右心房肥大
    D. 左心房肥大　　　　　E. 双心房肥大

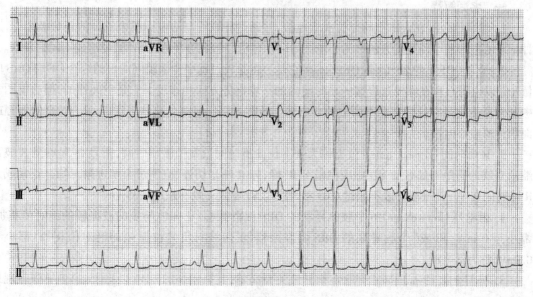

图 5-31

三、问答题

1. 简述正常人的 Q 波标准。

2. 简述病态窦房结综合征主要的心电图表现。

3. 阵发性室上性心动过速的常见类型及主要特点是什么?

4. 简述心房颤动的心电图特点。

5. 房室传导阻滞分为几度?简述各自的心电图表现。

6. 简述 WPW 综合征的心电图特征。如何判断预激旁路位于左侧还是右侧?

7. 心电图运动试验的阳性标准是什么?

8. 简述完全性左束支阻滞的心电图表现。

9. 简述左前分支阻滞的心电图表现。

10. 异常 Q 波除了见于心肌梗死外,还可见于哪些情况?

11. 什么是"ST 段抬高型和非 ST 段抬高型心肌梗死"?以 ST 段的改变对急性心肌梗死进行分类有何重要的临床意义?

12. 简述室性心动过速的心电图表现。

13. 典型的低血钾的心电图特点是什么?

14. 简述完全性右束支阻滞的心电图表现。

15. 简述动态心电图的临床应用范围。

16. 宽 QRS 波心动过速除了见于室性心动过速外,还可见于哪些情况?

17. 简述典型心房扑动的心电图特点。

18. 常用的诊断左心室肥厚的电压标准有哪些?

19. 简述尖端扭转型室性心动过速的心电图特点。

20. 简述右心室肥厚的心电图特点。

参考答案

一、名词解释

1. 导联(lead):在人体不同部位放置电极,并通过导联线与心电图机电流计的正负极相连,这种记录心电图的电路连接方法称为心电图导联。电极位置和连接方法不同,可组成不同的导联。

2. 平均 QRS 心电轴(mean QRS axis):它是心室除极过程中全部瞬间向量的综合(平均 QRS 向量),借以说明心室在除极过程这一总时间内的平均电势方向和强度。它是空间性的,但心电图学中通常所指的是它投影在前额面上的心电轴。通常可用任何两个肢体导联的 QRS 波群的振幅或面积计算出心电轴。

3. R 峰时间(R peak time):过去称为类本位曲折时间或室壁激动时间,指 QRS 起点至 R 波顶端垂直线的间距。如有 R′ 波,则应测量至 R′ 峰;如 R 峰呈切迹,应测量至切迹第二峰。正常成人 R 峰时间在 V_1、V_2 导联一般不超过 0.03 秒,在 V_5、V_6 导联一般不超过 0.05 秒。

4. 低电压(low voltage):6 个肢体导联的 QRS 波群振幅(正向波与负向波振幅的绝对值相加)都小于 0.5mV,和/或 6 个胸导联的 QRS 波群振幅(正向波与负向波振幅的绝对值相加)都小于 0.8mV,称为低电压。

5. 肺型 P 波(P-pulmonale):通常指 P 波尖而高耸,其振幅≥0.25mV,以Ⅱ、Ⅲ、aVF 导联表现最为突出。

6. 二尖瓣型 P 波(P-mitrale):通常指 P 波增宽,其时限≥0.12 秒,P 波常呈双峰型,两峰间距≥0.04 秒,以 Ⅰ、Ⅱ、aVL 导联明显。

7. P 波终末电势(P-wave terminal force,Ptf):V₁ 导联上 P 波常呈先正而后出现深宽的负向波。将 V₁ 负向 P 波的时间乘以负向 P 波振幅,称为 P 波终末电势。左心房肥大时,Ptf$_{V_1}$(绝对值)常 ≥0.04mm·s。

8. 逆行 P 波(retrograde P wave):P 波在 Ⅱ、Ⅲ、aVF 导联倒置,在 aVR 导联直立,称为逆行 P 波。

9. 异常 Q 波(abnormal Q wave):Q 波的时间≥0.03 秒,其振幅≥同导联中 R 波的 1/4。

10. 冠状 T 波(coronary T wave):心电图上出现倒置深尖、双肢对称的 T 波称为"冠状 T 波"。

11. 隐匿性旁路(concealed accessory pathway):指房室旁路仅有逆向传导功能而没有前向传导功能,心电图上 PR 间期正常,QRS 起始部无预激波,但可反复发作房室折返性心动过速,此类旁路称为隐匿性旁路。

12. 窦性停搏(sinus arrest):指在一段时间内窦房结停止发放激动,心电图上见规则的 PP 间距中突然出现 P 波脱落,形成长 PP 间距,且长 PP 间距与正常 PP 间距不成倍数关系。

13. 代偿间歇(compensatory pause):指期前出现的异位搏动代替了一个正常窦性搏动,其后出现一个较正常心动周期为长的间歇。

14. 联律间期(coupling interval):指异位搏动与其前窦性搏动之间的时距。

15. 干扰(interference):正常的心肌细胞在一次兴奋后具有较长的不应期,因而对于两个相近的激动,前一激动产生的不应期必然影响后面激动的形成和传导,这种现象称为干扰。

16. 逸搏、逸搏心律(escape rhythm):当高位节律点发生病变或受到抑制而出现停搏或节律明显减慢时(如病态窦房结综合征),或者因传导障碍而不能下传时(如窦房或房室传导阻滞),或其他原因造成长的间歇时(如期前收缩后的代偿间歇等),作为一种保护性措施,低位起搏点就会发出一个或一连串的冲动,激动心房或心室。仅发生 1~2 个称为逸搏,连续 3 个以上称为逸搏心律。

17. 窦室传导(sinoventricular conduction):指严重高血钾时,因心房肌受抑制而无 P 波(P 波消失),实际上窦房结仍在发出激动,沿 3 个结间束经房室交界区传入心室,称为"窦室传导"。

18. 顺钟向转位(clockwise rotation):指正常在 V₃ 或 V₄ 导联出现的波形(R/S 大致相等)转向左心室方向,即出现在 V₅、V₆ 导联上。

19. 变异型心绞痛(prinzmetal angina):通常指冠状动脉痉挛引起的短暂性的急性心肌缺血症状,一般持续数分钟。心电图上表现为暂时性 ST 段抬高并常伴有高耸 T 波及对应导联的 ST 段下移。

20. 二联律(bigeminy):指期前收缩(室性、房性或交界性期前收缩)与窦性心搏交替出现,是一种有规律的频发性期前收缩。

二、选择题

【A1 型题】

1. E	2. D	3. B	4. E	5. C	6. D	7. D	8. D	9. B	10. C
11. C	12. D	13. B	14. B	15. C	16. D	17. C	18. E	19. E	20. E
21. A	22. D	23. C	24. E	25. D	26. B	27. D	28. A	29. B	30. B
31. A	32. E	33. D	34. B	35. D	36. A	37. E	38. C	39. C	40. E
41. B	42. D	43. C	44. A	45. A	46. D	47. E	48. A	49. D	50. B
51. D	52. A	53. D	54. A	55. E	56. D	57. E	58. D	59. D	60. D
61. D	62. E	63. D	64. C	65. D					

【A2 型题 】

1. C　　2. A　　3. D　　4. D　　5. E　　6. D　　7. D　　8. C　　9. A　　10. C

11. C　　12. B　　13. E　　14. B　　15. E　　16. B　　17. A　　18. D　　19. D　　20. C

21. D　　22. E　　23. C　　24. C　　25. C　　26. D　　27. A　　28. D　　29. C　　30. C

31. B

三、问答题

1. 简述正常人的 Q 波标准。

答:正常人的 Q 波时限一般不超过 0.03 秒(除Ⅲ和 aVR 导联外)。Ⅲ导联 Q 波的宽度可达 0.04 秒。aVR 导联出现较宽的 Q 波或呈 QS 波均属正常。正常情况下,Q 波深度不超过同导联 R 波振幅的 1/4。正常人 V_1、V_2 导联不应出现 Q 波,但偶尔可呈 QS 波。

2. 简述病态窦房结综合征主要的心电图表现。

答:病态窦房结综合征主要的心电图表现有:①持续的窦性心动过缓,心率<50 次/分,且不易用阿托品等药物纠正;②出现窦性停搏或窦房传导阻滞;③在显著窦性心动过缓基础上,常出现室上性快速心律失常(房速、房扑、房颤等),又称为慢-快综合征;④若病变同时累及房室交界区,可出现房室传导障碍,或发生窦性停搏时,长时间不出现交界性逸搏,此即称为双结病变。

3. 阵发性室上性心动过速的常见类型及主要特点是什么?

答:临床上最常见的室上性心动过速类型为预激旁路引发的房室折返性心动过速(AVRT)以及房室结双径路引发的房室结折返性心动过速(AVNRT)。该类心动过速发作时有突发、突止的特点,频率一般在 160~250 次/分,节律快而规则,QRS 形态一般正常(伴有束支阻滞或室内差异性传导时,可呈宽 QRS 波心动过速)。

4. 简述心房颤动的心电图特点。

答:心房颤动的心电图特点是:正常 P 波消失,代以大小不等、形状各异的心房颤动波,通常以 V_1 导联为最明显;房颤波的频率为 350~600 次/分;心室律绝对不齐,QRS 波一般不增宽。

5. 房室传导阻滞分为几度? 简述各自的心电图表现。

答:房室传导阻滞按阻滞程度可分为一度(传导延缓)、二度(部分激动传导发生中断)和三度(传导完全中断)。

(1) 一度房室传导阻滞:心电图主要表现为成人 PR 间期>0.20 秒(老年人 PR 间期>0.22 秒)。

(2) 二度房室传导阻滞:心电图主要表现为部分 P 波后 QRS 波脱漏,分两种类型:①二度Ⅰ型房室传导阻滞(称 Morbiz Ⅰ型):表现为 P 波规律地出现,PR 间期逐渐延长,直到 P 波下传受阻,脱漏 1 个 QRS 波群,漏搏后房室传导阻滞得到一定改善,PR 间期又趋缩短,之后又复逐渐延长,以 3∶2、4∶3、5∶4 等比例传导,又称为文氏现象。②二度Ⅱ型房室传导阻滞(称 Morbiz Ⅱ型):表现为 PR 间期恒定(正常或延长),部分 P 波后无 QRS 波群,以 2∶1、3∶2、4∶3 等比例传导。凡连续出现 2 次或 2 次以上的 QRS 波群脱漏者,称高度房室传导阻滞,例如呈 3∶1、4∶1 传导的房室传导阻滞。

(3) 三度房室传导阻滞:又称完全性房室传导阻滞。由于心房与心室分别由两个不同的起搏点激动,各保持自身的节律,心电图上表现为:P 波与 QRS 波毫无关系(PR 间期不固定),出现交界性逸搏心律(QRS 形态正常,频率一般为 40~60 次/分)或室性逸搏心律(QRS 形态宽大畸形,频率一般为 20~40 次/分),心房率快于心室率。

6. 简述 WPW 综合征的心电图特征。如何判断预激旁路位于左侧还是右侧?

答:WPW 综合征的心电图特征:①PR 间期缩短<0.12 秒;②QRS 波增宽≥0.12 秒;③QRS 起始部有预激波(delta 波);④P-J 间期正常;⑤出现继发性 ST-T 改变。

根据 V₁ 导联 delta 波极性及 QRS 主波方向可对旁路进行初步定位。如 V₁ 导联 delta 波正向且以 R 波为主,则一般为左侧旁路;如 V₁ 导联 delta 波负向或 QRS 主波以负向波为主(呈 rS 型),则大多为右侧旁路。

7. 心电图运动试验的阳性标准是什么?

答:目前国内外较公认的心电图运动试验的阳性标准为:①运动中出现典型的心绞痛。②运动中或后即刻心电图出现 ST 段下斜型或水平型下移≥0.1mV,或原有 ST 段下移者,运动后在原有基础上再下移 0.1mV,并持续 2 分钟以上方逐渐恢复正常。③运动中血压下降。少数病人运动试验中出现 ST 段抬高≥0.1mV。如果运动前病人心电图有病理性 Q 波,此 ST 段抬高多为室壁运动异常所致。如果运动前病人心电图正常,运动中出现 ST 段抬高提示有透壁性心肌缺血,多为某一冠状动脉主干或近段存在严重狭窄,或由于冠状动脉痉挛所致。

8. 简述完全性左束支阻滞的心电图表现。

答:完全性左束支阻滞的心电图表现为:①成人 QRS 波群时限≥0.12 秒。②V₁、V₂ 导联呈 rS 波(其 r 波极小,S 波明显加深增宽)或呈宽而深的 QS 波;Ⅰ、aVL、V₅、V₆ 导联 R 波增宽、顶峰粗钝或有切迹。③Ⅰ、V₅、V₆ 导联 q 波一般消失。④V₅、V₆ 导联 R 峰时间>0.06 秒。⑤ST-T 方向与 QRS 波群主波方向相反。

9. 简述左前分支阻滞的心电图表现。

答:左前分支阻滞时,主要变化在前额面,其心电图表现为:①QRS 波群心电轴左偏在-45°～-90°。②Ⅱ、Ⅲ、aVF 导联 QRS 波呈 rS 型;Ⅰ、aVL 导联呈 qR 型。③aVL 导联 R 峰时间≥45 毫秒。④QRS 时间轻度延长,但<0.12 秒。

10. 异常 Q 波除了见于心肌梗死外,还可见于哪些情况?

答:异常 Q 波的出现不一定都提示为心肌梗死,例如,发生感染或脑血管意外时,可出现短暂 QS 或 Q 波,但缺乏典型演变过程,很快可以恢复正常。心脏横位可导致Ⅲ导联出现 Q 波,但Ⅱ导联通常正常。顺钟向转位、左心室肥厚及左束支阻滞时,V₁、V₂ 导联可出现 QS 波,但并非前间壁心肌梗死。预激综合征心电图在某些导联上可出现"Q"或"QS"波。此外,右心室肥厚、心肌病、心肌炎等也可出现异常 Q 波,因此,结合临床资料进行鉴别诊断十分重要。

11. 什么是"ST 段抬高型和非 ST 段抬高型心肌梗死"? 以 ST 段的改变对急性心肌梗死进行分类有何重要的临床意义?

答:ST 段抬高型心肌梗死是指 2 个或 2 个以上相邻的导联出现 ST 段抬高(ST 段抬高的标准为:在 V₂、V₃ 导联男性抬高≥0.2mV,女性抬高≥0.15mV,在其他导联男、女性抬高≥0.1mV);非 ST 段抬高型心肌梗死是指心电图上表现为 ST 段压低和/或 T 波倒置,或无 ST-T 异常。

以 ST 段的改变对急性心肌梗死进行分类有重要的临床意义:①突出了早期干预的重要性。在坏死型 Q 波出现之前及时进行干预(溶栓、抗栓、介入治疗等),可挽救濒临坏死的心肌或减小梗死面积。②ST 段抬高型心肌梗死和非 ST 段抬高型心肌梗死两者的干预对策是不同的,可以根据心电图 ST 段是否抬高而选择正确和合理的治疗方案。ST 段抬高型和非 ST 段抬高型心肌梗死如不及时治疗都可演变为 Q 波型或非 Q 波型梗死。

12. 简述室性心动过速的心电图表现。

答:室性心动过速的心电图表现为:①频率多在 140~200 次/分,节律可稍不齐;②QRS 波群形态宽大畸形,时限通常>0.12 秒;③如能发现 P 波,并且 P 波频率慢于 QRS 波频率,PR 无固定关系(房室分离),则可明确诊断;④偶尔心房激动夺获心室或发生室性融合波,也支持室性心动过速的诊断。

13. 典型的低血钾的心电图特点是什么?

答：典型的低血钾心电图改变为 S-T 段压低，T 波低平或倒置以及 u 波增高（u 波>0.1mV 或 u/T>1 或 T-u 融合、双峰），QT 间期一般正常或轻度延长，表现为 QT-u 间期延长。明显的低血钾可使 QRS 波群时限延长，P 波振幅增高。低血钾可引起房性心动过速、室性异位搏动和室性心动过速、室内传导阻滞、房室传导阻滞等各种心律失常。

14. 简述完全性右束支阻滞的心电图表现。

答：完全性右束支阻滞的心电图表现为：①成人 QRS 波群时间≥0.12 秒。②V_1 或 V_2 导联 QRS 呈 rsR′ 型或 M 形，此为最具特征性的改变；Ⅰ、V_5、V_6 导联 S 波增宽而有切迹，其时限≥0.04 秒；aVR 导联呈 QR 型，其 R 波宽而有切迹。③V_1 导联 R 峰时间>0.05 秒。④V_1、V_2 导联 ST 段轻度压低，T 波倒置；Ⅰ、V_5、V_6 导联 T 波的方向与终末 S 波的方向相反，仍为直立。右束支阻滞时，在不合并左前分支阻滞或左后分支阻滞的情况下，QRS 心电轴一般仍在正常范围。

15. 简述动态心电图的临床应用范围。

答：动态心电图的临床应用范围：①心悸、气促、头昏、晕厥、胸痛等症状性质的判断；②心律失常的定性和定量诊断；③心肌缺血的诊断和评价，尤其是发现无症状心肌缺血的重要手段；④心肌缺血及心律失常药物的疗效评价；⑤心脏病病人预后的评价，通过观察复杂心律失常等指标，判断心肌梗死后病人及其他心脏病病人的预后；⑥选择安装起搏器的适应证，评定起搏器的功能，检测与起搏器有关的心律失常；⑦医学科学研究和流行病学调查，如正常人心率的生理变动范围，宇航员、潜水员、驾驶员心脏功能的研究等。

16. 宽 QRS 波心动过速除了见于室性心动过速外，还可见于哪些情况？

答：宽 QRS 波心动过速除了见于室性心动过速外，室上速伴心室内差异性传导，室上速伴原来存在束支阻滞或室内传导延迟，室上性心律失常（房速、房扑或房颤）经房室旁路前传，经房室旁路前传的房室折返性心动过速等，亦可表现为宽 QRS 波心动过速类型，应注意鉴别诊断。

17. 简述典型心房扑动的心电图特点。

答：典型心房扑动的心电图特点是：正常 P 波消失，代之连续的锯齿状扑动波（F 波），多数在Ⅱ、Ⅲ、aVF 导联上清晰可见；F 波间无等电位线，波幅大小一致，间隔规则，频率为 240~350 次/分，大多不能全部下传，如以固定房室比例（2：1 或 4：1）下传，则心室律规则。如房室传导比例不恒定或伴有文氏传导现象，则心室律可以不规则。房扑时 QRS 波时间一般不增宽。

18. 常用的诊断左心室肥厚的电压标准有哪些？

答：常用的诊断左心室肥厚的电压标准有：①胸导联：R_{V_5} 或 R_{V_6}>2.5mV；R_{V_5}+S_{V_1}>4.0mV（男性）或>3.5mV（女性）。②肢体导联：R_I>1.5mV；R_{aVL}>1.2mV；R_{aVF}>2.0mV；R_I+S_{III}>2.5mV。③Cornell 标准：R_{aVL}+S_{V_3}>2.8mV（男性）或>2.0mV（女性）。

19. 简述尖端扭转型室性心动过速的心电图特点。

答：尖端扭转型室性心动过速是一种严重的室性心律失常。发作时可见一系列增宽变形的 QRS 波群，以每 3~10 个心搏围绕基线不断扭转其主波的正负方向，典型者常伴有 QT 间期延长，每次发作持续数秒到数十秒而自行终止，但极易复发或转为心室颤动。

20. 简述右心室肥厚心电图特点。

答：右心室肥厚的心电图表现为：①V_1 导联 R/S≥1，呈 R 型或 Rs 型，重度右心室肥厚 V_1 导联可呈 qR 型（除外心肌梗死）；V_5 导联 R/S≤1 或 S 波比正常加深；aVR 导联以 R 波为主，R/q 或 R/S≥1。②R_{V_1}+S_{V_5}>1.05mV（重症>1.2mV）；R_{aVR}>0.5mV。③通常有心电轴右偏。④常同时伴有右胸导联（V_1、V_2）ST 段压低及 T 波倒置，属继发性 ST-T 改变。

（曾　锐）

第二章 | 肺功能检查

学习目标

1. **掌握** 肺功能检查的目的,通气功能检查内容及临床意义;掌握动脉血气分析的指标及临床意义。

2. **熟悉** 动脉血气分析各项指标的参考区间及影响因素。

3. **了解** 换气功能检查内容及临床应用;了解血气分析测定标本采集的基本要求。

习题

一、名词解释

1. 潮气容积(tidal volume,VT)

2. 肺活量(vital capacity,VC)

3. 功能残气量(functional residual capacity,FRC)

4. 补呼气容积(expiratory reserve volume,ERV)

5. 肺总量(total lung capacity,TLC)

6. 第 1 秒用力呼气容积(forced expiratory volume in one second,FEV$_1$)

7. 最大呼气中期流量(maximal mid-expiratory flow,MMF)

8. 生理无效腔

9. 支气管舒张试验

10. 通气/血流比值

11. 小气道

二、选择题

【A1 型题】

1. 下列有关肺功能检查的描述**错误**的是
   A. 潮气容积指平静呼吸时一次进出的气量
   B. 补吸气容积是随吸气肌功能的改变而发生变化
   C. 正常深吸气量应占肺活量的 1/2
   D. 补呼气容积主要受呼气肌的影响
   E. 气道阻塞时深吸气量减少

2. 下列疾病中对肺活量影响最小的是
   A. 广泛胸膜粘连增厚   B. 气胸
   C. 轻度支气管哮喘   D. 重症肌无力
   E. 大量腹腔积液

3. 关于功能残气量的描述**错误**的是
    A. 可直接由肺量计测得
    B. 具有较好的重复性
    C. 主要反映胸廓弹性回缩和肺的弹性回缩力之间的关系
    D. 超过 40% 提示肺气肿
    E. 肺弹性回缩力下降可使 FRC 增高

4. 下列可导致 FRC 增高的疾病是
    A. 肺间质纤维化   B. ARDS   C. 严重脊柱侧凸
    D. 阻塞性肺气肿   E. 肺不张

5. 提示诊断肺气肿的最有价值的肺功能检测指标是
    A. 肺活量   B. 肺总量   C. 残气量
    D. 残气量/肺总量   E. 通气/血流

6. 肺总量减少最少见于
    A. 肺水肿   B. 张力性气胸   C. 大量胸腔积液
    D. 阻塞性肺不张   E. 阻塞性肺气肿

7. 肺总量包括
    A. 潮气容积、补吸气容积、补呼气容积、残气量
    B. 肺活量、补呼气容积、残气量
    C. 潮气容积、补吸气容积、补呼气容积、功能残气量
    D. 潮气容积、深吸气容积、功能残气量
    E. 肺活量、功能残气量

8. 影响每分钟静息通气量的最主要因素是
    A. 年龄   B. 性别   C. 身高   D. 体表面积   E. 膈肌运动

9. 当通气储备百分比为多少时出现气急
    A. 95%   B. 90%   C. 85%   D. 75%   E. 65%

10. 有关 FEV_1 检测意义的描述**错误**的是
    A. 正常 FEV_1/FVC 应大于 80%
    B. 支气管哮喘急性发作时 FEV_1/FVC 减低
    C. FEV_1/FVC 较之 MMF 能更好地反映小气道功能情况
    D. 弥漫性肺间质纤维化的病人可正常
    E. 为测定呼吸道有无阻力的重要指标

11. 最能准确反映阻塞性通气功能障碍的指标是
    A. 一秒率   B. 肺活量   C. 通气储备功能
    D. 潮气容积   E. 肺总量

12. 肺通气功能障碍的程度分级中提示中度的标准是
    A. ≥70%   B. 60%~69%   C. 50%~59%
    D. 35%~49%   E. <35%

13. 胸部手术时评价病人肺功能状态的最佳指标为
    A. 肺活量   B. 肺总量   C. 最大通气量
    D. 通气储量百分比   E. 肺泡通气量

14. 正常成人潮气容积中无效腔气量为

    A. 100ml   B. 150ml   C. 200ml   D. 250ml   E. 300ml

15. 轻度慢性阻塞性肺疾病病人,肺功能检查不可能出现的结果是

    A. 常规肺功能正常   B. 闭合容积增加   C. VC%<70%

    D. 动态肺顺应性下降   E. 肺活量明显减少

16. 以无效腔样通气为主要缺氧原因的疾病是

    A. 先天性心脏病   B. 肺不张   C. 肺血管栓塞

    D. 肺水肿   E. 大叶性肺炎

17. 临床上测定血气分析标本采集的最常用部位是

    A. 桡静脉   B. 股静脉   C. 股动脉

    D. 肱静脉   E. 颈动脉

18. 使有氧代谢不能正常进行,生命难以维持的 PaO_2 是在

    A. 60mmHg   B. 50mmHg   C. 40mmHg

    D. 30mmHg   E. 20mmHg

19. 判断呼吸衰竭的指标是指安静状态下呼吸空气时 PaO_2 测定值小于

    A. 20mmHg   B. 30mmHg   C. 40mmHg

    D. 50mmHg   E. 60mmHg

20. 闭合容积增大的是

    A. 肺结核   B. 支气管肺炎

    C. 支气管哮喘急性发作   D. 肺间质纤维化

    E. 早期肺气肿

21. 肺活量明显降低的是

    A. 肺结核   B. 支气管肺炎

    C. 支气管哮喘急性发作   D. 肺间质纤维化

    E. 早期肺气肿

【A2 型题】

1. 男性,45 岁,胸闷、呼吸困难 1 周入院。查肺功能示:VC% 为 80%,FEV_1/FVC 为 65%,MVV 为 70%,RV/TLC 为 30%,TLC 为 7 000ml,下列最可能的是

    A. 阻塞性通气功能障碍   B. 限制性通气功能障碍

    C. 混合性通气功能障碍   D. 小气道功能受损

    E. 大气道功能受损

2. 女性,50 岁,渐感气短、胸闷 1 个月入院。查肺功能示:VC% 为 60%,FEV_1/FVC 为 85%,MVV 为 70%,RV/TLC 为 30%,TLC 为 3 500ml,下列最可能的是

    A. 阻塞性通气功能障碍   B. 限制性通气功能障碍

    C. 混合性通气功能障碍   D. 小气道功能受损

    E. 大气道功能受损

3. 男性,68 岁,胸闷、呼吸困难且渐加重 1 周。入院查肺功能示:VC% 为 60%,FEV_1/FVC 为 50%,MVV 为 60%,RV/TLC 为 50%,TLC 为 7 500ml,评价此病人肺功能

    A. 正常   B. 轻度减退   C. 显著减退

    D. 严重减退   E. 呼吸衰竭

4. 女性,45 岁,咳嗽、气促半个月余。入院查肺功能示:VC% 为 80%,FEV_1/FVC 为 78%,MVV 为 75%,RV/TLC 为 30%,FEF 50%、FEF 75% 均小于 65% 预计值,TLC 为 4 000ml,最可能的是

  A. 阻塞性通气功能障碍   B. 限制性通气功能障碍

  C. 混合性通气功能障碍   D. 小气道功能受损

  E. 大气道功能受损

5. 男性,66 岁,发热 1 周伴意识障碍 2 小时入院。有糖尿病史 6 年,查体:体温 39.7℃,血压 80/50mmHg,右肺可闻及湿啰音。血糖 44.3mmol/L,血酮体 52.3mg/d。该病人动脉血气分析最可能的结果是

  A. pH<7.35、$PaCO_2$↓、HCO_3^-↑   B. pH<7.35、$PaCO_2$↓、HCO_3^-↓

  C. pH<7.35、$PaCO_2$↑、HCO_3^-↑   D. pH>7.45、$PaCO_2$↓、HCO_3^-↑

  E. pH>7.45、$PaCO_2$↓、HCO_3^-↓

6. 女性,22 岁,因咳嗽、发热 1 周,并伴有尿少、水肿 2 天于急诊就诊。查体:BP 150/90mmHg,贫血外貌,颜面水肿,双肺未闻及干湿啰音。血 BUN 22mmol/L,Cr 450μmol/L。该病人酸碱平衡失调类型是

  A. 代谢性酸中毒   B. 呼吸性酸中毒

  C. 代谢性碱中毒   D. 呼吸性碱中毒

  E. 呼吸性酸中毒合并代谢性碱中毒

【A3/A4 型题】

(1~2 题共用题干)

男性,55 岁,反复发作咳嗽、咳白黏痰 15 年,渐感气促、呼吸困难 3 年,加重 1 周入院。查体示:桶状胸,语音震颤减弱,呼吸音减低,呼气音显著延长。

1. 肺功能检查最可能出现的通气功能障碍是

  A. 阻塞性通气功能障碍   B. 限制性通气功能障碍

  C. 混合性通气功能障碍   D. 小气道功能受损

  E. 大气道功能受损

2. 最可能的诊断是

  A. 支气管哮喘   B. 慢性支气管炎   C. 慢性阻塞性肺气肿

  D. 支气管扩张   E. 阻塞性肺炎

(3~4 题共用题干)

女性,18 岁,因反复发作咳嗽 5 年,曾用抗生素治疗无效,再次发作 3 天入院。查体无明显阳性体征,胸片亦无明显异常。

3. 为明确诊断,首选的检查项目是

  A. 用力肺活量   B. 支气管激发试验   C. 最大呼气中期流量

  D. 残气量   E. 肺总量

4. 最可能的诊断是

  A. 支气管扩张   B. 咳嗽变异性哮喘   C. 早期肺气肿

  D. 嗜酸性肺泡炎   E. 肺结核

(5~6 题共用题干)

男性,25 岁,反复发作胸闷、气促、呼吸困难 8 年余,再次发作 5 天入院。查体:闻及双肺布满哮鸣音,呼气音延长。

5. 在肺功能检查中最**不可能**的是

    A. 肺活量减少　　　　　　　B. FEV_1/FVC 降低　　　　　　C. MMF 降低

    D. 气速指数>1.0　　　　　　E. 通气改善率为 25%

6. 作为监测病人病情首选的是

    A. PEF　　　　　　　　　　　B. 支气管舒张试验　　　　　C. MMF

    D. 用力肺活量　　　　　　　E. 功能残气量

(7~9 题共用题干)

　　男性,66 岁,反复咳嗽、咳痰 30 年,加重伴呼吸困难 3 天入院。查体:体温 38.7℃,血压 150/90mmHg,口唇发绀,双下肺闻及大量干湿啰音,P_2>A_2,三尖瓣区可闻及收缩期杂音。急查血糖 7.8mmol/L。

7. 该病人最可能的诊断是

    A. 肺栓塞　　　　　　　　　　B. 风湿性心脏病　　　　　　C. 高血压心脏病

    D. 肺源性心脏病　　　　　　E. 冠状动脉硬化性心脏病

8. 假设上述诊断确定,最可能的酸碱平衡失调类型是

    A. 代谢性酸中毒　　　　　　　　　　　　B. 呼吸性酸中毒

    C. 代谢性碱中毒　　　　　　　　　　　　D. 呼吸性碱中毒

    E. 代谢性酸中毒+代谢性碱中毒

9. 假设病情进一步加重,该病人最可能出现的动脉血气分析结果是

    A. Ⅱ型呼吸衰竭+呼吸性碱中毒　　　　　B. Ⅱ型呼吸衰竭+呼吸性酸中毒

    C. Ⅰ型呼吸衰竭+呼吸性酸中毒　　　　　D. Ⅰ型呼吸衰竭+呼吸性碱中毒

    E. Ⅰ型呼吸衰竭+代谢性酸中毒

【B2 型题】

(1~3 题共用备选答案)

    A. 潮气容积　　　　　　　　　B. 肺活量　　　　　　　　　　C. 功能残气量

    D. 补吸气容积　　　　　　　　E. 深吸气量

1. 正常参考区间为 500ml 的是

2. VT+ERV+IRV 等于

3. **不能**直接由肺量计测得的是

(4~6 题共用备选答案)

    A. 肺结核　　　　　　　　　　　　　　　B. 支气管肺炎

    C. 支气管哮喘急性发作　　　　　　　　　D. 肺间质纤维化

    E. 早期肺气肿

4. 闭合容积增大的是

5. FEV_1/FVC 明显减低的是

6. 肺活量明显降低的是

(7~8 题共用备选答案)

    A. VC 为 60%　　　　　　　　B. MVV 为 70%　　　　　　　C. FEV_1/FVC 为 60%

    D. 气速指数为 1.0　　　　　　E. TLC 为 4 500ml

7. 最支持阻塞性通气功能障碍的是

8. 最支持限制性通气功能障碍的是

(9~11 题共用备选答案)

    A. 支气管扩张　　　　　　B. 支气管肺炎　　　　　　C. 肺血管栓塞

    D. 肺间质纤维化　　　　　E. 真性红细胞增多症

9. 弥散量显著减低的是

10. 有动静脉分流的是

11. 有无效腔样通气的是

(12~16 题共用备选答案)

    A. 支气管舒张试验　　　　B. PEF 日变异率　　　　　C. 支气管激发试验

    D. FEF 50%、FEF 75%　　E. 通气储备百分比

12. 常用于判定胸部手术中肺功能状况的是

13. 常用于监测哮喘病人病情的指标是

14. 用以判定气道阻塞的可逆性的是

15. 常用于诊断咳嗽变异性哮喘的是

16. 用以判定小气道阻塞情况的指标是

(17~19 题共用备选答案)

    A. $PaCO_2 > 50mmHg$　　　　　　　　B. $PaCO_2 < 35mmHg$

    C. $PaCO_2 > 70mmHg$　　　　　　　　D. $PaO_2 < 60mmHg$，$PaCO_2$ 降低或正常

    E. $PaO_2 < 60mmHg$，$PaCO_2 > 50mmHg$

17. 属于 I 型呼吸衰竭见于

18. 属于 II 型呼吸衰竭见于

19. 肺性脑病时一般应见于

三、问答题

1. 简述肺功能测定的应用范围。

2. 简述 FEV_1/FVC 的临床意义。

3. 简述支气管舒张试验的临床意义。

4. 试比较限制性通气功能障碍和阻塞性通气功能障碍的肺功能结果。

参考答案

一、名词解释

1. 潮气容积(tidal volume，VT)：是指一次平静呼吸进出肺内的气量。正常成人参考区间约为 500ml。主要影响因素为吸气肌，尤其是膈肌的功能。

2. 肺活量(vital capacity，VC)：是指尽力吸气后缓慢而又完全呼出的最大气量，即深吸气量加补呼气容积(IC+ERV)或潮气容积加补吸气容积加补呼气容积(VT+IRV+ERV)。

3. 功能残气量(functional residual capacity，FRC)：是指平静呼气末肺内所含气量。这一数值不能由肺量计直接测得，需用气体分析方法间接测定。

4. 补呼气容积(expiratory reserve volume，ERV)：平静呼气末再尽最大力量呼气所能呼出的气量。

5. 肺总量(total lung capacity，TLC)：是指最大限度吸气后肺内所含气量，TLC=VC+RV。

6. 第 1 秒用力呼气容积(forced expiratory volume in one second，FEV_1)：是指最大吸气至肺总量位后，开始呼气第 1 秒内的呼出气量。

7. 最大呼气中期流量(maximal mid-expiratory flow,MMF):是根据用力肺活量曲线而计算得出用力呼出 25%~75% 的平均流量。

8. 生理无效腔:解剖无效腔加肺泡无效腔称生理无效腔。

9. 支气管舒张试验:是用以判断气道阻塞有无可逆性的测定。测定前 24 小时病人停用支气管舒张药,再行常规肺功能测定。当结果提示 FEV_1 或 FEV_1/FVC 降低时,给病人吸入沙丁胺醇 0.2mg 后 15~20 分钟,重复测定 FEV_1 与 FEV_1/FVC,然后计算通气改善率。

10. 通气/血流比值:是进行换气功能检查的项目。肺有效的气体交换不仅要求有足够的通气量和血流量,而且要求通气与血流灌注(即通气/血流比值)在数量上比例适当。在静息状态下,健康成人每分钟肺泡通气量约 4L,血流量约 5L,因此通气/血流比值为 0.8。

11. 小气道:是指吸气状态下内径≤2mm 的细支气管(相当于第 6 级支气管分支以下),包括全部细支气管和终末细支气管,是许多慢性阻塞性肺疾病早期容易受累的部位。

二、选择题

【A1 型题】

1. C　　2. C　　3. A　　4. D　　5. D　　6. E　　7. A　　8. E　　9. E　　10. C
11. A　　12. B　　13. D　　14. B　　15. E　　16. C　　17. C　　18. E　　19. E　　20. E
21. D

【A2 型题】

1. A　　2. B　　3. C　　4. D　　5. B　　6. A

【A3/A4 型题】

1. A　　2. C　　3. B　　4. D　　5. B　　6. A　　7. D　　8. B　　9. B

【B2 型题】

1. A　　2. B　　3. C　　4. E　　5. A　　6. D　　7. B　　8. A　　9. B　　10. A
11. C　　12. E　　13. B　　14. A　　15. C　　16. D　　17. D　　18. E　　19. C

三、问答题

1. 简述肺功能测定的应用范围。

答:肺功能检查可对受检者呼吸生理功能的基本状况作出质和量的评价,明确肺功能障碍的程度和类型。肺功能检查对研究疾病的发病机制、病理生理、明确诊断、指导治疗、判断疗效和疾病的康复、劳动力的鉴定以及评估胸腹部大手术的耐受性等都有重要意义。

2. 简述 FEV_1/FVC 的临床意义。

答:FEV_1/FVC 是测定呼吸道有无阻力的重要指标。如慢性阻塞性肺疾病、支气管哮喘急性发作的病人,由于气道阻塞、呼气延长,其 FEV_1 和 FEV_1/FVC 均降低。

3. 简述支气管舒张试验的临床意义。

答:支气管舒张试验用以判断气道阻塞有无可逆性,如支气管哮喘,在应用支气管扩张剂后,其值亦可较前改善。

4. 试比较限制性通气功能障碍和阻塞性通气功能障碍的肺功能结果。

答:限制性通气功能障碍和阻塞性通气功能障碍的肺功能的比较结果见下表。

分型	FEV_1/FVC	MVV	VC	气速指数	RV	TLC
阻塞性	↓↓	↓↓	正常或↓	<1.0	↑	正常或↑
限制性	正常或↑	↓或正常	↓↓	>1.0	正常或↓	↓

(张惠兰)

第三章 内镜检查

学习目标

1. **掌握** 胃镜检查和肠镜检查的适应证、禁忌证、检查前准备及并发症。
2. **熟悉** 胃镜及肠镜下常见临床病变。
3. **了解** 胃镜检查和肠镜检查的基本方法。

习题

一、名词解释

1. 慢性萎缩性胃炎
2. 浸润型胃癌

二、选择题

【A1 型题】

1. 不属于胃镜检查的并发症的是
   - A. 下颌关节脱位
   - B. 食管或胃穿孔
   - C. 腮腺肿大
   - D. 心动过速
   - E. 心搏骤停

2. 不是胃镜检查适应证的是
   - A. 原因不明的上消化道出血
   - B. 胃内异物
   - C. 食管静脉曲张破裂出血
   - D. 急性腹痛伴肝浊音上界消失
   - E. 术后胃的随访

3. 不是胃镜检查禁忌证的是
   - A. 食管静脉曲张
   - B. 急性咽喉、食管及胃的腐蚀性炎症
   - C. 严重的肺功能不全
   - D. 疑有空腔脏器穿孔
   - E. 神志不清或精神异常

4. 上消化道内镜检查的禁忌证是
   - A. 消化性溃疡急性出血
   - B. 消化性溃疡并发急性穿孔
   - C. 消化性溃疡并发幽门梗阻
   - D. 胃溃疡疑有癌变
   - E. 消化性溃疡药物治疗后疗效观察

5. 不是结肠镜检查禁忌证的是
   - A. 急性肠道感染
   - B. 严重的肺功能不全者
   - C. 便血
   - D. 肠粘连者
   - E. 精神、心理原因不能配合检查者

6. **不属于**结肠镜检查并发症的是
   - A. 腹胀
   - B. 肠出血
   - C. 肠穿孔
   - D. 肠系膜撕裂
   - E. 腹膜后气肿

7. **不是**结肠镜检查适应证的是
   - A. 原因不明的便血
   - B. 原因不明的慢性腹泻
   - C. X 线钡餐灌肠检查疑有结肠息肉或肿瘤者
   - D. 急性细菌性痢疾
   - E. 结肠癌术后随访

8. 下列**不属于**胃镜检查前准备的是
   - A. 签署知情同意书
   - B. 简要询问病史
   - C. 麻醉
   - D. 检查胃镜及配件
   - E. 服聚乙二醇电解质散

9. 结肠镜检查前准备中最重要的是
   - A. 签署知情同意书
   - B. 做好检查前肠道准备
   - C. 询问病人病史
   - D. 术前肌内注射地西泮缓解病人紧张情绪
   - E. 检查室准备抢救药品

【A2 型题】

1. 男性,25 岁,因"感冒"服阿司匹林,每次 0.5g,每日 3 次。两日后呕吐暗红色血液约 50ml,粪便隐血试验(++++)。为明确诊断,应首选的检查是
   - A. 立即胃肠钡餐检查
   - B. 粪隐血转阴后胃镜检查
   - C. 3 日后胃肠钡餐检查
   - D. 72 小时内胃镜检查
   - E. 胃肠核素扫描检查

2. 男性,42 岁。节律性中上腹痛 13 年,每于餐后半小时发作,下次进餐前缓解;服抑酸药症状可缓解。近 3 个月疼痛规律消失,服抑酸药无效,且食欲减退。为明确诊断,应首选的检查是
   - A. 胃肠钡餐检查
   - B. 血清促胃液素测定
   - C. 胃液分析
   - D. 癌胚抗原(CEA)测定
   - E. 胃镜检查加胃黏膜组织活检

3. 男性,24 岁。节律性中上腹痛 1 年余,饥饿时或夜间痛加重。2 天前大便黑色,今日呕吐暗红色血液及血块约 300ml。下列检查**不应**进行的是
   - A. 急诊胃镜检查
   - B. 急诊胃肠钡餐造影
   - C. 上腹部 B 超
   - D. 血常规检查
   - E. 大便转黄后胃肠钡餐造影

4. 男性,63 岁。上腹隐痛 1 月。胃镜检查示:胃小弯 2cm×2cm 溃疡,中央凹陷有污秽苔,周围隆起且不规则,质硬触之易出血,蠕动少。为明确诊断,最有意义的检查是
   - A. X 线胃肠钡餐
   - B. 血清胃泌素测定
   - C. 胃镜检查+活检
   - D. 癌胚抗原测定
   - E. 腹部 CT

5. 男性,23 岁。间断上腹痛 2 年,近 2 天柏油样便 6 次,今晨呕咖啡样物 200ml。无肝病史。静脉输液后,下一步诊治措施首选
   - A. 急诊胃镜及镜下止血
   - B. 急诊上消化道造影
   - C. 腹部 B 型超声检查
   - D. 腹部 X 线
   - E. 腹部 CT 检查

6. 女性,30 岁,反复腹泻 5 年,间断出现黏液脓血便,伴左下腹部疼痛,腹痛于便后缓解。查体:左下腹压痛(+)。为明确诊断,最重要的检查是

    A. 腹部 B 超　　　　　　　　　　B. 腹部 X 线平片

    C. 结肠镜检查　　　　　　　　　　D. 腹部 CT

    E. 腹部血管造影

7. 男性,25 岁。间断下腹痛、腹胀、腹泻半年余,腹痛于便后可缓解,粪便为糊状,未见黏液和脓血。查体:右下腹压痛(+)。钡剂灌肠检查见回肠末段纵行性溃疡和鹅卵石征。为确定诊断,最有意义的检查是

    A. 腹部 B 超　　　　　　　　　　B. 结肠镜检查及活检

    C. 腹部 CT　　　　　　　　　　　D. 腹部血管造影

    E. 结核菌素试验

【B1 型题】

(1~5 题共用备选答案)

    A. X 线胃肠钡餐造影　　　　　　B. 结肠镜检查

    C. 胃镜检查　　　　　　　　　　D. 逆行胰胆管造影

    E. 选择性腹腔动脉造影

1. 男性,50 岁。因"感冒"服阿司匹林 0.5g,每日 3 次。两天后,大便黑色,粪隐血试验(+++)。首选的辅助检查是

2. 男性,24 岁。节律性中上腹痛,常反酸嗳气。近 2 日,大便柏油样,粪便隐血试验(++++)。首选的辅助检查是

3. 男性,60 岁。皮肤、巩膜黄染,肝功能检查提示胆汁淤积性黄疸。B 超:胆囊肿大,胆总管及肝内胆管扩张,但未见结石。查粪便隐血试验反复呈阳性。首选的辅助检查是

4. 女性,40 岁。腹泻半年,粪便呈果酱色,有黏液脓血。粪培养(−),直肠指检未扪及肿块。首选的辅助检查是

5. 女性,68 岁。反复暗红色血便 1 年,常突然发病,血便量大,但 1~2 日后,粪便可转黄,多不伴腹痛。上下消化道内镜及 X 线检查无明显异常。首选的辅助检查是

三、问答题

1. 上消化道内镜检查的适应证有哪些?

2. 上消化道内镜检查的禁忌证有哪些?

3. 上消化道内镜检查的主要并发症有哪些?

4. 上消化道电子内镜的优点有哪些?

5. 慢性胃炎在内镜下的表现可分为几种?

6. 消化性溃疡内镜下的表现可分为哪几期?

7. 上消化道内镜下恶性溃疡的特点有哪些?

8. 溃疡性结肠炎和克罗恩病在内镜下表现有何不同?

9. 结肠镜检查的禁忌证有哪些?

10. 下消化道内镜检查的适应证有哪些?

11. 下消化道内镜检查的主要并发症有哪些?

参考答案

一、名词解释

1. 慢性萎缩性胃炎:是指以胃黏膜变薄,皱襞变平或消失,上皮和固有腺体萎缩,表面呈细颗粒状,可伴肠上皮化生或假幽门腺化生,或有不典型增生为特征的慢性消化系统疾病。

2. 浸润型胃癌:指癌组织浸润超过黏膜下层到达肌层或更深,向胃壁内呈局限或弥漫性浸润,与周围正常组织无明显边界的胃黏膜上皮恶性肿瘤。

二、选择题

【A1 型题】

1. D　2. D　3. A　4. B　5. C　6. E　7. D　8. E　9. B

【A2 型题】

1. D　2. E　3. B　4. C　5. A　6. C　7. B

【B1 型题】

1. C　2. C　3. D　4. B　5. E

三、问答题

1. 上消化道内镜检查的适应证有哪些?

答:上消化道内镜检查的适应证包括:

(1) 吞咽困难、胸骨后疼痛、胸骨后烧灼感、上腹疼痛、上腹不适、饱胀、食欲减退等上消化道症状,原因不明者。

(2) 不明原因的上消化道出血。急性上消化道出血,早期检查不仅可获病因诊断,还可同时进行内镜下止血。

(3) X 线钡餐检查不能确诊或不能解释的上消化道病变,特别是黏膜病变和疑有肿瘤者。

(4) 需要随访观察的病变,如消化性溃疡、萎缩性胃炎、胃手术后、反流性食管炎、Barrett 食管等。

(5) 药物治疗前后对比观察或手术后的随访。

(6) 内镜下治疗,如异物取出、止血、食管静脉曲张的硬化剂注射与套扎、食管狭窄的扩张与内支架放置治疗、上消化道息肉切除、黏膜切除等。

2. 上消化道内镜检查的禁忌证有哪些?

答:上消化道内镜检查的禁忌证包括:

(1) 严重心肺疾病,如严重心律失常、心力衰竭、心肌梗死急性期、严重呼吸衰竭及支气管哮喘发作期等。轻症心肺功能不全不属禁忌,必要时在监护条件下进行。

(2) 休克、昏迷等危重状态。

(3) 神志不清、精神失常、不能合作者,必要时可在全麻下进行。

(4) 食管、胃、十二指肠穿孔急性期。

(5) 严重咽喉疾病、腐蚀性食管炎和胃炎、巨大食管憩室、主动脉瘤及严重颈胸段脊柱畸形者。

(6) 急性病毒性肝炎或胃肠道传染病一般暂缓检查;慢性乙型、丙型肝炎或病原携带者,艾滋病病人应具备特殊的消毒措施。

3. 上消化道内镜检查的主要并发症有哪些?

答:上消化道内镜检查的主要并发症包括:

(1) 一般并发症:喉头痉挛、下颌关节脱臼、咽喉部损伤、腮腺肿大、食管贲门黏膜撕裂等。

(2) 严重并发症:心搏骤停,心肌梗死,心绞痛,食管、胃肠穿孔,感染,低氧血症,出血等。

4. 上消化道电子内镜的优点有哪些?

答:上消化道电子内镜的优点有:①内镜下直视,准确方便;②直视下取活检,行病理学诊断;③视野范围大,无死角;④可进行内镜直视下治疗,病人损伤小,恢复快。

5. 慢性胃炎在内镜下的表现可分为几种?

答:慢性胃炎在内镜下的表现可分为:慢性非萎缩性胃炎、慢性萎缩性胃炎、特殊类型胃炎。其中慢性萎缩性胃炎可分为单纯萎缩性胃炎和萎缩性胃炎伴增生。

6. 消化性溃疡内镜下的表现可分为哪几期?

答:消化性溃疡内镜下的表现分期:活动期、愈合期、瘢痕期。

7. 上消化道内镜下恶性溃疡的特点有哪些?

答:上消化道内镜下恶性溃疡的特点有:主要发生在胃窦,恶性溃疡一般大而不规则,周边不整齐,底部不平,通常覆有污苔,触之质硬,黏膜脆易出血。

8. 溃疡性结肠炎和克罗恩病在内镜下表现有何不同?

答:溃疡性结肠炎和克罗恩病在内镜下的表现为:

(1) 溃疡性结肠炎:镜下见黏膜广泛充血、水肿、糜烂或表浅溃疡,表面有脓苔和渗出物,形态多样,并伴炎性息肉形成。

(2) 克罗恩病:镜下见跳跃式分布的纵行或匍行性深溃疡,附近常有多发大小不等的炎性息肉,周围黏膜正常或呈鹅卵石样增生,肠壁明显增厚,肠腔明显狭窄。

9. 结肠镜检查的禁忌证有哪些?

答:结肠镜检查的禁忌证包括:

(1) 肛门、直肠有严重的化脓性炎症。

(2) 急性重度结肠炎,如急性细菌性痢疾、急性重度溃疡性结肠炎及憩室炎等。

(3) 急性弥漫性腹膜炎、腹腔脏器穿孔、多次腹腔手术、腹内广泛粘连及大量腹腔积液者。

(4) 妊娠期妇女,月经期一般不宜行结肠镜检查。

(5) 腹部大动脉瘤。

(6) 体弱高龄及严重心肺脑疾病,对检查不能耐受者。

(7) 精神病病人及不配合检查者,必要时在全麻下进行。

10. 下消化道内镜检查的适应证有哪些?

答:下消化道内镜检查的适应证为:

(1) 有下消化道症状,例如便血、排便异常、腹泻、腹部不适等,而诊断不明者。

(2) 腹部包块,尤其是下腹部包块,需要明确诊断者。

(3) 原因不明的低位肠梗阻。

(4) 转移性腺癌,CEA、CA199 等肿瘤标志物升高,需寻找原发病灶者。

(5) 钡剂灌肠怀疑有肠道病变,需要进一步确诊者。

(6) 大肠癌术后,大肠息肉切除后,需定期随访者。

(7) 行镜下止血、息肉切除、整复肠套叠和肠扭转、扩张肠狭窄及放置支架解除肠梗阻等治疗。

(8) 结直肠癌的筛查。

11. 下消化道内镜检查的主要并发症有哪些?

答:下消化道内镜检查的主要并发症有肠穿孔、肠出血、肠系膜裂伤、心脑血管意外、气体爆炸等。

第六篇 病历书写

学习目标

1. **掌握** 病历书写的基本规则和要求,规范书写入院记录。
2. **熟悉** 病历书写的种类、格式与内容。
3. **了解** 规范病历书写的重要意义,电子病历和电子病历系统的概念与功能。

习题

一、名词解释

1. 病历
2. 入院记录
3. 主诉
4. 现病史
5. 既往史
6. 个人史
7. 初步诊断
8. 病程记录
9. 首次病程记录
10. 电子病历系统

二、选择题

【A1 型题】

1. 病历书写要工整、清楚,标点正确,对错字错句的处理可做
   A. 划双横线　　　　　　　B. 刀刮　　　　　　　　C. 胶粘
   D. 涂黑　　　　　　　　　E. 剪贴

2. 有关病历书写中医务人员的签名规定,以下**错误**的是
   A. 实习医务人员、进修医务人员签全名
   B. 住院医师应在上级医师修改后再签名
   C. 实习医务人员、试用期医务人员书写的病历,应当经过本医疗机构注册的医务人员审阅、修改并签名
   D. 签名位置在各项书写的右下角
   E. 上级医师在署名的左侧以斜线相隔

3. 门诊病历完成的最佳时间是
   A. 及时　　　B. 1 小时内　　　C. 当日　　　D. 2 小时　　　E. 半小时内

4. 急诊病历应何时完成
   A. 处理完成后半日内　　　B. 接诊后 1 小时　　　　C. 接诊后同时
   D. 死亡后　　　　　　　　E. 当日

5. 入院记录应在何时完成

    A. 入院 24 小时内 　　　　　　　　　　B. 最迟应在病人入院后 48 小时内完成

    C. 双休日可在入院后 3 天内 　　　　　D. 入院后 3 天内

    E. 春节期间可在 1 周内

6. 关于危重抢救记录,以下错误的是

    A. 应及时完成记录 　　　　　　　　　B. 至少在抢救结束后 6 小时内据实补记

    C. 在抢救结束后 24 小时内可补记 　　D. 补记要注明抢救完成时间,具体到分钟

    E. 要详细记录病情变化情况、抢救时间及措施、参加抢救的医务人员姓名及专业技术职称

7. 关于病历书写的文字要求,错误的是

    A. 应使用规范的汉语和医学术语

    B. 通用的外文缩写可以使用外文

    C. 无正式中文译名的症状、体征、疾病名称或药物名称可用外文

    D. 病人述及的既往所患疾病名称和手术名称应加引号

    E. 双位以上的数字不能使用阿拉伯数字书写

8. 关于各项记录,不正确的是

    A. 应注明年、月、日 　　　　　　　　B. 急诊病历书写就诊时间应具体到分钟

    C. 表格式病历各栏内必须按项填写 　　D. 表格项无内容者可画"/"或"—"

    E. 表格式病历无内容者可空白

9. 关于书写病历,下列不是基本要求的是

    A. 内容真实,书写及时 　　　　　　　B. 实验检查齐全

    C. 格式规范,项目完整 　　　　　　　D. 表述准确,用词恰当

    E. 法律意识,尊重权利

10. 下列关于病历书写的基本规范和要求错误的是

    A. 每张记录用纸均须填写眉栏

    B. 每项记录均应注明时间,采用 24 小时制记录

    C. 病人述及的既往所患疾病名应加引号

    D. 上级医师审查修改应保持原记录清晰可辨,签名并注明修改时间

    E. 各项记录需使用中文书写日期和时间,不得使用阿拉伯数字

11. 主诉记录

    A. 主要症状 　　　　　　B. 主要生化检查异常 　　　　　　C. 主要阳性体征

    D. 主要症状/体征及持续时间 　　E. 起病情况

12. 男性,66 岁,1 天前开始出现左侧胸痛。既往有"高血压"病史 5 年,"糖尿病"病史 3 年,且伴有肥胖。该病人最佳主诉选择为

    A. 高血压 5 年 　　　　　B. 糖尿病 3 年 　　　　　C. 肥胖 3 年

    D. 左侧胸痛 1 天 　　　　E. 高血压糖尿病 3 年

13. 男性,82 岁,有"高血压"病史 20 年。反复上腹痛、溃疡病史 10 年。间歇性发作足踝关节痛 8 年。今晨突然倒地昏迷 1 小时入院。最佳主诉选择为

    A. 高血压 20 年 　　　　　　　　　　B. 间歇性发作足踝关节痛 8 年

    C. 昏迷 1 小时 　　　　　　　　　　　D. 反复上腹痛 10 年

    E. 溃疡病 10 年

14. 病历中记录的生命体征包括

　　A. 体温、脉搏、呼吸、血压　　　　　　B. 神志、血压、心率

　　C. 呼吸、脉搏、心率、血压　　　　　　D. 瞳孔、呼吸、神志

　　E. 心电图、血压、体温

15. 现病史**不包括**

　　A. 发病情况　　　　　　　　　　　　　B. 主要症状的特点

　　C. 病情的发展与演变　　　　　　　　　D. 发病以来的一般情况

　　E. 与本病无关的药物过敏史

16. 既往史**不包括**

　　A. 出生地及长期居留地　　　　B. 传染病史　　　　C. 预防接种史

　　D. 手术外伤史　　　　　　　　E. 食物或药物过敏史

17. 病历摘要的书写应**避免**

　　A. 简明扼要　　　　　　　　　　　　　B. 高度概括

　　C. 综合体检中阳性结果　　　　　　　　D. 描述检验的阳性和重要阴性结果

　　E. 字数超过 800 字

18. 病历中关于"诊断"的书写,以下**错误**的是

　　A. 诊断名称应确切,分清主次,按顺序排列

　　B. 主要疾病在前,次要疾病在后

　　C. 并发症列于最后

　　D. 初步诊断对于待查病例不用列出可能性较大的诊断

　　E. 诊断应尽可能地包括病因诊断、病理解剖部位和功能诊断

19. 关于主诉的书写要求,下列**不正确**的是

　　A. 指出主要症状或体征　　　B. 描述症状/体征持续时间　　　C. 文字精练

　　D. 字数在 20 字左右　　　　E. 不能直接使用病名或描述实验室检查异常

20. 关于入院记录书写,以下**错误**的是

　　A. 由住院医师通过问诊、查体、辅助检查获得有关资料,并对这些资料归纳分析书写而成

　　B. 在其他医疗机构所做检查只需录入报告,不需记录机构名称及检查号

　　C. 其内容和要求原则上与住院病历相同,应简明扼要、重点突出,可不写病历摘要

　　D. 必须在病人入院后 24 小时内完成

　　E. 再次或多次入院记录是指病人因同一种疾病再次或多次住入同一医疗机构时书写的记录

21. 关于 24 小时内入出院记录的规定,下列**不恰当**的是

　　A. 入院不足 24 小时出院的病人,可以书写 24 小时内入出院记录

　　B. 需有以下内容:姓名、性别、年龄、婚姻、出生地、民族、职业、工作单位、住址、病史陈述者(注明与病人的关系)、入院时间、记录(日期)时间

　　C. 需写主诉、入院情况

　　D. 因住院时间短,诊治经过可以从略

　　E. 需写入院诊断、出院时间、出院情况、出院诊断、出院医嘱、医师签全名

22. 书写 24 小时内入院死亡记录,以下观点**错误**的是

　　A. 入院不足 24 小时死亡的病人,可以书写此记录

B. 诊治经过(抢救经过)、死亡时间、死亡原因、死亡诊断书写要慎重,选择性详写或略写,以防医疗纠纷

C. 内容包括:姓名、性别、年龄、婚姻、出生地、民族、职业、工作单位、住址、病史陈述者(注明与病人的关系)、入院时间、记录日期

D. 需写主诉、入院情况(简要的病史及体检)、入院诊断

E. 医师要签全名

23. 疑难病例讨论记录内容**不包含**

A. 讨论日期   B. 主持人及参加人员,姓名和职称

C. 病情简介,诊治难点,与会者讨论要点   D. 讨论发言人签名

E. 主持人总结并审阅后签名

24. 有关术前讨论,以下概念**不正确**的是

A. 因病人病情较重或手术难度较大,进行术前病例讨论

B. 由科主任或具有副主任医师以上专业技术任职资格的医师主持

C. 内容包括讨论日期,主持人及参加人员的姓名、职称

D. 记录术前准备情况、手术指征、手术方案、术中注意事项

E. 对于预后估计,麻醉和术中及术后可能出现的意外及防范措施可以不讨论

25. 有关死亡病例讨论的病历书写要求,以下**不正确**的是

A. 死亡病例讨论应在病人死亡 2 周内进行(特殊病例及时讨论)

B. 记录死亡原因

C. 记录抢救措施

D. 记录死亡诊断

E. 分析经验教训

26. 关于出院记录书写,以下**不妥当**的是

A. 是住院医师对病人此次住院期间诊疗情况的总结

B. 在病人出院后 24 小时内完成

C. 出院记录一式两份,另立专页

D. 出院记录由住院医师书写

E. 应由住院医师审签

27. 有关死亡记录,下列**错误**的是

A. 死亡记录是对死亡病人住院期间诊疗和抢救经过的记录

B. 记录死亡时间应当具体到分钟

C. 记录时间最迟不超过 72 小时

D. 死亡记录由住院医师书写

E. 科主任或具有副主任医师以上专业技术任职资格的医师审阅后签名

28. 死亡记录内容中**不需**细述的是

A. 诊疗经过的记录包括入院后病情演变及诊治情况

B. 既往史和家族史

C. 抢救经过

D. 死亡原因

E. 死亡时间

29. 关于术前小结,以下**错误**的是
    A. 病人术前,由住院医师对病人病情所做的总结
    B. 内容包括:病历摘要,术前诊断,诊断依据,手术指征
    C. 内容包括:拟施手术名称和方式,拟施手术日期,拟施麻醉方式,注意事项
    D. 新开展和特殊手术的科研设计
    E. 需记录手术者术前查看病人相关情况

30. 有关手术记录,以下**错误**的是
    A. 手术记录由第一助手书写,特殊情况下可由手术者书写
    B. 由手术者审阅后签名
    C. 手术记录应于手术后 24 小时内完成
    D. 需记录送检标本的情况
    E. 手术记录要详细记录术中情况

31. 关于医疗机构严格病历管理,以下**不符合政策**的是
    A. 严禁任何人涂改、伪造   B. 严禁隐匿、销毁   C. 严禁抢夺
    D. 严禁窃取   E. 严禁复印病历

32. 入院记录应在入院后多长时间内完成
    A. 24 小时   B. 30 分钟   C. 12 小时   D. 8 小时   E. 6 小时

33. 关于首次病程记录的书写要求和内容中,下列正确的是
    A. 病人入院 24 小时内完成   B. 包括病例特点、拟诊讨论和诊疗计划
    C. 不需提出诊断依据   D. 不需记录阴性症状和体征
    E. 由实习医师书写并签名即可

34. 抢救记录应在何时完成
    A. 及时完成   B. 当天   C. 24 小时内
    D. 12 小时内   E. 8 小时内

35. 对病情稳定的病人,病程记录至少多长时间书写一次
    A. 1 周   B. 3 天   C. 5 天   D. 10 天   E. 2 周

36. 死亡病例讨论应在病人死亡后多长时间内进行
    A. 3 天   B. 5 天   C. 1 周   D. 2 周   E. 1 天

37. 对住院时间较长的病人一般多长时间应做阶段小结
    A. 3 周   B. 4 周   C. 6 周   D. 8 周   E. 2 周

38. 关于电子病历,以下**不正确**的是
    A. 使用文字处理软件编辑、打印的病历文档,属于电子病历
    B. 电子病历系统既包括应用于门(急)诊、病房的临床信息系统,也包括检查检验、病理、影像、心电、超声等医技科室的信息系统
    C. 电子病历有检验报告的管理功能
    D. 电子病历系统为操作人员提供专有的身份识别手段,并设置相应权限
    E. 电子病历可打印纸质版本

【B1 型题】

(1~5 题共用备选答案)
    A. 8 小时   B. 6 小时   C. 24 小时   D. 1 周   E. 48 小时

1. 主治医师首次查房记录至少应于病人入院后多长时间内完成

2. 入院记录应在病人入院后多长时间内完成

3. 首次病程记录应在病人入院后多长时间内完成

4. 因抢救急危病人,未能及时书写病历的,有关医务人员应当在抢救结束后多长时间内据实补记

5. 死亡病例讨论应在病人死亡后多长时间内进行并记录

(6~10 题共用备选答案)

   A. 会诊记录　　B. 转科记录　　C. 病程记录　　D. 既往史　　E. 出院记录

6. 病人出院时写的记录是

7. 病人从内科转到外科应写的记录是

8. 过去所患疾病与本次住院无关应写在

9. 上级医师查房记录应写在

10. 请其他科室或其他医疗机构医师来诊治病人的情况写的记录是

(11~15 题共用备选答案)

   A. 现病史　　B. 家族史　　C. 既往史　　D. 个人史　　E. 主诉

11. 本次住院就诊的主要症状或体征及持续时间,写在以上哪部分

12. 病人因发热、咳嗽 3 天住院。10 年前患过肝炎。后一句病史写在病历何处

13. 女性,30 岁,已婚。因下腹剧痛 4 小时伴面色苍白、血压下降急症入院。有停经 45 天病史。最后这个病史写在哪部分

14. 男性,50 岁,因下肢水肿,蛋白尿(+++)2 周入院。父亲因高血压去世。最后这一句写在病历何处

15. 男性,65 岁,咳嗽、气喘反复发作 20 年入院。有吸烟史 20 年。最后这一句写在病历何处

(16~20 题共用备选答案)

   A. 主诉　　　　　　　B. 现病史　　　　　　　C. 既往史
   D. 月经生育史　　　　E. 家族史

16. 上腹痛 2 天。这些病史在上述何处记录为佳

17. 上腹痛反复发作 3 年,伴反酸,用“铝碳酸镁咀嚼片(达喜)”好转。有过黑便 2 次,每次持续 1 周左右,经治疗缓解。伴随的这些病史写在何处为好

18. 头痛反复发作 10 年,近 3 日视物模糊。父亲有高血压,因脑出血已去世。最后一句病史写在何处

19. 男性,52 岁。多食、少动、肥胖 2 年,高血压病史 5 年。按国家计划接种疫苗。后部分病史写在何处为佳

20. 女性,45 岁。14 岁来月经,经期间隔 28 天,每次 5~7 天。这些病史写在何处为佳

(21~25 题共用备选答案)

   A. 1 个月　　　　　　　　　　　B. 病情变化随时记录,每天最少 1 次
   C. 3 天　　　　　　　　　　　　D. 2 天
   E. 连续 3 天,每天 1 次

21. 病情稳定的病人,病程记录至少几天记录一次

22. 病重病人,病程记录至少几天记录一次

23. 病危病人,病程记录至少几天记录一次

24. 术后病人,病程记录至少几天记录一次

25. 住院时间较长的病人,阶段小结应多长时间记录一次

(26~30 题共用备选答案)

A. 科主任或副主任医师以上　　B. 主治医师

C. 会诊医师　　D. 住院医师或值班医师

E. 住院医师

26. 病程记录由谁书写

27. 疑难病例讨论由谁主持

28. 会诊意见由谁书写

29. 首次入院记录由谁书写

30. 48 小时以内完成哪级医师的首次查房记录

三、问答题

1. 简述病历的意义和重要性。

2. 简述住院期间病历包括的内容。

3. 简述现病史记录的主要内容。

4. 简述月经史、生育史书写格式。

5. 简述家族史的主要内容。

6. 简述入院记录中体格检查记录中"生命体征"和"一般状况"包括的主要内容。

7. 简述住院病历和入院记录的区别。

8. 简述住院病历中"病历摘要"书写的要求。

9. 简述首次病程记录的定义及内容。

10. 简述病程记录的定义和内容。

11. 简述转科记录的定义和书写内容。

12. 临床诊治过程中哪些情况应填写同意书? 谈话及签字的注意事项有哪些?

13. 原卫生部规定的三级查房指哪三级? 上级医师查房应记录哪些内容? 上级医师查房记录的书写应注意什么?

14. 简述手术记录的定义、注意事项和记录内容。

15. 门(急)诊初诊病历记录书写内容和注意事项有哪些?

16. 门诊复诊病历记录书写内容和注意事项有哪些?

参考答案

一、名词解释

1. 病历:在 2010 年卫生部颁布的《病历书写基本规范》中,将病历定义为医务人员在医疗活动过程中形成的文字、符号、图表、影像、切片等资料的总和,包括门(急)诊病历和住院病历。

2. 入院记录:是指病人入院后,由住院医师通过问诊、体格检查、辅助检查获得有关资料,经过归纳分析后书写而成的记录。可分为入院记录、再次或多次入院记录、24 小时内入出院记录、24 小时内入院死亡记录。是简化的住院病历,内容包括:一般项目、主诉、现病史、既往史、个人史、婚姻史、月经史和生育史、家族史、简要体格检查、辅助检查、初步诊断等。

3. 主诉:是病人感受最主要的痛苦或最明显的症状和/或体征,也就是本次就诊最主要的原因

及其持续时间。主诉多于一项则按发生的先后次序列出,并记录每个症状的持续时间。主诉要简明精练,一般 1~2 句,共 20 字左右。

4. 现病史:是指病人本次疾病的发生、演变、诊疗等方面的详细情况,应当按时间顺序书写。现病史是住院病历书写的重点内容,应结合问诊内容,经整理分析后,围绕主诉进行描写,主要内容应包括:发病情况、主要症状特点及其发展变化情况、伴随症状、发病以来诊治经过及结果、发病以来一般情况,与本次疾病虽无密切关系,但仍需治疗的其他疾病情况,应在现病史后另起一行描述。

5. 既往史:病人过去的健康和疾病情况。内容包括:既往一般健康状况、疾病史、传染病史、预防接种史、手术外伤史、输血史、食物或药物过敏史等。

6. 个人史:病人出生地及长期居留地,生活习惯及有无烟、酒等嗜好,常用药物,职业与工作条件及有无工业毒物、粉尘、放射性物质接触史,有无冶游史。

7. 初步诊断:住院医师根据病人入院时情况,综合分析所作出的诊断。书写入院记录时的诊断就是初步诊断,如初步诊断为多项时,应当主次分明。对待查病例应列出可能性较大的诊断。

8. 病程记录:继入院记录后,住院医师对病人病情及诊疗过程所进行的连续性记录。内容包括病人的病情变化情况、重要的辅助检查结果及临床意义、上级医师查房意见、会诊意见、医师分析讨论意见、所采取的诊疗措施及效果、医嘱更改及理由,向病人及其近亲属告知的重要事项等。

9. 首次病程记录:病人入院后由住院医师或值班医师书写的第一次病程记录,应当在病人入院后 8 小时内完成。首次病程记录的内容包括病例特点、拟诊讨论(诊断依据及鉴别诊断)、诊疗计划等。

10. 电子病历系统:医疗机构内部支持电子病历信息的采集、存储、访问和在线帮助,并围绕提高医疗质量、保障医疗安全、提升医疗效率而提供信息处理和智能化服务功能的计算机信息系统。

二、选择题

【A1 型题】

1. A	2. B	3. A	4. C	5. A	6. C	7. E	8. E	9. B	10. E
11. D	12. D	13. C	14. A	15. E	16. A	17. E	18. D	19. E	20. B
21. D	22. B	23. C	24. E	25. A	26. E	27. C	28. B	29. E	30. A
31. E	32. A	33. B	34. A	35. B	36. C	37. B	38. A		

【B1 型题】

1. E	2. C	3. A	4. B	5. D	6. E	7. B	8. D	9. C	10. A
11. E	12. C	13. A	14. B	15. D	16. A	17. E	18. C	19. D	20. D
21. C	22. D	23. B	24. E	25. A	26. E	27. A	28. C	29. D	30. B

三、问答题

1. 简述病历的意义和重要性。

答:病历既是医院管理、医疗质量和业务水平的反映,也是临床教学、科研和信息管理的基本资料,同时也是医疗服务质量评价、医疗保险赔付参考的重要依据。病历是具有法律效力的医疗文件,是涉及医疗纠纷和诉讼的重要依据。

2. 简述住院期间病历包括的内容。

答:住院期间病历包括住院病案首页、住院病历和入院记录、病程记录、手术同意书、麻醉同意书、输血治疗知情同意书、特殊检查(特殊治疗)同意书、病危(重)通知书、医嘱单、辅助检查报告单、体温单、医学影像检查资料和病理资料等。

3. 简述现病史记录的主要内容。

答:现病史是住院病历书写的重点内容,应结合问诊内容,经整理分析后,围绕主诉进行描写,主要内容应包括：

（1）发病情况：记录发病的时间、地点、起病缓急、前驱症状、可能的原因或诱因。

（2）主要症状特点及其发展变化情况：按发生的先后顺序描述主要症状的部位、性质、持续时间、程度、缓解或加重因素以及演变发展情况。

（3）伴随症状：记录伴随症状，描述伴随症状与主要症状之间的相互关系。

（4）发病以来诊治经过及结果：记录病人发病后到入院前，在院内、外接受检查与治疗的详细经过及效果。对病人提供的药名、诊断和手术名称需加引号以示区别。

（5）发病以来一般情况：简要记录病人发病后的精神状态、睡眠、食欲、大小便、体重、体力等情况。

4. 简述月经史、生育史书写格式。

答：月经史记录格式如下：

$$初潮年龄\ \frac{行经期天数}{月经周期天数}\ 末次月经时间（或绝经年龄）$$

并记录月经量、颜色，有无血块、痛经、白带等情况。

生育史按下列顺序写明：足月分娩数-早产数-流产或人流数-存活数，并记录避孕措施。

5. 简述家族史的主要内容。

答：家族史的主要内容包括：

（1）父母、兄弟、姐妹及子女的健康情况，有无与病人类似的疾病。如已死亡，应记录死亡原因及年龄。

（2）家族中有无结核、肝炎、性病等传染性疾病。

（3）有无家族性遗传性疾病，如白化病、血友病等。

6. 简述入院记录中体格检查记录中"四大生命体征"和"一般状况"包括的主要内容。

答：四大生命体征包括体温、脉搏、呼吸、血压；一般状况包括发育、营养、神志、体位、面容与表情、检查能否合作。

7. 简述住院病历和入院记录的区别。

答：住院病历是最完整的病历格式；书写住院病历是每个医学生必须掌握的基本技能。住院病历一般由实习医生或住院医师书写，在病人入院后 24 小时内完成，经本医疗机构注册的医师审阅、修改并签名。

入院记录是指病人入院后，由住院医师通过问诊、体格检查、辅助检查获得有关资料，经过归纳分析后书写而成的记录。入院记录由住院医师书写，其内容和要求原则上与住院病历相同，但应简明扼要、重点突出。其主诉、现病史与住院病历相同，其他病史（如既往史、个人史、月经生育史、家族史）和体格检查可以简明记录，免去病历摘要等。

8. 简述住院病历中"病历摘要"书写的要求。

答：病历摘要书写应简明扼要、高度概述病史要点，体格检查、实验室及其他辅助检查的重要阳性结果和具有重要鉴别意义的阴性结果。

9. 简述首次病程记录的定义及内容。

答：首次病程记录是指病人入院后由住院医师或值班医师书写的第一次病程记录，应当在病人入院后 8 小时内完成。首次病程记录的内容包括：

（1）病例特点：应当在对病史、体格检查和辅助检查进行全面分析、归纳和整理后写出本病例特征，包括阳性发现和具有鉴别诊断意义的阴性症状和体征等。

（2）拟诊讨论（诊断依据及鉴别诊断）：根据病例特点，提出初步诊断和诊断依据；对诊断不明的写出鉴别诊断并进行分析；并对下一步诊治措施进行分析。

（3）诊疗计划：提出具体的检查及治疗措施安排。

10. 简述病程记录的定义和内容。

答：病程记录是指继入院记录之后，对病人病情和诊疗过程所进行的连续性记录。内容包括病人的病情变化情况、重要的辅助检查结果及临床意义、上级医师查房意见、会诊意见、医师分析讨论意见、所采取的诊疗措施及效果、医嘱更改及理由、向病人及其近亲属告知的重要事项等。病程记录除了要真实及时外，还要有分析判断和计划总结，注意全面系统、重点突出、前后连贯、逻辑严谨。

11. 简述转科记录的定义和书写内容。

答：转科记录是指病人在住院期间需要转科时，经转入科室医师会诊并同意接收后，由转出科室和转入科室医师分别书写的记录，包括转出记录和转入记录。转出记录由转出科室医师在病人转出科室前书写完成（紧急情况除外）；转入记录由转入科室医师于病人转入后 24 小时内完成。转科记录内容包括入院日期、转出或转入日期、转出、转入科室、病人姓名、性别、年龄、主诉、入院情况、入院诊断、诊疗经过、目前情况、目前诊断、转科目的及注意事项或转入诊疗计划、医师签名等。

12. 临床诊治过程中哪些情况应填写同意书？谈话及签字的注意事项有哪些？

答：根据《中华人民共和国医师法》《医疗机构管理条例》《医疗事故处理条例》和《医疗美容服务管理办法》，凡在临床诊治过程中，需行手术治疗、特殊检查、特殊治疗、实验性临床医疗和医疗美容的病人，应对其履行告知义务，并详尽填写同意书。

住院医师必须亲自使用通俗语言向病人或其授权人、法定代理人告知病人的病情、医疗措施、目的、名称、可能出现的并发症及医疗风险等，并及时解答其咨询。同意书必须经病人或其授权人、法定代理人签字，医师签全名。由病人授权人或其法定代理人签字的，应提供授权人的授权委托书。

13. 原卫生部规定的三级查房指哪三级？上级医师查房应记录哪些内容？上级医师查房记录的书写应注意什么？

答：原卫生部规定的三级查房指主任、主治、住院医师查房。上级医师查房记录指上级医师在查房时对病人病情、诊断、鉴别诊断、当前治疗措施疗效的分析及下一步诊疗意见的记录，属于病程记录的重要内容。下级医师应在上级医师查房后及时完成，在病程记录中要明确标记，并另起一行。书写过程中应注意：

（1）书写上级医师查房记录时，应在记录日期后，注明上级医师的姓名及职称。

（2）下级医师应如实记录上级医师的查房情况，尽量避免写"上级医师同意诊断、治疗"等无实质内容的记录。记录内容应包括对病史和体征的补充、辅助检验检查结果的分析、诊断和鉴别诊断的分析以及下一步诊疗计划。

（3）主治医师首次查房记录至少应于病人入院 48 小时内完成；主治医师常规查房记录间隔时间视病情和诊治情况确定；对疑难、危重抢救病例必须及时有科主任或具有副主任医师以上专业技术任职资格医师查房的记录。

（4）上级医师的查房记录必须由查房医师审阅并签名。

14. 简述手术记录的定义、注意事项和记录内容。

答：手术记录是指手术者书写的反映手术一般情况、手术经过、术中发现及处理等情况的特殊记录，应当在术后 24 小时内完成。特殊情况下由第一助手书写时，应有手术者签名。手术记录应当另页书写，内容包括一般项目（病人姓名、性别、科别、病房、床位号、住院病历号或病案号）、手术日期、术前诊断、术中诊断、手术名称、手术者及助手姓名、麻醉方法、手术经过、术中出现的情况及处理等。

(1) 术时病人体位,皮肤消毒方法,无菌巾的铺盖,切口部位、方向、长度,解剖层次及止血方式。

(2) 探查情况及主要病变部位、大小、与邻近脏器或组织的关系;肿瘤应记录有无转移、淋巴结肿大等情况。如与临床诊断不符合时,更应详细记录。

(3) 手术的理由、方式及步骤,应包括离断、切除病变组织或脏器的名称及范围;修补、重建组织与脏器的名称;吻合口大小及缝合方法;缝线名称及粗细号数;引流材料的名称、数目和放置部位;吸引物的性质及数量。手术方式及步骤必要时可绘图说明。

(4) 术毕敷料及器械的清点情况。

(5) 送检化验。培养、病理标本的名称及病理标本的肉眼所见情况。

(6) 术中病人耐受情况,失血量,输血量,术中用药,特殊处理和抢救情况。

(7) 术中麻醉情况,麻醉效果是否满意。

15. 门(急)诊初诊病历记录书写内容和注意事项有哪些?

答:门(急)诊初诊病历记录书写内容应当包括就诊时间、科别、主诉、现病史、既往史、阳性体征、必要的阴性体征、辅助检查结果、诊断、治疗处理意见和医师签名等。急诊病历书写就诊时间应当具体到分钟。

(1) 主诉:主要症状及持续时间。

(2) 病史:现病史要重点突出(包括本次患病的起病时间、主要症状、他院诊治情况及疗效),并简要叙述与本次疾病有关的既往史、个人史及家族史(不需列题)。

(3) 体格检查:一般情况,重点记录阳性体征及有助于鉴别诊断的阴性体征。急危重病人必须记录病人体温、脉搏、呼吸、血压、意识状态等。

(4) 实验室检查、特殊检查或会诊记录:病人在其他医院所做的检查,应注明该医院名称及检查日期。

(5) 初步诊断:如暂不能明确,可在病名后用"?",并尽可能注明复诊医师应注意的事项。

(6) 处理措施:①处方及治疗方法记录应分行列出,药品应记录药名、剂量、总量、用法。②进一步检查措施或建议。③休息方式及期限。

(7) 法定传染病,应注明疫情报告情况。

(8) 医师签全名。

16. 门诊复诊病历记录书写内容和注意事项有哪些?

答:门诊复诊病历记录书写内容应当包括就诊时间、科别、主诉、病史、必要的体格检查和辅助检查结果、诊断、治疗处理意见和医师签名等。

(1) 上次诊治后的病情变化和治疗反应,不可用"病情同前"字样。

(2) 体格检查应着重记录原来阳性体征的变化和新发现的阳性体征。

(3) 需补充的实验室和其他辅助检查项目。

(4) 3 次不能确诊的病人,接诊医师应请上级医师会诊,上级医师应写明会诊意见及会诊日期,并签全名。

(5) 对上次已确诊的病人,如诊断无变更,可不再写诊断。

(6) 处理措施的要求同初诊病历。

(7) 持通用门诊病历变更就诊医院、就诊科别或与前次不同病种的复诊病人,应视作初诊病人并按初诊病历要求书写病历。

(8) 医师签全名。

(黄 颖)

第七篇 诊断疾病的步骤和临床思维方法

学习目标

1. **掌握** 诊断疾病的步骤、临床诊断的内容与书写要求。
2. **熟悉** 临床思维方法与诊断思维的基本原则。
3. **了解** 临床诊断思维的特点与常见误诊原因。

习题

一、名词解释

1. 临床思维
2. 假设演绎推理
3. 模式识别

二、问答题

1. 简要回答诊断疾病的步骤。
2. 简述在疾病诊断过程中临床诊断思维的基本原则。

参考答案

一、名词解释

1. 临床思维:是医生运用所学知识对病人的症状、体征、检查结果、病情程度和变化进行分析、综合、逻辑推理,对病人的诊断、鉴别诊断及治疗方法作出正确判断及决策的过程,是医生在临床实践中必备的世界观、方法论和基本功。

2. 假设演绎推理:是指在观察和分析基础上提出问题以后,通过推理和想象提出解释问题的假说,根据假说进行演绎推理,再通过实验检验演绎推理的结论。如果实验结果与预期结论相符,就证明假说是正确的,反之,则说明假说是错误的。

3. 模式识别:是指临床医师见到的经长期临床实践反复验证的某些"典型描述"、特定的"症状组合",可以帮助医师迅速建立起初步诊断。这种思维活动多数是在潜意识中进行,是有经验的医师常采用的诊断方法。在模式识别的基础上再结合其他临床思维方法会提高诊断效率与准确性。

二、问答题

1. 简要回答诊断疾病的步骤。

答:诊断疾病的步骤为:

(1) 搜集临床资料:①病史;②体格检查:应全面、有序、重点、规范和正确;③实验室及其他辅助检查。

(2) 分析、综合、评价资料:通过对各种临床资料的分析、综合和评价,医生应对疾病的主要临床表现及特点、疾病的演变情况、治疗效果等有清晰明确的认识,为进行鉴别诊断,提出初步诊断打下基础。

(3) 提出初步诊断:对各种临床资料进行分析、综合和评价以后,结合医生掌握的医学知识和临床经验,将可能性较大的几个疾病排列出来,作为诊断假设。尝试用诊断假设解释病人的临床表现,并排优先次序。选择可能性最大的、最能解释所有临床发现的疾病形成初步诊断。如其暂时不能实现,保留几种疾病的诊断予以进一步观察。注意可能危及生命的诊断与可治疗疾病的诊断。初步诊断只能为疾病进行必要的治疗提供依据,为验证和修正诊断奠定基础。

(4) 验证和修正诊断:通过提出初步诊断后的必要治疗,客观细致的病情观察,复查某些检查结果,选择一些必要的特殊检查等来验证诊断或修正诊断。

2. 简述在疾病诊断过程中临床诊断思维的基本原则。

答:在疾病诊断过程中临床诊断思维的基本原则是:

(1) 首先考虑常见病与多发病。

(2) 首先应考虑器质性疾病的诊断。在器质性与功能性疾病鉴别有困难时,应首先考虑器质性疾病的诊断,以免延误治疗,甚至给病人带来不可弥补的损失。有时器质性疾病可能存在某些功能性疾病的症状,甚至与功能性疾病并存,此时亦应重点考虑器质性疾病的诊断。

(3) 首先应考虑可治性疾病的诊断。当诊断有两种可能时,一种是可治且疗效好,而另一种是目前尚无有效治疗且预后甚差,此时,在诊断上应首先考虑前者。当然,对不可治的或预后不良的疾病亦不能忽略。这样可最大限度地减少诊断过程中的周折,减轻病人的负担和痛苦。

(4) 应考虑当地流行和发生的传染病与地方病。

(5) 尽可能以一种疾病去解释多种临床表现,若病人的临床表现确实不能用一种疾病解释时,可再考虑有其他疾病的可能性。

(6) 医生必须实事求是地对待客观现象,不能仅仅根据自己的知识范围和局限的临床经验任意取舍。不应将临床现象牵强附会地纳入自己理解的框架之中,以满足不切实际的所谓诊断的要求。

(7) 以病人为整体,但要抓住重点、关键的临床现象。这对急诊重症病例的诊断尤为重要。只有这样,病人才能得到及时恰当的诊疗。要避免见病不见人的现象。

(卢矫阳)

第八篇 临床常用诊断技术

第一章 | 导尿术

学习目标

1. **掌握** 导尿术的适应证、禁忌证和操作方法。
2. **熟悉** 导尿术的并发症。
3. **了解** 导尿术的操作前准备。

习题

一、名词解释

导尿术

二、选择题

【A1 型题】

1. 关于导尿术的适应证**不正确**的是
   A. 解除尿潴留　　　　　　B. 腹部检查　　　　　　C. 观察肾功能
   D. 膀胱检查　　　　　　　E. 保留导尿管

2. **不需要**导尿的是
   A. 膀胱冲洗的病人　　　　　　　　B. 昏迷的病人
   C. 尿潴留而需要导尿的病人　　　　D. 需要准确记录尿量的病人
   E. 膀胱镜检查的病人

3. 导尿过程中最重要的人文关怀是
   A. 选择安静的操作环境　　　　　　B. 注意保护病人隐私
   C. 病人已知晓目的及注意事项　　　D. 已自行初步清洗外阴
   E. 核对病人信息

4. 关于导尿前男性病人消毒部位的描述，**不正确**的是
   A. 阴阜　　　　　　　　　　　　　B. 大腿内侧上 1/3
   C. 阴茎　　　　　　　　　　　　　D. 阴囊
   E. 肛门

5. 对男性病人导尿时将阴茎提起的目的是
   A. 无菌操作　　　　　　　　　　　B. 减轻尿道刺激

C. 消除尿道的生理性弯曲　　　　　　　　D. 防止尿液流出

E. 有利于导尿管固定

6. 对膀胱过度充盈者,排尿宜缓慢,第 1 次排放尿液一般**不超过**

A. 1 000ml　　　B. 900ml　　　C. 800ml　　　D. 500ml　　　E. 200ml

7. 留置导尿时,应选择带有气囊的导尿管,每周更换引流袋

A. 1~2 次　　　B. 3~4 次　　　C. 5~6 次　　　D. 7~8 次　　　E. 9~10 次

8. 对于高度膀胱膨胀的病人,如果第一次导尿量超过 1 000ml,可导致

A. 尿频、尿急和尿痛　　　　　　B. 尿失禁　　　　　　C. 蛋白尿

D. 胆红素尿　　　　　　E. 血尿

9. 长期留置导尿管的病人定期更换导尿管的目的是

A. 提高病人的舒适度　　　　　　B. 便于膀胱冲洗

C. 预防逆行感染　　　　　　D. 预防导尿管老化

E. 提高膀胱逼尿肌的功能

10. 盆腔术前导尿的目的是

A. 减轻病人痛苦　　　　　　B. 避免术中损伤膀胱

C. 采集标本进行细菌检查　　　　　　D. 向膀胱内注入药物

E. 检查残余尿量

11. 导尿前彻底清洁外阴的目的是

A. 预防导尿管污染　　　　　　B. 提高病人的舒适度

C. 清除外阴部的微生物　　　　　　D. 方便固定导尿管

E. 防止污染导尿的无菌用品

【A2 型题】

1. 病人,男性,70 岁。尿线变细 8 年,进行性排尿困难 20 天,加重伴无尿 6 小时。体格检查:痛苦面容,BP 130/80mmHg,心肺听诊无异常。双肾未触及,肋脊点、肋腰点无压痛,耻骨上区明显隆起,有压痛,叩诊为浊音,双肾区无叩击痛。对该病人的紧急处理是

A. 导尿　　　　　　B. 耻骨上膀胱穿刺　　　　　　C. 腹部超声检查

D. 尿常规检查　　　　　　E. 血常规检查

2. 病人,男性,68 岁。浅昏迷 3 天,尿失禁,为病人留置导尿管的目的是

A. 持续引流尿液,促进毒物排泄　　　　B. 采集尿标本进行细菌检查

C. 检测尿量与尿比密　　　　　　D. 保持会阴部及床单位清洁干燥

E. 预防尿潴留

3. 病人,男性,67 岁。开放性骨折、失血性休克,为病人留置导尿管的目的是

A. 保持会阴部清洁干燥　　　　　　B. 锻炼逼尿肌功能

C. 记录尿量变化　　　　　　D. 进行尿培养检查

E. 引流尿液

4. 病人,男性,45 岁。坠伤后高位截瘫,尿潴留,为病人进行留置导尿,导尿管插入的深度(cm)为

A. 8~12　　　B. 12~14　　　C. 16~18　　　D. 20~22　　　E. 24~26

三、问答题

1. 在导尿过程中如何控制导尿的速度?

2. 如何做好导尿管的管理?

3. 导尿结束后要做哪些处理?

参考答案

一、名词解释

导尿术:是在严格无菌操作下,将导尿管经尿道插入膀胱内,引流出尿液的方法。

二、选择题

【A1 型题 】

1. B　　2. E　　3. B　　4. E　　5. C　　6. D　　7. A　　8. E　　9. C　　10. B

11. C

【A2 型题 】

1. A　　2. D　　3. C　　4. D

三、问答题

1. 在导尿过程中如何控制导尿的速度?

答:(1)当尿液流出不畅时,可轻压膀胱区,尽量使膀胱排空,然后用血管钳夹闭导尿管再缓慢拔出,以防止尿液流出污染衣物。

(2)对膀胱过度充盈者,排尿宜缓慢,第 1 次排放尿液不能超过 500ml,不宜按压膀胱区,以免腹腔内压骤然降低导致大量血液滞留在腹腔内、血压下降引起虚脱,或因膀胱内压突然降低引起膀胱黏膜急剧充血,发生血尿。

2. 如何做好导尿管的管理?

答:(1)留置导尿时,应选择带有气囊的导尿管,每周更换引流袋 1~2 次,根据导尿管的材质每 1~4 周更换 1 次导尿管。再次插管前应在拔除数小时让尿道松弛后,再重新插入。

(2)留置导尿超过 48 小时,应定期检查尿液,若出现尿液白细胞数量增多,应根据情况以无菌生理盐水或生理盐水混合药液每天冲洗膀胱 1 次。

3. 导尿结束后要做哪些处理?

答:(1)拔出导尿管:若为一次性导尿,将导尿管夹闭后再缓慢拔出,避免导尿管内尿液流出而污染衣物和床单位。

(2)固定导尿管:若需要留置导尿时,将固定于膀胱内的导尿管和引流袋的引流管用别针固定于床单上,将引流袋挂于床侧。

(3)清理用品:撤下洞巾及治疗巾,擦净外阴,整理好导尿用物品,一次性用物丢入医疗垃圾桶内,撤出橡胶单和中单,将用后的用物放于治疗车下层,后续分类处理。

(刘成玉)

第二章 | 胸膜腔穿刺术和经皮胸膜、肺穿刺活体组织检查术

第一节　胸膜腔穿刺术

学习目标

1. **掌握**　胸膜腔穿刺术的操作步骤及注意事项。
2. **熟悉**　胸膜腔穿刺术的适应证、禁忌证。
3. **了解**　胸膜腔穿刺术的并发症和处理原则。

习题

一、名词解释

胸膜反应

二、选择题

【A1 型题】

1. 胸膜腔穿刺时,针锋进入胸膜腔的标志是
   - A. 抵抗感突然消失
   - B. 见有胸腔积液向针筒内回流
   - C. 穿刺针随呼吸上下摆动
   - D. 见有气泡到针筒内
   - E. 达到穿刺针的预计深度

2. 关于胸膜腔穿刺术,下列说法中正确的是
   - A. 精神紧张者,禁止穿刺
   - B. 诊断性抽液,10ml 左右即可
   - C. 胸腔积液可使其自行从引流管流出,不必抽吸
   - D. 抽液过程中遇病人头晕、心悸、出汗、面色苍白,应嘱其坚持
   - E. 严格无菌操作,防止空气进入胸腔

【B1 型题】

(1~2 题共用备选答案)
   - A. 锁骨中线第 1 肋间隙
   - B. 锁骨中线第 2 肋间隙
   - C. 锁骨中线第 5 肋间隙
   - D. 腋前线第 6~7 肋间隙
   - E. 肩胛线或腋后线第 7~8 肋间隙

1. 抽取胸腔积液时常选择的穿刺点是
2. 抽取胸腔积气时常选择的穿刺点是

（3~6 题共用备选答案）

    A. 50ml   B. 100ml   C. 600ml   D. 1 000ml   E. 抽尽

3. 首次胸膜腔穿刺抽液一般**不超过**

4. 胸膜腔穿刺抽液,第二次以后每次抽液**不超过**

5. 脓胸病人进行治疗性胸膜腔穿刺术时,每次抽液量为

6. 疑为胸膜肿瘤,在行胸膜腔穿刺抽液送检时,至少需要

三、问答题

1. 抽取胸腔积液时如何避免损伤肋间动脉和神经?

2. 简述胸膜腔穿刺术的并发症和处理原则。

参考答案

一、名词解释

胸膜反应:部分病人在胸膜腔穿刺过程中出现头昏、面色苍白、出汗、心悸、胸部压迫感或剧痛、昏厥等症状,称为胸膜反应。多见于精神紧张病人,为血管迷走神经反射增强所致。

二、选择题

【A1 型题】

1. A   2. E

【B1 型题】

1. E   2. B   3. C   4. D   5. E   6. A

三、问答题

1. 抽取胸腔积液时如何避免损伤肋间动脉和神经?

答:如穿刺点为肩胛线或腋后线,肋间沿下位肋骨上缘进麻醉针,如穿刺点位于腋中线或腋前线则取两肋之间进针。

2. 简述胸膜腔穿刺术的并发症和处理原则。

答:胸膜腔穿刺术的并发症和处理原则如下:

(1) 气胸:产生原因一种为气体从外界进入,如接头漏气、更换穿刺针或三通活栓使用不当。这种情况一般不需处理,预后良好。另一种为穿刺过程中误伤脏胸膜和肺脏所致。无症状者应严密观察,摄片随访。如有症状,则需行胸腔闭式引流术。

(2) 出血:少量出血多见于胸壁皮下出血,一般无须处理。如损伤肋间动脉可引起较大量出血,形成胸膜腔积血(血胸),须立即止血,并抽出胸腔内积血。如怀疑血胸,术后应严密监测血压,严重者按大量失血处理以及外科手术止血等。肺损伤可引起咯血,小量咯血可自止,较严重者按咯血常规处理。

(3) 膈肌及腹腔脏器损伤:穿刺部位过低可引起膈肌损伤以及肝脏等腹腔脏器损伤,需做相应处理。

(4) 胸膜反应:出现后应停止穿刺,嘱病人平卧、吸氧,必要时皮下注射肾上腺素 0.5mg。

(5) 胸腔内感染:一旦发生应全身使用抗菌药物,并进行胸腔局部处理,形成脓胸者应行胸腔闭式引流术,必要时外科处理。

(6) 复张性肺水肿:处理措施包括纠正低氧血症,稳定血流动力学,必要时给予机械通气。

(许 迪)

第二节　经皮胸膜、肺穿刺活体组织检查术

学习目标

1. **掌握**　经皮胸膜、肺穿刺活体组织检查术的操作步骤。
2. **熟悉**　经皮胸膜、肺穿刺活体组织检查术的适应证和禁忌证。
3. **了解**　经皮胸膜、肺穿刺活体组织检查术的并发症及处理。

习题

一、名词解释

1. 盲穿胸膜活检
2. 影像引导下的胸膜活检

二、选择题

【A1 型题】

1. 下列属于肺穿刺活检禁忌证的是

    A. 原因不明的纵隔肿块

    B. 原因不明的周围型肺内孤立性结节或肿块

    C. 严重的肺功能不全伴呼吸困难,不能平卧者

    D. 经痰液和纤维支气管镜的细胞学、微生物学及组织学检查无法定性的肺部病变

    E. 对肺部转移瘤,或扩展至肺门、纵隔的恶性肿瘤需确定组织学类型,以便制订化疗或放疗方案

2. 下列关于胸膜活检的描述,**错误**的是

    A. 应选择胸部叩诊实音最明显的部位或以超声进行定位

    B. 积液较多时,进针点通常选取肩胛下线或腋后线第 7~8 肋间

    C. 对于弥漫性胸膜病变者,盲穿胸膜活检的阳性率较高

    D. 对于局灶性胸膜病变者,盲穿胸膜活检很有可能获得假阳性结果

    E. 影像引导下的胸膜活检能精准到达目标部位

3. 下列关于肺活检的描述,**错误**的是

    A. 针刺抽吸术是目前最常用的肺组织活检技术

    B. 对于肺部实质性肿块,针刺抽吸标本可行细胞病理学诊断

    C. 对肺部感染性病变针刺抽吸可避免标本污染,得到可靠的病原学诊断

    D. 选用细针进行针刺抽吸术的缺点是获取的标本量较少

    E. 弹簧式自动切割针所取标本组织完整,适合病理检查的要求,且并发症低

三、问答题

1. 胸膜穿刺活检的并发症有哪些?
2. 肺穿刺活检的并发症有哪些?

参考答案

一、名词解释

1. 盲穿胸膜活检:没有影像引导的胸膜活检称为盲穿胸膜活检。

2. 影像引导下的胸膜活检:在超声或 CT 导向下进行的胸膜活检称为影像引导下的胸膜活检。

二、选择题

【A1 型题】

1. C　　2. D　　3. A

三、问答题

1. 胸膜穿刺活检的并发症有哪些?

答:胸膜穿刺活检的并发症有:①胸膜反应;②气胸;③血胸;④邻近脏器损伤。

2. 肺穿刺活检的并发症有哪些?

答:肺穿刺活检的并发症有:①气胸;②出血;③空气栓塞。

(许 迪)

第三章 | 心包穿刺术

学习目标

1. **掌握** 心包穿刺术的适应证、禁忌证。
2. **熟悉** 心包穿刺术的操作方法。
3. **了解** 心包穿刺术的注意事项。

习题

一、名词解释

心包穿刺术

二、选择题

【A1 型题】

1. 心脏压塞时最快最有效的缓解症状的方法为
   A. 病因治疗 　　　　　　B. 使用镇静剂 　　　　　　C. 心包切除术
   D. 心包穿刺抽液 　　　　E. 使用抗生素

2. 心包穿刺术常用的穿刺部位是
   A. 左侧第 2、3 肋间隙 　　　　　　　　B. 左侧第 3、4 肋间隙
   C. 左侧第 5、6 肋间隙 　　　　　　　　D. 左侧第 4、5 肋间隙
   E. 右侧第 3、4 肋间隙

3. 第一次心包穿刺抽液总量**不宜**超过
   A. 100ml 　　B. 150ml 　　C. 200ml 　　D. 250ml 　　E. 300ml

4. 心包穿刺术的绝对禁忌证是
   A. 主动脉夹层 　　　　　　B. 化脓性心包炎 　　　　　　C. 结核性心包炎
   D. 心脏压塞 　　　　　　　E. 肿瘤性心包炎

5. 下述诊疗技术诊疗心包积液既安全又正确的是
   A. 心脏听诊 　　　　　　B. 心包穿刺术 　　　　　　C. 心电图
   D. 超声心动图 　　　　　E. 胸部 X 线摄片

【A2 型题】

1. 男性,60 岁。因"发热一周,胸闷痛,气急,呼吸困难"入院。B 超提示心包积液,医生给予心包穿刺。术后护理**不正确**的选项是
   A. 穿刺局部覆盖无菌纱布
   B. 密切观察生命体征
   C. 做好进展引流的护理准备

D. 心电血压监测 2 小时

E. 指导病人立即下床活动

2. 女性，32 岁。因发热、胸痛 5 天就诊。查体：T 38.5℃，BP 120/80mmHg，双肺呼吸音清，心界不大，心率 92 次/分，律齐，胸骨左缘第 3、4 肋间可闻及抓刮样粗糙音，屏气时仍存在。该病人最可能的诊断是

A. 纤维蛋白性心包炎　　　B. 急性胸膜炎　　　C. 扩张型心肌病

D. 肥厚型心肌病　　　E. 病毒性心肌炎

3. 女性，28 岁。持续胸痛 1 天，深吸气时加重。心电图：除 aVR 外的其他导联 ST 段呈弓背向下抬高。该病人最可能的诊断是

A. 急性胸膜炎　　　B. 急性肺栓塞　　　C. 变异型心绞痛

D. 急性心肌梗死　　　E. 急性心包炎

4. 男性，60 岁。胸闷、气促 2 周，查体：吸气时 BP 85/60mmHg，呼气时 BP 100/75mmHg，心尖搏动减弱，心界向两侧扩大，心率 125 次/分，律齐。心音低钝遥远，心脏各瓣膜区未闻及杂音。最有助于确诊的辅助检查是

A. 胸部 X 线片　　　B. 动态血压监测　　　C. 心电图

D. 超声心动图　　　E. 肺功能

5. 男性，25 岁。主诉心前区疼痛 2 小时，疼痛向左肩放射，吸气时疼痛加重，坐位时减轻，伴有畏寒、发热症状前来就诊。查体：血压 105/75mmHg，体温 38℃，心率 110 次/分，心律规则，心脏各瓣膜区未闻及杂音，两肺未见异常。病人有血吸虫病史。心电图示：除 aVR 与 V_1 外，其余各导联 ST 段抬高。本例病人的正确治疗方法是

A. 手术取出栓子　　　B. 冠脉造影伴紧急 PTCA

C. 心包穿刺　　　D. 大剂量抗生素静脉滴注

E. 应用升压药以及强心利尿剂

【A3 型题】

(1~4 题共用题干)

病人男性，67 岁。半小时前行冠状动脉 PCI 治疗，突发呼吸困难。床旁监护示窦性心动过速，心率 120 次/分；血压 80/60mmHg。病人大汗，四肢冰凉，脉搏微弱。

1. 病人最可能的诊断是

A. 心律失常　　　B. 心力衰竭　　　C. 心肌梗死

D. 心脏压塞　　　E. 肺栓塞

2. 此时应该首先进行的辅助检查是

A. 心脏核磁检查　　　B. 超声心动图　　　C. 心电图

D. 胸部 X 线摄片　　　E. 肺灌注显像

3. 如病人已确诊心脏压塞，最可靠的体征是

A. 心音低钝　　　B. 叩诊心界向左下扩大

C. 叩诊示心界扩大，坐位和卧位有变化　　　D. 心尖搏动减弱

E. 心尖搏动增强

4. 首选的治疗方法是

A. 心包穿刺术　　　B. 使用镇静剂　　　C. 心包切除术

D. 使用抗生素　　　E. 使用血管活性药物

三、问答题

1. 心包穿刺术的适应证有哪些?

2. 心包穿刺术选取的穿刺点是什么?

参考答案

一、名词解释

心包穿刺术:主要用于对心包积液性质的判断与协助病因的诊断,同时有心脏压塞时,通过穿刺抽液可以减轻病人的临床症状。对于某些心包积液,如化脓性心包炎,经过穿刺排脓、冲洗和注药尚可达到一定的治疗作用。

二、选择题

【A1 型题 】

1. D　　2. C　　3. A　　4. A　　5. D

【A2 型题 】

1. E　　2. A　　3. E　　4. D　　5. C

【A3 型题 】

1. D　　2. B　　3. C　　4. A

三、问答题

1. 心包穿刺术的适应证有哪些?

答:心包穿刺术的适应证有:①确定心包积液性质;②解除心脏压塞;③心包积脓的治疗;④心包开窗的术前判断。

2. 心包穿刺术选取的穿刺点是什么?

答:目前,多在穿刺术前采用心脏超声定位,决定穿刺点、进针方向和进针距离。通常采用的穿刺点为剑突与左肋弓缘夹角处或心尖部内侧。

(孟繁波)

第四章 | 腹腔穿刺术

学习目标

1. **掌握** 腹腔穿刺术的操作步骤及注意事项。
2. **熟悉** 腹腔穿刺术的适应证和禁忌证。
3. **了解** 腹腔穿刺术的操作前准备。

习题

一、名词解释

腹腔穿刺术

二、选择题

【A1 型题】

1. 下列关于腹腔穿刺术适应证的描述,**错误**的是
   A. 抽取腹腔积液进行各种实验室检验,协助临床诊断
   B. 大量腹腔积液引起严重压迫症状,可适当抽放腹腔积液以缓解症状
   C. 因诊断或治疗目的行腹膜腔内给药或腹膜透析
   D. 各种诊断或治疗性腹腔置管
   E. 对卵巢囊肿行放液治疗

2. 下列**不属于**腹腔穿刺术禁忌证的是
   A. 有肝性脑病先兆者　　　　B. 粘连型腹膜炎　　　　C. 棘球蚴病
   D. 肝脾肿大　　　　　　　　E. 卵巢囊肿

3. 下列关于腹腔穿刺术的术前准备,**不正确**的是
   A. 签署知情同意书
   B. 病人术前需禁食
   C. 嘱病人术前排尿
   D. 术前应测量体重、腹围、脉搏、血压和腹部体征
   E. 大量腹腔积液病人,背部铺好腹带

4. 肝硬化病人,一次放腹腔积液一般**不超过**
   A. 500ml　　　　　　　　　B. 1 000ml　　　　　　C. 2 000ml
   D. 3 000ml　　　　　　　　E. 4 000ml

5. 行腹腔穿刺术时,放液过多可诱发
   A. 食欲亢进　　　　　　　　B. 腹泻　　　　　　　　C. 少尿
   D. 电解质紊乱　　　　　　　E. 穿刺点感染

三、问答题

1. 行腹腔穿刺术时,如何选择适宜的穿刺点?
2. 如何预防大量腹腔积液病人腹腔穿刺后腹腔积液渗漏?

参考答案

一、名词解释

腹腔穿刺术:是指对有腹腔积液的病人,为了诊断和治疗疾病进行腹腔穿刺,抽取积液进行检验的操作方法。

二、选择题

【A1 型题】

1. E　　2. D　　3. B　　4. D　　5. D

三、问答题

1. 行腹腔穿刺术时,如何选择适宜的穿刺点?

答:一般常选于左下腹部脐与左髂前上棘连线中外 1/3 交点处,也有取脐与耻骨联合中点上 1cm,偏左或偏右 1~1.5cm 处,或侧卧位脐水平线与腋前线或腋中线交点处。对少量或包裹性腹腔积液,常须超声指导下定位穿刺。急腹症穿刺点选压痛和肌紧张最明显部位。

2. 如何预防大量腹腔积液病人腹腔穿刺后腹腔积液渗漏?

答:为防止大量腹腔积液病人腹腔穿刺后腹腔积液渗漏,可采取:

(1) 在穿刺时采用迷路进针,勿使皮肤至腹膜壁层位于同一条直线上,方法是当针尖通过皮肤到达皮下后,即在另一手协助下稍向周围移动一下穿刺针尖,然后再向腹腔刺入。

(2) 放液结束后拔出穿刺针,常规消毒后,盖上消毒纱布,并用多头绷带将腹部包扎,如遇穿刺孔继续有腹腔积液渗漏时,可用蝶形胶布封闭。

(许　迪)

第五章 | 肝脏穿刺活体组织检查术及肝脏穿刺抽脓术

第一节 肝脏穿刺活体组织检查术

学习目标

1. 掌握 肝脏穿刺活体组织检查术的操作步骤。
2. 熟悉 肝脏穿刺活体组织检查术的适应证和禁忌证。
3. 了解 肝脏穿刺活体组织检查术的术后护理。

习题

一、名词解释

肝活检

二、选择题

【A1 型题】

1. 下列关于肝脏穿刺活体组织检查术的术前准备,错误的是
   A. 术前测定血小板计数、出血时间、凝血酶原时间
   B. 术前测量血压、脉搏
   C. 术前测定血型、交叉配血
   D. 疑有肺气肿者术前超声定位
   E. 术前需作心肺功能检查

2. 肝脏穿刺活体组织检查术时,穿刺点一般选在
   A. 右腋中线第 7、8 肋间
   B. 右腋中线第 8、9 肋间
   C. 右腋前线第 7、8 肋间
   D. 右腋前线第 8、9 肋间
   E. 右锁骨中线第 6、7 肋间

3. 肝脏穿刺活体组织检查术后 4 小时内,应隔多久测一次呼吸、血压、脉搏
   A. 15~30 分钟
   B. 30~60 分钟
   C. 60~90 分钟
   D. 100~120 分钟
   E. 术后一次,过 4 小时再测一次

三、问答题

1. 简述肝脏穿刺活体组织检查术的适应证。

2. 简述肝脏穿刺活体组织检查术的禁忌证。

参考答案

一、名词解释

肝活检:通过肝脏穿刺吸取活体组织行病理组织学检查,是协助诊断肝脏疾病的介入方法,称为肝脏穿刺活体组织检查术,简称肝活检。

二、选择题

【A1 型题】

1. E　　2. D　　3. A

三、问答题

1. 简述肝脏穿刺活体组织检查术的适应证。

答:肝脏穿刺活体组织检查术的适应证为:

(1) 原因不明的肝脏肿大。

(2) 原因不明的黄疸。

(3) 原因不明的肝功能异常。

(4) 肝脏实质性占位的鉴别。

(5) 代谢性肝病如脂肪肝、淀粉样变、血色病等疾病的诊断。

(6) 原因不明的发热怀疑为恶性组织细胞病者。

2. 简述肝脏穿刺活体组织检查术的禁忌证。

答:肝脏穿刺活体组织检查术的禁忌证:

(1) 肝血管瘤、肝棘球蚴病病人。

(2) 有大量腹腔积液者。

(3) 肝外梗阻性黄疸病人。

(4) 昏迷、严重贫血或其他疾病不配合者。

(5) 右胸膜腔或右膈下感染、脓肿,局部皮肤感染、腹膜炎的病人。

(许　迪)

第二节　肝脏穿刺抽脓术

学习目标

1. **掌握**　肝脏穿刺抽脓术的操作步骤及注意事项。

2. **熟悉**　肝脏穿刺抽脓术的适应证和禁忌证。

习题

一、名词解释

肝脏穿刺抽脓术

二、选择题

【A1 型题】

1. 关于肝脓肿时肝穿刺术的处理,以下说法**错误**的是

    A. 如疑为阿米巴性肝脓肿时,应先用抗阿米巴药治疗 2~4 天后再行穿刺

    B. 若疑为细菌性肝脓肿,应先行穿刺抽脓,术后再用抗生素治疗

    C. 如有明显压痛点,可在压痛点明显处穿刺

    D. 如进针深度已达脓腔但抽不出脓液,可前进或后退少许再抽

    E. 抽脓过程中,可让针随呼吸摆动

2. 下列关于肝脏穿刺抽脓术的描述,**错误**的是

    A. 抽脓过程中,不需要用血管钳固定穿刺针头

    B. 如脓液黏稠,则用无菌生理盐水稀释后再抽

    C. 如抽出脓液量与估计不符,则应变换针头方向,以便抽尽脓腔深部或底部的脓液

    D. 如脓腔较大需反复穿刺抽脓者,可经套管针穿刺后插入引流管持续引流脓液

    E. 肝穿刺抽脓时进针最大深度可达 10cm 以上

三、问答题

1. 简述肝脏穿刺抽脓术的适应证。

2. 简述肝脏穿刺抽脓术的禁忌证。

参考答案

一、名词解释

肝脏穿刺抽脓术:是指对肝脓肿进行穿刺协助疾病诊断和治疗的操作手术。

二、选择题

【A1 型题】

1. B   2. E

三、问答题

1. 简述肝脏穿刺抽脓术的适应证。

答:肝脏穿刺抽脓术的适应证为:

(1) 超声检查可以显示的肝内脓肿且液化充分者。

(2) 较小或多发脓肿,可采用多次单纯穿刺抽液及冲洗,较大的脓肿采用置管引流效果更佳。

2. 简述肝脏穿刺抽脓术的禁忌证。

答:肝脏穿刺抽脓术的禁忌证为:

(1) 血检显示出凝血指标重度异常者。

(2) 脓肿早期、脓肿尚未液化者。

(3) 脓肿因胃肠胀气、肺气肿等难以显示者。

(4) 穿刺针道无法避开大血管及重要脏器者,或无安全的穿刺和/或置管路径。

(许 迪)

第六章 | 经皮肾穿刺活检术

学习目标

1. **掌握** 经皮肾穿刺活检术的定义。
2. **掌握** 经皮肾穿刺活检术的适应证。
3. **熟悉** 经皮肾穿刺活检术的操作过程。

习题

选择题

【A1型题】

1. 以下属于经皮肾穿刺活检术的适应证的是
   A. 固缩肾
   B. 多囊肾
   C. 肾多发性囊肿
   D. 原发性肾小球疾病
   E. 肾脏恶性肿瘤

2. 以下属于经皮肾穿刺活检术的禁忌证的是
   A. 狼疮性肾炎
   B. 糖尿病肾病
   C. 肾淀粉样病变
   D. 原发性肾病综合征
   E. 孤立肾

3. 经皮肾穿刺活检术的最常用穿刺针是
   A. Tru-Cut 槽形切割针
   B. 正压穿刺针
   C. 骨髓穿刺针
   D. 脑脊液采集穿刺针
   E. 没有特殊要求的针

4. 经皮肾穿刺活检术的最常用定位和引导方式是
   A. 磁共振
   B. CT
   C. B型超声
   D. 盲穿
   E. 核素成像

5. 经皮肾穿刺活检术的最常用麻醉方式是
   A. 局部麻醉
   B. 全身麻醉
   C. 硬膜外麻醉
   D. 椎管麻醉
   E. 普通静脉给药

参考答案

选择题

【A1型题】

1. D   2. E   3. E   4. C   5. A

（徐元宏）

第七章 | 骨髓穿刺术及骨髓活体组织检查术

学习目标

1. **掌握** 骨髓穿刺术及骨髓活体组织检查术的临床应用。
2. **熟悉** 骨髓穿刺术及骨髓活体组织检查术的操作方法。
3. **了解** 骨髓穿刺术及骨髓活体组织检查术的注意事项。

习题

一、名词解释

1. 骨髓穿刺术
2. 骨髓活体组织检查术

二、选择题

【A1 型题】

1. **不属于**骨髓穿刺术选择的穿刺部位的是
   A. 髂前上棘　　　B. 髂后上棘　　　C. 胸骨　　　D. 腰椎棘突　　　E. 任何部位

2. 骨髓液细菌培养时,需要在骨髓液涂片后,再抽取多少(ml)骨髓液用于培养
   A. 1~2ml　　　B. 0.1~0.2ml　　　C. 0.5~1ml　　　D. <1ml　　　E. 0.1~0.5ml

3. 骨髓液极易发生凝固,因其中含有大量的
   A. 单核细胞　　　　　　　B. 淋巴细胞　　　　　　　C. 中性粒细胞
   D. 幼稚细胞　　　　　　　E. 原始细胞

4. 属于骨髓活组织检查部位的是
   A. 髂前上棘　　　　　　　B. 腰椎棘突　　　　　　　C. 胸骨
   D. 腰椎棘突　　　　　　　E. 任何部位

5. 骨髓组织应立即置于下列哪种液体中固定
   A. 75% 乙醇　　　　　　　B. 95% 乙醇　　　　　　　C. 20% 甲醛
   D. 50% 乙醇　　　　　　　E. 5% 甲醛

6. 骨髓活体组织检查术可用于诊断以下哪种疾病
   A. 骨髓增生异常性肿瘤　　　　　　　B. 原发性或继发性骨髓纤维化症
   C. 再生障碍性贫血　　　　　　　　　D. 多发性骨髓瘤
   E. 以上都是

7. 关于骨髓穿刺时体位描述**错误**的是
   A. 采用髂前上棘穿刺时,病人取仰卧位
   B. 采用髂后上棘穿刺时,病人取侧卧位

  C. 采用腰椎棘突穿刺时,病人可取坐位

  D. 采用腰椎棘突穿刺时,病人可取侧卧位

  E. 采用胸骨穿刺时,病人取侧卧位

8. 以下病人**禁止**进行骨髓穿刺检查的是

  A. 骨髓增生异常性肿瘤　　　　　　　B. 原发性或继发性骨髓纤维化症

  C. 再生障碍性贫血　　　　　　　　　D. 多发性骨髓瘤

  E. 血友病

9. 以下关于骨髓穿刺的描述**错误**的是

  A. 骨髓穿刺针和注射器必须干燥,以免发生溶血

  B. 胸骨穿刺时不可用力过猛、穿刺过深,以防穿透内侧骨板而发生意外

  C. 穿刺过程中,如果感到骨质坚硬,难以进入骨髓腔时,不可强行进针,以免断针。应考虑为大理石骨病的可能,及时行骨骼 X 线检查,以明确诊断

  D. 做骨髓细胞形态学检查时,尽可能多抽取骨髓液

  E. 行骨髓液细菌培养时,需要在骨髓液涂片后,再抽取 1~2ml 骨髓液用于培养

10. 关于骨髓活体组织检查术,穿刺体位描述正确的是

  A. 采用髂前上棘检查时,病人取仰卧位

  B. 采用髂后上棘检查时,病人取仰卧位

  C. 采用腰椎棘突穿刺时,病人取坐位

  D. 采用腰椎棘突穿刺时,病人取侧卧位

  E. 采用胸骨穿刺时,病人取侧卧位

三、问答题

骨髓检查的目的和意义是什么?

参考答案

一、名词解释

1. 骨髓穿刺术:骨髓穿刺术是采集骨髓液的一种常用诊断技术,骨髓穿刺液常用于细胞形态学检查,也可用于造血干细胞培养、细胞遗传学分析及病原生物学检查等,以协助临床诊断、观察疗效和判断预后。

2. 骨髓活体组织检查术:骨髓活体组织检查术(bone marrow biopsy)是临床常用的诊断技术,对诊断骨髓增生异常性肿瘤、原发性或继发性骨髓纤维化症、增生低下型白血病、骨髓转移癌、再生障碍性贫血、多发性骨髓瘤等有重要意义。

二、选择题

【A1 型题】

1. E　　2. A　　3. D　　4. A　　5. B　　6. E　　7. E　　8. E　　9. D　　10. A

三、问答题

骨髓检查的目的和意义是什么?

答:骨髓检查的目的和意义是:

(1) 骨髓检查可用于造血系统疾病(血友病除外)的诊断及疗效观察,如白血病及各种贫血的鉴别诊断,以及多发性骨髓瘤、血小板增加或减少性疾病的诊断。

（2）某些恶性肿瘤，如肺癌、乳腺癌、胃癌和前列腺癌易发生骨髓转移。通过骨髓检查，可以确定是否有骨髓转移，并在骨髓中可发现相应的肿瘤细胞。

（3）可用于检查某些代谢障碍性疾病，如戈谢病和尼曼-匹克病等，可在骨髓涂片中找到特殊的细胞。

（4）某些感染性疾病，如感染性心内膜炎，进行骨髓培养有助于提高该病的诊断阳性率。在疟原虫和黑热病原虫感染的情况下，骨髓检查有助于发现原虫并明确诊断。

（5）用于骨干细胞培养、染色体核型检查、骨髓细胞免疫学分型试验等。

（杨 翔）

第八章 │ 淋巴结穿刺术及活体组织检查术

学习目标

1. **掌握** 淋巴结穿刺术及活体组织检查术的临床应用。
2. **熟悉** 淋巴结穿刺术及活体组织检查术的操作方法。
3. **了解** 淋巴结穿刺术及活体组织检查术的注意事项。

习题

一、名词解释
淋巴结穿刺术

二、选择题

【A1 型题】

1. 淋巴结穿刺术穿刺时间的选择应在

   A. 餐前   B. 餐后立即穿刺   C. 两餐之间

   D. 任何时间   E. 餐后 4~6 小时

2. 淋巴结穿刺术抽取液为结核性病变时, 以下**不符合**其特点的是

   A. 抽取液为淡黄色   B. 抽取液为黄绿色

   C. 抽取液为污灰色黏稠样液体   D. 抽取液可见干酪样物质

   E. 以上都是

3. 以下疾病可采用淋巴结活体组织检查术进一步明确诊断的是

   A. 白血病   B. 淋巴瘤   C. 结节病

   D. 肿瘤转移   E. 以上都是

4. 以下对淋巴结活体组织检查术穿刺部位描述**错误**的是

   A. 对全身浅表淋巴结肿大者, 尽量少选择腹股沟淋巴结

   B. 疑有恶性肿瘤转移者, 应按淋巴结引流方向选择相应组群淋巴结

   C. 胸腔恶性肿瘤者多选择左锁骨上淋巴结

   D. 腹腔恶性肿瘤者多选择左锁骨上淋巴结

   E. 盆腔及外阴恶性肿瘤者多选择腹股沟淋巴结

5. 淋巴结活体组织检查术摘取淋巴结后, 立即置于下列哪种液体中固定

   A. 75% 乙醇   B. 95% 乙醇   C. 20% 甲醛

   D. 50% 乙醇   E. 5% 甲醛

6. 下列对淋巴结穿刺术选择穿刺部位描述正确的是

   A. 选择适于穿刺并且明显肿大的淋巴结

B. 选择易于固定的淋巴结

C. 选择不宜过小的淋巴结

D. 选择远离大血管的淋巴结

E. 以上都对

7. 下列对淋巴结穿刺术穿刺操作描述**错误**的是

  A. 操作者以左手拇指和示指固定淋巴结,左手持 5ml 干燥注射器(针头为 18~19 号)进行穿刺

  B. 沿淋巴结长轴刺入淋巴结内,然后边拔针边用力抽吸,利用负压吸出淋巴结内的液体和细胞成分

  C. 固定注射器的内栓,拔出针头后,将注射器取下充气后,再将针头内的抽取液喷射到载玻片上,并及时制备涂片

  D. 穿刺完毕,穿刺部位敷以无菌纱布,并用胶布固定

  E. 操作者以左手拇指和示指固定淋巴结,右手持 10ml 干燥注射器(针头为 18~19 号)进行穿刺

8. 下列关于淋巴结穿刺术的注意事项描述**错误**的是

  A. 要选择易于固定、不宜过小和远离大血管的淋巴结

  B. 穿刺时,若未能获得抽取液,可将穿刺针由原穿刺点刺入,并在不同方向连续穿刺,抽取数次,直到获得抽取液为止

  C. 制备涂片前要注意抽取液的外观和性状

  D. 最好于餐后穿刺

  E. 穿刺时注意不能发生出血

9. 在下列什么疾病时,可采用淋巴结穿刺术采集淋巴结抽取液,进行细胞学或病原生物学检查,以协助临床诊断

  A. 感染   B. 造血系统肿瘤   C. 转移癌

  D. 淋巴结肿大   E. 以上都是

10. 下列关于淋巴结活体组织检查术描述**错误**的是

  A. 当全身或局部淋巴结肿大,怀疑有白血病、淋巴瘤等疾病,而淋巴结穿刺检查不能明确诊断时,应采用淋巴结活体组织检查术进行检查,以进一步明确诊断

  B. 淋巴结活体组织检查术穿刺部位一般选择明显肿大且操作方便的淋巴结

  C. 淋巴结活体组织检查术操作时应仔细,避免伤及大血管

  D. 如果临床诊断需要,可在淋巴结固定后,用锋利刀片切开淋巴结,将其剖面贴印在载玻片上,染色后显微镜检查

  E. 摘取淋巴结后,立即置于 10% 甲醛或 95% 乙醇中固定,并及时送检

三、问答题

简述淋巴结活体组织检查术的适应证。

参考答案

一、名词解释

淋巴结穿刺术:淋巴结分布于全身,其变化与许多疾病的发生、发展、诊断及治疗密切相

关。感染、造血系统肿瘤、转移癌等多种原因均可使淋巴结肿大,采用淋巴结穿刺术(lymph node puncture)采集淋巴结抽取液,制备涂片进行细胞学或病原生物学检查,以协助临床诊断。

二、选择题

【A1 型题 】

1. A　　2. A　　3. E　　4. C　　5. B　　6. E　　7. A　　8. D　　9. E　　10. D

三、问答题

简述淋巴结活体组织检查术的适应证。

答:淋巴结活体组织检查术的适应证为:当全身或局部淋巴结肿大,怀疑有白血病、淋巴瘤、免疫母细胞淋巴结病、结核、肿瘤转移或结节病,而淋巴结穿刺检查不能明确诊断时,应采用淋巴结活体组织检查术(lymph node biopsy)进行检查,以进一步明确诊断。

(杨　翔)

第九章 | 腰椎穿刺术

学习目标

1. **掌握** 腰椎穿刺术的操作步骤及注意事项。
2. **熟悉** 腰椎穿刺术的适应证和禁忌证。

习题

一、名词解释

1. 腰椎穿刺术

2. Queckenstedt 试验

二、选择题

【A1 型题】

1. 腰椎穿刺术时,以下关于局部麻醉的说法,正确的是

   A. 常用 2% 普鲁卡因　　　　B. 常用 1% 利多卡因　　　　C. 局麻到皮下

   D. 局麻到椎间韧带　　　　E. 局麻到硬脑脊膜

2. 腰椎穿刺术时,放脑脊液前应先

   A. 测血压　　　　B. 测呼吸　　　　C. 测脑脊液压力

   D. 测脉搏或心率　　　　E. 询问病人是否有头痛

3. 下列关于腰椎穿刺术的描述,**错误**的是

   A. 如有明显视盘水肿或有脑疝先兆者,禁忌穿刺

   B. 病人处于休克、衰竭或濒危状态,禁忌穿刺

   C. 穿刺时病人如出现呼吸、脉搏、面色异常等症状时,立即停止操作

   D. 鞘内给药时,应先放出等量脑脊液,然后再注入等量置换性药液

   E. 对颅内压增高或怀疑颅后窝肿瘤病人,应做 Queckenstedt 试验

【B2 型题】

(1~2 题共用备选答案)

   A. 1~2cm　　　　B. 2~4cm　　　　C. 3~5cm

   D. 4~6cm　　　　E. 5~7cm

1. 腰椎穿刺术时,成人的进针深度大约是

2. 腰椎穿刺术时,儿童的进针深度大约是

三、问答题

1. 腰椎穿刺术的穿刺点如何选择?

2. 简述腰椎穿刺术的禁忌证。

430

参考答案

一、名词解释

1. 腰椎穿刺术:是指用腰穿针从腰椎间隙刺入腰池,测定脑脊液压力,并采集脑脊液进行实验检查的一种操作方法。

2. Queckenstedt 试验:又称压颈试验或梗阻试验,在测得脑脊液初压后,由助手先压迫一侧颈静脉约 10 秒,再压另一侧,最后同时按压双侧颈静脉。正常时压迫颈静脉后,脑脊液压力立即迅速升高一倍左右,解除压迫后 10~20 秒,迅速降至原来水平,称为梗阻试验阴性,提示蛛网膜下腔通畅;若压迫颈静脉后,不能使脑脊液压力升高,则为梗阻试验阳性,提示蛛网膜下腔完全阻塞;若施压后压力缓慢上升,放松后又缓慢下降,提示有不完全阻塞。

二、选择题

【A1 型题】

1. D　　2. C　　3. E

【B2 型题】

1. D　　2. B

三、问答题

1. 腰椎穿刺术的穿刺点如何选择?

答:通常以双侧髂嵴最高点连线与后正中线的交会处为穿刺点,此处,相当于第 3~4 腰椎棘突间隙,有时也可在上一或下一腰椎间隙穿刺。

2. 简述腰椎穿刺术的禁忌证。

答:腰椎穿刺术的禁忌证为:

(1) 颅后窝病变、颅内压升高伴有明显的视盘水肿者和/或有脑疝先兆者。

(2) 脊髓压迫症的脊髓功能已处于即将丧失的临界状态者。

(3) 穿刺部位有化脓性感染灶或穿刺部位腰椎有畸形或骨质破坏者(结核)。

(4) 血液系统疾病有出血倾向者、使用肝素等药物导致的出血倾向者。

(5) 全身严重感染、休克或躁动不安、衰竭或濒危状态者。

(许　迪)

第十章 | 直立倾斜试验

学习目标

1. **掌握** 直立倾斜试验的适应证和禁忌证。
2. **熟悉** 直立倾斜试验的操作方法、终止指标、阳性反应、诊断标准。
3. **了解** 直立倾斜试验的注意事项。

习题

一、名词解释

直立倾斜试验(tilt table test)

二、选择题

【A1 型题】

1. 下列有关直立倾斜试验的说法**错误**的是

   A. 自主神经调节功能存在障碍者,在直立倾斜试验中可能出现血流动力学不稳定的表现

   B. 直立倾斜试验可帮助鉴别心因性假性晕厥

   C. 儿童不能行直立倾斜试验

   D. 若病人在初步检查中无心率或血压下降,无晕厥发生,可保持床的倾斜角度并进一步做药物激发

   E. 若在直立倾斜试验检查过程中,病人出现阳性反应,应立刻将床调至水平

2. 若病人在直立倾斜试验的初步检查中无心率或血压下降,无晕厥发生,以下药物可用于进一步进行药物激发试验以诱发阳性反应的是

   A. 阿托品   B. 肾上腺素   C. 去甲肾上腺素

   D. 单硝酸异山梨酯   E. 硝酸甘油

3. 以下属于直立倾斜试验禁忌证的是

   A. 冠状动脉粥样硬化   B. 中度主动脉瓣关闭不全

   C. 锁骨下动脉粥样硬化斑块   D. Hb 80g/L

   E. 重度二尖瓣狭窄

4. 以下属于直立倾斜试验的终止指标的是

   A. 心率减慢,心室率低于 40 次/分,时间超过 10 秒

   B. 收缩压降至 100mmHg

   C. 处于倾斜姿势 10 分钟内心率较平卧位增加≥20 次/分,同时收缩压下降<20mmHg

   D. 平均血压降幅达到 20mmHg 以上

   E. 心脏停搏超过 2 秒,血压下降在心率减慢之前出现或与之同时出现

5. 以下关于直立倾斜试验的注意事项说法正确的是

　　A. 直立倾斜试验是一个安全的检查,各个年龄病人均可放心检查

　　B. 试验床从水平至倾斜 70° 以及从倾斜 70° 恢复至水平状态耗时均应小于 10 秒

　　C. 血管迷走神经性晕厥的诊断应主要依据于全面的病史和体检,直立倾斜试验属于辅助性诊断手段

　　D. 血管迷走神经性晕厥与心脏器质性疾病包括恶性心律失常不会合并存在

　　E. 直立倾斜试验阳性可排除其他心源性晕厥的存在

【A2 型题】

1. 20 岁男性,因间断晕厥 1 个月入院。排除严重心脑血管疾病后,拟行直立倾斜试验检查。病人在检查过程中意识丧失,心电监护示心脏停搏。此时应

　　A. 立刻补液

　　B. 保持床的倾斜角度做进一步药物激发

　　C. 立即将床倾斜角度调至水平,若未恢复,立刻心肺复苏

　　D. 备好除颤仪,使用肾上腺素静脉注射

　　E. 备好除颤仪,使用阿托品静脉注射

2. 60 岁男性,在夜晚起床步行去卫生间途中,突发晕厥,20 分钟左右后自行转醒后感大汗,有便意。既往多次发作相似晕厥病史,曾行多项心脑血管检查未见明显异常。以下检查可帮助确诊的是

　　A. 直立倾斜试验　　　　　　B. 12 导联心电图　　　　　　C. 头颅 MRI

　　D. 颈椎 MRI　　　　　　　E. 心脏彩超

3. 28 岁男性病人。因反复晕厥入院。初步检查排除结构性心脏病。病人在行直立倾斜试验过程中,出现反射性低血压、心动过缓伴有晕厥,考虑为

　　A. 心理性假性晕厥　　　　　B. 反射性晕厥　　　　　　C. 直立性低血压

　　D. 体位性心动过速综合征　　E. 癫痫

【B1 型题】

(1~5 题共用备选答案)

　　A. 混合型　　　　　　　　　　　　B. 心脏抑制型,无心脏停搏

　　C. 心脏抑制型,有心脏停搏　　　　D. 血管抑制型

　　E. 体位性心动过速综合征

以下均在直立倾斜试验中

1. 心率减慢,心室率低于 40 次/分,时间超过 10 秒,但无超过 3 秒的心脏停搏,心率减慢之前出现血压下降,可考虑为

2. 晕厥时心率减慢但心室率不低于 40 次/分或低于 40 次/分的时间短于 10 秒伴有或不伴有时间短于 3 秒的心脏停搏,心率减慢之前出现血压下降,可考虑为

3. 心脏停搏超过 3 秒,血压下降在心率减慢之前出现或与之同时出现,可考虑为

4. 收缩压降至 80mmHg(1mmHg=0.133kPa)以下或收缩压或平均血压降幅达到 30mmHg 以上,晕厥高峰时心率减慢不超过 10%,可考虑为

5. 处于倾斜姿势 10 分钟内心率较平卧位增加≥30 次/分,同时收缩压下降<20mmHg(即排除直立性低血压),可考虑为

三、问答题

简述直立倾斜试验的适应证。

参考答案

一、名词解释

直立倾斜试验(tilt table test):是评估不明原因晕厥的重要手段,主要用于反射性晕厥,如血管迷走性晕厥的诊断和鉴别诊断,也可用于直立性低血压和体位性心动过速综合征的诊断和鉴别诊断,还可用于评估自主神经功能。由于重力的作用,直立倾斜体位可造成人体循环血量向下肢分布,诱发自主神经反射,维持血流动力学的稳定。自主神经调节功能存在障碍者,当过多的血容量发生重量性转移,可导致血流动力学不稳定,严重者甚至发生反射性晕厥。

二、选择题

【A1 型题】

1. C　　2. E　　3. E　　4. A　　5. C

【A2 型题】

1. C　　2. A　　3. B

【B1 型题】

1. B　　2. A　　3. C　　4. D　　5. E

三、问答题

简述直立倾斜试验的适应证。

答:直立倾斜试验的适应证为:①反复不明原因晕厥(有或无结构性心脏病,排除心源性晕厥);②无先兆的单次晕厥或高风险外伤性不明原因晕厥;③诊断和鉴别诊断血管迷走神经性晕厥、直立性低血压和体位性心动过速综合征;④鉴别晕厥和非抽搐性癫痫;⑤鉴别心因性假性晕厥;⑥鉴别老年性晕厥和跌倒;⑦血管迷走神经性晕厥和直立性低血压病人的训练治疗。

(包明威)

第十一章 | 中心静脉压测定

学习目标

1. **掌握** 中心静脉压测定的操作步骤及注意事项。
2. **熟悉** 中心静脉压测定的适应证和禁忌证。
3. **了解** 中心静脉压测定的临床意义。

习题

一、名词解释

中心静脉压（CVP）

二、选择题

【A1 型题】

1. 中心静脉压测定，一般**不用于**

   A. 颅脑手术
   B. 急性心力衰竭
   C. 大量输液时
   D. 凝血功能障碍
   E. 完全肠外营养的病人

2. 中心静脉压测压管留置时间，一般**不超过**

   A. 3 天　　　　B. 4 天　　　　C. 5 天　　　　D. 6 天　　　　E. 7 天

3. 下列关于中心静脉压测定的描述，**错误**的是

   A. 通常用 2% 利多卡因进行局部浸润麻醉
   B. 测压时将测压计的零点调到左心房水平，如体位有变动则随时调整
   C. 测压过程中发现静脉压突然出现显著波动性升高时，应立即退出一小段后再测
   D. 导管阻塞无血液流出，应用输液瓶中液体冲洗导管或变动其位置
   E. 测压管留置 3 天以上时，需用抗凝剂冲洗，以防血栓形成

三、问答题

简述中心静脉压测定的适应证和禁忌证。

参考答案

一、名词解释

中心静脉压（CVP）：是指右心房及上、下腔静脉胸腔段的压力。CVP 反映右心房压，主要受心功能、循环血容量及血管张力影响，是临床观察血流动力学的主要指标之一，对了解有效循环血容量和心功能有重要意义。

二、选择题

【A1 型题】

1. D 2. C 3. B

三、问答题

简述中心静脉压测定的适应证和禁忌证。

答：中心静脉压测定的适应证和禁忌证为：

（1）中心静脉压测定的适应证：①严重创伤、各类休克及急性循环功能衰竭等危重病人；②需要接受大量、快速补液的病人，尤其是心脏病病人；③各类大、中手术，尤其是心血管、颅脑和腹部手术；④需长期输液或接受完全肠外营养的病人。

（2）中心静脉压测定的禁忌证：①穿刺或切开局部有感染；②凝血功能障碍。

（许 迪）

第十二章 | 眼底检查法

学习目标

1. **掌握** 眼底检查法的适应证和禁忌证。
2. **熟悉** 眼底检查法的方法。
3. **了解** 眼底检查法的注意事项。

习题

一、名词解释

眼底检查

二、选择题

【A1 型题】

1. 关于视力检查,下列说法**不正确**的是
   - A. 视力表需有适当的光线照明
   - B. 远视力检查时,不同的视力表有不同的检查距离
   - C. 如果病人的视力低于 0.1,须加针孔镜检查
   - D. 查指数时应让受检者背光而立
   - E. 若距眼前指数 10cm 仍不能识别,则查手动

2. 下列**不是**眼底检查法禁忌证的是
   - A. 屈光间质明显混浊者
   - B. 怀疑玻璃体或眼底病变者
   - C. 瞳孔明显缩小者
   - D. 不能合作者
   - E. 急性结膜炎病人不宜检查

3. 眼底正常动脉静脉管径之比为
   - A. 1：2
   - B. 1：3
   - C. 1：4
   - D. 2：3
   - E. 2：5

4. 在使用彻照法检查屈光介质时,如观察到的黑影与眼球运动方向相反,则混浊位于
   - A. 晶体　　　B. 晶体前方　　　C. 玻璃体　　　D. 视网膜　　　E. 晶体后方

5. 1 个视盘直径(1PD)约为_____mm,3 个屈光度约为_____mm。
   - A. 1mm,2mm
   - B. 2mm,2mm
   - C. 1.5mm,2mm
   - D. 1.5mm,1mm
   - E. 2mm,1mm

【A2 型题 】

1. 女孩,12 岁。双眼自幼视物不清。眼部检查:右眼矫正视力 0.2,左眼矫正视力 0.1,该病人诊断为

    A. 单眼盲   B. 双眼盲   C. 双眼低视力

    D. 单眼低视力   E. 视力正常

2. 男性,37 岁,既往无眼病史。右眼视物模糊变暗 15 天。视力:右眼 0.6,左眼 1.5。眼底检查:视盘颜色正常,边界清楚,动静脉未见明显异常;黄斑部可见 2 个视盘直径(2PD)大小的水肿区,中心凹反射消失。为进一步明确诊断,需要进行的辅助检查是

    A. 荧光素眼底血管造影   B. 视野检查   C. 视觉诱发电位

    D. 视网膜电图   E. 对比敏感度

3. 女性,36 岁,右眼被飞溅的碎玻璃击中致伤 1 天。检查:全身情况尚可,右眼视力为手动,左眼视力为 1.2;右眼颞侧角膜可见贯通伤口。如果看不到异物,应对病人进行的进一步检查是

    A. X 线检查   B. 超声检查   C. 电生理检查

    D. 磁共振检查   E. 眼压检查

三、问答题

1. 眼底检查法的禁忌证有哪些?

2. 简述进行眼底检查操作前的准备。

参考答案

一、名词解释

眼底检查:眼底检查是检查玻璃体、视网膜、脉络膜和视神经疾病的重要方法。许多全身性疾病,如高血压、肾脏病、糖尿病、妊娠毒血症、结节病、风湿病、某些血液病、中枢神经系统疾病等,往往会发生眼底病变,甚至会成为病人就诊的主要原因,检查眼底可获得重要的诊断资料。

二、选择题

【A1 型题 】

1. E   2. B   3. D   4. C   5. D

【A2 型题 】

1. C   2. A   3. D

三、问答题

1. 眼底检查法的禁忌证有哪些?

答:眼底检查法的禁忌证为:①屈光间质明显混浊者;②瞳孔明显缩小者;③不能合作者;④急性结膜炎病人不宜检查。

2. 简述进行眼底检查操作前的准备。

答:进行眼底检查操作前的准备包括:①环境准备:将室内光线调至略暗;②材料准备:直接检眼镜;③病人准备:告知病人眼底检查的操作目的、操作过程及注意事项,佩戴眼镜者脱下眼镜,取坐位或立位;④操作者准备:洗手消毒,戴口罩、帽子。

(孟繁波)

第十三章 | 结核菌素皮肤试验

学习目标

1. **掌握** 结核菌素皮肤试验的适应证。
2. **熟悉** 结核菌素皮肤试验的操作方法。
3. **了解** 结核菌素皮肤试验的注意事项。

习题

一、选择题

【A1 型题】

1. 结核菌素皮肤试验皮试部位的选择是
   - A. 左前臂掌侧中下 1/3 交界处　　B. 手掌处　　　　　　　　C. 手腕处
   - D. 右前臂掌侧中下 1/2 交界处　　E. 右前臂掌侧中下 1/3 交界处

2. 结核菌素皮试后多久看皮试结果
   - A. 48~72 小时　　B. 6 小时　　　C. 12 小时　　D. 24 小时　　E. 36 小时

3. 结果判断:局部红肿硬结直径 5~9mm,反应为一般阳性,符号为
   - A. ++++　　　B. +++　　　　C. ++　　　　D. +　　　　E. –

4. 结果判断:前臂局部红肿硬结,局部有水疱或坏死,反应为
   - A. 中度阳性　　B. 强阳性　　　C. 阴性　　　D. 一般阳性　　E. 判断困难需重做

【A2 型题】

1. 2 岁小儿,出生后未接种卡介苗,PPD 试验硬结直径 20mm,正确的诊断为
   - A. PPD 正常反应　　　　B. 应接种卡介苗　　　　C. 患有活动性结核
   - D. 生理反应　　　　　　E. 结核病已愈

2. 男性,20 岁,低热、盗汗、咳嗽、血痰 1 个月。胸片示右上肺小片状浸润影,密度不均。为明确诊断,应选择的检查是
   - A. PPD 试验　　　　　　B. 痰 TB-DNA　　　　　C. 血清中结核抗体
   - D. 痰检抗酸杆菌　　　　E. 血沉

3. 10 个月男孩,近日突然持续高热 39℃,伴有咳嗽、发憋、呼吸困难、发绀,皮肤有粟粒疹。X 线检查显示肺部有均匀一致的粟粒状阴影,PPD 试验(++),诊断为急性粟粒型肺结核。针对该患儿,以下所列举的护理措施中**不正确**的是
   - A. 嘱家属让患儿充分休息　　　　　B. 注意监测体温变化,遵医嘱及时给予降温处理
   - C. 密切观察患儿的生命体征变化　　D. 对呼吸困难的患儿,应保持呼吸道通畅
   - E. 各项操作最好不要集中进行,以利于观察病情

4. 男孩,8岁,因其父亲患结核病住院要求检查。男孩本人无任何不适主诉。PPD 试验结果显示红晕直径为 10mm,且该反应在 72 小时后消失。根据试验结果应考虑

  A. 应复种卡介苗　　　　　　B. 应口服异烟肼预防治疗　　　C. 有活动性肺结核

  D. 已感染结核病　　　　　　E. 反应结果与接种卡介苗有关

5. 病人女性,20 岁。高热昏迷,呼吸困难,咳嗽、咯血 3 周,PPD 试验(+++),ESR50 mm/h,X 线片见两肺均匀分布等大、密度均匀的小点状阴影。最可能的诊断是

  A. 金黄色葡萄球菌性肺炎　　　　　B. 肺泡细胞癌

  C. 急性血行播散型肺结核　　　　　D. 硅沉着病合并感染

  E. 支气管肺炎

【A3 型题】

(1~2 题共用题干)

年轻男性,近 1 个月出现发热、咳嗽、咳痰、盗汗、消瘦,就诊于医院查 PDD 试验。

1. 48 小时后局部硬结的直径为 15mm,判定其结果为

  A. 假阳性　　　　　　B. 弱阳性　　　　　　C. 阳性

  D. 强阳性　　　　　　E. 判定困难需重做

2. 该病人最可能的诊断为

  A. 急性支气管炎　　　B. 大叶性肺炎　　　　C. 肺结核

  D. 急性胸膜炎　　　　E. 肺部肿瘤

二、问答题

1. 简述结核菌素皮肤试验的适应证。

2. 我国以皮肤硬结作为皮肤局部反应的判断标准是什么?

参考答案

一、选择题

【A1 型题】

1. A　　2. A　　3. D　　4. B

【A2 型题】

1. C　　2. D　　3. E　　4. E　　5. C

【A3 型题】

1. D　　2. C

二、问答题

1. 简述结核菌素试验的适应证。

答:结核菌素试验的适应证为:胸部影像学检查异常的病人;涂片阳性肺结核病人亲密接触者;涂片阴性病人和需与其他病鉴别诊断的病人。

2. 我国以皮肤硬结作为皮肤局部反应的判断标准是什么?

答:我国以皮肤硬结作为皮肤局部反应的判断标准为:硬结平均直径<5mm 或无反应者为阴性/(−),5mm≤硬结平均直径<10mm 为一般阳性/(+),10mm≤硬结平均直径<15mm 为中度阳性/(++),硬结平均直径≥15mm 或局部出现双圈、水疱、坏死及淋巴管炎者为强阳性/(+++)。

(孟繁波)

45枚